パーソナリティ障害の素顔

―致命的な欠陥をもつ人たち―

著

スチュアート・C・ユドフスキー

訳

田中克昌
黒澤麻美

星　和　書　店

Seiwa Shoten Publishers

2-5 Kamitakaido 1-Chome
Suginamiku Tokyo 168-0074, Japan

Fatal Flaws

Navigating Destructive Relationships with People with Disorders of Personality and Character

by

Stuart C. Yudofsky, M.D.

Translated from English

by

Katsumasa Tanaka, M.D.
and
Asami Kurosawa

訳語について

「Character」の訳語に「性格」という言葉を用いることは、今では使われることのない性格障害という言葉を連想させるなど価値下げしたニュアンスを帯びるおそれもあるため、微妙に難しい部分もある。「性格的なもの」とすることも検討してみたが、そうすると意味の焦点がぼやける可能性もあるため、協議の上、一般的に用いられることが多いというシンプルな根拠に従い、本書では「性格」とすることにした。

謝辞

本書の中で分かち合うあらゆる情報や洞察は、私の患者、学生、同僚、そして恩師の親切心、寛大さ、忍耐から、直接的に派生したものである。私はこれらの人たちに、溢（あふ）れんばかりに、そして末永く感謝している。

私はまた、この本の制作を援助してくださった以下の方々にも、謝意を表する。

- Robert E. Hales, M.D.　American Psychiatric Publishers, Inc.（ＡＰＰＩ）の主任編集者。私の親しい友人で、かつ、多くの学究的プロジェクトにおける、徳篤（あつ）きパートナーでもある。彼はこのプロジェクトの全般を通じて、私を多くの重要な点、とりわけ、本文の焦点と構成の点で助けてくれた。
- Roxanne Rhodes　ＡＰＰＩの上級編集者で、本書のプロジェクト・エディター。彼女が原稿を丁寧に読み、洞察に富む批判を与えてくれたので、この本の質、明確さ、そしてインパクトが大幅に改善した。Roxanne は提出されたテキストのあらゆる側面をコーディネートし、出版へと確実に導いてくれた。

- Dianne Hobby　ヒューストン出身の私の親愛なる友で、編集者の中の編集者かつ、文法家の中の文法家である。彼女は、正確さ、精密さ、明晰さを求めて、原稿の一語一語、一文一文を、調整してくれた。
- Marianne Szegedy-Maszak　親愛なる友で、かつ、精神疾患で苦しむ人たちの代弁者であり、勇気凛々たる、人を勇気づけるジャーナリスト。彼女はこの本が、パーソナリティ障害や性格の欠陥をもつ人たちとの破壊的な関係にある読者だけではなく、治療者たちにとっても有用なものとなるように、この本の書き方と構成の仕方に助言をしてくれた。
- Claudia Burns と Lynn Sanders　ベイラー医科大学、メニンガー精神医学校で、私のオフィスに所属。二人は、パーソナリティや性格の障害に関して公表されている、豊富な情報へのアクセスという、驚くべき最新情報技術の活用という点で、私を助けてくれた。こうして得た情報が、この書を充実させてくれた。
- Joy Yudofsky Behr　私の献身的な姉。Joy は、全原稿を何回も読んで、ほとんどの読者が興味深いと思うだろう点と、もっと重要なことに、面白くないと思うだろう点に関して、持ち前の賢明で洗練された感覚を分け与えてくれた。
- Beth Koster Yudofsky, M.D.　我が愛しの妻、愛らしく愛情深いパートナー、そして才能に恵まれた同僚でもある。彼女の揺るぎないサポートと、この本と私への――と言うのも不思議なことだが――誠意が、本書を実現させたのである。

テキサス州ヒューストンにて
スチュアート・C・ユドフスキー

はじめに

完璧な人間などいない。しかし、私たちの中には他人と比べて、はるかに完璧からは程遠いという人たちがいる。パーソナリティや性格の障害に阻害されて、大事な責任を全うせず、成熟した、誠実で、建設的な関係を保持する能力がないように思われる莫大な数の人たちがいる。このような人たちの多くは破壊的で、危険ですらある。こういった人たちにはまた、たくさんの優れた点もあるので、私はこういう人たちのパーソナリティや性格の障害を**欠陥**と呼ぶ。このような欠陥は、構造全体の安定性を弱め、脅かす建築材の不完全さに似ていると思われる。人が自分のパーソナリティや性格の問題を認めたがらない時や、自分の有害な振る舞いを変えることができない時は、私が**致命的な欠陥**と命名するものによって、能力を奪われているのだ。

パーソナリティや性格の致命的な欠陥を抱える人たちは、抜群の能力や魅力的な性質も持ちあわせていて、あらゆる種類の人間関係の中に存在し、多種多様な責任のある重要といえる地位を占めている。究極のところ、そしていつも、こういう人たちの人間関係は失敗に終わり、責任が果たされることはない。このような失敗は、本人にも他人にも高くつき、感情面でも金銭的にも代価は高い。一例は、自己愛性パーソナリティ障害の夫や妻である。配偶者や親としての責任を無視して、延々と婚外での情事を重ねるような人のことだ。大会社の最高財務責任者でありながら、反社会性パーソナリティ障害を抱え、会社の存続を代償にしながら、私腹を肥やすために嘘をつき、人をだますような人間も、あまりにありふれたもう一つの例である。あなたが彼のことを何らかの形で害したと確信し、その想像上の罪に対して、あなたを罰することで頭がいっぱいになってしまうような妄想性パーソナリティ障害の人間は、第三の例である。恋人とのトラブルがあるたびに繰り返し自殺を図る若い女性、四六時中、妻を批判してあら探しをする支配的な夫、あなたの娘につきまとい脅迫する見知らぬ他人などは、境界性パーソナリティ障害、強迫性パーソナリティ障害、統合失調型パーソナリティ障害のような、深刻なパーソナリティ障害を抱えているかもしれない人間の、さらなる例といえる。

本書で私は、パーソナリティや性格の障害をもつ人たちに関しての、急速に増えている臨床と研究からの情報を、わかりやすく関心を引くようなやり方で描こうと努めた。およそ三十年にも及ぶ精神科医としての臨床経験の間に治療した人たちの代表的な症例をかなり詳細に示すことで、こういう人たちの物語に生命を与え、パーソナリティや性格の欠陥の発生と維持において、生物学的要因、生活体験、心理学的要因がどのように組み合わさっているのかについて、独自の見解を提供することを試みている。この本に著されたすべての人物は、私の多くの患者と、患者が人生で重要なやりとりを交わした人たちを、合成した形で描かれている。個人の秘密を守るために、本人を特定するような事実や関連する詳細な情報には、すべて大幅に変更を加えた。もし、話の中で、自分の患者の誰かなり、知っている人なり、さらには自分自身だと思うものがあれば、特定の人物のことを指しているのではなく、その人の精神病理に心当たりがあるということになるのだろう。

本書には、以下の病状の臨床経過、治療、遺伝、生物学的要因、心理学的要因、そして破壊的な結末が描かれている。

- ヒステリー性（演技性）パーソナリティ障害
- 自己愛性パーソナリティ障害
- 反社会性パーソナリティ障害
- 妄想性パーソナリティ障害
- 強迫性パーソナリティ障害
- 嗜癖性パーソナリティ障害
- 境界性パーソナリティ障害
- 統合失調型パーソナリティ障害

本書は野心的でこれまでの慣例を打ち破るような本である。例外的なほど広範囲の読者に向けて書かれている点で、野心的である。この本は主として、パーソナリティ障害と性格の欠陥を抱える人たちの臨床上の特徴や生物学的側面、心理学的側面、査定（アセスメント）、治療について学びたいという熱意のある、あらゆる領域のメンタルヘルスの学生や実習生に向けられている。精神科の研修医や、心理士のインターン、ソーシャルワークを学ぶ学生は、しばしば、パーソナリティ障害の患者、あるいはクライエントを扱うことで、精神療法の訓練を始める。スーパービジョンを伴っているとしても、こういった人たちとのそうした教育的な経験は、プールの深い方の端に投げ入れられつつ泳ぎ方を身につけようとさせられるようなものだと感じられる。臨床現場では、一度にあまりに多くのことが起こり、これらの障害の性質や治療に関しては、あまりに知るべきことが多いので、高度に経験を重ねたメンタルヘルスの専門家であっても、パーソナリティ障害の人たちの治療は大きな試練であると感じるものなのだ。この本は特に、パーソナリティ障害や性格の欠陥をもつ患者・クライエントを扱う新米のメンタルヘルスの専門家に、情報を与えて方向づけをし、サポートしていくために、必要な情報や臨床経験の感触を提供するべく、書かれたものである。

本書はまた、メンタルヘルスの専門家が、パーソナリティや性格の欠陥をもつ個人と、現在重要で濃厚な関係にある患者やクライエントに、参照させることができるようにも工夫されている。このような形で用いることにより、この本は欠陥のある破壊的な関係から、自らを解き放とうと苦闘中の患者やクライエントに対して、関連性が高く役に立つ情報を提供することで、治療を補足するようにもくろまれているのだ。このインターネットの時代においては、患者もクライエントも自分たちの病状に関して、莫大な量の情報へのアクセスが可能である。こういった患者やクライエントは、このカテゴリーの病態に関する遺伝、神経生物学、心理学、そして治療理論の付加的な情報を入手することに、特に関心をもっている。しかしながら、ウェブサイトで見られる情報の多くは、誤解を招き、不正確で、搾取目的に使われることもあり、こういう人たちにとって潜在的に危険なものさえもある。本書は、症状や治療の最も重要な側面に関する、関連度の高い、詳細な、保護的で、エビデンス（証拠）に基づいた情報を提供することで、専門家によるパーソナリティ障害の人たちのケアをより充足させるように書かれたものなのだ。最後に、この本は自分自身あるいは自分の愛する人たちが、パーソナリティ障害を抱えているのかどうかがはっきりわからず、専門家の治療を求める決断を下す前に、症状や治療についてもっと知りたいと思っている人たちに役立つように書かれてもいる。

本書は二つの理由で、慣習を打破するようなものになっている。第一に、ハイブリッドである。精神医学のテキストでもあり、パーソナリティ障害の患者、クライエントのための、セルフヘルプマニュアルでもあるのだ。第二に、私はこの本の一部を一人称で書くことを選んだ。特に、パーソナリティ障害を抱えているか、これらの障害の一つをもつ人と重要な関係を結んでいる患者に、直接話しかける場合に。この親密な書き方のスタイルが、私や他の経験ある臨床家たちは、どのように問題を考え抜いていて、パーソナリティや性格の欠陥を抱えている患者や、そのような人たちと関係している患者を治療する際に、どのような話し方をするのかを、生き生きと示してくれることを期待している。

医学部での教育と精神科研修医としてのトレーニングの間に、多くの才能ある治療者・教育者が、精神科的障害をもつ患者を面接し、治療するのを、観察・拝聴できたことは、私の特権であった。私は読者のために、この経験を再現してみせようと、最善中の最善を尽くした。私の指導者たちの言葉が奏でたシンフォニーと、バレエのような動きは、まさに今日に至るまで、私自身の患者とのすべてのやりとりに反映し刷り込まれている。

- Hilde Bruch, M.D.　神経性無食欲症の患者を妹にもつ人に、心得顔で微笑みながら、「妹さんが、家族のあらゆる注目を食いつくしていると、おっしゃっているようですね」

- Shervert Frazier, M.D.　厳重警戒体制の刑務所で、連続殺人鬼との面会を始める時の宣言。「Dr. Yudofsky と私のことを恐れる必要はありませんよ。私たちは危害を加えたりはしませんから」
- Harold Searles, M.D.　統合失調症で引きこもった患者の心に、彼お得意の皮肉っぽく敬意に満ちたお世辞で、笑いを伴いつつ、「あなたといると、うちの十九歳の息子のことを、とても思い出すのです。ただ、息子は統合失調症を抱えてはいません。もちあわせていないのです」
- Otto Kernberg, M.D.　境界性パーソナリティ障害の若い女性の切り刻まれた前腕を、じっと見つめながらの質問。「こうすると、どこであなたが切るのをやめるかを判断する助けになりますか。では治療を始めましょうか」
- Roger MacKinnon, M.D.　次のコメントで、強迫性障害の研修医にむせび泣きをもたらす。「今朝の話し合いを、『どんなふうにやっているかね』ではなくて、『どうかね』と尋ねることから始めたことに注目してほしいな。君のお父さんは、君がどう感じていたかということよりも、君の出来栄えに、もっと関心があったのだと思うよ」
- Robert Michels, M.D.　落第しかけている反社会性パーソナリティ障害の医学生に挑みかけて、「君は教師が支離滅裂だったと責める。テストの内容は授業中に全く習わなかったと言う。ティーチングアシスタントは、人種差別主義者で君に偏見があると言う。では、言ってくれたまえ。自分の落第で、君自身が何か役割を演じたと思うかね」
- Ethel Person, M.D.　深刻な自殺企図をしたばかりの、うつ病の若い女性を面接しながら、「あなたは、自分に残された権限は、生きるか死ぬかに関するものだけだと言います。『権限』と『不履行』を混同していると思います。あなたが話していること、行動で示していることは、無関心な母親と虐待的な父親への、殺してやりたいほどの怒りが、誤った方向に出たものです」

我が師たちへの恩義と感謝は、言葉でとても言い尽くせるものではない。自分にできる最善のことといえば、患者へのケア、教育、この本のような著作を通じて、気概に満ち、勇気を鼓舞してくれる彼らの教えを、応用して伝えていくことである。

喜んで学ぶものは、喜んで教える。

—the Clerk of Oxford, in Geoffrey Chaucer, *Canterbury Tales*

目次

第5章　自己愛性パーソナリティ障害　パート1：治療を受けていない自己愛　127

第12章　嗜癖性パーソナリティ障害　619

プロローグ

シェルター・コーブの夢の家：あるたとえ話

ジョーン・ローレンスとマーティン・ローレンスは、カリフォルニア州のフンボルト郡にあるシェルター・コーブという小さな街で、二人の夢の家を見つけた。

霧の出ない日には、家の西側を覆う広い窓を通して、波立つ紫の太平洋が何マイルも何マイルも見渡せた。豊かな雨のおかげで、家の東側は常時、濃い緑の草で囲まれており、丈夫な松やオークの木がその草地を刺すようにして生えていた。

二人にとって嬉しい驚きだったのは、生気のないサクラメント郊外の狭い敷地に立っている彼らの安普請の山荘を売却すれば、紫と緑のまたとない背景をもつ、この宝物の値段をカバーしても余りが出るほどだということだった。

しかし、一つだけ問題があったのだ。とても微小で、ほとんど気づくことすらできない問題だ。地元の漁師がマーティンに打ち明けたのだ。絵に描いたように美しいシェルター・コーブは動いている、と。紫の方向に、一年に十四ミリ、つまり一インチの半分くらいだ。これは、夢の家も動いていることを意味していた。家が宿り木としている崖の端へと、とてもゆっくりと滑っていっているのだ。

「このような所に隠居するために、全人生を通じ、働き詰めだったでしょう。毎朝、琥珀色の日の出で、新たに彩られる夢の寝室のことを考えてごらんなさいな」と、ジョーンは感嘆した。

マーティンはジョーンに、シェルター・コーブはサン・アンドレアス断層の最北端に眠っているのだと指摘した。断層が西に切り込んで、海へと飛び込んでいく直前の部分なのだ、と。

「一年に半インチの割合ならば、家が崖に到達するまでには何世紀もかかるわ」と、ジョーンは理屈っぽく述べた。「キッチンでは、あなたがブラックサンドビーチで釣ってくる新鮮なマスを食べながら、岩に打ち寄せる波を見ることができるのよ」と、ジョーンは続けた。

「しかし、地域一帯が不安定なのだよ。小さな地震でも、すべてを変えてしまって、私たちの夢の家も、私たちごと、崖から海へと放り出してしまうかもしれないのだ」と、マーティンは悲嘆にくれた。

「きれいなファミリールームのことを考えてみて。孫たちに最適でしょう。いつもファミリールームに憧れてきたでしょう」と、ジョーンが答えた。

読者はこのたとえ話で二通りの結末を選択することができる。それぞれの結末は、持続するパーソナリティや性格の欠陥をもつ人と関わった場合に、人がとりうる道を象徴している。二つの道は、非常に異なった方向へとつながっている。

◈結末その一：「砂の城」

類のない環境にある美しい家の誘惑に負けて、ジョーンとマーティンはシェルター・コーブの夢の家を購入した。陽光が二人の気分を温めて、潮風は二人の夢をよく保ってくれた。万事が完璧に思われた。初めのうちは。

振動がやって来たとき、そして、年中やって来ることになるのだが、クローゼットの扉とキッチンの窓は、開けられる度に、枠の中で締めつけられ、うめき声を上げ、蜘蛛の糸のように細い糸状の筋が、漆喰の壁やセメントの土台部分に走った。

そして嵐がやって来たとき、そして、年中やって来ることになるのだが、冷たく湿った風が、ドアの下から、そしてローレンス夫妻の毛布の下へと忍び込み、二人の夢を震え上がらせた。

構造技師が呼ばれたが、この技師は夫婦の家の魅力を、手招く紫の海になぞらえた。必ずや訪れる、濡れた抱擁の前の、浮気な前奏曲であると。

深くドリルを入れた窓間壁と束になった杭のみが、夢の家を救えそうではあった。不確実な修理のための確実な出費である。夫妻はアドバイスを受けた。「損失は減らすべきです。まずい決断に従って、大事なお金を投げ捨てなさいますな」と。

しかし、彼らはすでに大金をはたいており、家と周辺環境はほぼ完璧だった。そこで、夫妻は夢の中に居座ることを決めて、ただ幸運を期待することにした。

そこに野火が襲い、洪水が襲い、土砂崩れが襲ってきた。そしてさらなる振動も。とうとうジョーンとマーティンは、自分たちの家が、柔らかくなった崖ごと、そして破れた夢とともに、海に滑り落ちるのを目にすることとなったのである。

時間、努力、そして感情を大量に注ぎ込むこととなった相手のパーソナリティの欠陥に関して、学んだり直接的に対処しようとしたりしない人がいることは、理解できる。第一に、他に多くの素晴らしい資質があるのに、その人に関する不愉快な特性に直面しなければならない。第二に、学んだことに基づいて、変化を起こさなければならないだろう。短期的に見れば、問題を無視して、問題と共存する方が、どれほど容易なことだろうか。しかしながら、パーソナリティの欠陥に由来する破壊的な問題は、自己修復が利かない。それどころか、時間の経過に伴って、問題は悪化の一途をたどり、自尊心、自信、自己価値を蝕みながら、人間関係を基盤から崩していくのだ。

本書は容易な本ではない。古くからの智恵と、新しくて一筋縄ではいかず、自明ともいえないエビデンスに基づく概念で満ち満ちているからだ。深刻なパーソナリティや性格の欠陥をもつ人たちを同定して理解することは、容易な作業ではない。さらに理解が難しいのは、こういった障害をもつ人たちが自ら変わろうとすることを、どのように手助けできるかということと、他の人たちをこういった人たちとの関係から、解放するよう、いつ、どのように助けることができるのかということだ。この本には、その理解を得るために必要とされる知識が集まっている。自由や心の安寧は金銭では買えないほどに大事なものだが、振る舞い方を変えることは安上がりとはいかない。リスクを冒さなければならない。必要とされる変化を実現させるためには、時間、努力、そして感情を本気で投じていかなければならないのだ。自由と心の平和を達成するための、大きな代償である。しかし、見ないこと、学ばないこと、変わらないこと、行動しないことの代償は、それよりもはるかに甚大なものになるだろう。

◈結末その二：「代償を払う」

ジョーンは異議を唱えたが、マーティンは経験を積んだ構造技師に知恵を求めた。彼は夢の家を鋼のドリルで検査してみたのだ。ドリルは夢も希望もないやり方で、優雅な緑の地表に穴をあけ、土と小石と岩の中核をさらけ出しながら、こそ泥のように深く忍び込んでいった。歓喜の情も日の光も影も、丸められた青い紙の上の、測定された長さと水平度、重さと数値の走り書きに変身してしまった。

度を越した欠点に対する、節度のある判決は、「紫の海から遠くに押し流すように、夢の家を新しい土台に移転させなさい」というものであった。黄金の夢は灰色に変わった。やればできるのだろうが、費用はどうなるのだ？　緑も紫も減り、作業と出費は増えてしまう。夢は値段を超越しているとはいえ、現実というものには金がかかるのだ。

マーティンとジョーンは、余暇を犠牲にして夢を保持することを選んだ。マーティンは引退せず、ジョーンは仕事に戻った。平日も週末も職場の小さな囲いの中で過ごし、コンピューターのスクリーンをにらむ、計り知れないほどの時間。夢の家の錨役をする支柱や杭に対する、高い代償だった。

しかし、早朝には琥珀（こはく）の日の出が、光り輝いて自由に踊った。そして夜遅くには、しっかりと固定されたベッドに横になって、岩に打ち寄せる波の音を聞くことができた。彼らの夢にさらなる犠牲を強いることのない、安全と友好の水煙の音を。

パーソナリティ障害の人たちに関しては、自己や対人関係における変化は、大いなる努力、高い代償、胸が張り裂けそうな取捨選択を伴わずには実現するものではない。本書を読み、その鍵となる原則を理解すれば、やる気のある人たちが有意義で開かれた変化を起こすことに役立つような情報、理解、そして技能が得られるであろう。やるべきことがたくさんあるので、始めるとしよう。

パート I

致命的な欠陥

第1章 致命的な欠陥とは何か?

サンアンドレアスは、二つの地殻の大きな断片が、それぞれ別の方向に動いて、軋んで唸っている界面である。火山を切り裂き、航路を開き、山を分断してきた断層なのだ。然るに、カリフォルニアの高速道路二十五番線にのって、ペイシネスの南を走っている時、それがどこにあるのかが、はっきりとはわからなかった。

—Michael Collier, *A Land in Motion: California's San Andreas Fault*

致命的な欠陥を定義する

致命的な欠陥というのは、脳に基盤があって、機能不全をもたらし、信頼を裏切り、人間関係を破壊してしまうような、変わりにくく持続するパーソナリティや行動のパターンにつながるものである。この定義の中の個々の名詞、形容詞、動詞が決定的なまでに重要で、この章やこれ以降の章においてさらなる説明が必要である。この章では、非常にしばしば信頼を裏切ることや責任の不履行、危険な行動、そして破壊的な関係につながる、八つのパーソナリティ障害を見直していくこととする。ヒステリー性（演技性）、自己愛性、反社会性、強迫性、妄想性、境界性、統合失調型、嗜癖性のパーソナリティ障害である。

これらの原因や症状は、多くの場合、隠されたところが多く、込み入ってもいるが、欠陥のあるパーソナリティや性格の構造といったものは、微小とは言い難い破壊を生じさせうる。後に残る痛みや苦しみは、重要な関係を結んでいた人たちの人生を圧倒してしまうことさえもある。関連する物質的な損失は計算不能なほどになる。例としては、婚約者が裏切る、夫が子どもの大学の学費用の貯蓄を賭博で使ってしまう、従業員が利益をくすねる、親が介護施設の世話人に虐待される、最高経営責任者の強欲と不誠実さのせいで働いている会社が倒産して閉鎖に追い込まれる、子どもが薬物でハイになりながら学校に出席する、妻がアルコールで泥酔しながら運転して自分にも他人にも怪我を負わせてしまう、などがある。

このような結末は、私が**致命的な**欠陥と呼ぶものの結果もたらされるものなのかもしれないし、そうではないのかもしれない。この本の目的は、変わる余地のある性格やパーソナリティの欠陥を抱える人たちと、

表1‐1　何が欠陥を「致命的」にするのか？

以下のうち，ひとつあるいは複数が該当すれば，「致命的」欠陥が存在する。

1. その欠陥のある人は，自分に問題があるとは感じていない。
2. その欠陥のある人は，変わりたがらない。
3. その欠陥の性質は，矯正を受けられるようなものではない。
4. その欠陥の性質は，あなた，あなたの子ども，あるいは他人に対して，将来，身体的な害が及ぶ可能性があるようなものである。
5. 欠陥の性質は，その欠陥を抱える個人が，法を犯す可能性が存在するようなものである。
6. 欠陥の性質は，その欠陥を抱える個人が，あなたを法に違反する行為に巻き込む可能性があるようなものである。

欠陥が決して変わらないであろう人たちを、見分けることができるようにすることである。何ゆえにある特定のパーソナリティや性格の欠点は**致命的な**欠陥であるのか、私の定義づけには、①持続性、②深刻な傷害や法の違反という結果に至る高い可能性が、含まれている。**致命的な**欠陥は、表1‐1に挙げた性質の一つ、あるいは複数を有している。

パーソナリティ、気質、性格を定義する

◆パーソナリティ

パーソナリティは多くの異なる方法で定義ができる。ほとんどの辞書にみられる、原初・最古の定義は、あなたには驚くべきものかもしれない。例えば、人気の高い *Merriam-Webster's Collegiate Dictionary* の第十一版には、幾分、つかみどころのない最初の定義が出ている。それは「その人の性質、あるいは状態」である。この辞書の、必然的な推論という形から発生した定義である、「個人的存在」というのは、さらに儚（はかな）くて役に立たないもののように思える。*Webster's New Collegiate* は、パーソナリティの他の二つの定義も

提供していて、私たちの大半がこの語の意味として理解しているものに、より近いと思われる。「一個人を区別するような特質の複合体」と「一個人の行動的特性と感情的特性の総括」というものだ。

C・ロバート・クローニンジャー医師は、パーソナリティ障害の権威であり著名な精神科医だが、パーソナリティ、気質、そして性格という語の間で、明確な区分をしている（Cloninger and Svrakic 2000）。彼はパーソナリティの起源は、継承するもの（すなわち遺伝）と環境の影響（すなわち生活体験）の組み合わさったものであると考える（Heath et al. 1999）。クローニンジャー博士のパーソナリティの定義で中心的なのは、個人が自己表現をし、環境に適応するという独特なやり方である。何がパーソナリティを構成するかという彼の概念は、特定のパーソナリティ特性、あるいは、ある個人が自己、自分の環境、そして他者を知覚し、関わっていく際の持続的なパターンを見ることで、最もよく理解されると思われる。例として、次のような特性がある。①感受性、②高潔さ、③共感性、④良心的な性質、⑤責任感、⑥信頼性、⑦目的があること、⑧誠実さ、⑨寛大さ、⑩親切さ、⑪敬意、そして⑫謙虚さである。これらのパーソナリティ特性の後に「～が欠けている」という語を置いて組み合わせてみると、パーソナリティや性格の致命的な欠陥をもつ人たちにまつわる問題のイメージをつかみ始めることができるであろう。**注意すべきことは、パーソナリティや性格の致命的な欠陥をもつ人たちは、これらのパーソナリティ特性のうち、数項目に問題があるのであって、すべてに問題があるわけではないことだ。**

◆気質

クローニンジャー博士は、気質という語が感情面、動機の面、そして適応の面での特性を包括すべきであ

損害回避
臆病さ- - - - - - - - - - - - - - - 冒険好き（リスクを冒す）

新奇性追求
受動性- 侵略性

報酬依存
無関心- 耽溺

固執
無感動- 狂信

図1-1　気質の連続体
Cloninger and Svrakic 2000, p.1724-1730 より

ると考えている。彼はそこに損害の回避、新奇性の追求、報酬への依存、執拗さなどの特性を含めている。彼の見解では、気質が「パーソナリティの感情面での核」である（Cloninger and Svrakic 2000）。こういった次元での機能不全につながっていく問題を、クローニンジャーは、図1-1に示された連続体に沿って起こるものであると概念化した。

パーソナリティや性格の欠陥をもつ人たちは、気質の連続体の右側に沿って、深刻な問題を抱えている。うつ病の人たちが、連続体の左側に沿った問題を抱えていることに注目することも、興味深い。私も他の神経精神医学者たちも、気質というのは、パーソナリティの構成要素の中で、遺伝的素因とアルコールや薬物のような環境における生物学的要因の影響に、最も左右されるものであると考えている。

これらのパーソナリティや気質の定義は、ある特定の個人に特有の行動、感情、思考の決定的なパターンの集合体を指し示す。そうした集合体が阻害されるのは、その個人の内的な体験や外的な行動のパターンが、その個人の属する文化から際立って逸脱するような形からであり、そのパターンが持

続的かつ甚大な苦悩や人間関係での問題をもたらすものであれば、その人はパーソナリティ障害を抱えているといわれる。最も能力を奪うような、破壊的なタイプのパーソナリティ障害を、これ以降の章で包括的に検討していくこととする。著名な精神分析家であり、パーソナリティ障害の権威であるグレン・O・ギャバード医師は、パーソナリティ障害の人たちは通常、自分の欠陥のある思考・行動パターンに戸惑うことはないが、自分自身をあまりにも多くのトラブルに陥れる不適応な行動の結末によって苦悩することはある、と指摘している。ギャバード医師は、このパターンを他の大半の精神疾患でのパターンと比較している。後者の場合、障害をもつ人は、疾患そのものプラスその結末に起因する苦しみを経験するものなのだ（二〇〇四年十二月のG・O・ギャバードとの私的なコミュニケーションによる）。

◈性格

Merriam-Webster's Collegiate Dictionary に掲載されている *character*（性格）の八つの主な定義は、ほとんどがこの本での考察事項とは無関係である。興味深いことに、これらの定義の二番目のものが、理に適ったパーソナリティの定義と類似している。「その個人を構成し、区別するような属性、あるいは、特徴の一つ」である。しかしながら、私がここで性格の致命的な欠陥の理解に最も関連性が高いと思うのは、最後の定義である。それは「倫理的な卓越性と堅固さ」である。したがって、性格の欠陥をもつ人たちは、倫理的行動に関して、一貫性の欠如や違反を犯すといったことが考えられるのだ。

行動科学者は性格を、攻撃、飢餓、貪欲、性的快楽といった基本的な欲動や情動を調整するための、個人の能力と見ている。クローニンジャー博士は、性格という概念に、三つの鍵となる次元が含まれていると考

表1‐2　クローニンジャーの成熟したパーソナリティの次元

自己志向性	自律的な，責任感のある，目的志向の，機知・工夫に富む，自己受容的な
協調性	共感的な，親切な，同情的な，他者を助ける，節操のある
自己超越性	理想主義的な，精神性の高い，直感的な，想像力のある，従順な

Cloninger and Svrakic 2000 より

えている。クローニンジャー博士は表1‐2に要約されているように、これらの三つの次元が、ある人が成熟した大人であるかどうかを決定するという、重要な指摘をしている（Cloninger and Svrakic 2000）。

表1‐2に挙げた各記述の後に「～でない」という否定辞を置いてみると、パーソナリティや性格に欠陥をもつ人たちに関連する、さらなる特徴が明らかになる。

パーソナリティや気質の構成要素と同じで、**性格の欠陥をもつ人たちは、すでに述べた性格の次元のすべてではなく、一部に問題があるということだ。**

性格に深刻な欠陥をもつ多くの人たちは、自分のニーズを満たすために他人を搾取する際、必要と決めたことは何でもしでかす（例：嘘をつく、だます、盗む、傷つける）。このような人たちに欠如しているのは、良心、あるいは他人の権利を尊重したり、それに共感、配慮したりといった内的な感覚である。換言すれば、自分のニーズを満たすに当たって、誰か別の人にひどく害をなしても、あまりそのことを気に病んだりはしない。こういう人たちの関心は、根本的に自己中心的である。自己の充足、自己の増大、自己の保存（例：捕らえられたり、見つけられたりしない）といったことに関心があるのだ。今、あなたが関係している人物に関して、直前の三つの文がピンと来るものだったとしたら、おそらく、第2章の「この人は致命的な欠陥をもつのだろうか？」で記述されている、致命的な欠陥尺度をよく読み、適用してみる価値があることだろう。

DSM-Ⅳ-TRに従ってパーソナリティ障害を定義する

パーソナリティ障害の人たちは、アメリカの精神科医と多くの心理学者によって、精神的な疾患があるものとみなされている。精神疾患の診断・統計マニュアル第四版テキスト改訂版（DSM-Ⅳ-TR、アメリカ精神医学会（American Psychiatric Association 2000）に精神的な疾患は定義されている。このマニュアルは、恒久的に改訂されているもので、精神科的障害の定義と診断に革命を起こし、標準化されてきた。DSM-Ⅳ-TRを用いて、精神疾患の診断に到達する際、因果関係の理論は用いられない。代わりに、特定の精神科的障害の診断が下されるには、特定の基準――徴候や症状群――が現れていることが必要とされる。医学の世界では、徴候（sign）とは発熱、不整脈、攻撃性のような、客観的に評価しやすい病状のことを指し、症状（symptom）は痛み、不安、怒りのような、主観的に経験される病状のことを指している。精神科的障害のDSM基準を作成するために、研究者や専門家の集団が、緊密に作業を共にし、一群の研究方法や疫学的な情報を活用している。知識が進展するにつれて、マニュアルの後続版では、基準が洗練・改良されている。

DSM-Ⅳ-TRでは、パーソナリティ特性とパーソナリティ障害を区別している。パーソナリティ特性は、DSM-Ⅳ-TRでは、「広範囲の社会的、個人的な文脈で明らかになる、環境や自己についての知覚や、

表1-3　パーソナリティ障害の全般的診断基準
（DSM-IV-TR に若干の修正を加えたもの）

A. その人の属している文化から期待されるものから，著しく逸脱した感情，思考，行動の持続的なパターン。以下の領域の少なくとも二つで現れている。
   1. *認知*（自己，他者，出来事を知覚し解釈する方法）
   2. *感情*（情動反応の幅，強度，移ろいやすさ，適切性）
   3. *対人関係*
   4. *衝動コントロール*

B. こういった感情，思考，行動のパターンは，柔軟性がなく，広範囲の個人的，社会的状況にまたがる形で表出している。

C. こういった感情，思考，行動のパターンは，その個人や他者の苦痛につながり，対人的機能，社会的機能，学校あるいは職場（またはその両方）での機能に，不全を来している。

D. こういった感情，思考，行動のパターンは，長期間持続していて，その始まりは通常，子ども時代，青年期，あるいは成人早期にまで，さかのぼることができる。

E. 非機能的な感情，思考，行動のパターンは，他のタイプの精神障害や，脳への外傷のような身体疾患の結果により，引き起こされたものではない。

出典：American Psychiatric Association: Diagnostic and Statistical Manual of Mental Disorders, 4th Edition, Text Revision. Washington, DC, American Psychiatric Association, 2000, p.689.

関わりや思考の持続的なパターン」と定義されている（American Psychiatric Association 2000, p.686）。対照的にパーソナリティ障害は、対人関係や衝動コントロール、社会、学校、職場で問題を引き起こすような、持続的な感情、思考、行動のパターンとみなされている。パーソナリティ障害の人たちは、常にではないものの、通常は、関わり合う人たちとの間で苦痛を経験し、相手側にも苦痛を引き起こす。ほとんどの場合、異常なパーソナリティのパターンは、その個人が青年期あるいは成人早期までには出現する。DSM-IV-TR（American Psychiatric Association 2000）から引用したパーソナリティ障害の診断基準は、表1-3にまとめられている。

第2章

この人は致命的な欠陥をもつのだろうか？

地震というものは、地球の深部に存在し、裸眼には不可視で、人類の知性をもってしても、薄明のような理解しか得られていない、壮大なる力の結果なのだ。

―Philip L. Fradkin, *Magnitude 8: Earthquakes and Life Along the San Andreas Fault*

致命的な欠陥尺度

この章の付記Aに、致命的な欠陥尺度が掲載されている。この尺度は質問紙の形式になっていて、あなたと重要な関係にある人が、パーソナリティや性格の致命的な欠陥をもつのかを、判断するのに役立つことだろう。もしその人が治療を受けているのなら、この尺度は、重要な他者（配偶者、母親といった最も近く親しい間柄の人）が、変化・進歩しているかどうかの基準として、定期的に用いてみることもできる。

致命的な欠陥尺度とそのスコア化を論じる

◆致命的な欠陥尺度の構造

心理評価尺度は以下のように構成されうる。

- 主観的評価尺度：行動に加え、思考あるいは感情、またはこれら両方の評価を受ける本人が、自分で記入するもの。自記式尺度ともいわれるこのタイプの尺度は、協力的で誠実で、洞察力のある個人の、不安、怒り、悲しみのような主観的経験を評価する際に有効である。
- 客観的評価尺度：ある個人の行動や表出された感情を、評価の対象となる人を観察する機会を得てきた別の人が評価する。

◆混合尺度：評価の対象となる個人を観察する機会を得てきている人により，行動，感情，思考が客観的に評価されるか，あるいは主観的に（自記の一手法として）評価される。

◆致命的な欠陥尺度の臨床的な使用

性格やパーソナリティの欠陥をもつ人たちは，たいていは問題があることを認めず，問題を解決するために専門家の治療を求めたりはしないという事実を受けて，私は致命的な欠陥尺度を，評価の対象となる人をよく知っていて，直接の影響を受けている人たちの手で，なんとか完成することができるようなものに企画した。このような形で使用される場合の致命的な欠陥尺度は客観的評価尺度といえる。さらに頻度は低いが，性格やパーソナリティの欠陥をもつ人たちが，診断や治療のために私に専門家としての助けを求めてきた場合には，私はこの尺度を完成するに当たって，重要な他者にも参加してもらうことと，治療での前進をモニターすることに役立つよう，定期的に評価のプロセスを繰り返すことを提案してきた。私は，パーソナリティや性格の欠陥をもつ患者と，致命的な欠陥尺度を記入していく重要な他者とで，家族会議を開くことをお勧めしたい。そのような機会には，それぞれの質問への応答が十分に話し合われる必要がある。

さらによくあるのは，患者がパーソナリティや性格の欠陥をもつ人物と重要な関係にある個人であるという状況である。この本を通して論じているように，深刻で持続的なパーソナリティや性格の障害をもつ人たちは，問題を認めたり，専門家の助けを受け入れたりはしないものだ。致命的な欠陥尺度で評価されている人に，評価の全プロセスで——臨床現場で——参加してもらう方が，私にとっては好ましいことではあるが，通常これは実行するのは困難である。それでもなお，私は，以下に説明するさまざまな理由から，患者が尺度を完成することを考えてみるようにお勧めしたい。第一に、尺度にある質問が、重要な他者に関係があるものなのかどうかを、少し考えてみるだけでも、有用な経験である。例えば、ある患者は私に次のように語った。致命的な欠陥尺度のパートAの質問8とパートBの質問1と3について真剣に考えてみるまでは、自分がいかに夫を怖がっていて、夫が娘（自分の連れ子）を虐待しているのではないかと、どれほど心配しているかということを、（自分に対して）否定していた、と。第二に、致命的な欠陥尺度は、あなたが巻き込まれている対人状況の深刻さなり重篤さを、おおまかに指し示す働きがある。このような場合には、深刻な欠陥をもつ人との関わり合いの性質を変えなければならないと、あなたに警告を与える「緊急警告」の機能を果たしているのだ。第三にこの尺度は、上記のように、重要な他者がパーソナリティや性格の欠陥を変えるべく、別の所でセラピーを受けて努力している場合であれば、その前進をモニターするためにも使用できる。最後に、私の患者の中で、パーソナリティの欠陥をもつ一個人との破壊的な関係から、自分を解放することに成功した人の中には、致命的な欠陥尺度を他に求愛者ができた時の評価に役立てている人もいる。彼らはそもそも自分たちを非機能的な関係に導いた可能性のある精神力動（psychodynamics）や盲点が、新たな関係でもはびこってしまうことを正しくも案じているのだ。一度火傷すれば、二度目には警戒が必要ということだ。

◈致命的な欠陥尺度が用いられるべきではない場合

致命的な欠陥尺度は、変化の査定や測定のための建設的で有用なツールとして考えられたものである。支持的であることを意図しているのであって、対立的になることを意図しているわけではない。対立的になることにいくら誘惑を感じたとしても、欠陥をもつと推定される人に、その人がいかに悪人あるいは病人であるかを示す目的や、あなたをどれほど害したかということを知らせる目的には、この尺度を用いるべきではない。致命的な欠陥尺度によって推測される障害の性質のせいで、それに苦しむ人たちは通常、他人がこの問題を自分たちの性格やパーソナリティの中に発見することを喜んだりはしない。また私の経験では、致命的な欠陥尺度の結果は、このような欠陥をもつ人に対し、変化することや専門家の治療を求めたりするための動機づけを行う点では、特に有効なものではないのである。

◈今、致命的な欠陥尺度を用いることを試みるべきか

もし、あなたが重要な関係をもっているある個人が、パーソナリティや性格に深刻な欠陥を抱えていると考えるのであれば、手始めにその懸念を確かめるための道具として、この尺度を用いるべきでない理由は考えもつかない。ひとたび尺度を完成して、結果のスコアが、問題の人物は欠陥を抱えている「可能性がある」「可能性が高い」あるいは「非常に可能性が高い」ということを示したとしたら、病態に関してもっと学ぶように、本書を先に読み進める価値があると考える。この本は十分な情報を提供し、代表的な例を示すように企画されているので、性格やパーソナリティの欠陥が、あなたの重要な関係に悪影響を与えているか否かという、疑念のほとんどを減らしてくれることだろう。最初の試みで致命的な欠陥尺度を完成することが困難だったら、尺度をどのように有益な形で用いることができるか、理解を深めるために、後続の章のほとんどに示されている症例研究に目を通すべきである。

付記A　致命的な欠陥尺度

パートA

この人はパーソナリティか性格，あるいはその両方の欠陥をもつのだろうか？

あなたが重要な関係を結んでいる人に関する，以下の質問に対して，「はい」か「いいえ」のうち，最適な方に印をしてください。もし自信がなければ，「いいえ」に印をしてください。

1. 私はこの人のことを信用しているのだろうか？（はい）（いいえ）
2. この人は重要な責任事項を「やり遂げてきた」のだろうか？（はい）（いいえ）
3. この関係の結果として，私は自分自身が向上したように感じているのだろうか？（はい）（いいえ）
4. この人は私のニーズを，自分のニーズと同等に考えてくれるのだろうか？（はい）（いいえ）
5. この人は私のことを考えてくれていて，支持的なのだろうか？（はい）（いいえ）
6. この人は，二人の関係に影響する重要な問題に関して，私と誠実にコミュニケーションをとっているのだろうか？（はい）（いいえ）
7. この人は，他の人たちに対して誠実で，他の人たちとの関係に信頼がおけるのだろうか？（はい）（いいえ）
8. 私と（該当すれば）私の子どもは，この人と一緒にいて，いつも身体的に安全だと感じているのだろうか？（はい）（いいえ）
9. この人は，規則を尊重し，法に従っているのだろうか？（はい）（いいえ）
10. 私が愛し，信用している他の人たちは，この人が私にとって望ましいと考えているのだろうか？（はい）（いいえ）

指示：あなたが印をつけた「いいえ」の数を合計してください。
得点：

A.「いいえ」が0 ―その人がパーソナリティや性格の欠陥をもっている<u>可能性はとても低い</u>。
B.「いいえ」が1から3 ―その人がパーソナリティや性格の欠陥をもっている<u>可能性がある</u>。
C.「いいえ」が4から5 ―その人がパーソナリティや性格の欠陥をもっている<u>可能性は高い</u>。
D.「いいえ」が5から10―その人がパーソナリティや性格の欠陥をもっている<u>可能性は非常に高い</u>。

パート B

この人のパーソナリティや性格の欠陥は致命的な欠陥に相当するのだろうか？

（パート A でのスコアが，4 あるいはそれ以上の場合にのみ，判断すべきもの）

あなたが重要な関係を結んでいる人に関する，以下の質問に対して，「はい」か「いいえ」に印をしてください。質問 1，2，3 では，もし自信がなければ，「はい」に印をしてください。質問 4，5，6 に関しては，正確な情報を知ることが不可能であれば，答えに印をつけないでください。

1. この人は衝動的で，不必要に危険な，あるいは，自己破壊的な活動を行い続けているのだろうか？（はい）（いいえ）
2. この人は自分に問題があるということを，否定しているのだろうか？（はい）（いいえ）
3. この人は自分の問題に対して，専門家の援助を求めることを拒むのだろうか？（はい）（いいえ）
4. 専門家の治療を何コースも受けたのに，この人の問題は変わらず残っているのだろうか？（はい）（いいえ）
5. この人は，将来，私や私の子どもを身体的に傷つける可能性が，かなりあるのだろうか？（はい）（いいえ）
6. この人は非合法的な活動を続けているのだろうか？（はい）（いいえ）

*指示：*あなたが印をつけた「はい」という答えの数を合計してください。
得点：

A.「はい」が 0—その人が致命的な欠陥をもっている<u>可能性はとても低い</u>。
B.「はい」が 1 から 2—その人が致命的な欠陥をもっている<u>可能性がある</u>。
C.「はい」が 3 から 4—その人が致命的な欠陥をもっている<u>可能性は高い</u>。
D.「はい」が 5 から 6 —その人が致命的な欠陥をもっている<u>可能性は非常に高い</u>。

第3章

致命的な欠陥をもつ人に対処する九原則

この章で示される九つの包括的な原則は、パーソナリティや性格に障害を抱える人たちの理解、関係、ケア、そして援助という点で役立つものである。これらの各原則は、この本で示される八つのパーソナリティ障害のケースで明らかにされている。

原則1

パーソナリティや性格に障害を抱える人たちとの関係は、困難でフラストレーションがたまり、時として破壊的で危険だが、このような病状を抱える人たちは、敬意、親切心、そして思いやりをもって扱われるべきだ。

他の精神疾患と同様に、パーソナリティ障害は遺伝的素因、脳内化学物質や構造の変化、生活体験やストレスへの反応を含む、複雑な要因の結果であることを示すような、科学的なエビデンスが増えてきている。「ボーダーライン」「ヒステリー」「ナルシスト」「反社会性行為者」「パラノイド」「中毒患者」などがスティグマ（汚名）となっていることは、統合失調症、双極性障害、学習障害の人たちに対する、歴史的な価値下げや迫害があったことを反映している。この本では一貫して、その人が苦しんでいる病に還元するようなことはしない。代わりに、その人には疾患以外にも、はるかに多くの面があることを強調するために、例えば「境界性パーソナリティ障害を抱えた人」のように記述している。スティグマ化、価値下げ、偏見は、誤解や不信の度合いを強め、解決、治療、回復のチャンスをつかみにくいものにしてしまう。パーソナリティ障害のある人たちを傷つければ、こういった人たちの怒りや疎外感のレベルを高めてしまい、それにより、報復や汚名晴らし（復讐）への集中を強めてしまうのだ。

原則2

パーソナリティや性格に障害を抱えている人たちの行動にみられる破壊的側面について現実的となり、このような人たちとの間で安全で倫理的な境界を確立・維持し、境界が侵害された際には公正な結論を最後まで求めていくことは、不親切で感受性に欠けた、あるいは報復的な振る舞いを意味するものではない。

自分が搾取されたり虐待されたりすることを許さないようにする時、あなたは自分自身を守り、パーソナリティや性格の欠陥をもつ人たちを助けていることになる。信頼の違反を看過したり、自分を犠牲にして、このような病態のある人たちを特別扱いすることに同意すれば、混乱や怒りが生じることは避けられない。

原則3

パーソナリティや性格の障害は、しばしば深刻で持続する、人間関係での問題の源になっている。

精神科の臨床において、私は頻繁に、「この人とこれほど深く関わってしまう前に、こういうタイプの問題があることを、知っていたらよかったのにと思います」と、患者から言われてきた。パーソナリティ障害は、著しく阻害された関係につながるような、特定の徴候や症状の集合体で構成されている。このような病状の存在、特徴的な性質、そしてそのような性質が対人関係でどのような形で現れるのかを知ることにより、困難な関係に含まれた意味を十分に査定する力が得られるのだ。この本で私は、読者が現実生活の場や状況で、特定のパーソナリティ障害を同定する助けとなるように、多様な方法――ケースヒストリー、公的な診断基準、それぞれの病状に関連している特別な問題の表を含めて――を用いている。問題を意識化して受容することは、予防、介入、そして変化への最初の重要なステップである。

原則4

パーソナリティや性格に障害を抱えている人たちには、多くの魅力的な性質、プラスの属性があり、かなりの業績を挙げているのかもしれない。

人は、それなりの訳があって、パーソナリティ障害や性格の欠陥をもつ人と関わるようになる。こういった病状の人たちの多くが、他人を刺激し惹きつけるような、有無を言わさず夢中にさせるような性質をもっている。このような人たちとの関係は輝かしいスタートを切るが、時間が経過し、パーソナリティや性格の欠陥が表面化してくるにつれて、悪化してくる。この本の冒頭の「シェルター・コーブの夢の家：あるたとえ話」で説明したように、多くの人たちにとって、パーソナリティ障害や性格の欠陥をもつ人たちから身を引くということは、いくつかの理由で困難である。①欠陥をもつ個人の魅力的な側面に焦点を当てているのであれば、こういう人たちとの交際や結びつきを失うと、懐かしく惜しく思うことだろう。②相手側の欠陥のせいで自分たちの関係がうまくいっていないのだろうという自分の判断を、信じることができない。また欠陥をもつ人からの情け容赦のない価値下げや批判に耐えてきたので、しばしば自分自身の感覚を疑ってしまう。③パーソナリティ障害や性格の欠陥をもつ人たちからの、搾取や非難を受けやすくしてしまうような、心理学的問題や素因が自分の側にある。

　このような障害がある人たちの中に、価値ある資質と欠陥が共存することの、別の副次的な意味合いとは、ポジティブなものだ。パーソナリティや性格の欠陥をもつ人たちは、学業面、職業面、財務面での成功を達成することが可能で、実際に実現してしまうのだが、非機能的な対人関係が、達成レベルや充実感を必ずといっていいほどに損なってしまう。この本のいくつかのケースで示されているように、このような人たちが治療に本腰を入れるように動機づけられるのであれば、その結果は生活のあらゆる次元において、とても好ましいものになりうる。パーソナリティや性格の障害に起因する困難のもと、逸脱、混沌が減るのであれば、達成や充実感のレベルが向上するのだ。

原　則　５

パーソナリティや性格の障害をもつ人たちは、過度に自己没入的である。

　すべての人は異なるパーソナリティを有していて、この本に示されている八つのパーソナリティ障害に対しての特定の診断基準にもまた、ばらつきがある。それにもかかわらず、こういった多種多様な病状を抱えている人たちは、いくつかの共通の特徴をもっている。パーソナリティ障害の人たちが共有している一つの特徴は、強烈な自己没入である。特に、他人の視点を理解したり、受け入れたりすることが困難なのだ。パーソナリティ障害をもつ人たちはしばしば、自分の言うことやすることが、最も親しい人たちや自分に依存している人たちに、どのように影響するかということすら、わざわざ考えようとはしない。この自己中心性の例は、様々なパーソナリティ障害にまたがる形で、多数みられる。反社会性パーソナリティ障害の人たちは、自分のニーズを満たして、目的を達成するために、深刻な心理学的な害および肉体的な害を他人にもたらす。加えて、他人に引き起こした損害に関して、何ら良心の呵責を感じたりはしないのだ。境界性パーソナリティ障害の人たちは、しばしば自分の狭い目的に適うように、他人からの伝言について虚偽の報告をする。対人関係で意見の相違が生じた場合、相手側の視点を考慮したりはしない。その代わりに、意見が不一致の場合には、激怒して相手側への攻撃を始めるのだ。妄想性パーソナリティ障害や統合失調型パーソナリティ障害の人たちは、現実をねじ曲げるほどに自己没入的である。しばしば、自分自身の怒りや性的な感情に関して葛藤を抱えていて、それを無意識のうちに他人に投影するのだ。最終的には、正当な根拠もないのに、これらの人たちは、脅迫や迫害を受けているように感じるということだ。もしも、このような障害を抱えている人たちが、関係している他人への恐怖や懸念を共有しているとすると、説明も論駁も受け入れることはないだろう。自己愛性パーソナリティ障害の人たちは、他人が達成したことでも自分の手柄にしてしまい、自分自身の業績は誇張し、自らの地位向上には役立たないと考える人たちのことを無視してしまう。このような病態の人たちは一般に、自己イメージや自尊心を高揚するために、他人を搾取するのである。

原則6

パーソナリティや性格の障害の基底にある原因は、複雑なものである。

精神障害の原因として可能性の高いものを概念化し、記述するという段になると、理論と説明はできる限りシンプルであるべきだが、原因の実際の姿以上に、単純化しすぎてはいけないと私は考えている。他の精神医学的病状と一致してパーソナリティ障害は生物学的、心理学的、社会的、そしてスピリチュアル［訳注：肉体や脳といった次元を超越した魂のレベルということで、特定、不特定の宗教ということではないが、精神性に宗教が解きほどき難く絡んでいる場合も多い］な要因の複雑なマトリックスの結果として生じるのだ。生物学的要因の中で顕著なものは、こういった病状の遺伝的素因である。パーソナリティ障害の遺伝的性質に関しては、多くの研究作業がまだこれから行われるという段階だが、アルコール依存や他の嗜癖性障害、境界性パーソナリティ障害、妄想性パーソナリティ障害、強迫性パーソナリティ障害、統合失調型パーソナリティ障害、そして反社会性パーソナリティ障害を発症する可能性においては、遺伝的素因が示唆されるようになっている。しかしながら、これらの各病状での遺伝の厳密な役割には、決定的な証拠がまだない（私はこの研究路線が、全医学と科学の中でも、最も重要で最先端を行く開拓分野の一つであると考えている）。これらの障害のいくつかでは、子ども時代の養育者による虐待的な扱いと、遺伝的素因が相互作用して、成人期には障害の典型的な徴候と症状を引き起こす。例えば、境界性パーソナリティ障害の人たちは、一般的に子ども時代に性的虐待経験をもっていて、反社会性パーソナリティ障害の人たちは、しばしば子ども時代に身体的虐待を受けている。多くの理論家たちによると、母親、父親、子どもの間の対人関係の混乱が、成人期になって演技性パーソナリティ障害を発症するように子どもを導いてしまう、鍵となる要因であるとされている。この病状の人たちはまた、概して、ひどく暗示にかかりやすく、過度に印象に基づいていて論理的に不十分で、特徴的な思考スタイルをもっている。これは脳に基盤があり、遺伝的に決定されている可能性の高い精神状態である。したがって演技性パーソナリティ障害は、他のパーソナリティ障害と同様に、生活体験や特定のストレスが引き金になるような、遺伝的な素因や脳に基盤のある先天的素因を有している人たちに発症する。パーソナリティ障害の因果関係が多因子のものであることが明白に示唆しているのは、エビデンスに基づいており有効と言える多様なやり方を、必要上、治療に組み入れなければならないということである。

原則7

パーソナリティ障害や性格の欠陥をもつ多くの人たちは、自分に問題があることを認めようとせず、治療を拒み、それゆえに変わろうとしないものである。

非機能的な関係にある人たちは、しばしば、自分がパーソナリティ障害をもつ人と関わっているということを認識し損なう。このことの認識が欠如してしまう一因は、こういった関係におけるパートナー――パーソナリティ障害をもつ人たち――が、多くの場合、自分におよそ感情面や行動面での問題があることを受け入れようとはしないからだ。パーソナリティ障害をもつ多くの人たちは、対人関係でのすべての問題を相手側のせいにする。状況をさらに複雑なものにすることに、パーソナリティ障害をもつ人たちは、しばしば、最も親切で、受容的で、そして無欲な人と関わるのだ。このことは偶然ではないと考える。むしろ、このような素晴らしい人は、搾取しやすいがために、特に探し出され、選ばれたのだ。パーソナリティ障害をもつ人たちのパートナーは、情け容赦のない批判や価値下げに対して、自分自身を変え、改善することで対応しようとすることも珍しくはない。いつだって、無駄に終わってしまうのだが。このようなパートナーたちは、標的（批判され価値下げをされる理由）が常に動いていて、それゆえに自分を改善しようという努力は、常に的を外していると感じている。

パーソナリティ障害をもつ人が、自分に問題があることを認めようとしないのであれば、援助を受けることができず、決して変化できない可能性が高い。この本を通して明確に示されているように、パーソナリティ障害を抱えていても、自分に問題があることを認めて、専門家の治療に打ち込むことに前向きであれば、その多くが大幅に改善される。しかし、もし問題があることを認めようとせず、そのため治療にも取り組まないのであれば、非機能的な振る舞いが持続するばかりではなく、通常、悪化してしまう。私はこのような人々には「致命的な欠陥」があるとみなしている。こういった状況では、どのようなものにせよ、関係の改善、あるいは行動面の変化は、関係している他者の側から起こされなければならない。

原則8

動機づけがなされているパーソナリティ障害あるいは性格に欠陥をもつ人たちの治療は、エビデンスに基づいていて、多面的・多角的である場合に、効果をあげうる。

大うつ病の人たちの治療に関する最近の科学的調査から、パーソナリティ障害を抱える人たちの治療に関して、多くのことが学べる。神経学者であるヘレン・メイバーグ医師と共同研究者たちによって実施された的確な研究は、なぜ大うつ病の人たちは、抗うつ薬と精神療法の併用治療に最もよく反応するのかということを明らかにした（Goldapple et al. 2004）。彼女の研究や他の研究は、以下のことを検証した。①大うつ病は、脳の異なる領域――すなわち、脳幹や大脳皮質の特定部位――の機能不全に関連づけられてきた。②抗うつ薬を用いたうつ病の人たちの治療は、脳幹に変化をもたらすことで効果をあげる一方で、認知療法は脳の皮質部位に変化を起こすことで効果をもたらす。③大うつ病の患者に効果的な治療を達成・維持するためには、患者は両方の治療様式を必要とする。私はパーソナリティ障害を抱えるほとんどの患者に対して、複数の治療様式を用いることを強く提唱したい。可能なところでは、これらの治療は、安全性や有効性に関する科学的なエビデンスに基づいて選択すべきだ。洞察志向型の精神療法と認知行動療法は、ほとんどのパーソナリティ障害をもつ人たちに対する第一選択の治療法である。不安障害や気分障害が、頻繁にパーソナリティ障害と共存するので、しばしば治療プランのもう一つの構成要素となるのは、精神科治療薬である。加えて、薬物療法は、一部のパーソナリティ障害と関連づけられている深刻な精神科的症状（衝動性、焦燥、現実感の阻害など）の治療においても、有効であるかもしれない。この本に載っている多くのケース研究に描写されているように、問題があることを受け入れて自分を変えることに真摯に取り組むパーソナリティや性格の障害をもつ人たちには、効果的な治療が可能となるのだ。

原則9

有能な専門家によるケアは、パーソナリティや性格に障害を抱える人と現在関わっている人や、関係を終わりにしたいと願っている人にとって、非常に役に立つ可能性がある。

経験を積んだやる気のある有能な専門家から得られる精神科的または心理学的なケアは、パーソナリティ障害をもつ誰かと破壊的な関係を結んでいる人にとって――その人が関係の中に留まらなければならないのかどうか、ということに関係なく――ほとんど必ずといってよいほどに有用である。その人は、その関係のストレスから、どのような形で自分が特に悪影響を受けているのかということを学ぶことができ、権力闘争や決着のつかない口論を軽減するやりとりの技能も学べるのだ。治療は、パーソナリティ障害や性格の欠陥をもつ人たちとのあらゆる関係に普遍的にみられる価値下げ、歪曲、搾取から、自分を守る方法を学ぶことにも役立つ。その個人との関わり方に関する決断は、その人の精神科的病態が思考、感情、行動に及ぼしている影響に関しての、信頼できる特異的な情報に基づいたものになることだろう。パーソナリティ障害をもつ人と縁を切るという決断がなされた場合、知識のある実践的臨床家は、患者あるいはクライエントが、決別に関連しうる危険や損害を、最小限に抑えるための手助けをすることだろう。専門家によるケアはまた、個々の人が自分自身を――特に、どうして他の人よりも、このようなパーソナリティ障害をもつ人たちに巻き込まれやすいという脆弱性があるのかということを――、よりよく理解することも助けるのである。こうした自己に対する認識があれば、将来、こういった苦悩の種となるような病態をもつ他の人に魅力を感じたり、餌食にされたり、彼らのことを我慢しなければならないような危うさは、減少することだろう。

パート II

パーソナリティ障害

第4章 ヒステリー性（演技性）パーソナリティ障害

いつも君の横を歩いている第三の人物は誰なのだ？
数えれば、君と私の二人だけが共にいる。
けれども、行く手の白い道を見据えると、
必ず君の横に別の誰かが歩いている。

—T. S. Eliot, "The Waste Land"

私を所有できないことは、彼もわかっている。将来もありえないと、わかっている。
彼だけが埋めることができる、私の中のこの空っぽの空間があるというだけ。
二人の恋人の間で引き裂かれて、愚かさを感じている。
あなた方二人ともを愛することは、あらゆる掟を破るということだ。

—Philip Jarrell and Peter Yarrow,
"Torn Between Two Lovers"
(recorded by Mary MacGregor)

エッセンス

あまりにも生気に満ち溢れていて、誘い招いているように思われるので、もっと近づいてみずにはいられないと感じる人に、遠くから気がついたという体験はあるだろうか？　彼女は生命力がみなぎっていて、魅力に満ち、性的なものがこぼれ落ちんばかりに見えたので、あなたは興奮を抑えきれないほどだっただろうか？　彼女は、あなたを押しやると同時に引き寄せる、魅惑のバレエへと歩を進めただろうか？　もぐら塚のようにささやかなあなたの好意に対して、彼女が返した山のような好意に、誘惑されただろうか？　光り輝くような彼女の人柄に、蛾のように惹きつけられて、習慣となっている注意深さをかなぐり捨てて、歩んできた道を放棄してしまっただろうか？　とうとう彼女があなたに心を開いて、あなたを迎え入れた時、あなたの歓喜はとめどもないものだっただろうか？　多くの崇拝者の中から選ばれし者の、燃えるような、目も眩むような栄誉というところか？　豊満な薔薇の花の周りにいる蜂のように、彼女に群れたかり、興奮している無数の競争相手たちを打ち負かした誇らしさで、得意の絶頂だっただろうか？　それから、彼女という花崗岩を、共通の基盤という金や、結ばれし魂という銀を求めて、探鉱しただろうか？　しかし、泥灰質の脈が、冷たく暗い粘板岩の洞窟に注いでいることを発見しただろうか？　深みを手探りして、彼女という火山の中央にある空虚な地点を白日のもとにさらしただろうか？　それとも、それは氷の湖だっただろうか？　彼女の燃えるような思いという燃料──他人に対しどのように見えているかということに関する、激しい好奇心──が、あなたに、凍りつくような影を投げかけただろうか？　彼女は特定の人が突然現れると、あなたに対して死体のように冷たくなっただろうか？　彼女があなたのことを無視・放棄して彼らに欲情するので、怒りにうち震えただろうか？　深紅色にして満開のよい香りの花には、花粉や情熱の苞葉が欠けていることを、あなたは受け入れられるだろうか？　この紙の薔薇を手に入れようとした自分の意気込みを捨て去るのに十分なだけの力を振り絞ることが、はたして可能なのだろうか？

シェルビー・フェアモントのケース、パート１：ゴールデンガール

◆パパを見つけること

《並外れた男：ロイ・フェアモントについて》

シェルビー・フェアモントが輝くような少女であった頃、彼女を知る多くの人たちは、母のコリーンのように美しく育つのだろうかと興味を覚えたものだ。コリーンは、ヒューストンでも最も目を見張るような女

性の一人と目されていたのだった。シェルビーの父親、ロイ・フェアモントのことを知る大半の人たちは、彼が二人目の妻であるコリーンとは、主として彼女の素晴らしい容姿が理由で結婚したのだろうと推測していた。コリーンは、ネイマン・マーカスで、彫像のように整ったコリーンの肢体にまとわせるべく次々に服を買い求めるのだが、ロイはこの抑えの利かない買い物に対して支払う能力と支払う意志があり、このことを除くと、この夫婦は多くのものを共有しているようには見えなかった。ヒューストンの開祖とも言える家系の一子孫であるロイ・フェアモントは、優秀な法律専門家で、かつ、抜け目のないビジネスマンとして名を上げていた。確固たる地位を築いていた銀行という一族の帝国に加わる代わりに、ロイはテキサスとルイジアナの地主から、石油やガスの借用権を獲得することを専門とする、ヒューストンが基盤の法律事務所を設立した。設立してまもない時期に、フェアモント氏は依頼人である多くの試掘者たちと、天然ガスの埋蔵地に多額の投資をし、結果的に巨万の富を築いたのだった。同族経営の銀行に入行すれば得られたはずのキャリアを求めないことにした自分の決断に言及して、ロイは「貸す側よりも預ける側の方がはるかにいい。特に、返さなければならない時に私を心底憎むような他人に貸したりするよりは」と言ったのだった。そして、石油のリースからの利益が流入した時に、ロイ・フェアモントがするような規模の預け入れを毎月できる者は、アメリカにはほとんどいなかった。ヒューストンが大都市かつエネルギー産業の国際的な中枢になるにつれて、フェアモント氏の法律事務所もまた、成長し繁栄した。ロイ・フェアモントは、テキサスのビジネスと政治の世界の主(ヌシ)となった。彼は国際レベル——特に沖合の油井開発——で、主要なビジネス契約や投資に参入したり、それを取りまとめたりして、多くの大企業や重要な慈善事業団体の役員会に名を連ねていた。テキサスの指導的立場にある大物の一人として広く知られ、知事、上院議員、さらには大統領になったテキサスの政治家たちの筆頭支援者でもあった。

《誰しもが完璧ではない：ロイ・フェアモントの家庭生活》

職業生活とは対照的に、ロイ・フェアモントはプライベートな生活では成功していなかった。彼は法学部の学生の時にフォートワースの有力な家の出である女性、マーサと結婚していたが、これは理想の組み合わせとはいえなかった。ロイは頻繁に遠出をしたし、町にいれば、自分の法律事務所で遅くまで仕事をした。ロイとマーサは二人の子どもをもうけた。ホールカムとモウリーンである。子どもたちは稀にしか父親に会わなかった。ホールカム・フェアモントはひっきりなしに父親を失望させ、「知的でないことは彼のせいではないと思うが、ひどく怠惰で無責任なことは容赦できない」と父親に言わしめたのであった。学生時代を通じて惨めな成績だったホールカムは、教室の中でも外でも繰り返しトラブルを起こしていた。十六歳になるまでには、常に大量の飲酒をするようになっていて、十八歳の誕生日を迎える前に、四回も飲酒運転で捕まっていた。父親の強力な政治的なコネだけが理由で、刑務所に入らずにすんでいたのだった。ホールカムはクラスの非常に下位の成績で私立高校を卒業したが、優秀な大学に入学を許された。これも、父親の影響力のおかげだった。しかし、大学の最初の学期に、授業に出ることがほとんどなかったので、退学を迫られたのだった。その時点でフェアモント氏は、軍隊に入るように説得を試みたが、ホールカムも彼の母親も、この提案に気分を害して不満を述べた。代わりにホールカムは、母方の祖父の建設事業で仕事をすることになり、深酒をやめることもなく、あらゆる種類のトラブルに陥り続けた。ある早朝、彼は酔って高速で運転していて、ひっくり返った自分の車から放り出され、即死してしまった。「何年も前に死んだものと諦めていた息子だ」と言って、フェアモント氏は息子の葬儀にも出席しなかった。ロイ・フェアモント氏が息子の死を嘆いたとしても、それは人知れずなされることだった。彼は息子の死の結果として一日も仕事を休むことはなく、お悔やみの表現を受け入れることもしなければ、それに答えることもしなかった。彼の妻は、フェアモント氏が終生ホールカムのことを認めなかったことが、息子の問題の核にあったと信じて、決して夫を許すことはなかった。ロイ・フェアモントは「いつもホールカムのことを甘やかした」とし、軍に入隊しようとする彼の努力を阻止したと妻を責めた。彼は「ホールカムの問題の核にあったのは、規律とやる気がなかったことだと思うし、軍隊なら彼をまともにしてくれたことだろう」と語った。息子の悲劇的な運命についてロイとマーサが話し合った数少ない機会に、ロイは言った。「私の考えでは、君が過度の優しさと善意で、私たちの息子を殺したということだ。ティファニーで買った銃弾で、脳を打ち抜くのと同じことだ」。数年後、マーサはロイに離婚を求め、彼は簡単に承諾した。「いいとも、君がそう望むのなら」と自分の事務所の信頼できる弁護士に離婚の詳細を任せて、フェアモント氏は最初の妻に対し一言たりとも話すことはなかった。ヒューストンのコミュニティの共通の友人たちは、二人の別離を、感情に動かされることなく大企業を解散させることや、価値ある地所を販売することになぞらえた。両親が離婚する時、モーリーン・フェアモントは二十一歳だった。彼女は兄のようなトラブルに陥ることは全くなかったが、彼女もまたうまくいっていなくて父親とは距離があった。彼女は母親とフォートワースに移ることを選び、フェアモント氏とはそれ以降、ほとんど接触することはなかった。彼女は母方の祖父の事業に携わる会計士と結婚し、両方の家族から与えられる潤沢な信託財産で静かにそして快適に暮らしていた。フェアモント氏はフォートワースでの娘の結婚式には出席したが、彼女の二人の子どもたちの洗礼には現れなかった。その後、彼は娘たちの人生の一部となることに、それ以上の関心を示すことはなかった。

《二回目のしくじり：ロイ・フェアモントの再婚》

バッファローバイユー（緩流河川）の岸に沿い、リバーオークス・カントリークラブの航路に隣接した大邸宅で育った同年輩の仲間たちの多くと同様に、ロイ・フェアモントは東部にある全寮制の学校からアイビーリーグの大学へと進んだ。テキサス出身の特権階級に属する友人の多くとは違い、ロイは学究生活に徹底的に浸ることを良しとして、社交クラブや秘密結社、スポーツなどは慎んだ。彼は知性的であり、非常に競争的でもあった。後になって、偶然にも大学での級友だったテキサスにいる仕事上の知り合いが、ビジネス投機でのパートナーとしてロイがたまたまユダヤ人を参入させたがったことに関して、ロイを非難したことがあった。

ロイ・フェアモントのビジネス提携者：なあ、ロイ、私がユダヤ人を好きでもなければ、信頼もしていないことは知っているだろう。そのシカゴのユダヤ人たちを招き入れなくたって、この取引には、必要としている投資家が皆揃っているよ。

ロイ・フェアモント：なぜ、だめなのだ？　向こうは私を多くの取引に参加させてくれたし、切れ者で誠実な人たちだ。彼らの金も、君や私の金も使えば同じものだし、我々二人の分を合わせたよりも、向こうは多くの金を持っているんだ。

ビジネス提携者：大学の時から、ユダヤ人にはこだわりがあっただろう、ロイ。ブロンクス出のあのユダヤ野郎が、君に勝って卒業生総代になってからというもの。

ロイ・フェアモント：くだらないことを。一年生の時に最初の授業に一緒に出て以来、デヴィッド・シュガーマンの方が、私よりもずっと頭がいいことには気づいていたよ。私が地獄を見るようなショックを受けたのは、奴が私よりも仕事ができたということさ。とにかく、ユダヤ人だというだけの理由でシカゴの連中を取引から外すのなら、私も抜けるからな。

ロイ・フェアモントと最も親しい人たちは、彼とマーサとの関係が失敗に終わったのは、マーサが彼の深く多岐にわたる知的好奇心や競争欲を共有していなかったせいだと考えていた。そのため、この四十九歳の独身男性にとって、どのような女性がふさわしい相手になるのだろうかと思いをめぐらせる中で、知性、エネルギー、世慣れていることなどが、重要な要素とされていた。国中で最も地位があり興味深い数人の女性が、慈善事業としての舞踏会や、社交上の遠出や、政治関連のイベントで、フェアモント氏に同伴するところを見られていた。ロイが、花嫁と治安判事のみが出席するような私的な式典で、誰もが全く聞いたこともなかったコリーン・キリーンという女性と結婚したと宣言した時には、ヒューストンの社交界が衝撃を受けた。ロイ・フェアモントの友人には、コリーンは知性的とも、野心的とも、世才があるとも思われなかったのだ。テキサス人たちのささやきが合唱となり、「この女は何者だ?」と尋ねていた。彼女のバックグラウンドに関してロイ・フェアモントに直接尋ねるような大胆な真似はしなかったが、友人たちは最終的に、彼女がロイの多くのビジネスに関連した仕事をしていたフリーの広報専門家であることを知った。さらに後になって、彼女がテキサスの出身ではなく、二十九歳で、それまでに二回結婚歴があり、子どもはいないこと、そしておそらくは大学には行っていないことがわかった。

《ロイ・フェアモント、互角のパートナーに出会う》

結婚から六ヵ月後にシェルビーという赤ちゃんが生まれたことは、ロイ・フェアモントとコリーンという奇妙な組み合わせの意味を探ろうとやきもきしていた彼の友人たちにとっては、納得がいくようなことであった。しかし、それに続いて起こったロイの目を見張るような変化は、誰もが予期していないものだった。彼の人生の最初の半世紀にわたって、ロイ・フェアモントの人となりには、多くの形容詞がつけられていた。それらのほとんどは、彼の経済的な成功や政治的な勢力につながった特性を描写するものであり、強烈な、野心的な、主張を通す、強い動機づけのある、競争的な、不屈の、抜け目のない、そして危険な、といったものが含まれていた。ところが、彼のシェルビーとの関係ということになると、愛情溢れる、心を奪われた、そして溺愛するといった形容が見事に当てはまった。友人の中の「アマチュア心理学者」たちは、彼の娘への入れ込み方を、「よりどころを求め、人生が妥当なものであることを見出すため」と説明した。ロイの両親と一人息子の死、最初の妻や娘との離縁、そして二人目の妻と共通するものがほとんどないということを考えあわせると、シェルビーは核家族の中でロイ・フェアモントが親密な関係をもてる残された数少ないチャンスであると彼らは指摘した。さらに、フェアモント氏の多くのビジネスにおける勝利やその他の物質的な成功に、シェルビーは目的というものをもたらしたのだ、とつけ加えた。「慈善事業に寄付でもする以外に、稼いだあれほどの金をどうするつもりだったのだろう?」と彼らは問うたのだ。けれども、最も注意深く見ていれば、他のあることにも気づいたことだろう。それは、ロイ・フェアモントの娘に対する愛着は、習得された感情だということだった。前に生まれた子どもと同様、シェルビーが乳幼児の時には、彼は興味を示しているようには見えず、最初の三年間はそれほど多くの時間を共に過ごすこともなかった。同様に、コリーンは小さな娘と過ごすよりも、個人トレーナー付きか、街外れの一番豪華なスパで行われる、毎日のエアロビクス、ウェイトリフティング、他のタイプのフィットネス運動を通して(彼女は自分のプロポーションを崩したとして、赤ん坊のシェルビーのことを責めていた)、しなやかな体形を取り戻して維持することにはるかに打ち込んでいた。四歳になるまで、シェルビーの日々のケアは乳母、家庭教師、その他の家事労働者に任されていた。このような年月の間、シェルビーと両親の姿が一緒に見られるのは、クリスマスカードの写真だけだった。その写真では、お揃いの赤か金のドレスを着た母と娘が、優美な金髪を光線のように輝かせていた。

注意深く見ていれば、この父親が初めて情熱を傾ける鍵となる人物が、その金色のドレスの子にほかならなかったと気づいたことだろう。シェルビーは、火花が散らんばかりの美しさと社交的な性格だけではなく、主として彼への抑えるところを知らない深い愛情を通して、父親の目と心を捕らえることに成功したのだ。ロイ・フェアモントが長期の出張から戻る時はいつも——帰宅が夜遅くなった時ですらも——シェルビーは彼のことを迎えるために、ドアの所で待っているのだった。父親に顔の高さまで抱き上げてもらおうと両腕を伸ばし広げると、彼女の長く丁寧にとかされた金髪が真新しい寝巻きの上に流れかかった。そして、首の周りをしっかりと抱きしめて喜びの涙をこぼしながら、シェルビーは感嘆の声を上げるのだった。「パパ、会えなくて、とっても寂しかったわ。離れている間、いつもいつもパパのことを思っていたのよ。いない間に、寂しくて死にそうになったわ。約束して。絶対、絶対、絶対、私を置いて、よそに行ったりしないって！」。

シェルビーは、父親が家にいる晩は彼の部屋（コリーンの部屋に隣接）で一緒に過ごすことを乞い、しばしば彼は折れた。シェルビーは、「パパ、この立派で大きな古い家は安全な感じがしないの。パパと寝られない夜は怖くなるの」と言うのだった。彼女はロイが習慣のように起きていた朝早くには必ず目を覚まして、彼が食事をして朝刊を読む間、それについて来て慕うように彼の横に座っていた。ほどなく、ロイは思いやりのある娘に、読んでいる重要な記事について説明するようになり、シェルビーもまた彼の仕事や出張や政治活動、そして他の関心事について、際限なく質問をするようになった。彼女は、父の主だった関心事に興味をもつようになった。もしウェットスーツ姿のコリーンが、エクササイズクラスに向かう途中で、このような至福の朝食の時にたまたま現れたとしても、父も娘も彼女の方に視線を投げかけるためにまぶたを上げることすらなかったことだろう。シェルビーにとっては、父とその仕事は重要だったが、その一方で、彼らのリバーオークスの邸宅の整ったインテリアと同様に、母は主に装飾のようなものに過ぎなかったのである。

◆シェルビーの成長

《パパのために踊ること》

若い娘なりに、シェルビーは「彼女の宇宙の中心」を求めて苦労して勝ち取った魅力にからむ、ある種の力のようなものを経験した。そして、良きにつけ悪しきにつけ、この「勝利」の波紋が彼女のその後の人生にとって決定的な葛藤や挑戦を生むこととなった。母と娘の間に最初からあった無関心は、激しいライバル関係へと発展していった。争いの元々の種ではなかったものの、最初に認められた争いのつぼみは、同じ枝に咲いているその二つの花を見た観察者が悪気なく述べる、「どちらのほうがより美しいかは決められない。

両方とも気が遠くなるほどの美しさだ！」という頻繁に繰り返された褒め言葉だった。すさまじいまでのエクササイズやダイエット、ショッピング計画でもってコリーンは天晴れ(あっぱ)な攻撃をしかけたが、シェルビーは、体形や女性美の並外れた母親からの遺伝子と、父親からの不屈の戦闘意志、そして若さと時間という必然なるものまでも武器にして応戦に成功していた。

娘はまた、父親が彼女の知性面や文化面での成長にどんどん関わったので有利な立場になった。ヒューストンの素晴らしい博物館や上演される芸術作品の多くで理事会の常任メンバーになっていたため、ロイは若きシェルビーが、あらゆる形の初演やパフォーマンスに出て、文化やスポーツの関心領域でのリーダー的立場の専門家に指導を受けたり、個人教授を受けたりできるように手配したのだった。彼女は特にバレエに魅了され、才能もあり、仲間の中にはライバルになる者がいないほどにまで情熱的かつ精力的に毎日練習した。十三歳になるまでには、シェルビーは、共にトレーニングをしていたプロのダンサーと同じくらいに、長身で柔軟かつ引き締まり、優美になっていた。そして、これらのプロの中に——伝説のヒューストンバレエ団のプロですらも——若き相続人の卓越した美しさに匹敵する者はいなかった。パフォーマンスの時、シェルビーは観客のほとんど全員の視線を奪ったが、彼女にとって意味をなすのは、父親に認められること——本当のところは彼からの賞賛——だけだった。発表会を決して見逃すこともなく、ロイ・フェアモントはしばしば両サイドにダンスのチューターとバレエの専門家を従え、シェルビーが上達するために、誤りやチャンスを指摘するように求めた。毎回の彼女のパフォーマンスの後で、フェアモント氏は二ダースの物言わぬ黄色いテキサスの薔薇の花束と共に無言で娘を褒めたたえた。それから、招待した専門家に請い求めて手に入れた批評とアドバイスを並べたてて、彼女に伝えるのだった。

父と娘の連綿たるワルツはこのように振付がされ、踊られたのだった。シェルビーにとって唯一気になる承認は、偉大な業績をもち、簡単には感動せず、決して満足はしない、自分の父からのものだった。シェルビーの視点から見ると、ロイはショールームに頻繁に足を運んだが、売買を完了することは決してなかった。それにもかかわらず、彼女の人生での彼の存在と、彼女の成長への彼の献身は、うわべではなく勝ち得たものであり、ロイ・フェアモントの妻、友人、娘に影響を与えないわけではなかった。

《「もう一人の女性」》

おてんば娘　子ども時代から、シェルビーは男性たちと一緒にいる方がずっと好きであることが見え隠れしていた。外見――彼女の繊細な顔立ちと圧倒的な美しさ、優雅でカモシカのような動き、そして男性のいる場では、社交的かつ魅惑的で洗練された人柄――で判断するならば、彼女は女性らしさのかたまりであった。しかしシェルビーは、他の少女たちや大人の女性たちと親しくすることには価値も見出さなければ好みもしなかった。子どもでありながら、女性の仲間たちはか弱くて軽薄で面白くないので、自分の注目に値しないとみなしていた。人形遊びやままごとには、特に料理や子どもの世話のように伝統的な女性の役割を引き受けることを意味しているとして、シェルビーにはほとんど興味がなかった。何年も後になって、こういった遊びについて触れると、彼女は「私が人形のおむつを替えたり、つまらないオモチャのティーセットでお茶をいれたりするよりも、男の子たちと腕相撲をする方がずっといいと思っていたので、他の女の子たちはぞっとしていたものだったわ」と言い張ったのだった。

同じ小学校や中学校にいた少女たちの多くが、是が非でも彼女の友人に（そしてまさに彼女のように）なりたがったが、彼女は少女たちと時間を過ごすことには全く興味がなかった。彼女の親友は男の子たちで、彼らは彼女の注意を引こうとして狂ったように競い合った。しかし同い年の少年たちには見込みがなかった。シェルビーは、近所の年上の少年たちとフットボールや野球をするといった乱闘まがいのスポーツの方を好み、少年たちにとっては彼女を仲間に入れることはいつでもわくわくすることだった。彼女はスポーツ万能で、同年代の最優秀な男子のグループと行うすべてのスポーツで互角であった。高校時代まで、クラスの男子が競走や水泳のイベントで彼女に勝つことはなく、あってもほんの一、二度のことだった。馬を愛し、恐れを知らないことにプライドをもっていたので、彼女はホースショーよりもロデオイベントで乗馬することを選んだ。彼女はホースショーを「古臭くて、堅苦しい、退屈な偽のスポーツ」とみなしていた。シェルビーは、女性に対して根本的な不信を抱いていた。女性は彼女に競争心を燃やし、嫉妬し、最終的には、彼女を転覆させようとするものと信じていたのだ。彼女はまた、女性というのは生来的に人を欺き不誠実で、ずるくも背後から襲いかかったりすると信じていた。すべてではないにしても、知っている大半の女性は彼女がいればご機嫌とりをするけれど、背後では悪意に満ちた批判をしていると確信していた。成人してから、シェルビーは「男は敵の胸を撃つけれど、女は優雅に上品に差し出すピーチパイの中に毒を入れるだろうということは、真実を表していて、深遠な意味がなくはないと感じるわ」と言ったものだった。

「最愛の娘」　四年生になる頃までには、シェルビーは公然と母親を軽蔑し、ファーストネームで呼んでいた。コリーンがシェルビーにすべきことを伝えようとするたびに、主導権争いが生じた。

コリーン・フェアモント：最愛のシェルビー、カントリークラブで隠し芸大会があるのよ。あなたがちょっと踊ってみせたら、とっても素晴らしいと思うの。勝つのは確実よ。

シェルビー・フェアモント（皮肉っぽい口調で）：最愛のコリーン、この栄えあるご招待はパスした方が素晴らしいと思うわ。

コリーン：マリリン・オスターが言っていたわ。シェルビーのグループの女の子全員が参加するって。彼女の娘のカービーちゃんは、歌うんですって。一緒にショーに出たら、楽しいわよ。

シェルビー：カービーと一緒に何かに出るなんて嫌だわ。まったくのお馬鹿さんで軽蔑しているの。いつもあの「フィーリング」っていう、うんざりするような歌を歌って、自分で自分に恋でもしているかのように見えるの。病気の蛙みたいな歌いっぷりなのよ。吐き気がするわ。

コリーン：今度だけでいいの、シェルビー。ママの小さなお願いを一つだけきいてちょうだい。

シェルビー：生命に関わるって言われても、そんなくだらないショーで踊ったりはしないわ。それに、どうだっていいんじゃないの？　私のバレエの発表会に一度だって来たわけでもないのに。リハーサルに車で送ってくれたことさえないじゃないの。

コリーン：好きに使える専属ドライバーがいるでしょう。私があなたの運転手になる必要はないわ。学校のお友達は皆参加するのよ。一度でいいから、他の皆と同じようにできないの？

シェルビー：皆と同じになんてなりたくないわ。なってしまったら、あなたみたいになってしまうわ。私は私らしくありたいの。

コリーン：パパが頼んだのなら、ショーで踊ってくれるというのはわかっているわ。

シェルビー：パパは、そんなばかばかしいことをしろなんて言わないわ。私の時間を無駄にしないでよ。さあ、行ってちょうだい。何かご自分にとって大事なことをしたら、コリーン。爪のお手入れとか。

シェルビーと彼女のプライド　十二歳になるまでにはほぼ六フィート（約一八三センチ）になり、ライオンのたてがみのように豊かなブロンドの髪と、十分に発育した体躯になっていたので、シェルビーには堂々たる存在感があった。同じくらいの年齢グループの少女たちの中に立つと、シェルビーは子どもの中に入った大人の女性のように見えた。人気があるわけでもあまり好かれているわけでもなかったが、彼女はリーダー的存在だった。彼女の同輩のほとんどがシェルビーのようになりたいと願い、シェルビーに好かれたいと切望したが、どちらの希望も滅多に叶えられることはなかった。彼女たちは脆弱な子獣のように、この美しく世慣れた、至上の自信をもつ雌ライオンの機嫌と一挙手一投足に注意を払い、熱心に真似をし、従い、そして恐れていた。自信過剰なクラスメートや知識不足の新しい生徒がしばしば、学校の社交階層の頂点という地位をかけてシェルビーに挑戦したが、自分の誤算と傲慢さに高い代償を払うこととなった。九年生（中学三年生）の時、クラス最高の評点平均を誇るローレン・ベアリングが、幼稚園以来シェルビーが独占してきた級長の地位を目指して対抗してきた。それまでの選挙の大半で、シェルビーは対抗馬なしで選挙に出ていた。選挙の二週間前に、シェルビーの誕生日が祝われた。ロイ・フェアモントは、この機にヒューストン上演アートセンターを貸切で押さえた。費用など完全に度外視して、ティーンエイジャーの客人たちにあらゆる形のもてなしと記念品が提供された。その時代のトップであったロックグループが、ロサンゼルスから空路でやって来て、通常ならば大都市の最大級の場所で満員の大観衆の前で興行されるような、完全版のコンサートを行った。シェルビーのクラス全員が招待され、接待され、魅了された。招待を受けなかったローレン・ベアリングと彼女の選挙活動委員長を除いて。シェルビーは選挙に圧勝した。翌年はシェルビーの十六歳の誕生日を祝うために、フェアモント氏がクラスの皆を自家用ジェットでロンドンに連れて行くというまことしやかな噂が流れた。彼女のクラスメートたちは、ローレン・ベアリングと仲良くし過ぎたり、彼女をパーティーに招いたりしないように気をつけた。さもなければ、シェルビーは必ずや自分を、「甘美なる十六歳」の絢爛たる誕生会の招待者リストから外すであろうから。

男、セックス、秘密　禁欲的な女神　中学、高校を通じて、シェルビーの同年代の男子との関係はプラトニックなものでしかなかった。彼女は誘惑的に着飾って踊りはしたが、ダンスや他のタイプのイベントにエスコートすることを許されただけでも十分に幸運といえる少年たちは、本能的に、彼女には何もしかけてはいけないと悟っていた。はっきりした物言いをする性格と一致して、もし触ってほしいと思うのなら、シェルビーは相手にそう知らせたことだろう。そして彼女は彼らに青信号を輝かせることはなかった。高校時代、シェルビーは、結婚相手としては最も理想的で自信に満ち溢れている、大学に行く年齢のヒューストンの独身男性たちから交際を申し込まれた。どれほどの血清アルコールレベルであっても、他の女性との性経験の程度をもってしても、若い男たちに、シェルビーに性的な接近を図る勇気を与えるには十分ではなかった。彼らは何らかの形で、彼女の魅力や脅威といった陶然とさせる醸造酒のようなものは、無気力にしかつながらないことを理解した。シェルビーの性的な傾向は謎めいたままで、同輩たちの間では果てしもなく憶測を呼んでいた。彼女は、女性に対してあからさまに敵意を示していたので、同性愛志向はほとんどないというのが周りの意見だった。多くの人が、彼女は自分の選択によって無性的になっているのだと理論づけた。単なる人間の性的なニーズや関心などを超越した、一種の女神のような存在ということだ。結局のところ、男性と戯れるという選択には、生来的な妥協が含まれてはいなかっただろうか？　対等ではない者と交わるために、自分自身を低めることになるのだから。それに、そのように身を落としてしまっては、憧れている他の男どもからのそこらじゅうの注目が息苦しいものになりはしなかっただろうか？

秘密　乳児の時から、シェルビーは毎夏と休暇のほとんどを、父が先祖から引き継いだワイオミングの十万エーカーの大牧場で過ごしていた。不遜なことに、ロイ・フェアモントの山師の父によってフライングF農場と名づけられた、俗塵に汚されていない所有地は、馬、登山、スキー、狩猟、そしてフライフィッシングへのシェルビーの情熱が生まれたところでもあった。隣接する大牧場は一世紀以上にもわたって、裕福で政治力をもつ北東部の一族であるメリット家に所有されていた。隣り合う家族は二世代にわたって親友関係でもあった。実際、ウォレス・メリットは、一族の金融、鉱業、不動産の帝国の社長兼最高経営責任者になったのだが、子ども時代からロイの親友だった。子どもの頃、ロイとウォレスは、双方の牧場をすみかとする野生のヘラジカを狩り、地元原産の茶色いマスを釣ったものだった。二人の友人は同じ大学に行き、ルームメートになるように手配し、ラクロスチームの共同キャプテンとなり、同じ食事会と秘密結社のメンバーになった。成人してからは、多くの重要なビジネス取引で協力し合い、国家レベルの政治職を目指している候補者を支援するに当たっては、一心同体のようだった。しかし、少なくとも一つの領域において、ウォレスとロイは異なっていた。同じ労働倫理を共有しているわけではなかったのだ。ロイは大学でとったすべてのコースで優秀な成績を修めるべく勤勉に努力した一方で、ウォレスは、授業に出るだけで認可されていた「及第点」を感謝して受け入れていたのである。この差異は、終生変わることはなかった。ウォレスは屋外スポーツに情熱をもっており、夏の休暇のほぼすべてを牧場で過ごし、一方のロイは夏の間中、疲れも知らずに働き続け、仕事が許せば、時々週末に空路でやって来るだけだった。

ウォレス・メリットは、シェルビーが大牧場で過ごした多くの冬と春の休日や夏休みの間、そこでの親役を務めた。彼女が歩けるようになるとあまり間を置かず、「ウォリーおじさん」は、蛇行して彼らの牧場に下り、ヨードチンキのような紫色をした湖へと溶け込んでいく急勾配の山道ルートをスキーで滑る方法をシェルビーに教えた。十歳の誕生日までには、彼は彼女をライフルとショットガンのエキスパートの射撃手になれるほどに指導もしていた。彼女は、その日の昆虫の羽化の見定め方を学び、釣用の毛針の結び方を学び、それを、用心深い地元のマスを誘い出すために、泡立つ水流のよどんだ水溜まりの上で巧みに打ち振るのだった。十二歳の時に初めて性的衝動を受けて、シェルビーは、彼女にとって信頼のおける指導者が彼女をこの自然界の最も根源的な側面に導き入れることが、最もふさわしくつじつまが合い、自然なことですらあると考えた。冬のヘラジカの跡を共にたどる時や、マスの影のようなシルエットを求めて深い穴を探る時に、ウォリーおじさんは観察の鋭さを磨く助けになってくれたのだが、シェルビーはまさにその鋭さのおかげで、ウォリーおじさんが素早く落ち着かない視線を彼女の新たに膨らんできた胸や筋肉質で深くくぼんだ太ももに投げかけるのをとらえていた。輝くような生まれたての子馬たちを餌食にする貪欲な熊に罠を仕掛けて跡をつける時の、こっそりとして狡猾な教師や生徒の様子そのままに、シェルビーは、彼女の助言者に、女性らしくなったばかりの自分の裸体と隠された意欲を露わにする瞬間と機会を段取りした。ほとんど本能的に、自分の餌食にほかならない相手に、彼自身が略奪者であると思い込ませることが有するパワーというものをシェルビーは理解していた。裏切られた父親はこの不忠の生涯の朋友を殺すか、法の上での強姦罪で終身刑を確定させるであろうことは、二人ともがわかっていた。それにもかかわらず、ウォレス・メリットは、手練手管に長じたシェルビーの策略を探知したりそれに抵抗したりすることもないという意味では、私立学校での彼女の級友たちと変わらなかったのである。級友たちというのは、家族の富でも、からいばりでも、酒でもごまかすことのできない平凡さと怠惰な自己満足の陰で、どうしようもなく絶望的なまでにシェルビーへの欲望をかきたてられていたのだが。十三歳から二十歳までの年月、シェルビーは父の大親友と、十分で頻繁で独占的で、そして（彼女の説では）充実感のあるセックスをしていた。

◆大学時代

《真の競争》

父を勝ち取ろうと必死の努力をしてきたので、シェルビーは他の皆には追い求められる方を好んだ。例外なく、大学側がシェルビーを求めたのであり、その逆ではなかった。目に付くほどの努力をするまでもなく優秀な成績を達成してシェルビーは次席の優等生として卒業し、全国育英奨学金の最終候補に残り、当然のことながら有望なバレエダンサーとしての全国的な名声も勝ち取った。少しの間ジュリアード芸術学院大学に行くことを考えはしたが、シェルビーは最終的に父親とウォリーおじさんが出たアイビーリーグのエリート大学からの熱烈な誘い掛けの努力に応じることとなった。どちらの卒業生もこの大学へ気前よく貢献しており、理事会でも役職についていた。毎日数時間をバレエの練習に捧げることは「思慮のないことで、まったくの時間の無駄遣い」であると見定めて、シェルビーは、多くの人たちが驚いたことに大学一年生でダンスをやめてしまった。水泳では常にスピードがあって技術的な才能にも恵まれていたので、彼女は女子の水球チームに入り、すぐにチーム内で最も強くて恐れられる選手の一人になった。この興味の変遷についての父親へのコメントで、シェルビーは「他の女性たちと堂々と争う方が好きなの。水球でするように。頭が空っぽで貧血のダンサーが、週末の間に私の体重が増えればいいなんて願ってコソコソチェックしているような世界よりもね。もう一ついいことは、男子チームと定期的にワークアウトができることよ。信じてね、パパ。水球チームの男性はバレエクラスの男性とはかなり違うのよ」と言った。シェルビーは、水球チームの男子の多くや他の男性のクラスメートとも良い友人となった。しかし、どの男子学生も彼女へ個人的に近寄ることには成功しなかった。

父親と同じように弁護士になることを考えて、シェルビーは行政や政治学を専攻した。彼女の当座のゴールは、優秀な成績と学部の推薦でもって、非常に競争率が高く名声を誇っている政治学の学部生向け専攻プログラムに選ばれることだった。彼女の仲間である級友たちの多くがこの二年間のプログラムを履修することを求めていたが、クラスからはわずか五名が選ばれるのみだった。マルコム・ブルースタイン教授はこのプログラムの学部コーディネーターで、最終的に入ることを許される者は彼が個人的に選んでいるという噂だった。関係者は皆が、このプロセスでの必須ステップは、ブルースタイン教授の「政治学」概説講座を受講して優秀な成績をとることであると考えていた。シェルビーはこのコースを二年生の時に履修した。驚いたことに、彼女は中間試験では八十七点をとったが、最初のレポートではB^+だった。警戒心をかきたてられ、憤慨して、彼女はブルースタイン教授と話ができるように面談の予約をとった。

シェルビー・フェアモント：先生の講座をとても楽しんでいますが、人生最悪の評価をもらって、動揺も当惑もしています。先生の助手による、いわゆる間違いの指摘は全部丁寧に見直したのですが、どれも納得がいきません。評価の変更を考慮していただきたいとお願いに来たのです。

ブルースタイン教授：まず第一に、君が講座を楽しんでいようといまいと、私にはどうでもいいことですよ、フェアモントさん。私の授業は娯楽ではなくて啓発のためのものですからね。第二に、今回お会いするに当たってあなたの試験もレポートも見直しました。どちらもすばらしい出来だと思いますし、そのことはあなたが受け取った評価に正確に反映されていると思いますが。

シェルビー：先生のコースでの私の成績は、私にとってはただただ悲惨なもので絶対に受け入れることはできません。私のしたことの何が悪いのか、評価を変えてもらうためには何をやったらいいのかを教えていただきたいのです。

ブルースタイン教授：次のレポートと期末試験でよりよくやれば評価を上げられる可能性はありますが、これまでのところは、助手がつけた評価に全面的に同意しています。事実的なことはおおむね正しいですが、あなた独自の考えや、自論の擁護の仕方には問題がありますね。

シェルビー：先生のおっしゃっていることを私が理解しているとすると、意見が問題ではないところでは私はすべて正解を出したのですね。

ブルースタイン教授：おそらくそうですが、このコースで考慮されるのは私の意見です。あなたのレポートと試験に関する二つの主たる問題とは、誇張と具体性の欠如です。あなたは、慎重な裏づけもなしに、大げさで感情移入を積み重ねた主張をする傾向がありますね。モーゼですら、これ以上の尊大さと権威でもって十戒を伝えたとは思えません。

シェルビー：私にはどうすることを勧められますか。

ブルースタイン教授：あなたには、このコースでAをとれるようなバックグラウンドがないと思います。ベリー教授の入門ライティングコースをとることを勧めますよ。彼なら、思考の体系化や論旨をどのように展開して実証していけばいいのかを教えてくれるでしょう。理解していただかないと、フェアモントさん。こういう技術では今の時点で、クラスメートの何人かの方があなたより優れているということを。

記憶にある限り初めて、シェルビーは自分の力で手に入れられるのかどうかがわからないものを無我夢中で求めていた。少女の頃以来経験していなかったパニックのような感覚にとらわれて、彼女は父親に電話をし、政治学コースとブルースタイン教授に関する問題について説明をした。もともと人を安心させるようなタイプではなかったので、ロイ・フェアモントは問題を調査して連絡を返すと言った。

ロイ・フェアモント：ブルースタイン教授のことで数人に電話をしてみたよ。学長も含めてね。話をした人は皆、彼は厳しいが公正だと言っていた。教師としてすばらしいとも言っていたけれど、それは一番大事なことだ。

シェルビー：それは大変結構なことだけど、パパ、私の評価については何もできないの？　パパが直接ブルースタイン教授に電話しなかったなんて驚いたわ。彼はパパが何者なのかを全然知らないのだと思うわ。

ロイ：私からブルースタイン教授への電話というのは賢明なことだとも望ましいことだとも考えていないよ。私が監視委員会のメンバーであることや、大学のためにいくつかの講座や他のプロジェクトの資金を出したことは教授もきっとご存知だ。とはいえ、教授たちは精力的に自分たちの学究の自由を守るものだし、そうするのが正しいことでもあるよ。私から圧力をかければ逆効果になる可能性が高い。先生の助言を聞いて一生懸命勉強して最善を尽くすようにしなさい。

シェルビー：実の娘じゃなく赤の他人の味方をするなんて信じられないわ。何をするのを選ぶにしても、そこで一番になることが大事だっていつも言っているのはパパじゃないの。私はいまだかつて、パパが私を誇りに思ってくれること以外、何も望んだことはなかったわ。今、助けを必要としている時なのに、何もしてくれないのね。

きわめて競争心が強いものの、ロイ・フェアモントもまた、公正さと対等な土俵で闘うことを信条としていた。受け継いだ財産と家族のコネに頼ることは容易だったが、彼は知性と大学、ロースクール、そしてビジネスでのハードワークを通じて成功してきたのだった。彼はそこで受けた教育への感謝の念から、大学を支援していた。大学の教育、研究、対外的な奉仕への使命感というものを深く信じていたのだ。娘に有利となるように、自分の影響力を行使するということは、最も考えられないことであった。しかし、シェルビーは、父が彼女が求めるそのままの形で彼女を助けるのを拒んだことを、裏切りであり弱さであるとみなした。まさに自分に都合がいいように。激怒して、彼女はブルースタイン教授のコースをやめ、専攻を美術史に変更し、弁護士になるという野心も放棄してしまった。

《広がる地平線》

ウォレス・メリットの説得もむなしく、シェルビーはロンドンでの大学三年次海外プログラムに参加することを決めた。彼女はヴィクトリア&アルバート美術館に配属され、二十世紀ヨーロッパ装飾芸術の研究者であるジェイム・パーデス教授の弟子として働くことになった。シェルビーは研究に没頭し、世紀末のヨーロッパの芸術と工芸品の動向、特にイングランドのジョン・ノックスとウィリアム・モリス、スコットランドのチャールズ・レニー・マッキントッシュ、オーストリアのヨーゼフ・ホフマンの作品についての専門知識を習得した。当時、この時期への関心の再燃が起こっていて、パーデス教授は裕福な収集家たちの有給コンサルタントも務めていた。こういった収集家の多くは、アメリカやイギリスの映画・娯楽産業の人間だった。教授が抱える目を見張るような学生が彼のクライアントに注目されないはずもなく、その中にはネルソンという有名なイギリスのロックミュージシャンもいた。シェルビーは、ロンドンの高級なナイトクラブに同伴したいというネルソンの招待を受け入れた。ロックスターが驚いたことに、長身で上品な服装をしたこのアメリカ娘は信じられないほどにダンスがうまく、そこら中にいるパパラッチから彼と同じくらいに注目された。次の数週間、シェルビーは彼のコンサートに何度かついて行き、彼の同伴者として多くの著名人が集まるイベントに出かけた。シェルビー自身が裕福な女相続人であることが知られると、ますます崇められ、後を追われ、彼女は頻繁にパーティーに行くような国際的な若者の集団やスリルを求める者たちの仲間に入るようになった。こういう若者たちは、トラファルガー広場の鳩のように浮かれ、騒ぎの場に群がって渦巻いていたのだった。生まれて初めて、シェルビーは普段から大量にアルコールを飲むようになったが、他の者たちの多くとは違って、いわゆる娯楽的麻薬の使用はコカインと処方薬の興奮剤だけに限定していた。シェルビーの写真がセレブたちと一緒に、いつも際立つような格好できらびやかな雑誌に掲載されるようになると、ますます有名になっていった。

シェルビーは大学三年の丸一年間ロンドンに滞在した。アメリカに戻った時、彼女は七年に及ぶウォレス・メリットとの性関係を解消した。シェルビーは、親友の裏切りを父に訴えると脅すことで、彼の絶え間ない抗議を黙らせた。その夏の間、彼女はニューヨークの父親のマンションに滞在し、国際的な美術品と骨董品のオークションハウスでインターンとして働いた。秋に大学に戻ると、彼女はロンドンで出会った仲間の多くとニューヨークのナイトクラブやパーティーに出かけ続けた。加えて、仲間たちとアスペン、カンクン、パリのような注目の的である目的地での選ばれた者だけが参加できるイベントに、仲間の自家用飛行機で出かけた。結果的に、彼女は生まれて初めて、時々テストの準備ができていなかったり、課題レポートの多くの提出が遅れたりした。彼女はどうにか、一九〇〇年代初期にアーツ&クラフツ運動様式の家具を作成した理想郷社会であるロイクラフターズに関する卒業年次の論文を書き上げた。シェルビーは成績優秀で卒業し、卒業クラスの最も有名なメンバーでもあった。

◆現実の生活

《キャリア》

追い求められることには慣れっこだったシェルビーには、卒業に当たって多くの仕事のチャンスとオファーがあった。一流のモデル事務所は、契約書にサインするだけで何百万ドルでも出すと言った。化粧品会社やファッションデザイナーたちは、自社製品の専属モデルになってもらおうと彼女に個人的にアプローチした。テレビ放映会社からのオファーには彼女も心が動いた。そのほとんどは、彼女に娯楽ニュース番組のレポーターか司会者になってもらうことを望んでいた。シェルビーは最終的には、前年の夏に仕事をした美術品や骨董品のオークションハウスで、二十世紀装飾芸術のアシスタント・ディレクターとしての、はるかに報酬の低いポジションを選んだ。友人たちと旅行したり遊んだりするための自由と空き時間をより多く得られるというのが主な理由だった。シェルビーの決断に影響したもう一つ別の理由とは、メディアによって一般にスーパースターの範疇に入るとみなされていたプロスポーツ選手と熱烈な恋愛関係に陥っていたことであった。彼が既婚者で二人の小さな子どもがいるという事実は、この華麗なるカップルが、彼のスポーツイベントの後に公然と一緒に現れたり、堂々と公表のうえでスキー場や海辺の休暇に出かけたりするのを思いとどまらせるようなことはなかった。

《再び家に戻って》

卒業から八ヵ月後、シェルビーは父から、ある重大な事に関して直接話したいことがあるからと、ヒューストンに戻るように電話で求められた。煮え切らない思いで動揺しつつも、彼女はこれに応じた。

シェルビー・フェアモント：電話では伝えられなくて面と向かって言いたいことって何なの？　私にはいろんなことが続いているのよ、パパ。

ロイ・フェアモント：新聞を読んでいるよ、シェルビー。確かに「いろんなことが続いている」ようだが、お前がどこへ向かっているのか、とても心配しているのだよ。

シェルビー：何を言っているのかよくわからないわ。本当に調子がおかしいに違いないわ。私にはっきり物を言わないパパなんて、覚えている限り、初めてだわ。

フェアモント氏：お前の生き方が理解できないよ、シェルビー。お前だけは、私の子どもの中で唯一真面目に、人生を有意義に過ごしてくれるだろうという希望をずっと抱いてきたんだ。

シェルビー：何を言っているの、パパ？　私は堅い芸術の仕事をしているわ。芸術は少なくとも法律業務と同じくらい大切なもので、ビジネスで金儲けをするよりも大事だと考えている人たちもいるわ。

フェアモント氏：負け犬や格好をつけるだけの奴らと遊びまわっているだろう。家族に財産があって名を馳せていることのおかげで生活しているような奴らがほとんどだ。お前が、豊かな才能や可能性を無駄にしているのではないかと心配しているのだよ。

シェルビー：友達には自力で成功している人がたくさんいるわ。パパよりも有名だから嫉妬しているんでしょう。

フェアモント氏：私は有名になりたいなどと思ったことはないよ、シェルビー。万事を考え合わせると、人によく知られるというのは不利なことだといつも感じてきたくらいだ。

シェルビー：いずれにしても、パパ、金持ちで影響力のある人たちと付き合うことは、私の仕事では大事な部分なの。そういう人たちを大勢、美術に興味をもつようにさせたし、オークションハウスにたくさんの仕事を取りつけたのよ。

フェアモント氏：それが仕事だと言うのなら、何か他のことをするように考えるべきだな。曖昧な物言いはしたくない。別に話したいことがあるのだ。私はもうすぐ死ぬ。前立腺癌だと最近わかったのだ。特に悪性の細胞タイプだそうだ。もう肺や脳に転移している。主治医たちには、放射線も化学療法も一時しのぎにはなっても病気を治しはしないと言われたんだよ。

シェルビー（すすり泣きながら）：ああ、パパ。とても悲しいわ。パパをとっても愛しているの。本当に愛したのはパパだけよ。お医者様にできることはないの？

フェアモント氏：一年くらいは延命できるだろうが、命を救うことはできないだろう。大半の人間よりも、いい人生を送ってきたんだ、可愛いシェルビー。もう少しヒューストンで時間を過ごすようにお前を説得したい。これからの数ヵ月で自分の仕事をまとめなければいけない。家族の財政はかなり複雑だから、正確に何が起きているのかを把握しておいてほしいのだ。私が死んだら、シェルビーが莫大な財産の責任者になるんだよ。すばらしいアドバイザーたちはいるが、シェルビーに指揮権をもってほしい。教えるのにはかなり時間がかかるだろう。その面では能力があると思うが、一番恐れているのはお前の精神状態だよ。道に迷ってお前が自分を見失っているのではないかと心配しているのだ。

感情の洪水に巻き込まれつつ、シェルビーは父親から求められた通りにした。ニューヨークでの仕事を辞めて、父の近くで世話をするために、子ども時代からの家であるリバーオークスに戻ったのだ。誰かの世話をしたのは生まれて初めてのことだった。シェルビーにとって一番つらかったのは、彼女の愛する偉人の体力が日に日に萎えていくのを目にすることだった。シェルビーは大いなる不安と悲しみを感じ始めた。睡眠に支障を来し、エネルギーもほとんど無くなってしまった。父の容態を悪化させうる（前立腺癌の化学療法によって免疫組織が抑制されていたので）インフルエンザや他の感染する可能性のある病にかかっているかもしれないと恐れて、シェルビーは一家のかかりつけの内科医に相談し、注意深く診察を受けた後に、多くの検査テストも行われた。身体診察も精密検査の結果も正常だったので、内科医は彼女がうつ状態にあると結論して抗うつ薬を処方した。三日後、父の看病をしている間に、シェルビーは後からてんかん発作であると診断されたものを体験した。発作の間にシェルビーは転倒して、頭皮に深い裂傷を負った。シェルビーは救急車でメソジスト病院の神経科に移送されたが、脳の構造面での異常や生理学的な異常が見つからなかったために、彼女というケースを診るようにと、彼女の神経科医であるカーティス医師の方から後になって私が呼び出されたのだった。

私はシェルビーが弱っていて不安でひどい頭痛に悩まされてはいたけれども、機敏で協力的なように感じた。発作のもとになったと考えられるものを割り出すのに時間はかからなかった。発作の三週間前に内科医が彼女に抗うつ薬のブプロピオン（ウェルバトリン®）の処方箋を出し、この薬の服用量が増える間はアルコールを飲まないようにと、内科医は正しいアドバイスをしていた。シェルビーは彼のアドバイスに応じた。しかしながら、この内科医はいくつかの重要な質問をしておらず、そのため、診断と治療を導くことに必須の決定的な情報を得ていなかったのである。彼はシェルビーの飲酒パターンを尋ねておらず、したがってシャンパンを一瓶と数種類の強いカクテル類を、過去一年間にわたり毎日飲み続けていたことを知らなかったのだ。彼はまた、シェルビーが中学校以来チョコレートや他の甘いものを大量に食べては下剤で排泄したり絶食をしたりするというサイクルで成立している摂食障害のパターンを抱えていたことにも気づいていなかった。アルコールを急に控えることで、ブプロピオンと同様に、発作に対する閾値が下がりうる。加えてこの薬は、過食症の病歴がある女性では発作の出現が増えることと関連があると報告されてきた。過食症とは摂食障害の一形態で、一気に過食しては嘔吐したり下剤で排泄したりすることを意味する。内科医は抑うつと不安の診断に関しては正しかったので、私はブプロピオンをやめにして、発作誘発と関連のない別の抗うつ薬を処方した。彼女の発作がアルコールの禁断症状と抗うつ薬の副作用の結果としてもたらされた可能性が高いので、双方ともに十分に対処した上で、抗けいれん薬をやめて、私がケアする形で退院することを勧めた。シェルビーは、私のオフィスの外来患者として翌日私にかかることを承諾した。

◆治療開始

《最初の予約》

退院の翌日、シェルビー・フェアモントは約束の時間に私の外来オフィスに現れた。雑誌の写真やテレビに登場しているため、私のオフィスのスタッフはすぐに彼女に気づいたが、彼女はスタッフにセレブとしてのステイタスをほのめかしたりはしなかった。私はシェルビーと二時間にわたる初回のインテーク面接を予定していた。面接の間、私は彼女が知性や協力性、誠実さを併せもつことに感心したのだが、サイコロジカルマインドが欠けているという矛盾したものにも気づいた。例えば，彼女は抑うつ，アルコール乱用，不安や過食症の症状を抱えていることはすぐに認めたが，これらの問題のどれをも現在のストレスにも過去の体験にも結びつけることはできなかった。この矛盾は洞察力の貧しさにつながっていた。すなわち，自分の精神的な問題の性質や程度に関しての，また大幅に改善するために彼女に必要とされている治療水準に関しての，非現実的な理解しかなかったということである。

シェルビー・フェアモント：食事法，飲酒，不安，うつの問題を抱えていることは認めます。こういう問題は皆，薬がきっと助けになるとおっしゃいましたよね。その気になればいつでも飲酒はやめられることもわかっています。どちらにしてもアルコールは太りますから。そこで私がお聞きしたいのは，どうして私に治療が必要だとあなたが考えるのかということです。

Y医師：自分の症状をたまたま自分に起こっている，あるいは課されている外的な問題ととらえているようですね。このような状態の中でのあなたの役割を理解することに関心はないのですか？

シェルビー：よくなりさえすれば，それほどはないですね。精神療法を受けないとよくはならないとおっしゃるのですか？

Y医師：精神療法なしではよくならないと言っているのではありません。それでも，この形態の治療があなたに有益かどうかを結論づけるためにも，少なくともこれから数ヵ月間，精神療法に精力を注ぐよう，強くお勧めします。

《シェルビー・フェアモントの治療プランをめぐる話し合い》

人にはそれぞれ独特の生物学的特質や気質、生活体験がある。心理学的問題が展開する場合もまた独特で違いがある。したがって、診断が何であろうとも、患者に対して型にはまった精神科的治療アプローチであってはならない。あるサイズがすべての人に合うわけではないのだ。私の最初の見立てから、フェアモント嬢は、重要な生活体験への感情的な反応と、鍵となる人生の選択を直接結びつけることができないことが明白だった。結果的に彼女は、自分の心理学的徴候や、他の人生の問題における自分の役割と責任を、ほとんど認識できないでいた。ある種の防衛機制やパーソナリティの輪郭（そしてパーソナリティ障害）は、洞察力の不足やサイコロジカルマインドの欠如に関連していることを意識しつつ、それに見合うように治療の勧めを練り上げつつ、私はそれをフェアモント嬢に伝えた。彼女が知的であることには否定の余地がなく、人生の他の多くの領域では我が強くエネルギー旺盛でありえたが、彼女には自己理解や自分の心理学的な問題を改善するための責任を引き受ける準備はできていなかった。そのような選択や決断については、権威ある人物に従うことを選んでいたのだった。この臨床状況の「袋小路」はつまり、フェアモント嬢が彼女の問題や治療に対して必須のイニシアティブや、自分のものであるということを引き受けることができるようになるよりも先に、彼女の受け身性につながったまさに無意識的な葛藤や過程の方が有効な治療を必要としているであろうということだった。この理由から、後々有害な治療上の攻防（彼女が精神療法の仕事の責任を私に引き受けさせようとする等）が生じうることがたとえわかっていたとしても、彼女がそれから六ヵ月にわたって週二回の精神療法に取り組むという、曖昧ではない形での提案をすることが必要だった。彼女は同意した。この指示的なアプローチは、果てしのない勢力争いや不信につながっただろうから、強迫性パーソナリティ障害の人であれば賢明ではなかったことだろう。この後者の状況であれば、精神療法に関して思い浮かぶ限りのたくさんの質問をするように私は患者に促し、事実に基づいて十分に答えようとしたことだろう。この病状の人たちにとっては、精神療法に取り組むことに関しての自主的な決断をすることでコントロールを引き受けることが欠かせないのである。

私は、生活体験の詳細なヒストリーをとることからフェアモント嬢の治療を開始し、最も重要な要素の多くについてはすでに述べた。父親の重篤な病に関連する彼女のストレスや不安定さを考慮して、私はまた、治療早期の何ヵ月かはガイダンスと支援を提供し続けた。私は、フェアモント嬢が治療過程にさらに慣れ親しんで、私のことをもっと信頼してくれるようになれば、精神療法において徐々に、より力強く思いをぶつけてくるようになるだろうと推論していた。しかし、私への依存をおぼえることをめぐる葛藤の周辺で転移の問題が展開するものと予期してもいた。このような感情の不穏当な激しさによって彼女が洞察を得る有用な機会が提供されたことだろう。つまり、父や母との人生早期における体験が、彼女のパーソナリティ形成や心理学的障害において果たしていた役割に関する洞察ということである。気分、摂食、物質使用の障害に加えて、シェルビーはまた、パーソナリティ障害も抱えているのでは、と私は懸念していた。私の最初の見立てでは、彼女はDSM-IV-TRの演技性パーソナリティ障害の診断基準を満たしていたが、彼女の精神科的ヒストリーや多くの症状、無意識的な葛藤は、多くの指導的立場の精神分析の理論家や臨床家によって古典的にも現在のところも概念化されているヒステリー性パーソナリティ障害の方とより合致していた。ヒステリー性パーソナリティ障害とは、DSMにおいて演技性パーソナリティ障害に置き換えられたものである。

ヒステリー性（と演技性）パーソナリティ障害について

◈ヒステリー性パーソナリティ障害 対 演技性パーソナリティ障害

第１章（「致命的な欠陥とは何か？」）で論じたように、ＤＳＭの諸版によって、精神疾患のカテゴリー化への特定の理論にはかたよらないようなアプローチを通して、標準化された精神科的診断が世界規模で可能となった。何が障害につながった、あるいはつながらなかったのかを考慮せずに、徴候と症状のクラスター（かたまり）がグループ化されて、特定の診断を構成しているのである。このアプローチには長所も短所も存在する。第一の利点は、このアプローチが共通・普遍の言語をもたらすので、臨床家や科学者はさまざまな場所にいながらもお互いにコミュニケーションがとれ、研究を実施できるということである。第二の利点は、不正確な理論——母親の育て方が悪いと統合失調症を引き起こすといったものなど——が、因果関係についての不公正な非難を付与したり、不当に治療に影響したりすることがないということである。このシステムには重大な短所もある。医学の多くは、可能な限り、診断は基底にある生物学的な病理に基づいている。例えば、心臓に血を送る動脈の閉塞から生じる心臓の痛み（狭心症）は冠状動脈疾患と呼ばれ、星状細胞腫のような脳の癌は特定の細胞タイプの異常により分類される。このように特異的な分類をすることは、精神科疾患では、いまだ不可能である。そのため特定の診断を決定するに当たって理論的考察が時には次なる最善の方法となる。私や他の精神科医たちは、もはやＤＳＭでも米国精神医学会でも公式の地位をもたない、ヒステリー性パーソナリティ障害を含むいくつかの精神疾患に関しては、こうしたことが実情であると考えているのである。

一九五二年に発行された、米国精神医学会の最初の診断マニュアルであるＤＳＭ－Ｉには、ヒステリーに関連する診断カテゴリーが存在しなかった。ＤＳＭ－II（1968）では、二つのヒステリーのカテゴリーが取り上げられた。**ヒステリー性神経症**（hysterical neurosis）という一つの診断は、感覚や運動機能が不随意な形で心理学的に失われることを指していた。このカテゴリーには**解離**（dissociation）も含まれていて、これは健忘や遁走、多重人格などの症状を引き起こす、患者の意識やアイデンティティの状態における変容と定義されていた。ＤＳＭ－IIでの二つめの診断は**ヒステリー性格**（hysterical personality）で、圧倒的に女性に影響を与える病状であり、自己の劇化、未成熟、虚栄心、他者への依存、興奮のしやすさ、感情的になりやすいこと、過剰反応性、そして注目を求める行為などで特徴づけられる。およそ二十五年前にＤＳＭ－III（1980）が初めて出版された時、ＤＳＭ－IIでのヒステリー性格という診断は、**演技性パーソナリティ障害**に置き換えられた。この病状が女性をほとんど排他的に連想させるのを減らすことが、部分的な目的だった。*Hysteria* という語も *hysterical* という語も、ギリシア語の「子宮」を意味する言葉に由来している。女性を軽蔑し価値下げしたり、彼女らの苦痛や苦しみを無視するためにこの用語を使用したという、長く不幸な歴史があるのだ。ＤＳＭ－IIIはこのパーソナリティ障害の名称を変更したばかりか、精神力動的な考慮を排除することにより、診断するための基本的な基準そのものを変更した。最終的な結果は、はるかにより深刻な精神病理を暗示する兆候と症状のクラスター（かたまり）であり、多くの専門家がこの障害の本質と考えるものから逸脱したものとなっている。精神科医グレン・Ｏ・ギャバードは、こういった変更に関して非常に慎重な態度を表明した。

> ＤＳＭ-Ⅳ（1994）におけるパーソナリティ障害の診断基準に関する、徹底して論理性を欠いた性質は、ヒステリー的あるいは演技的傾向のある患者について考える場合には特に問題となる。この多様な患者グループに対する、適切な治療を決めるためには、表面化している行動を記述的に列挙するよりも、慎重な精神力動的な査定をする方がはるかに重要である。関連文献における混乱の一大原因は、力動的理解の代わりに行動的特徴に頼る傾向である。（Gabbarad 2000, p.518）

精神分析理論のフレームワークに由来する、以前のヒステリー性パーソナリティ障害の診断（「ヒステリー性パーソナリティ障害の心理学」というタイトルでこの章の後の方で再検討）には臨床現場での概念的、実践的な利点があり、最低限に見積もっても、表４-１に概要を示したＤＳＭ-Ⅳの演技性パーソナリティ障害（American Psychiatric Association 2000, p.714）の現行のカテゴリー化に対して補足的な役割を果たしている。その点で私はギャバード医師に賛同している。ヒステリー性パーソナリティ障害の因果律に関する生物-心理-社会理論を基にして、私は表４-２に概略を示すように、この病状に対する診断基準を独自に作成・提案した。これらの診断に対する両方のアプローチには、利点もあれば限界もある。

ギャバード医師によるヒステリー性パーソナリティ障害と演技性パーソナリティ障害の区分は、表４-３にまとめられている（Gabbard 2000, p.521）。

表4-1　演技性パーソナリティ障害の診断基準
(DSM-IV-TRに若干の修正を加えたもの)

その人は，過度の情緒性と人の注意を引こうとする広範なパターンを示し，このパターンは成人期早期までに始まって，以下の5つ（あるいはそれ以上）に示されるような，様々な状況であらわになる。

1. その人は，自分が注目の中心となっていない状況では，不愉快な思いをする。
2. その人の他者とのやりとりは，しばしば，不適切なほど性的に誘惑的な，あるいは挑発的な振る舞いによって特徴づけられる。
3. その人は，急速に変化し，浅薄な感情表現をする。
4. その人は，自分に注意を引くために，常に身体的な外見を用いる。
5. その人は，過度に印象づけるような，詳細や具体性に欠ける話し方のスタイルを表する。
6. その人は，過度に劇的で，芝居がかっていて，感情的である。
7. その人は，暗示にかかりやすく，容易に他人や周囲の影響を受ける。
8. その人は，しばしば，対人関係を実際以上に，親密なものであるとみなす。

出典：American Psychiatric Association: *Diagnostic and Statistical Manual of Mental Disorders*, 4th Edition, Text Revision. Washington, DC, American Psychiatric Association, 2000, p.714.

◆演技性パーソナリティ障害

《診断上の特徴》（DSM-IV-TRに若干の変更を加えたもの）

演技性パーソナリティ障害の本質的な特徴は、広範かつ過度に情緒的であることや注意を引こうとする振る舞いである。このパターンは成人早期までに始まり、様々な文脈であらわれる。演技性パーソナリティ障害の人たちは自分が注目の的になっていないと不愉快だったり、正当な評価を受けていないと感じたりする。生き生きとして劇的であることが多いので、注目を引く傾向があり、その情熱性、明白なオープンさ、あるいは誘惑的な様子によって、最初は新しく知り合った人を魅惑するかもしれない。時間が経過すると、いつも注目の中心となることを求め、一座の花形役を奪おうとするので、これらの性質が薄れていく。関心の的にならないと自分自身に注意の焦点を集める

表4-2　精神力動的およびその他の病因論モデルを基盤とする
***非**公式のヒステリー性パーソナリティ障害の診断基準*

この障害を抱える人は，同性の親か世話役との間には，非養育的，非支援的で，反目する関係があり，異性の親か世話役との間には，激しい，過度に巻き込まれた関係があるという，子ども時代のヒストリーを抱えている。認知や気質の素因と並んで，これらの症状に関するストレスや無意識の表象が，以下の対人的，行動的，感情的問題につながるという仮説が立てられる。この診断を満たすには，これらの基準の5つかそれ以上に該当することが必要である。

1. 同性の同輩やその他の人たちとの敵対的で競争的な関係。
2. 異性の親あるいは親代わりの人物との，激しく，理想化された，不適切で非適応的な関係。
3. 理想化された親（的な人物）との，子どものように過度に依存的な関係。
4. 異性に向けられる，あるいは，同性愛志向の場合には同性に向けられる，注意を引こうとし，露出症的で性的に挑発的で，媚を売るような誘惑的な振る舞い。
5. 成熟した，適年齢で手の届くパートナーとの，未成熟で満足感のない性関係。
6. 感情的未成熟，不安定性，過度の熱中。
7. 散逸的で不特定な，詳細を欠き誇大妄想的である，印象づける傾向の強い認知様式。
8. 権威者と知られた人物や現在のファッションや流行に，過度の影響を受けるという結果に結びつくような，高い被暗示性。

ために何か劇的なこと（例：話をでっち上げる、騒ぎを起こす）をすることがある。このニードはしばしば、臨床家への態度において明白なものとなる（例：お世辞を言う、贈り物を持参する、身体的および心理学的症状を劇的に描写するが来院のたびに症状が新たに入れ替わる）。

この病状をもつ人たちの外見や振る舞いは多くの場合、不適切なほどに性的に挑発的あるいは誘惑的である。この振る舞いは、その個人が性的あるいは恋愛的な関心を抱いている相手に向けられるが、社会的背景にふさわしいものを超えた、広範囲で多様な社会的、職業的、専門的関係においても生じる。感情表出は浅薄で、急速に変化するかもしれない。これらの人たちは自分に注意を引

表4-3　ギャバード博士によるヒステリー性パーソナリティ障害と演技性パーソナリティ障害の区分（若干の修正あり）

ヒステリー性パーソナリティ障害	演技性パーソナリティ障害
1. 高められた情緒性。しかし，抑制の要素も含む	1. 派手で抑制されない情緒性
2. 注目され愛されることへの過度の欲求	2. 「底なし沼」のような注目や優先されることへの欲求
3. 性的に露出症的	3. 性的に挑発的で要求がましく，やり方が不適切
4. 良好な衝動コントロール	4. 乏しい衝動コントロール
5. 人を夢中にさせ，社会的に適切なやり方の中で誘惑的	5. 無遠慮で不快を催すような性的誘惑性
6. 競争的で野心的	6. 焦点が定まらず，自立心がない
7. 第三者によって複雑化することがしばしばあるが，関係は成熟して充実したものになりうる	7. 原初的，粘着的，依存的，サディスティック，そしてマゾキスティックな関係
8. 愛する者との別離に耐えられる	8. 愛する者と離れていると，見捨てられたように感じ，不安になり，圧倒されてしまう
9. 通常，良心の成熟した感覚によって導かれる，行為や決断，選択	9. 原初的で自己中心的な欲動や不安に導かれた行為，決定や選択
10. 精神療法家への性的感情は，通常，徐々に進展し，非現実的で不適切であると認識される	10. 精神療法家への急速で強烈な性的感情の展開があり，これは患者には現実的で適切な期待であるとみなされる

出典：Gabbard GO: "Cluster B Personality Disorders: Hysterical and Histrionic", in *Psychodynamic Psychiatry in Clinical Practice*, 3rd Edition, Washington, DC, American Psychiatric Press, 2000, p.517-545.

くために、いつも身体的外見を用い、外見で他人に強く印象づけることに過度にこだわる。ファッションや身だしなみに、度を越したほどの時間やエネルギー、金銭を費やす。外見に関するほめ言葉を引き出そうとし、見栄えに関しての批判的なコメントや、実物よりも悪いと自分がみなすような写真によって容易にかつ過度に動揺する。

演技性パーソナリティ障害の人たちは、しばしば過度に印象づけるような態度をとり、詳細の欠いた話し方や論理形態を有する。強い意見が劇的な才気でもって表現されるものの、その背後の論理は通常あいまいで散逸的であり、裏づけとなる事実や詳細がない。例えば、このパーソナリティ障害の人は、ある人物について「これまで出会った中で最も素晴らしい人間」とコメントするかもしれないが、この意見を支持する良質の具体例は何も挙げることができないかもしれないのだ。この病状の人は、自己の劇化や芝居性、誇張された感情表現により特徴づけられる。彼らは人前で過度に感情を表して、友人や知人に恥ずかしい思いをさせるかもしれない（例：あまり親しくない知人を過度に情熱的に抱擁する、些細な感傷的機会に抑えの利かない様子でむせび泣く、癇癪発作を起こす）。しかし、彼らの感情は深く感じられたものにしては、しばしばあまりに急速にオンになったりオフになったりするように思われ、他人がこうした感情に対して不誠実であると非難することにつながるかもしれない。彼らはまた、意見や感情が簡単に他人や一時の流行に影響されてしまうなど、被暗示性の度合いが高い。問題を魔法のように解決してくれるとみなし、権威ある人物を信頼し過ぎる場合もある。勘で行動し、確信したものをすぐに採用してしまう傾向がある。この障害がある個人は、しばしば実際にそうであるよりも対人関係を密なものとみなす。例えば、ほぼすべての知人を「親愛なる人、親愛なる友」のように呼んだり、ほんの一、二回会っただけの専門家にファーストネームで呼んだりする。しばしば合理性ではなく感情的なもので決断を下し、事実や詳細については頻繁に退屈してしまう。恋愛がらみの空想に逃避するというのはよくみられることだ。

《疫学》

ＤＳＭ‐Ⅳ‐ＴＲによれば、演技性パーソナリティ障害の一般人口における有病率は二、三％で、メンタルヘルスに関する入院・外来治療を受けている人たちの中では一五から二〇％である。子宮の配置に誤りがあることにより引き起こされた女性の病として概念化されたヒステリーの長い歴史を考えれば、臨床現場ではヒステリー性パーソナリティ障害と演技性パーソナリティ障害の双方が、男性よりも女性においてはるかに頻繁に診断されることは驚きではない。しかし、この状況は変わってきているのかもしれない。過去においてこれらの病状と診断された人たちのおよそ八五％が女性だったのだが（Millons 1986）、診断に構造化面接を用いる、より最近の適切に企画された疫学的研究では、男性と女性の間でほぼ等しい割合が見出された（Nestadt et al. 1990）。現在では、研究者が男性に演技性パーソナリティ障害を診断しやすくなったが、文化的あるいはジェンダーに関する先入観が臨床現場で続いていることに対して、私には懸念が残っている。「性的に誘惑的あるいは挑発的な振る舞い」「過度に劇的で芝居がかっており、そして感情的」、そして「自分に注意を引くために常に身体的な外見を用いる」といった、演技性パーソナリティ障害に関するＤＳＭの診断基準は、今でもなお男性よりも女性においてより多く認められると思われる。

演技性パーソナリティ障害の心理学

◆ヒステリー性パーソナリティ障害の精神力動論

《不安定な家族の三角関係》

ヨーゼフ・ブロイエルとジークムント・フロイトによる初期の臨床観察や推論と、その後の年月をかけた、歴代の精神分析理論家たちの研究に基づいて、ヒステリー性パーソナリティ障害は、当事者の子ども時代の早期に生じた対人関係が混乱した結果であると考えられている（Blacker and Tupin 1977）。この病状を発症する少女の母親は、娘に対して無関心で情緒的にも距離があると考えられている。少女たちは、父親からの注目を探し求めることで埋め合わせをしようとする。このことが母親とのライバル関係や復讐への恐れにつながるのだ。フロイトやその他の者たちは、究極のところ、娘たちは父親の性的なパートナーになることを含めて、あらゆる面で母親に取って代わりたいという願望を抱くようになるものと考えた。こういった願望や感情は、若い娘にとっては心を乱し受け入れ難いものなので、無意識へと追いやられることとなり、人生の後の段階においてヒステリー性パーソナリティ障害に含まれることになる兆候、症状、そしてパーソナリティの特徴として表現されるのだ。例えば、自己を劇化したり、過度に情緒的であったり、性的に挑発することは、父親の注目を母親から逸らそうという、子どもの努力から派生したものであると概念化される。同じように、他の女性と競争したり相手を価値下げしたりすることは、父親をめぐる母親とのライバル関係に由来すると考えられている。過度の依存性や、能力に比して低い達成度、子どものような振る舞いは、その娘が成熟した強い女性像としての母親との同一化を形成するのに失敗した結果であると考えられている。加えて、「少女」のままでいることは、夫を盗み取られることに対する母親からの敵対的懲罰を回避するために企てられた無意識の反応としても理解される。「無垢な小さい子どもに、大人の女性から大人の男性を勝ち取る能力などあるのだろうか？」

性的な症状と症候群　ヒステリー性パーソナリティ障害の成人女性をめぐる性的な症状論もまた、人生の早い段階における父親への性的な願望と、母親から父親を勝ち取ったことの結果であると理論づけられている。その子どもが成長すると、年上で既婚の男性（父親的人物）との禁じられた関係をもつことに引き込まれる。父を求める気持ちを髣髴（ほうふつ）とさせる、危険や近親相姦というエキサイティングな要素を含んでいるからだ。彼女はまた、すべてを知っていてすべてを与えてくれる父親という人物からの世話を受けることに惹かれるようになる。そのような関係では、罪のない、無力な、依存する少女に留まることができるのだ。その一方、彼女は自分の年代で相手になってくれる適切な男性たちと成熟した親密な愛着を形成することには問題を抱えている。頻繁に、この病状の女性が注目や崇拝を集めるがために、同年代の男性に媚を売って誘惑するというパターンが出来上がる。彼女は特に求愛段階を楽しむ。追い求められていると感じつつ――関係を結ぶまでは――パワーとコントロールを握る立場にあるからだ。しかし、関係が発展すると、彼女の関心は薄れだす。その理由の一部は、求愛者が彼女にとってより身近で「現実のもの」となり、彼女が抱く理想化された父親像とはもはや競争ができなくなるからということだ。いくつかの理由のため、彼女は相手としてふさわしい同年輩の男性との間では充実した性的に親密な関係を経験することができないかもしれない。

第一に、成熟した関係をもつには、無力で脅威を与えることのない少女のままでいることはより困難だろう。大人として性関係をもちそれを楽しんでいるものと、他人は理解し、パートナーもそれを期待したことだろう。第二に、成人の性的快楽や充実感はまた、無意識のうちに苦痛を引き起こすかもしれない。なぜなら、責任感や、抑圧された父親への性的感情に関連した罪悪感が喚起されるからだ。第三に、会うことができ、適切で無難な求愛者とであれば、長く続く成熟した本物の関係となる現実的かつ潜在的な可能性がある。無意識のうちに彼女は、父親を裏切って見捨てることへの罪悪感をもつかもしれず、その気持ちは、他の男性との性的充実感を経験しないことによって部分的に和らげられているのだ。最後に、ヒステリー性パーソナリティ障害の女性の多くが男性に対する怒りと根深い憤りを心に抱いている。これらの強固な感情は、父親にだまされ、食いものにされたことに結びついた、無意識的な感情の結果である。父親は自分を溺愛し寛大である一方で、母親を捨てることによって娘達の性的願望を満足させるという形で完全に娘達の要求に応えるということは決してなかったと娘達は信じていた。この怒りと憤りは、その後、男性との関係において、女性に喜びを与えるという男性の願望を満たしてあげない、という形で表れてきた。

ヒステリー性パーソナリティ障害の男性についての精神力動論　演技性（ヒステリー性）パーソナリティ障害の基準を満たす男性についての精神力動論は、この病状の女性のものと類似していると仮定されている。しかし、この状況では、若い男の子は自分が密接に同一化している母親との激しく性愛化された関係を発展させる。多岐にわたる理由――父の不在、虐待、無関心、極端な競争心――により、息子は父親に支えられているとも、父親を安全だとも、親しいとも感じない。フロイトと他の多くの精神分析家たちは、このような子ども時代の経験のある男性にはまた、結果的に性器に関する不全感が根深く生じると考えている。成人期に出てくる結果は無数にある。このような子ども時代の経験をもつ男性の中には、強い女性としてのアイデンティティを発展させる者もいる一方で、過度に男性的になる者もいる。例えば、この病状をもつある男性は、父親／夫の関与がないという状況で母親と濃密に関わり続け、母親の世話をすることに重大な責任を感じるかもしれない。成人しても、この男性は結婚せず、母親と同じ家に住み、休暇には共に旅行し、母親の老齢期を通じて献身的に面倒をみることも考えられる。加えて彼は男性とも女性とも、大人のセクシャリティには何らの関心をも示さないかもしれないし、生涯において数回、表層的で罪にはならないような性関係を結ぶのかもしれない。類似の子ども時代の家族ダイナミクスを経験した別の男性は、外見上は対照的なことに、過度に男性的なアイデンティティを身につけるかもしれない。このような人は、力と勇敢さを証明するために、ボディビルダーになったり、武道にとりつかれたり、ロッククライミングのようなスポーツでリスクを冒したりする。たくさんの女性を追い求めて多くの性的な出会いがあるかもしれない。数回結婚することさえありえ、しばしば「トロフィーワイフ（美しくて人に自慢できるような妻）」と一緒になるのだ。しかし、こうした男性はどの女性とも長く続くような充実した性関係を育てられないことだろう。性的快感を経験したり与えたりすることよりも、女性（や男性）に崇拝されることの方にずっと関心があるように思われるのだ。付き合っている女性が彼のことをよりよく知るようになると、彼が不誠実で、不安定で、個人としての自分に本当には関わっていない、あるいは興味をもっていないことに気づくだろう。それどころか、彼は特に男性らしさという点で自信がなく、そのせいで競争的、自己顕示的、自己没頭的、自己中心的な振る舞いへと駆りたてられていることに気づかされるだろう。この病状を抱える女性と同じで、ヒステリー性パーソナリティ障害の男性は、子ども時代に異性の親に過度に巻き込まれ、同性の親との同一化に失敗してきており、むしろ親からの報復を恐れているのだ。

ヒステリー性パーソナリティ障害の人たちの認知様式　思考やコミュニケーションにおいて、ヒステリー性パーソナリティ障害の人たちは、印象づけるような傾向が強く、散漫で、不正確であり、明確に理解されるために必要な詳細や事実に基づいた情報が不足している傾向がある。この認知様式は、例を示すのが一番だろう。以下は裕福な中西部の社交界の花形、ヘザー・モントローズ夫人と、料理店主兼配膳業者として成功しているルイス・ミラーとの対話である。このやりとりには、シカゴの巨大な病院組織を支援する、年一回のチャリティー舞踏会の準備の話が出てくる。

ヘザー・モントローズ夫人：ルイス、お会いできて嬉しいですわ。私の友人は皆、あなたこそが紛れもなく全世界で、まさに最高の配膳業者だと言っています。あなたがいてくださらなかったら、病院の舞踏会の司会進行役などという圧倒的な責任を引き受けることなど、決してありえませんわ。

ルイス・ミラー氏：モントローズ夫人、このように重要なイベントに、私の会社を配膳元として選んでいただいて光栄です。

モントローズ夫人：まあ、どうか、どうか、お願いですわ、ヘザーとお呼びになって！　あなたのことは、たっぷり伺っていますのよ、ルイス。今までずっと存じ上げていたかのような感じですわ。一緒にとても素晴らしい仕事ができることは、もう決まったようなものです。さあ、まず何から始めますかしら?

ミラー氏：手始めに、イベントに関しては、今までのところほとんど何も知らないんです。わかっているのは、六月五日の土曜日に、ハイアットレガシーホテルのコンチネンタル宴会場で開催されるということだけです。それでよろしいでしょうか?

モントローズ夫人：ねえ、ルイス。ハイアットで開かれることはわかっていますけれど、それ以外のことについては、私に聞かないでちょうだい。

ミラー氏：この時点では、正確にどれぐらいの方が出席すると見込まれるのかはわからないとは思いますが、大雑把な数だけでも教えてくださいませんか?

モントローズ夫人：これだけは言えますわ。シカゴでひとかどの人物とされる人たちは皆来ると予想していますわ。

ミラー氏：それに大体の数を当てはめることはできますか?

モントローズ夫人：そうねえ、そこまで言われるのなら、「何千も何万も」というところかしら。

ミラー氏：お許しいただければ、去年のイベントに何人出席したかということと、コンチネンタル宴会場にはテーブルがいくつ入るのかを確認して、その数に基づいて計画を始めましょう。では、お楽しみの部分に進みましょう、モントローズ夫人。何をお出ししたいですか?

モントローズ夫人：ルイス、お願いよ。苗字で話しかけられると、とても年をとったみたいに感じるわ。ヘザーと呼んでちょうだい。そうね、他にないような、特別な夜にしたいわ。皆の心と記憶と、それから胃袋にもずっと残るような至福の体験よ！　そこで、あなたの出番だわ。出したくないものはね、こういうチャリティーイベントではどこでも出るようなお決まりのつまらないものよ！

ミラー氏：お考えになられているものの例を、挙げてくださいますか？

モントローズ夫人：この時点では、まだどうすべきなのか、よくわからないわ、ルイス。提案してくださいな。

ミラー氏：そうですね、シマスズキなどは六月初めまでにちょうどシーズンを迎えます。社交行事では稀にしか出ませんし、非常に美味で、病院での健康的な生活というテーマにもマッチすることでしょう。

モントローズ夫人：だめ、だめ、だめよ、ルイス。あまりにあまりに退屈だわ。私には魚は全部同じ味に感じられるわ。それに白い陶器に載せられると青白くって貧弱ですもの。でも、いい線いっているかもしれないわ。大洋というテーマを思い描いているの。アメリカの二つの海岸を一緒にするのよ。私たちの輝けるシカゴに。メーン州産のロブスターに、アラスカのタラバガニを合わせたアンサンブルなんていかがかしら？

ミラー氏：それは確かに可能ではありますが、極端に高価になりますし、それだけ多くの方々に準備するのは難しいでしょう。その費用でチャリティーに回る収益をだいぶ減らしてしまうのではないかと心配です。イベントの食事の部分に対しては、どの程度のご予算をお考えだったのですか？

モントローズ夫人：予算なんて、小さなことを！　ルイスったら。予算のことなんて、一瞬たりとも考えてはいなかったわ。予算枠があるのかどうかも知りません。わかっているのは、今年一番のイベントにしたいってことよ。少しばかりお金が余計にかかったとしてもそれでいいではないの。ねえ、一日にしては私たちは驚くほど多くのことを成し遂げたわ。順調に進んでいるわね。では、計画を進めてちょうだい。一ヵ月くらいしたら、確認しますわ。

読者が想像するであろうことに、チャリティー舞踏会の客の概数や予算の設定にモントローズ夫人が関心をもっていないことによって、彼女の熱狂的かつ非現実的な期待と相俟って、ミラー氏は何も知らされることもなく、とても落ち着かない気持ちのままとなった。彼女の認知様式は精神力動論で説明がつく。例えば彼女の、権威ある人物を引き込む、溢れんばかりの、芝居がかった、個人的すぎるやり方は、理想化した父親からの注目を引こうとしていた子ども時代に確立された行動パターンに由来しているのかもしれない。彼女の不正確で詳細が希薄な思考や伝達の様式は、母親との敵対的で競争的な関係に関連しているのかもしれない。特に、モントローズ夫人は、母親から父親を勝ち取った責任から身をかわし、彼女に捨てられた親からの報復を回避するために、罪のない子どものような振る舞い方を身につけた。彼女の認知様式が、思考や気質に影響している脳基盤の生物学的要因の結果としてもたらされている可能性もある。こういった要因に関して現在知られていることは、以下のセクションで検討する。

◆ヒステリー性（演技性）パーソナリティ障害の生物学的要因

すでに論じたように（「ヒステリー性パーソナリティ障害 対 演技性パーソナリティ障害」を参照）、ヒステリー性（演技性）パーソナリティ障害の公的な学名や診断基準に関する論争は、この障害の遺伝的、生物学的側面に関連した信憑性のある研究が、他の一般的に診断されるパーソナリティ障害と比較して、極度に乏しいという結果につながっている。特に、この病状に優性遺伝や遺伝子の構成要素があるのかどうかを確定するための、有効な養子研究や疫学研究は全く行われていない。加えて、基底に内分泌系あるいは中枢神経系システムに重要な要素があるかどうかを探るための、この診断を受けた人たちに有効な実験室研究や脳機能イメージの研究がなされたこともないのだ。そのような特定的な研究がない中では、ヒステリー性（演技性）パーソナリティ障害についての生物学的側面の議論は、私が好むようなエビデンスに基づいたものではなく、全体的に推論的、思索的にならざるを得ない。それにもかかわらず、他の精神科疾患の歴史——統合失調症、双極性障害、うつ病、強迫性パーソナリティ障害、パニック障害など——は、生物学的次元を犠牲にしてまで、心理学的次元が過度に強調されたことを示している。比較的最近の研究は、これらの病態の生物学的側面の重要な役割を証明してきており、こういった発見は新しい効果的な生物学的治療とも一致するものである。それゆえに、私はヒステリー性（演技性）パーソナリティ障害の鍵となる次元もまた、将来、生物学的なものであることが判明するだろうと考えている。私の視点から言うと、最も可能性が高い生物学的なものに基づいた機能不全は、認知様式、被暗示性、外向性に関係していることが判明するだろうと思われる。

《認知様式》

すでに論じたように（「ヒステリー性パーソナリティ障害の人たちの認知様式」を参照）、このパーソナリティ障害の人たちは、思考において正確さを欠き、自分の主張や意見を詳細や事実で裏づけすることには特に関心を払わない傾向がある。人が数学や物理学、工学において、脳を基盤とする能力を有するのと同じように、正確で事実に基づいた思考への特別の好みや能力にもまた、生物学的基盤やばらつきがある可能性は高い。知覚や注意、集中、再生は、認知的機能において非常に重要な要素であり、アルツハイマー病や脳外傷、うつ病のような脳を基盤とする疾患においては、これらの機能が低下することが示されてきた。実際のところ、脳は紛れもなく認知機能の媒介をする器官であり、脳機能の障害や差異が、ヒステリー性パーソナリティ障害の人たちの拡散した認知様式の原因でありうる。こういった脳の差異や機能不全が、部分的には遺伝によるものである可能性も低くはない。

《被暗示性》

被暗示的な人は、他人にあまりにも影響されやすく、十分な批判的吟味もなしに他人の指図を受け入れてしまい、それゆえに従順になりすぎる傾向がある。被暗示的な人たちには、自分自身によるアイデアや指示を、他人によって進められているそれらのものと区別することが難しい。生き生きとした想像力や信頼しやすい性質があるために、子どもは被暗示性が高い。催眠にかかりやすい人たちは、他の大半の人たちよりも被暗示的な傾向があり、実際に催眠性のトランス状態（意識変容状態）にある時はさらに被暗示的となる。興味深いことにジャン・マルタン・シャルコーは、ヒステリーであると考えられた女性の理解や治療における草分け的な研究で、催眠を用いた（Veith 1970, 1977）。現代の専門家の多くが、被暗示性と被催眠性の両方に、脳を基盤とした素因や随伴現象があると考えている（Barabasz et al. 1999; Maldonado and Spiegel 2003）。私がコロンビア大学の精神科レジデントだった時、著名で権威のあるハーバート・シュピーゲル医師のもとで、医学的催眠について学ぶことを許された。彼は、最も催眠をかけやすい人たちはまた、被暗示性が最も高いと確信していた。調子を外さずに歌う能力や、才能ある芸術家になる能力とちょうど同じように、被暗示性と被催眠性は、広範なスペクトラムにまたがって個人差がみられるような、生まれつきの神経学的な能力であると彼は考えていたのだ。彼は精神科医に対し、最も被暗示的な患者に気づかないうちに「アイデアや信念を植え込んだり」、患者がこうした暗示に従順であることを、洞察や治療的変化と取り違えたりしないように警鐘を鳴らした（Spiegel and Spiegel 1987）。したがって、もし被暗示性が、一般人口の中に異なる度合いで存在していて脳に基盤をもつ体質的なものであれば、このことは、ある種の人たちをある部分でヒステリー性パーソナリティ障害に発病しやすくしている遺伝的特性である可能性がある。

《外向性》

ヒステリー性パーソナリティ障害や演技性パーソナリティ障害の基準を満たす人たちは、内気で引っ込み思案である可能性は低い。華やかな、熱狂的な、衝動的な、露出的な、劇的な、炎のような、浪費家の、感情的な、といった形容語句が、これら二つの病状を抱える個人を描写するのに頻繁に用いられる。こういう人たちの気質は、内向的、つまり内向きに方向づけられているというのとは反対で、外向的で外へ向かっていくものとみなすのが、最も適切だろう。多くの専門家が、こういった気質特性には遺伝が強く寄与していると考えている（Yager and Gitlin 2000）。それにもかかわらず、このようなパーソナリティ障害は、遺伝的素因、生活体験、文化的要因が組み合わさった結果である可能性がとても高い（ただし証明されてはいない）。例えば、遺伝的には外向的な気質の傾向があっても、養育的、保護的で、成熟していて、境界を尊重し、お互いに子育てに専念する両親に恵まれた幸運な子どもは、大人になってからヒステリー性あるいは演技性パーソナリティ障害を発症する可能性が高くはない。むしろ、そのような子どもは成長してから、自分に自信があって社交的な人間となり、リーダーシップをとる立場や、放送形式のジャーナリズム、政治や演劇といった職業にとても適したパーソナリティをもつのかもしれない。ヒステリー性パーソナリティ障害の人たちも、このような仕事での達成を可能にするような才能や気質をもっていることがあるが、感情や対人的な問題がしばしば成功を蝕んでしまう。

シェルビー・フェアモントのケースで示されたような、ヒステリー性パーソナリティ障害の診断における鍵となる原則は、表４‐４に要約されている。

シェルビー・フェアモントのケース、パート２：試みと治療

◆シェルビー・フェアモントの治療

《最初の治療プラン》

週二回の洞察志向型精神療法　二十四歳で精神科治療を受け始めた時、シェルビー・フェアモントは、幼少時や学齢期、大学時代を通じて健康で自信があり成功しているように見えた人物では、もはやなくなって

表4-4　シェルビー・フェアモントのケースで示された，ヒステリー性パーソナリティ障害の診断における鍵となる原則

ヒストリーとしての事実	鍵となる原則	解釈
シェルビーは母親と敵対的で競争的な関係にあった。	ヒステリー性パーソナリティ障害の女性は多くの場合，母親との間に距離があって信頼のない，そして／または，敵対的な関係にある。	愛情深く，世話をしてくれる養育的な母親役のモデルがいなかったせいで，シェルビーには成長時にこれらの性質を示すことが難しかった。
シェルビーは父親を崇拝していて，彼も妻よりも娘の方に近しいものを感じていた。	エディプス的な戦いに勝つことは，ヒステリー性パーソナリティ障害の発症の原動力としてよくあるものである。	シェルビーの女性に対する競争的感情や不信感，および年上の男性への誘惑的な振る舞いは，彼女の家族力動に由来している。
シェルビーはおてんば娘だった。	ヒステリー性パーソナリティ障害の女性はしばしば，慣習的に女性的なものとみなされていた役割を脱価値化して避ける。	シェルビーが，母親を脱価値化し，父親を理想化して同一化しようとしたことが，伝統的に男性的であるとみなされている特性に価値を認め，模倣することにつながった。
シェルビーは社交的で自信があり，リスクを冒すことを楽しんだ。	ヒステリー性パーソナリティ障害の人たちは，外向的な気質を有することが多い。	シェルビーの遺伝的要素（外向的気質）と生活体験（彼女の両親との関係）が組み合わさって，ヒステリー性パーソナリティ障害の発症につながった。
シェルビーは優秀な生徒でダンスの才能があり，スポーツが得意だった。	ヒステリー性パーソナリティ障害の人たちは，自分の人生の重要領域において，有能で成功しうる。	外向的気質に加えて，シェルビーは両親から，他の多くのポジティブな特性を遺伝的に受け継ぎ，努力を通じてしっかりした成果へと発展させた。

表4-4　つづき

ヒストリーとしての事実	鍵となる原則	解釈
シェルビーは仲間の中で注目の的になるべく競い，誘惑的な服装をし，誇張された言葉で話した。	ヒステリー性パーソナリティ障害の人たちはしばしば，劇的で芝居がかっていて，注目の的になることを楽しむ。	無関心な母親と仕事や出張に没頭していた父親をもち，シェルビーは父親の注目を引くために懸命の努力をしなければならなかった。
シェルビーの最初の長期にわたるセックスの相手は，既婚で，ずっと年上の父親の友人だった。	ヒステリー性パーソナリティ障害の人たちは，成人期の性関係において，子ども時代のエディプス的な力動をしばしば繰り返す。	父親の親友を最初の性的なパートナーに選ぶことで，シェルビーは近親相姦を犯さずに，それに近い興奮や危険なものを体験した。
シェルビーの2度目の長期的なセックスのパートナーは，英国人のロックスターだった。	ヒステリー性パーソナリティ障害の人たちは，セックスの相手として，感情を自分のものにできない人や，親しみの感情を持続して築けない人をしばしば選ぶ。	シェルビーは，成熟し適切で，かつ手に入れられる性的なパートナーと親密になることを，刺激がなく安全でもなく，むしろ不快なことと感じた。
大変な努力や知性にもかかわらず，シェルビーは大学でもキャリアにおいても，可能性を十分に発揮できなかった。	長期的視野で見ると，ヒステリー性パーソナリティ障害の人たちはしばしば，学校や職場で能力を十分に発揮できないことがある。	シェルビーのイニシアティブや野心は，成熟した関心や関わりではなく，競争的な欲動や注目を求める振る舞いによって動機づけられていた。
シェルビーは大うつ病，全般性不安，神経性過食症を抱えていた。	ヒステリー性パーソナリティ障害の人たちはまた，他の深刻な精神障害にかかりやすい。	ヒステリー性パーソナリティ障害につながったまさにその生活体験や精神力動，ストレスがまた，シェルビーの他の精神疾患の一因となった。

いた。それどころか、やつれて、深刻で、目に見えて不安そうであった。すでに論じたように（「治療開始」を参照）、フェアモント嬢は明らかに、三つの深刻な精神症状のDSM-IV-TR基準を満たしていた。大うつ病、神経性過食症、そしてアルコール依存である。演技性パーソナリティ障害の診断基準に十分に合うわけではなかったが、彼女の家族歴、精神力動的プロフィール、対人関係のパターンは、表4-2に定義されたヒステリー性パーソナリティ障害に合致していた。それゆえ、四つの機能的な障害のそれぞれを好転させるように彼女の治療プランが組み立てられた。私はフェアモント嬢に、彼女の治療プランには多くの構成要素があるが、ケアの要となるのは、最低でも六ヵ月間の週二回の精神療法になるだろうという、私の考えるところを伝えた。彼女が最初に反応を示すのは、おそらく抗うつ薬に対してであり、抑うつや不安といった症状や、摂食障害の強迫的要素さえも、減退させるだろうと私は思った。私が最初に見立てをするにあたり、これらの症状の方が、自己破壊的な対人関係や拡散的な認知様式という微妙な問題よりも、フェアモント嬢にとっては、より明白で厄介なものだったのだ。そのため、洞察志向型の精神療法が最も反応すると思われる彼女の心理学的問題を、彼女が同定し理解し、変え始めるよりも前に、治療早期に抗うつ薬で治ったと考えてセラピーをやめてしまうことが心配だった。そこで、シェルビー・フェアモントの治療プランの一つ目の要素は、彼女が最低六ヵ月の間、精神療法に取り組むという約束を確実なものにすることだった。その期間は、彼女の機能しない人間関係や他の自滅的な振る舞いにおける無意識の葛藤の役割に対し、最初に正しい理解を彼女が得るのに必要とされると思われた。多くのあら探しをする人たちは、心理学や精神医学をよく知らないままに、このように長期にわたる綿密な治療を勧めるのは専門家自身の利益のためであると考えている。こういう人たちは、専門家が診察料金を上げようとしていると責めたてるのだ。しかしすべての抗うつ薬が効果をあげるのに必要な服用量や期間があるのと同様、むしろヒステリー性パーソナリティ障害の人たちの精神療法は、患者によって基本的な問題が同定され、治療へのアプローチが理解されるようになるためには、適切な頻度の治療面接と期間を必要とするのだ。私は、パーソナリティ障害をもつ人たちの治療が不十分なものであれば、それは、誤った治療であると考えている。

精神科的薬物治療　フェアモント嬢の治療における第二の要素として、長時間作用型のベンゾジアゼピンであるクロナゼパム（クロノピン®）だけでなく、選択的セロトニン再取り込み阻害薬（ＳＳＲＩ）を処方した。私はフェアモント嬢に、クロナゼパムはアルコールをやめることに伴う潜在的に危険な離脱症状を防ぎ、ＳＳＲＩ抗うつ薬が作用するようになるまでに要する数週間の間、不安症状を和らげるのにすぐに助けとなると説明した。フェアモント嬢のアルコール依存のヒストリーと、ベンゾジアゼピンは一部の人にとっては習慣性ができやすくうつ症状を悪化させうることを考慮して、最長でも六週間の治療の後に、徐々にこの薬の量を減らし始め、最終的にはやめることを、私は患者にはっきりと示した。アルコール依存や他のタイプの嗜癖障害を抱える人たちの治療に対し専門家の多くは、こういった病状の人たちには、どのような精神科治療薬でも処方すべきではないと考えている。彼らにすると、自制することではなく、「魔法の薬」が、依存を自制する土台であるというメッセージを医師の方が与えてしまうことになるというのだ。このことは、正しい場合もあるかもしれないが、多くの場合、薬物に関するほんの少しばかりの知識が、いかに患者にとって危険な——死を招くことさえある——ものになりうるかという、もう一つの例である。肺炎双球菌による肺炎のように、大うつ病は部分的には、適切な投薬なしでは命を脅かしかねない生物学的疾患である。

大うつ病の人たちの死亡率と罹病率は、抗うつ薬の投与によって劇的に減少する。その一方で、アルコール依存の人たちの多くが、処方される鎮痛剤や抗不安薬に嗜癖することは、確かに真実である。しかしながら、このような患者は大半が、精神科医によって密なペースでモニターされてはいない。というよりも、これらの医師は一般的に、同じ内容の処方箋を再発行しつつ、患者に短時間、間隔をおいて会うだけなのだ。薬物の処方箋を出すに先立ち、私はフェアモント嬢に、クロナゼパムの彼女にとっての潜在的な有効性と並んで、嗜癖的な特性やリスクについても十分に伝えた。この話し合いで、彼女のアルコール摂取の状態を、私が深刻であると考えていたことが伝わり、それに関して彼女は驚きと不賛同の意を示した。それでも、彼女は抗不安薬の目的と、投与が六週間で中止されることを理解したのである。

食事法、エクササイズ、そして精神療法の過程　私がケアをするという特権と責任を担うすべての患者においてそうなのだが、治療プランの重要な部分として、私は栄養と食事法、運動に焦点を当てている。精神障害と精神科治療薬は、ほとんどいつも食欲と摂食パターンに影響する。例えば、大うつ病の人の多くが食べることに関する喜びを失ってしまう。うつ病ではない他の人たちの多くが、生活の中で常時出くわすこととして、美味で高カロリーの立派な食べ物を食することを控えるために自制心を働かせなければならないのだが、うつ状態になると、もはや自制心を働かせる必要もなくなってしまうのだ。不可避である体重増加とともに、食欲や食べる喜びは、うつ状態から回復すると戻ってくる。しばしば、体重増加は抗うつ薬によるものとされ、薬によってあまりに空腹になるので甘いものや他の食べ物の誘惑に勝てなくなるといわれることがある。これは、飢餓感の甚大な増加や体重増加と実際に関連している、気分安定化薬や抗精神病薬のような精神科治療薬については、真実であるかもしれないし、そうでないこともありうる。しかし、ほとんどの新世代の抗うつ薬の場合、体重増加は通常、うつ状態がもちあがってくるのに伴う、患者の通常の食欲が回復する一要素であると私は理解している。治療の早期において、何らかの精神科治療薬を処方する前に、患者の精神疾患、投薬、そして回復が、食欲や体重増加に与える影響を、私は患者と共に注意深く見直している。私は患者と、あるのなら運動のスケジュールと、それだけではなくその人の食習慣を徹底的に検討する。健康的な運動プランや食事法は、多くの精神症状からの回復を促進する鍵となる要素であるから、患者と私は献立や運動の日課について、合意を結ぶのだ。治療が進むにつれて、私は患者の体重を綿密にモニターし、体重増加・減少の問題があれば、それを大切なトピックかつ治療目標とする。専門家である私の同僚の多くが、すべての患者の食事法や運動に対する私の注意深い配慮を、度を越している、さらには狂信的だとまでみなしているのは間違いない。しかし、私は長年にわたるコンサルテーションの実践を通じて、精神症状が再発してしまった多くの患者から、以下のように言われてきたのだ。「薬のせいで体重が増えすぎていると考えたので、やめてしまいました。肥満になるくらいなら、うつ状態でいるなり、精神病患者でいる方がましです」と。

普通は、精神疾患からの回復か過度の体重増加のどちらかを選ばなければならなくなるようなことはない。明確な食事法や運動の計画をもって治療の一番初めの段階でこの問題に焦点を絞り、回復途上と回復後における体重の注意深いモニタリングをすれば、ほぼいつも、このようなえり好みできない選択は防ぐことができるのだ。食習慣や理想体重、身体イメージは、異なる文化や社会、家族、個人によって様々である。こういった影響のそれぞれが、ある人の心理学的成長や、該当する場合には機能不全を理解する際に、多様な意味合いや重要性をもつ。シェルビー・フェアモントの人生では、食事法と身体イメージが何よりもまず重要なものとされた。思い出せる限り、彼女は太ることを恐れながらも食べ物のことで頭が一杯だった。私との二度目のセッションで、彼女はこの心配事を以下のように伝えてきた。

シェルビー・フェアモント：体重のことにとりつかれているのは、なんら不思議なことではありません。母が関心をもっている唯一のことと言えば、自分の容姿についてであり、その容姿の中で一番重大な部分は、いかに痩せているかということでした。私はいつもダイエットをしていて、個人トレーナーをつけて毎日何時間も運動していたのです。

Y医師：お母様は、あなたの体重や食習慣に関心がありましたか？

シェルビー：私の口に入るものすべてをチェックしようとしました。三歳の時から、私が大きくなって彼女がそうしなくなるまで、毎日私の体重を量って図表に記録していました。どんなものでも甘いものを食べることは許しませんでした。我が家には菓子類、つまりアイスクリームもドーナッツも、スナックも全く存在したことがありませんでした。外食の時は、果物以外のデザートを注文させてはくれませんでした。当然、私は世界一のコソ泥兼詐欺師になりました。友人の家に行った時には、食料庫に忍び込んでクッキーを袋ごと盗んだりしたのです。それから、外に行くための言い訳をして、がつがつと全部食べ尽くしました。スポーツやダンスでとても活動的にしていたので、十一歳くらいまでは、全く体重が増えないように思われました。その時分になると、自動販売機や学校のカフェテリア、他の子どもたちからさえも、ジャンクフードを買える年頃になっていました。隠そうとしましたし、もう体重を量らせたりはしませんでしたが、母は私がぽっちゃりしてきているのに気づきました。

Y医師：お母様はどう反応しましたか？

シェルビー：発狂しました。食べ物の痕跡を求めて、私の寝室や持ち物すべてを検査したのです。一度、母が私のジーンズのポケットの中に、空になったM&M（粒状のチョコレート菓子）の袋を見つけたときは、夕食も次の日丸一日分の食事も食べさせてはもらえませんでした。母は、私自身のためにカロリー制限をしてあげているのだと、言いました。さもないと、私は肥満になってダンスのキャリアを棒に振ることになると言うのです。その時、私は十二歳くらいで、身長は五フィート六インチ（約一六八センチ）ありましたが、体重は九十ポンド（四十キロ）もなかったのです。

シェルビーは、母親に対する怒りの感情を抱いていることを経験したり受け入れたりするためのセラピーは、求めなかった。そして、治療において彼女は、クッキーを過食してから自己誘発性嘔吐をするといった、反抗的、秘密主義的、自己破壊的な振る舞いには、心理学的起源や複雑な意味があるということに関しては、認識できるようになるのに時間がかかり、認めたがらなかった。以下の短いやりとりは、精神療法開始時に、シェルビーの心理学的理解がどちらかと言えば、表面的なレベルであったことを示す例である。

シェルビー：自分の摂食の問題に、深い心理学上の意味があるとは思いません。その味が好きだから、甘いものを過食してしまうのです。太りたくはないので吐いてしまいます。単純明快なことです。

Y医師：めちゃ食いをして、浄化〔訳注：食べたものを吐くこと〕している時、何を感じていますか？

シェルビー：空腹を感じて、それから吐き気がします。

Y医師：そういう場合、自分自身に対してどう感じますか？

シェルビー：それは、ちょっと考えてみないと。……食べまくっている時は、自分のことが嫌いですし、吐いている時には罪の意識を感じます。

Y医師：他に何かを感じますか？

シェルビー：いいえ、激しい罪悪感と自己嫌悪だけです。

治療での次の六ヵ月間、母親が彼女の体重に抱いていた関心による、多くの波及的な影響を理解するという点で、シェルビーはゆっくりした進歩を示し始めた。私たちの話し合いの中から、二つの鍵となる問題が浮かび上がった。

問題1：コリーン・フェアモントはシェルビーの体重に執着していたが、娘には、非養育的で彼女の感情に対して鈍感であると体感されていた。

その波及的な影響：子どもの頃ですら、シェルビー・フェアモントは、母親が体重や身体的外見に強い関心をもっている主たる理由が、他人の注意を引いて賞賛を集めたいからであることを認識していた。コリーン・フェアモントは、娘の情緒的な生活には注意を払わず、高い知性や偉大なエネルギー、リーダーシップ能力といった、多くの価値ある長所にも注意を払ってはいなかった。結果として、シェルビー自身も身体的外見に過剰に価値づけをして、他の資質を過小評価していた。成人になりたての頃になると、シェルビーは非常に痩せている時や、最もファッショナブルな服装をしている時、重要だと彼女が考えている人たちに賞賛される時にしか、安心できなくなっていた。大学時代や卒業してからは、彼女は外見や公の注目を重視したり、表層的な価値観を露わにしたりする人たちや集団に関わりつつ彼らと自分とを同一化するようになっていた。シェルビーは、大食したりそれを排出除去により清めたりするのは、友人によって評価されていないと感じたり失望させられたり――これは母親に誤った対処や誤解を受けた後に感じたのと似た感情である――した時に、しばしば起こることに気づくようになった。シェルビーは最終的に、外見的なことに熱心に焦点を当てたり、軽薄で自己中心的な人たちを友人に選ぶことで、無意識のうちに母親と同一化していたことを知った。この（彼女にとって）驚くべき気づきは、シェルビーが自分自身をもっと理解し、変わろうとする動機を強めたのである。「地球上で一番似たくない人物は、怪物のような私の母だわ！」

問題2：コリーン・フェアモントは、娘が甘いものを食べたり間食をとったりすることを禁じていた。

その波及的な影響：フェアモント夫人は、シェルビーの内面の生活には関心を払うことも触れることもなかった一方で、それと同時に、外面の容姿にはとらわれるという、混乱を招くような組み合わせを呈していた。コリーン・フェアモントは、娘が超細身でモデルのような体躯をもつことに執着していたので、軍隊のような厳しさで娘の食物摂取を監視して、彼女の個人的な境界線を何度も侵したのであった。フェアモント夫人は、娘がクッキーやアイスクリーム、ハンバーガーのような高カロリーな食べ物――シェルビーの友人たち全員がいつも楽しく食べていたご馳走――を食べることを禁じた。コリーン・フェアモントは、これらの食品を家に置くことを許さず、家の外にいる時も、シェルビーがこういった食べ物を試食して堪能することを防ごうとした。例えばフェアモント夫人は、シェルビーの友達の母親たちや学校のカフェテリアの従業員たちに、シェルビーは砂糖や小麦粉、多くの脂肪分が含まれる食物にはアレルギーがあって、受けつけないのだと嘘をついたりもした。シェルビーもまた、騙すようになり、不正直になり、食べ物や体重、身体イメージで頭がいっぱいになるなどして逆らうのだった。シェルビーは、禁じられた食べ物を大量に摂取し、それにより母親からの偽りの分離を手に入れることで、秘かに母親の意思を無視していたのだ。「私が食べ物を盗んでいることを母は知らず、食べることをやめることもできないからこそ、私は存在しているといえるのです」と。

治療を通じてシェルビーは、母親から真に分離するためには、感情的に自己充足することが必要であるということを少しずつ理解し始めた。自己を理解し、知的資質を用い、重要な仕事や成熟した対人関係において彼女個人に潜在している可能性を実現すれば、反抗したり秘密のうちに自己破壊的な振る舞いをするよりも、はるかに自分を定義づけるのに助けになるということだ。

シェルビー・フェアモントの摂食障害に対する私の治療アプローチを長々と議論したのは、精神科的治療、特に洞察志向型の精神療法の初期段階がどのような感じで行われるかを、読者にいくらか提供することを意図したためである。わかりきったことだが、フェアモント嬢は多くの他の機能を阻害する症状や非機能的な行動パターンについても治療を受け始めたわけだが、それらもまた、治療の最初の六ヵ月の間に同様のやり方で確認され対処された。

《シェルビー・フェアモントの治療の二年間》

「大切にしてやってください」　シェルビーの治療が七ヵ月目になった時に、彼女の父、ロイ・フェアモントが私のオフィスに連絡をとってきて、彼の財産に関するプランについて娘抜きで私と話がしたいと述べた。私はこの要請をシェルビーに伝え、三人で一緒に会う方がよいという自分の意向を添えた。彼女は、父親の出した条件で私が彼に会うように促した。私は同意した。

ロイ・フェアモント：娘のケアをしていただいていることに、感謝を申し上げたい。長い間、精神科的な援助を必要としていたのだと思います。おそらく、彼女が子どもだった頃から。長くかかるプロセスだと承知していますが、すでに、前進の徴候が見えます。

Y医師：お嬢様のケアをすることは、光栄なことで、喜びでもあります。

フェアモント氏：先生がご多忙であることは存じておりますので、単刀直入にお話し致しましょう。主治医たちに、自分はもう長くないと言われていますので、私は財産を整理しようとしているのです。財産の大半は、かなりの額になりますが、シェルビーのものになります。現時点では、娘には自分の務めをやり遂げるだけの精神的な安定性がないと認識しています。貪欲な家族や愚かしい友人も含めて、多くの人たちの餌食にされてしまうのではないかと心配なのです。二つ質問があります、先生。シェルビーが、自分の財務を単独でこなせる力があるような、信頼を寄せられる人間になる時が来ると、予想することができますか？　できるとしたら、いつのことになるでしょう？

Y医師：健康状態がお悪いことを、気の毒に思います、フェアモントさん。ご存知のように、シェルビーはとても知性的で、他にも多くの素晴らしい資質をもっています。けれども、現時点では、個人的な人間関係ではまずい判断を露わにしていますし、暗示にかかりやすく、他人に簡単に影響され、無責任に振る舞ってしまいます。財政面で搾取されたり、あるいは単に彼女が浪費をしたりするのに必要な要素が、すべて揃っています。治療に専念し続け、私生活において必要な変化や解決がもたらされたら、三十歳になるまでには、自分自身のために健全な財政的決断を下せるような潜在的可能性をもてるようになると思います。とはいえ、未知のことや不慮の事態もたくさんありますから、そのような予想には実際のところ、価値はありません。

フェアモント氏：お答えには、全く驚いてはいません、Y先生。ここで、先生に知っていただくためにも、先生のお力で、あることをなんとかしていただきたいのです。私はシェルビーへの遺産を、私たち一族の銀行の管財部門が運営する、信託組織に預けたいと考えています。そして、その信託機関からシェルビーに資金を分与する権限をもつ、二人の管財人のうちの一人に先生を指名したいのです。先生が、健全な財政判断をする娘の精神的な能力を、一番よくおわかりになるでしょうから。それに、娘の人生に何が起こっているのかも、おわかりになるでしょう。この任務に関しては、きちんと報酬をお支払い致しましょう。

Y医師：フェアモントさんが、優れた先見性をおもちの高潔な方であることは存じています。国家に対する奉仕や、私たちの共同体に対する惜しみない貢献に感服しています。けれども、あらましをお話しいただいたような構造は、お嬢さんにとって最善のものではありません。シェルビーが必要とするようなタイプの精神科的ケアは、彼女の精神科主治医が財政面での権限をもつことで、妨げられてしまうでしょう。必要な監督は提供するものの、彼女の精神科医が関係しないような、別の形を見出すようにしてください。

フェアモント氏：そうですね、それは可能です。正直に言うと、先生のお返事に失望しましたが、ご自身の本分というものを私よりもずっとご存知なのだと知って、あらためて信頼の念が湧きました。またお互いに話をできるかどうかはわからないので、Y先生、どうか、娘のことを大切にしてやってください。

この会話の二ヵ月後に、ロイ・フェアモントは亡くなり、莫大な財産を娘であるシェルビーのための信託組織に残した。彼の財産の執行人でシェルビーの信託口座に関する単独の管財人となったのは、彼の親しい友人の一人であるビジネスの提携者だった。彼が生涯の友人であったウォレス・メリットを、管財人兼執行人に指名しなかったことを知った時、私は安堵した。

◈転移

治療の最初の段階のうちは、ヒステリー性あるいは演技性パーソナリティ障害の人のケアをする臨床家は、綱渡りのような治療を検討しなければならない。セラピストは、患者がフラストレーションを感じたり、見捨てられたとか道に迷ったように感じたりしないためにも、十分に支持的で、誠実で、指導的でなければならないが、美化された全知の個人マネージャーになって、患者の人生を組織づけ決断を代行する役割を引き受けてしまってはならない。患者を支援することと自分を方向づけすることとの間に適切なバランスが維持されている限り、各々の方針がとられるのに関連して、洞察を得る重要なチャンスがある。この病状を抱えている（一般的に、洞察に富んでいるとも、知識欲があるともいえず、因果関係や治療効果に特に関心をもっているわけでもない）人たちの治療の早い段階では、セラピストがより支持的で能動的になることが、大抵の場合、賢明である。治療の早過ぎる段階で、患者がセラピーの責任を担うことを重視し過ぎると、患者は逆説的ではあるがコントロールを失ったように感じて、ひどく不安になってしまうのだ。それよりもむしろ、治療の初めの方では、臨床家は治療により積極的となり、具体的な助言や励ましを与えた方がいい。また特異的問題や標的症状が何なのかを率先して識別していった方がよいだろう。この初期の支持的な段階は、問題の概念化や解決という点で、また効果的な変化という点で、精神療法がどのように機能するのかについて臨床家が患者を教育するチャンスを十分に提供してくれる。一方、患者が治療に取り組むのにも役に立つ。この治療方針は、患者がひどく不安になったりフラストレーションを感じたりして、治療をやめてしまうことを防ぐが、重要な転移という結果をもたらすこともある。（転移という概念については、第6章「自己愛性パーソナリティ障害 パート2：治療された自己愛」の「精神療法的技法」を参照）。臨床家がより積極的で指示的な姿勢であれば、患者にはセラピストが親の役割を果たしてくれるものとして体験されるので、患者の退行を推し進めるかもしれない。実際の親に対する強力な感情が、無意識のうちにセラピストに転移され、このことが解釈や分析のチャンスとなる。

シェルビー・フェアモントは父親の死によってひどく打ちのめされた。彼は彼女が親しい関係をもっていた唯一の家族メンバーであったばかりでなく、思い出しうる限り、彼女の人生における方向づけの原動力でもあったのだ。彼女は人生の重要な決断をする前に、「パパなら、私に何をしてほしいと望むかしら。そして、私がその通りにしたら、どのように反応するのかしら？」と自問したものだった。治療の中で彼女は、自分の動機や野心の多くには、理想化されていた父親からの承認を求めることが含まれていたと気づき始めた。彼女はまた、自分の自己破壊的な振る舞いが、部分的には、父親をめぐる葛藤に関連していることも理解し始めた。彼女は彼に束縛されていると感じ、彼に腹を立ててもいたのだ。いかに自分にとって必要不可欠とは言っても、父親の承認は、勝ち取ることが極めて難しいと思われたからだった。フェアモント嬢はまた、二人の関係は不公平であると感じていた。父親が自分をとても愛していることは知っていたが、彼はまた、とても独立した人間でもあった。「父は、私や私の欲求を中心にして、人生を回していくようなことはしませんでした。私の人生は父を中心に回っていたけれど。パパが、私も含めて、誰かのことを必要としていたとはとても思えません」。したがって、広い世界の中で迷子になり一人ぼっちであると感じるのと同時に、逆説的ながら彼女は父親の死によって解放されたように感じてもいたのだ。こういった状況にあって、フェアモント嬢は、支持と洞察の両方を求めて、だんだんと私に依存するようになった。驚くことではないが、彼女はまた、私に対する強烈かつ多様で、葛藤に満ちた感情を体験し、私はそれを治療に活用しようと努めた。以下のやりとりは、彼女の父親の死後、約二ヵ月の時点でのセッションで起こったものだ。

シェルビー・フェアモント：私の人生における主たる問題が何であるか、おわかりですか、Y先生？

Y医師：わかっているのかどうか、自信がないですね。あなたは、何であると思うのですか？

シェルビー：それが、問題なのです。先生は私のことを、世界中の誰よりもよくご存知です。先生は有名な精神科医ということになっていますよね。それにもかかわらず、先生は私を本当に助けるようなことは決しておっしゃいません。私にとっては、どうしようもなく腹立たしいことです！

Y医師：どうして、あなたの役に立つかもしれないと思うことを、私があなたに与えないようにしている、などと考えるのですか？

シェルビー：私が自分で物事を解決した方がいいのだ、と先生が考えていることはわかっています。でも、先生は大きく間違っています。どうやってそうすればいいのか、私には本当にわかりません。とてもフラストレーションがたまります。先生が、いらいらさせるのです。私の最大の問題は、自分の人生で何をすべきなのか手がかりも見出せないということなので、先生に何か提案をしてほしかったのです。何の助言もしてくださらないとわかっているので、ひどく腹が立ちます。

Y医師：必要としている助けを与えないという理由で、私に激怒していると言われるのですか？

シェルビー：まさにその通りですわ。こういうプロセス全体が、加虐的で誤ったものだと言っているのです。先生はサディストで誤っています。

Y医師：多分、その通りなのでしょう。けれども、前提となっていることには、同意できません。あなたは私が、あなたにとって何が最善か、何が喜びと満足を与えるのか、あなたよりもよく知っているとに暗におっしゃっていますね。残念ながら，私はそれほど賢くもなければそのような僭越さもちあわせてはいませんよ。あなたこそが，自分にとって何が一番ためになるのか，何が自分を幸せにしてくれるのかということにかけては，世界一の権威なのですから。

シェルビー：そういうことを言われるとどれほど怒りを感じるのか，先生はわかっていないのです。どうして先生に会いに来ているのかさえ，疑問に感じます。

次の一年間，フェアモント嬢は，私に対しての数々の激しい感情を体験し，表現したので，私たちは以下に概要を示したように，こういった強力な感情の源と意味合いを理解しようと治療での努力を重ねた。

理想化　治療を受け始めた時，シェルビー・フェアモントは抑うつや神経性過食症，アルコール依存のため，深刻に病んでいた。彼女の臨床的な状態は，薬の処方箋を出すことやアルコールの離脱症状をモニターすることを含め，私の側の積極的，指示的なケアを必要とした。二ヵ月のうちに，彼女は抑うつと不安の症状が大幅に快方に向かい，アルコールを控えることができるようになり，睡眠パターンの改善や，運動や食事管理の結果，身体的にもずっとよくなったと感じるようになった。ほどなく彼女は，私には彼女を理解して彼女のニーズを満たす，独特で並外れた，ほとんど超人的な力が備わっていると信じていることを伝えてくるようになった。フェアモント嬢が，私を全知全能で，十分に愛情に満ちた父親のような対象とみなす一方で，私の支持的なケアに退行的な反応を示していることを認識して，私は彼女の賛美を最小限にとどめようと努めた。

シェルビー・フェアモント：新しい人間になったような感じです。先生が私の精神科医になってくださって、本当に幸運です。ニューヨークの友人たちは皆、かかりつけ医師の不満を言ってきます。一言も発さず、何もしてくれないタイプの分析家たちのこととか。

Y医師：あなたは、私をあまりに評価しすぎていますよ。あなたがよくなってきたのは、ほとんど全面的に、診察室の内と外の両方での、あなたの懸命な努力のおかげだと思いますよ。私が提供しているケアは、標準的な精神科治療ですから。

シェルビー：謙遜され過ぎです。先生には私のすべてを見通す能力があると感じています。ほとんど私の心を読めるかのようです。

Y医師：私には間違いなくあなたの心を読むことなんてできませんし、「あなたを正しく見通す」ということの意味すらも私にははっきりとはわかりません。わかっているのは、そのような能力を私はもちあわせていないということだけです。それどころか、私の力添えは、感じていることを伝えようとするあなたの前向きな姿勢と、自分自身を理解して変わろうとするあなたの努力に、全面的に依存するものなのです。

新米の臨床家はしばしば、患者の理想化を受け入れることに前向きであり過ぎる。不運にも、これは患者の側に、完璧な結果や特別待遇への非現実的な期待を生んでしまう。治療に関する重要な原則の中には以下のものがある。

- 臨床家が、高い台座に自分が置かれることを許してしまうと、その分、そこからの落ち方は激しいものになる。
- 患者の回復が自分の手柄であると受け止める臨床家は、事態が悪化した場合に責めを負う準備ができていなければならない。そして、事態は必ず悪くなるものである。

シェルビー・フェアモントのケースでは、彼女が私に、ほとんどすべてのことに関して子どもとして頼れる、力強い父親になってほしいと願っていたことは明白だった。そのような期待に、私が応えられるはずもなかった。それゆえに、治療では彼女による私への理想化と、付随する非現実的な期待を減らすことに、かなり努めた。

ライバル関係　フェアモント嬢の治療における退行や私への理想化を逸らそうという私の努力にもかかわらず、この歪みには様々な感情や振る舞いが伴った。彼女には、父親の最初の結婚でできた兄と姉がいたが、ほとんど何のやりとりもなかった。シェルビーは本質的に、彼女が敬愛する父親に溺愛された、たった一人の子どもであった。治療を始めて六ヵ月が終わった頃、患者は、私の人生に関わる他の人たちへの大いなる関心と、彼女が私にとって特別であるかどうかという懸念を表明した。

シェルビー：昨日、高校時代の友人の一人に偶然会ったのです。シンシア・オルコーンという人です。

話し始めて、近況報告をしていたら、彼女が、自分も先生の患者だと言ったのです。出産後、うつになったと言っていました。彼女の具合はどうなのですか？

Y医師：私が患者の話はしないということは、あなたは十分わかっていらっしゃいますよね。

シェルビー：その守秘義務というものが、どうしてそれほど大事なのか、本当のところ、ちっともわかりませんでした。どんな精神科医よりも雑誌からの方が、人について知ることができますわ。彼女は、先生は結婚していて、三人お嬢さんがいらして、お嬢さんたちは、私たちが行ったのと同じ私立学校に通っているって言ってました。それに、奥様も医者でとてもかわいらしいとも。どうして私には、こういうことを何も伝えてくれなかったのですか？

Y医師：その質問に答える前に、この情報について、またそれを知ったことについて、あなたがどう感じているのかを知りたいのですが。

シェルビー：何も感じません。その話をするのは、おそらく時間の無駄でしょう。先生が患者の間でひいきをして、何人かには自分自身のことを話して、他の人たちには話さないなんて、正しいことだとは思えません。その種のことが、私を苛立たせるのです。

Y医師：私が、あなたのことよりも、自分の患者である何人かの方を、より気にかけているとおっしゃっているのですか？

シェルビー：先生のおっしゃったことが、多分、真実だと思います。先生は、私に対して堅苦しすぎるのです。きっと私のことは、友人のようには思っていないのだと思います。私は、先生にとっては一患者に過ぎないのです。全く仕事上の関係なのです。明らかに先生は、他の患者の何人かには、もっと親しみを感じているのです。

Y医師：どうして、そのようなことがわかるのですか？

シェルビー：他の患者には私生活のことを話すのでしょう。でも、私とは全く話さない。

Y医師：お友達は、その情報をどのように手に入れたのかをあなたに話してくれましたか？

シェルビー：その点は、よく憶えていません。先生が彼女に言わなかったのなら、他にどうやって、彼女がそうした情報を得たのでしょう？　シンシアのことで、先生がおそらくご存じないことを教えてあげましょう。彼女はいつだってひどく心の狭い人間でした。高校時代、彼女はひっきりなしに、ユダヤ人やアジア系の生徒がどんどん入ってくることに、不平不満を言っていました。こういう生徒たちは、いい成績をとることしか頭にないと信じていたのです。少数派の生徒たちを、本当に嫌っていました。

子ども時代からシェルビーは、母親や女性の同輩たちへの競争心がとても強かった。彼女の私に対する父親転移での二つの関連し合う要素は、私の人生で最も大切な女性になりたいという彼女の願望と、その役をめぐって自分に挑戦してくるかもしれないと考えた女性とのライバル関係であった。上述の対話に示されたように、彼女は私の他の患者や近い家族関係の女性を、特に脅威であるとみなしていた。自分は父親の注目と愛情を母親から勝ち取ったという信念があるため、別の女性が、私の彼女への関心のすべてを盗み去る力をもちうるということにひどく傷ついたと感じたのだ。治療で、私を信頼して頼る気持ちを感じれば感じるほど、彼女は私が他の女性に奪われることを恐れるようになったのである。この葛藤は、彼女の他の男性との親密な関係にも反映されていて、彼女のものにならない男性（例：年配の既婚男性）や、親密な関係や頼ることができるような関係を築けないような男性と、関わり合うことにつながっていたのだ。そのような男性の方が、彼女には安全に感じられたのである。つまり、「決して本当の意味で所有したことがないものは、私から奪い去ることができない」ということである。

治療には、私への感情をすべての領域にわたって表現するようにフェアモント嬢を促してみることと、このような感情に関する経験に基づいた無意識の源や人生への影響に対して、繊細で敬意に満ちた解釈を与えることが含まれていた。

失望と怒り　シェルビー・フェアモントの私に対する父親転移には、彼女が父親を熱烈に求める気持ちと同じように父親がやりとりしてくれたわけではなかったことの結果として感じていた、無意識的な失望も埋め込まれていた。小さな子どもの頃、シェルビーはロイ・フェアモントによる賞賛や注目を得ることで頭がいっぱいだった。誇張抜きに、彼は彼女の人生の中心であった。確かに彼は娘を無視したりはしなかったが、彼は他にも重要な関心事に関わっていて、それには厳しい弁護士業務と、多くの時間、家から遠く離れることにさせた、ビジネス上の取引が含まれていた。治療中、他の患者や私の家族のメンバーよりも私が彼女のことを優先してはいないと思い、フェアモント嬢は私に激怒した。このような感情の基盤を何ヵ月にもわたって探っていくにつれて、私の注目の的でないと自分には価値がないと彼女が感じてしまうことを、私たちは理解するようになった。最終的にフェアモント嬢は、自分には生まれつき不完全なところ、あるいは欠けたところがあるに違いないと長い間信じてきたことに気づいた。さもなければ、どうして父親への強烈な愛情が報われなかったというのだろう？　一つの長期に及んだ結果は、男性に対して自分が魅力的であるかどうかに関する不安感を彼女が育んでしまったことであった。ほとんどどのような男性の心でも捉える力のある妖婦（femme fatale）になることで、彼女はこれを補おうと努めた。治療の中で彼女はまた、報われなかった感情のために、父親に対して強い憤りを抱いていたことを学んだ。彼女はこの怒りを、自分に恋愛的な関心をもっている可能性のある、あらゆる男性へと一般化していた。彼女と成熟した親密な関係をもつことに関心があり、そうすることが可能である若い男性に対する、彼女の通常のパターンは、彼らを誘い、彼らの期待を高めさせ、それから彼らを拒絶して彼らの心を傷つけてしまうというものだった。私への怒りの感情を表現し、その微妙で埋もれていた根源的なものを調べることを通じて、彼女は最終的には私をより信頼して、私により親しみを感じるというリスクを冒すことができるようになった。

欲望と愛　フェアモント嬢は、十八ヵ月以上も私との治療を続けて初めて、過去の性体験や現在の性的感情を話し合うのに十分なだけの、安心感と心地よさを感じるようになった。挑発的な服装をし誘惑的に振舞い十代の早い時期から定期的な性体験を重ねていた女性には、そのように沈黙していたということは、予想もされなかったことかもしれない。彼女の精神力動を理解すれば、この表面的な矛盾に、明快なものがもたらされる。幼少時代を通じて、シェルビーは父親を理想化して敬愛するのと同時に、母親とは公然とひどく争っていた。ロイ・フェアモントは妻のコリーンとはほとんど何の共通点もなく、許容こそしていたが敬意を払ってはいなかった。父をめぐる競争で母に圧勝したことは、シェルビーに、他の女性への不信感や軽蔑を超えた、長きにわたる間接的影響を与えた。幼いシェルビーは、父親が他の誰よりも自分のことを愛しているとわかると大いに喜び、彼が重大な個人的な事柄を打ち明けたり、大切な公的イベントに同伴する相手として自分のことを選んだりすると、とりわけ喜んだ。ロイ・フェアモントがほとんどすべての人から強く尊敬されていたことにも強化されて、シェルビーは父親をほぼすべての点で完璧であると信じていたのだ。

しかし思春期になると、彼女の父親への偏執的なまでの敬愛や彼との情熱的な関係は、不安定にさせる新たな次元を帯びることとなった。記憶にある限り、父親のみが、彼女が非常に情熱的に思い慕った対象であった。しかし、つぼみの段階に入った、彼女の性的感情はどうなるのだろうか？　フェアモント嬢は、この困惑に対する自分の無意識の反応が、性的な感情や個人の潜在力を否定するものであったことを、治療で発見した。第一に、彼女は他人の感覚を喜ばせる外見をしているように見えたが、性的満足を達成することよりも、戯れたり、魅力的に見せたりするというような、性の罠の方に興味があった。フェアモント嬢は、性交そのものは特に楽しんでいなかったことと、オルガズムを経験することもどうでもよかったことを認めた。彼女にとって、セックスは安心感を得る一手段以上のものだったのだ。男性を魅了してコントロールすることもできると、自分自身や他人に証明するためのテストだったのである。第二にシェルビー・フェアモントは、押しも押されもせぬ女性としての潜在能力を十分に発揮するために、彼女の有するかなりの知性やエネルギーを適用することはなかった。なぜだろうか？　そのような女性は、望むものを手に入れられるものだ。彼女は、父親並みの能力をもっている男性を引き入れるために必要な手段も、その人物への強力な性的感情を受け入れて行動に出る自信も、もちえたはずであろう。

シェルビーの子ども時代と青年期における父親への性的願望は、倫理的にも社会的にも受け入れられないものであり、母親からのさらに激しい敵意や報復を引き起こしたであろうから、こういった力強い感情は抑圧された。フロイディアンの理論に従えば、抑圧された葛藤感情は、無意識のうちに不安のような症状と、非機能的な思考パターンや感情、振る舞いで表現される。シェルビー・フェアモントの、父親の親友、ウォレス・メリットとの性的関係は、父親への無意識の性的願望が実演されたものだとすると、一番よく理解できる。その後、頼りにならず、成熟した親密さを築く能力がないロックミュージシャンや既婚のスポーツ選手のような不適切な男性との関係を選択したことは、彼女の近親相姦感情の、リスクの大きい、危険な、禁じられた側面を反映するものであった。治療を通じてフェアモント嬢は、男性との繰り返される、満たされることのない恋愛パターンを正しく理解し始めた。このような関係において、彼女は求愛期（彼女は「追跡」と述べた）に最もワクワクするのだが、だんだんに興味を失っていき、接触が親密なものに向かって移行していくと、性的に興味を失ってしまっていた。「いつでも最も手に入れにくい男性に、とりわけ興味を感じていたのです」と後になって彼女は語った。

精神療法的な関係は、シェルビー・フェアモントのような人生体験や心理状態をもちあわせる人間から、性的感情を引き出させる多数の要素を含んでいる。①おおよそ親と子の間ほどの年齢差、②「権威者対新米」のような力の差、③患者がセラピストへの普遍的アクセスをもたないこと、④性的接触の厳禁、である。しかしながら、精神療法上の関係は以下の二点で、フェアモント嬢の以前の関係とは大きく異なっていた。①彼女は治療面接の間、どのような時でも、精神科医に関して現在考え、感じ、体験していることを正確に表現するように促された。②私に関する彼女の思考や感情は、行動化されるというよりも、話し合われ解釈されることになっていた。

治療の最初の二年間、フェアモント嬢は、私に対する多くの感情を打ち明けつつ語ったが、多くは否定的なものであった。私は、自分の能力や権限が限られていることをはっきりさせ、強調することによって、彼女に私への理想化を思いとどまらせようとした。彼女を退行させせたりますます私への依存に導いたりすることになるように思えたので、私は予知をするような助言者になることを避けた。私は根気強く治療の境界をモニターし、彼女が独占的かつ普遍的に私を自分のものにするという彼女の期待——と懇願——に抵抗した。私の側のこのような反応のすべてが、患者の中に、見捨てられ感やフラストレーション、怒りといった感情を生み出した。私は彼女に、これらの感情を正当化するのに際して、慎重で事実に基づき理性的であるばかりでなく、それらを表現するようにと促した。

フェアモント嬢は論理的に考えたり、証拠や合理性に基づいて結論を形づくる訓練を積み、自分の精神科的症状や不適応な振る舞いの根源を求めて、幼少時に生じた体験や関係へと遡るために、この新たな技量を適用した。彼女はこのプロセスを通じて、他人を喜ばせたり、父親的な人物の期待に応えたりしようとするよりも、自分自身で決断し選択することに、徐々に安心感をもち始めるようになっていった。彼女はまた、私のことを、共通点のないような、歪められた転移感情や知覚の一次元的な容器ではなく、個性を与えられた現実の一個人として体験し始めた。自信が増し、自己を定義する感覚が現れるのと歩調を合わせて、彼女の私への信頼もまた大きくなっていった。

自分自身をよりよく理解して、自分の潜在能力を実現する方向に積極的な行動をとるようになって初めて、彼女は私のことを、彼女個人のニーズや無意識的な投影を超えた、一個人として経験し始めたのだ。治療のその時点で、彼女はまた、彼女の価値やその日に彼女がどのように見えたのかということに対して私が何を思っているのかということよりも、自分自身について知る上で私が何を手助けできるのかということの方に、ずっと関心をもつようになった。治療三年目になって、フェアモント嬢は、それ以前には共有することに困惑や恥ずかしさを感じていたと思われるような考えや感情の多くを語り始めた。

シェルビー・フェアモント：このことは、先生にお話しするのも自分自身に認めるのも、とても難しいのですが。ご存知のように、私は追われる側に立つのが好きなのです。先生との治療で一ヵ月くらい経った頃、私は先生に対して、熱狂するほどの恋に落ちたと思いました。

Y医師：どうして、そのように思ったのですか？

シェルビー：これをお話しするのは、とてもとても恥ずかしいことです。でも、話します。私は、先生のことを四六時中考えるようになったのです。最初は、先生が私のことをどのように考えているのかということにとりつかれていました。綺麗だと思ってくださっているのか、賢いと思ってくださっているのか。翌日の治療セッションに何を着て行くかを決めるだけのために、夜に何時間も費やしたのです。セッションごとに、私がどのように見えるのか、先生がどう思われているのかを知りたくてたまりませんでしたが、あえて先生に尋ねるような勇気はもちあわせていませんでした。先生が私の姿に注目したり関心をもったりしているようには決して見えなかったので、セッションのたびに、欲求不満や怒りを感じたまま取り残される思いだったのです。その後、私は自分がいかに頭がいいかを先生に印象づけたいと思いました。セッションの前に、言おうとしていることのリハーサルをしたのです。そうすれば、へんなことを言って先生が私のことを嫌いになったり軽蔑したりするようになることを避けられると思ったからです。

それからというもの、先生の私生活のことで頭がいっぱいになりました。どこにお住まいか、家はどんな感じか、奥様はどのような方か、お子さんたちはどんなふうか、休暇にはどこに行かれるのか、そして先生に関する他のすべてのことで。

Y医師：「すべてのこと」というのは、どういう意味ですか？

シェルビー：職業上の役割を外れたところでは、先生は本当はどのような人なのだろうということです。自由になる時間をどのように使われるのがお好きなのか、私がどのように先生の人生に溶け込めるのか。私たちがいつも一緒にいるという空想を抱き始めました。先生が奥様とお子さんを捨てて私とフランスに逃避行をするという、手の込んだシナリオを頭の中で創り始めたのです。本当に気違いじみていました。この、あらゆる面で先生と一緒にいるという空想に耽って、日々を過ごしたものです。私の空想は現実のように思えました。そして、それからセッションで先生に会うようになって、先生は父や母、あるいは何か他の話題について私に話させたがりましたが、そういうすべてのことは私にとっては非現実的なものに思えました。先生がその日に私を美しいと思ってくださって、魅力を感じているかどうかということが、私の関心のすべてでした。

Y医師：魅力を感じる？

シェルビー：それが一番大事な部分でした。先生を自分のものにできる唯一の方法は、セックスを通じてである、と信じきっていたのです。いつだって、私にとってうまくいくやり方でしたから。誤解しないでくださいね。セックスは楽しいです、大半は。それで、先生とセックスするのはどのような感じなのだろうと、随分考えました。でも、それは私にとっての最大の関心事では決してありませんでした。先生とのセックスは、目的のための手段だったのでしょう。そして、その目的というのは、先生を独り占めすることでした。

私や他の相手への性的な感情を探究して論じるフェアモント嬢の能力は、治療における突破口となった。彼女は、治療初期に私との性的なことで頭がいっぱいになったのは、私やセックスよりも、彼女の低い自己価値感やコントロール欲求に関係したものであったことを理解するに至った。私や他の男性への感情や振舞いの中で父親との関係の基本要素を複製していたことが、彼女にとって明らかとなった。そして彼女の私との関係パターンにおいて、抜本的な変化が起こった。彼女は自分の考えていることや感じていること、体験していることを、オープンに伝え始めたのだ。他の人間には決して実際にしたことのないことだった。彼女がより自己理解を深めて変わる努力をするにつれて、このように心を開くことによって、客観的で情報をよく知っているパートナーをもつということも初めて可能になったのである。

《長期間の治療》

治療の三年目までには、当初フェアモント嬢が精神科的ケアを求める理由となった、機能不全をもたらす不安定な症状は、多くの部分が解決されていた。もはや抑うつにも慢性的不安にも悩まされることはなくなり、アルコールの乱用や拒食と過食のサイクルを体験することもなくなっていた。彼女は驚いたが、私は精神分析治療を考えてみるように勧めた。以下のような長期的目標を達成するに当たって、最も役立つと思っ

表4-5　シェルビー・フェアモントのケースで示された，ヒステリー性パーソナリティ障害の人たちの治療で鍵となる原則

ヒストリーとしての事実	鍵となる原則	解釈
フェアモント嬢の治療の早い段階で，Y医師は彼女に選択的セロトニン再取り込み阻害薬の抗うつ剤を処方した。	ヒステリー性パーソナリティ障害の人たちの治療はしばしば，併存する精神科的病状への薬物治療から始まる。	大うつ病，神経性過食症，アルコール依存が解決するまで，シェルビー・フェアモントは，パーソナリティ障害の精神療法から利益を得ることができなかった。
Y医師はフェアモント嬢の治療の早い段階において，積極的，指示的，支持的な方針をとった。	治療の最初の段階で，ヒステリー性パーソナリティ障害の人たちはしばしば，独力で合理的に思考することができない。そのやり方を学ぶことが，治療の根本的な部分となる。	シェルビー・フェアモントの治療早期での，Y医師による指示的治療は，彼女が精神療法の過程で，混乱やフラストレーション，見捨てられ感を覚えることを防いだ。
Y医師はフェアモント嬢の食事法と運動に関して，厳しいプランを処方した。	ヒステリー性パーソナリティ障害の治療は，洞察志向型の精神療法に限定されるべきではない。	シェルビー・フェアモントは，薬物治療の副作用として，あるいは抑うつや拒食症からの回復の望まれぬ影響として体重が増えていたならば，治療をやめてしまっていただろう。
Y医師は，娘の遺産信託の管財・執行人になってほしいという，ロイ・フェアモントの要請を断った。	治療で成功を収めるためには，ヒステリー性パーソナリティ障害の人たちの治療のあらゆる局面で，セラピストは厳密な治療上の境界線を確立・維持しなければならない。	Y医師がフェアモント嬢の財政面でのコントロールを握っていたならば，彼女の彼への依存は増大しただろうし，治療で退行してしまい，彼への理想化された父親転移も強化されてしまっていたことだろう。

表 4-5　つづき

ヒストリーとしての事実	鍵となる原則	解釈
Y医師はフェアモント嬢が自分を理想化するのに抵抗した。	ヒステリー性パーソナリティ障害の人たちに関する治療の鍵となるのは，両親への転移を解釈することである。	フェアモント嬢からの理想化を受け入れ過ぎていたら，Y医師は彼女のすべての要求に応じて，すべての問題を解決できるという，非現実的な期待につながっていたことだろう。これは，急勾配で滑りやすい危険な坂道に進むようなものである。
フェアモント嬢は，Y医師の他の患者の一人について，評判を悪くするようなことを語った。	親のような人物にとって特別な存在ではないと感じることに起因する低い自尊心が，多数のヒステリー性パーソナリティ障害の人たちの，競争的な感情や行動の源に存在する。	フェアモント嬢は，Y医師が他の人たちを大切にしながら，なお彼女のことも大事にできるとは，信じなかった。
フェアモント嬢はY医師に対して強い怒りを体験し，表現した。	ヒステリー性パーソナリティ障害の人たちの治療において，患者がセラピストに対してのネガティブな感情を表現する自由や安全は，必要不可欠である。	フェアモント嬢は，両親への怒りと憤りの感情を，無意識のうちにY医師に転移した。
治療の早期に，フェアモント嬢は，Y医師に強い性的な魅力を感じた。	ヒステリー性パーソナリティ障害の人たちは，子ども時代からの力強く，葛藤に満ちた性的感情を，セラピストに転移する。	フェアモント嬢の父親に対する強烈で葛藤に満ちた感情は，無責任で満足を得られることのない，思春期や思春期後の男性との性関係で明らかにされた。
フェアモント嬢が自分の性的な感情を打ち明けたり話し合ったりできるようになるまでに，2年の治療期間が経過した。	ヒステリー性パーソナリティ障害の人たちは，性的表現や満足に困難を抱える。	フェアモント嬢の父親に対する無意識的な性愛的願望は，抑圧され，抑制された性的感情や隠しだてされた行動で表面化した。

表4-5　つづき

ヒストリーとしての事実	鍵となる原則	解釈
3年間の治療の後，Y医師はフェアモント嬢に精神分析治療を紹介した。	ヒステリー性パーソナリティ障害の人たちが，私生活や職業上での潜在的能力を十分に発揮できるよう手助けするためには，しばしば精神分析が必要となる。	精神分析的な治療は，シェルビー・フェアモントが，立派な医者になり，妻や母としての充実感を経験するという目標を達成することを助けた。

たからである。①他の女性や男性の両方と，信頼ある友人関係や，競争的ではない仕事上の関係を作り上げる能力の開発。②大いなる親密さや性的満足につながりうる，適切な男性との成熟して安定した関係を維持していく能力の養成。③母親的役割に由来する満足を引き出すような，慈しみ，支持する母親になる能力の育成。この三番目のものは予想外なことに，私との治療の三年目に――彼女のために私が立てた目標ではなかったことは間違いないのだが――フェアモント嬢の長期的な目標になった。彼女が最初に精神科的ケアを求めた際には，母性については関心事とも優先事項ともみなさなかっただろう。精神分析のプロセスや理論的根拠と，彼女が私との治療を去ることの意味合いを何度も長時間にわたって話し合った後，シェルビーは，ニューヨーク市の女性精神分析家への推薦を受け入れることに同意した。彼女がニューヨークに戻ることを選んだ理由の一つは，コロンビア大学での二年間のコースに出席するためだった。これは，医学部に志願したいが，必須条件である科学と数学のコースを修めていない学部卒業生向けのコースだった。フェアモント嬢はまた，プロのバレエダンサーになる夢を放棄して以来初めて，人生に方向性と目的ができたと語った。

シェルビー・フェアモントのケースで示された，ヒステリー性パーソナリティ障害の人たちの治療で鍵となる原則は、表4－5に要約されている。

◈シェルビー・フェアモントの長期にわたる前進

ニューヨーク市で医学部準備コースを受講し、精神分析を受けるためにヒューストンを去ってから、フェアモント嬢は手紙や電子メールで私と定期的に連絡をとった。彼女がニューヨークに移ってから八年後に、私は以下の手紙を受け取った。

親愛なるY医師

最初に、こんなにも長い間、お便りしなかったことをお許しください。先生と先生の周りの皆様にとって、万事がうまくいっていますように。最後に連絡をとってから、私の人生ではとても多くのことが起きました。私にとって一番大切なことは、ロイがもう二歳になって、スクスクと育っていることです。息子は祖父と同じように賢くて頑固ですが、立派な父親の芸術家気質も兼ね備えています。先生にロイのことで、一度も話していなかったことが二つあります。第一に、先生との治療の時に、絶対に子どもなどもちたくないと宣言したのに、私のことを信頼してくださったことに対して、先生にずっと感謝の気持ちを抱いています。先生に話した理由は、子どもなんて「うるさくて、汚くて、退屈」だったと思います。先生はこの件をさらに探索すると強くおっしゃいましたが、後になって私は、母が私にそうであったように、私がひどい母親になってしまうことを恐れていたのだと気がついたのです。なりたい母親のタイプを私が自分でコントロールできると思っているのかどうかを先生が私にお尋ねになった時に、可能性のある全く新しい世界が私に開けたのです。治療での多くのことと同じで、先生のシンプルな質問が変化につながるなんて思ってもみませんでした。けれども私は、自分自身の家族をもちたいという私の死にもの狂いの気持ちに、初めて触れることができたのです。そして自分の子どもをもちたいという気持ちにも。今では、大切で、敬愛する夫がいて、私の宇宙の中心である息子がいます。もう一つ、お話ししていなかったことは、息子に先生のお名前をつけることを考えたということです、Y先生。でももしそんなことをしていたら、先生はお怒りになって、治療に戻るようにと強くおっしゃるだろうと、幸運にも気づいたのです。不完全だったとしても、私の愛する父の名前をもらう方がより適切で、皮肉にも、近親相姦的なものが少ないことでしょう。

では、仕事の面での近況報告を。ほどなく神経科学の博士論文を完成するところで、この六月には医学博士号と博士の学位をもらって卒業する予定です。永遠とも思えるほど長い時間がかかった気がしますが、一瞬一瞬を心底楽しみました。将来に関して、これほど喜びを感じてワクワクしたことは、これまで一度もありませんでした。コーネル大学医学部、スローン・ケタリング癌センター、そしてロックフェラー研究所からの、合同オファーを受け入れることに決めたのです。癌患者のお世話をしながら、医学生と大学院生に教えて、神経腫瘍の研究をすることができるので、私にとっては申し分のない仕事です。これは野心的なプランですが、私は夜間や緊急の呼び出しは受けなくてもよいのです。ですから、午後遅い時間や夜と週末は、私の家族（「私の家族」と言葉にできるのがひたすらに嬉しいのです）と過ごすことが可能になるでしょう。私の息子、ロイに対して、自分の両親が犯した罪を繰り返すことは、決していたしませんから。

先生の人生について、何か聞くような愚かなことはしません。先生は私には決して何もおっしゃいません。先生は、本当に堅苦しい人ですね。いずれにしても問題ではありません。先生について知るべきことはすべて、ニューヨークにいる先生の旧友たちや、Googleで発見できますもの。いまだに先生の境界を犯すことに、スリルを感じるのです。

最後に一つ、親愛なる先生。かつて父が私のことで言ったように、（御自分の）「お体を大切になさってください」。

（ほとんど）医学博士シェルビー・フェアモント

あとがき

もし、あなたが、二十二歳のシェルビー・フェアモントが洒落たニューヨークのナイトクラブで有名なスポーツ選手と踊っている姿を目にしたら、注目せざるを得なかったことだろう。長身でしなやかな身体をもつ、挑発的な服を身にまとったその若い女性は際立って美しく、プロのように踊ることができた。後に彼女が、アメリカでも最も裕福で、政治的な影響力のある一族の跡とり娘で、名門であるアイビーリーグの大学を最近、優等で卒業したと知ったなら、より一層心を奪われて、興味が深まったかもしれない。しかしながら、もしも綿密に入会審査をされる彼女の内輪のサークルに歓迎されるチャンスをどういうわけか手に入れて、彼女をもっとよく知ることを許されたとしたら、フェアモント嬢の目もくらむほどの煌きや輝きは、次第にその光彩を失っていたことだろう。最終的には、彼女の眩しさが内なる灯りというよりも、表面的な反射であることがわかったことだろう。誘惑的ではあるけれど、その表面はシェルビー・フェアモントにそれ以上近づくことを阻止する貫通不可能なバリケードであり、彼女があなたに対して抱いているかもしれない感情を、濾過して取り除いてしまうものであることが明らかになったであろう。彼女のあなたへの関心が、あなたとはほとんど無関係で、すべて彼女についてのものだったことを、あなたは感じ取ったことだろう。

しかしながら、十年後に、フェアモント博士がコーネル大学の医学部生のクラスに対して行っている、癌形成の細胞生物学に関する講義に出席するようなことがあれば、再び注目したであろう。彼女の体形がだぼついた白衣でぼかされていて、化粧も宝石も身につけておらず、科学者らしいソフトで控えめな口調で話すという事実は、なおも彼女の素晴らしい美貌と魅力を隠蔽するものではない。それにもかかわらず、あなたを夢中にさせたのは、彼女の外見ではないだろう。あなたの注目は、ほとんど即時に、彼女個人からその科目へ、そして講義の中身へと引きつけられたことだろう。脳腫瘍を病む人たちの苦しみを減らすための基礎科学の潜在的可能性に関して、彼女が熱意をもって、共感的に、感動的に語るにつれて、彼女の話に心を奪われたことだろう。シェルビー・フェアモントの注意を引くような人となりは、もはや素晴らしい美貌や、個人的な富、あるいは恐ろしいほどの競争心で定義されるものではなかった。それどころか、彼女の科学者兼医師としての知識、患者と職務への献身、他人への共感的な焦点づけといったものが、個人としてのシェルビーから、彼女の科学に対する見解や専門家としての価値観へと、どういうわけかあなたの注目を逸らすのだった。フェアモント医師とより多くの時間を過ごせれば過ごせるだけ、彼女をよりよく知り、もっと尊敬するようになり、さらに好きになっただろう。献身的な妻、母、医師、科学者、そして友人として彼女を知ることになっただろう。彼女は、大部分において満足していて、充実していることもよくわかっただろう。あなたのフェアモント医師との関係は、彼女にとってもあなたにとっても対等のものであることも、認識したことだろう。この大きな変化は、主としてシェルビー・フェアモント博士の動機づけ、知性、懸命の努力、そして勇敢さの結果もたらされたものであるが、治療なしでは決して起こらなかったであろうし、起こりえなかったであろう。

第5章

自己愛性パーソナリティ障害
パート1：治療を受けていない自己愛

ガボットの舞曲にのって
あなたは片目を鏡に向ける
少女たちは皆が皆
あなたがパートナーになってくれることを夢見る……
とても虚栄心が強い人
この歌が自分についてのものだと多分思うことでしょう

—Carry Simon, "You're So Vain"

エッセンス

あなたが仕事上あるいは個人的に関係をもった人で、最初は、独特な才能があり、やってきたこともすばらしく、人にはない個性をもっていると、思えた人もいるだろう。その人の他人の心を捉える外面的なものや、優れた能力を信じて、あなたの人生や将来に影響する重要な件に関して、その人に大きな信頼を寄せただろうか？　次第に彼が自分の業績を誇張して語り、自己中心的であることを認識し始めただろうか？　その人物は、「重要な」人たちのことで頭がいっぱいで、彼のキャリアや社会的地位を昇進させるような立場にはない他の人にはほとんど関心を示すことがないように思われただろうか？　出世するためにあなたのことを搾取し、他の人たちを利用していることに気づき始めただろうか？　時間の経過とともに、常にあなたや他の人たちに賞賛されたいという彼の欲求や、個人的な業績を誇大的に表現すること、絶え間ない自慢話に、うんざりしただろうか？　その人物は、自分は特別で、勝ち取ったわけでもそれに値するわけでもない特権をもつ資格があると感じているようだと、気がついただろうか？　彼には、失敗や過ち、欠点を潔く認める器量があっただろうか？　実際のところ、大小の過ちや不運を隠そうとして、嘘をついただろうか？　彼に対して献身的でよく仕えた、あなたや他の人たちの貢献を、本当はありがたいとも感じていないことに、最終的には気づいただろうか？　他の人への関心や配慮をもっているふりをしてみせるが、実際は彼には真の利他主義精神や共感の能力がないことを、あなたは探り当てただろうか？　誇張や傲慢さに関して問いただした時に、彼はあなたから手を引いただろうか？　不誠実であることや責任をとらないことについて彼に問い直すと、彼はあなたのことを価値下げし、あなたの信用を落とそうとし、脅迫し、傷つけようとさえしただろうか？　もし、これらの質問の多くに「はい」と答えたのであれば、その人が自己愛性パーソナリティ障害を抱えている可能性は、非常に高い。そうであれば、この章は、その人物に関しても、その人との関係で受ける影響を評価する最もよい方法についても、現実的な理解を得るという点で、あなたの役に立つはずである。

国会議員デニス・スマイズのケース

◈情報源

私はデニス・スマイズ国会議員と、四回しか会ったことがない。スマイズ国会議員は、マーティン・スマイズ牧師の父親である。後者の精神科的障害と治療については、第６章の「自己愛性パーソナリティ障害　パート２：治療を受けている自己愛」に記述されている。スマイズ牧師の評価やケアの一要素として、彼の妻も出席した三度の拡大された家族セッションに、彼の両親が参加したのだ。私はまた、各家族メンバーに九十分間ずつ個別でも会った。何年も後になって、精神分析家のところに行くようになって随分経ってから、スマイズ牧師が、自分の母であるジューン・スマイズ夫人を、治療してくれるように頼んできた。脳の右側に起こった卒中発作に続いて、深刻なうつ症状が現れたからだ。彼からの催促と、私が副専門として専念しているのが神経精神医学である事実を踏まえて、私は治療に同意した。ひとたびうつから回復すると、スマイズ夫人は彼女の人生で進行していた問題に関連して、数年にわたり私のもとで支持的治療を続けた。したがって、私のスマイズ国会議員に関しての知識は、三つの情報源に由来している。私への四度の臨床訪問で彼から得られた直接の観察と情報、彼の前妻と息子の治療、この二人が共に提供してくれた同議員の背景事情と彼らとの関係に関する広範にわたるヒストリーの記録である。スマイズ国会議員の家族による彼に関する報告は、私の臨床評価と非常に一致していた。

◈国会議員デニス・スマイズのヒストリー

《幼少時代：農園の家庭と大学》

デニス・スマイズは、貧しい大家族の長男だった。その小さな農園では、風が叩きつける畑の中で、イリノイ大草原の雑草や芝が、自分たちこそが正当な権利を有するとばかりにすみかを奪還しようとするため、家族で必死に奮闘しているといった有様だった。暑い八月の陽光にさらされた、乾燥した作物に疲れた土壌のように硬く頑固だったので、デニスの父親は、七歳の時から自分の長男に「くいぶちにふさわしい働き」を要求した。家族は最終的に、デニスの七人のきょうだいを含むことになったのだが、生き延びるためにデニスの重労働に依存していたのだ。デニスの母親には、彼に捧げる時間があまりなかった。それどころか、彼女は新しく生まれる子どもたちのことで手一杯だった。赤ん坊たちは、赤い羽根の椋鳥(むくどり)のように、スマイズ家のささやかな完熟とうもろこしの収穫から分け前をぶんどるために、毎年九月に絶妙のタイミングでやって来るようだった。幼いデニスは、農場で成人男性並みの責任を一通り背負っていたばかりか、夏休みや放課後に、同じ郡の他の農家で労働者として働いて、家族の収入を補っていた。

デニスが働いていたある農場は、シカゴの裕福なビジネスマンであるマーティン・グリアーのものだった。

そのうちに、長身で美男子である社交的な農場の少年は、グリアー氏の注目をとらえることとなった。グリアー氏にとって特に関心があったのは、デニスが抜群の高校生運動選手であり、陸上や野球、バスケットボールで州からの賞賛を得ていたという事実であった。デニスの成績や試験での得点は、全く競争に勝てるようなものではなかったのだが、そのビジネスマンは多少の裏工作をしたので、彼の母校であり、高く評価されている中西部の大学で、デニスは野球選手として全額支給のスポーツ奨学金をもらえるようになった。デニスは父方、母方を含め、一族の中で初めて大学に進学した人間だった。デニスの父親は、息子が大学に行くことに賛成ではなかった。スマイズ議員は、彼が大学へ向けて発った日に父親が、「もう家族なんざ、いらないんだろうな。金持ちのガキたちと野球をして、ビールでも飲むために家を離れる、お偉いさんになったんだからな」と言ったことを記憶している。父親の発言がかなり的を射ていたことが判明した。というのも、家族の誰も、一度として彼を大学に訪ねて行くことはなく、野球チームでのデニスの活躍に興味をもっていたのも、弟のうちのたった一人だけだったからだ。デニスの側はといえば、ほとんど大学から家に電話もせず、通常、休日は友人の家で過ごし、夏はスポンサーのグリアー氏のためにシカゴで働いて過ごしていた。

《出発進行：結婚とビジネス》

大学四年になる前の夏に、デニスはジューン・ギャラガーに出会った。それは、シカゴの北側にあるミシガン湖岸の裕福な郊外、イリノイ州のウィネトゥカで開かれた優雅なパーティーでのことだった。このパーティーは、グリアー氏の製造会社と、ウィネトゥカに居住していたスペンサー・ギャラガーが所有するもう一つの業界大手との合併を祝うために開催されたものだった。その当時ジューンは十九歳で、マサチューセッツ州ノーサンプトンのスミスカレッジで第二学年を終了したばかりだった。ジューンはウィネトゥカで育ち、地元の高校に通ったので、パーティーに来ていた若者も大人もその多くを知っていた。それでも彼女は、このパーティーを含めて、大半の社交の場は居心地がよくないと感じていた。ジューンは気質的にいつも内気で学問好きであり、太り過ぎであることに自意識が向いていた。ハンサムで社交的な若い男性が、その夜、彼女に多くの注目を示したことに、かなり驚きはしたものの、初めて出会った時、ジューンはデニスには特に関心をもたなかった。彼女がとても驚いたことに、デニスはグリアー氏から彼女への郵便の宛先の情報を仕入れて、秋には大学から手紙を書いた。その上、デニスは彼女を、大学における四年生対象の重要な冬期の公式行事に、彼の同伴者として招待したのだ。ジューンの控えめな性格と本能は、この招待を受け入れないようにと自らに伝えた。彼女は誰かに誘われたということがほとんどなく、大学のダンスパーティーなどにはもちろん招かれたことがなかった。けれども、彼女の両親が、そのイベントに出席するようにと促した。両親は、娘が殻を破って社交技能を向上させるよいチャンスだろうと、理屈づけをしていた。その上、彼らのビジネス提携者であるグリアー氏が、デニス・スマイズのことをとてもほめていたのだ。

冬の公式行事のために、ジューンがデニスの大学を訪問したことは、不可抗力的な影響を与えた。裕福な家庭に生まれ育っていたが、ジューンは彼女の物理的かつ社交的な快適さに関わる細やかな点に対して、この時ほど、深い配慮や、気配り、注意をもって待遇されたことは、一度もなかったのだ。第一に、彼女は空港でリムジンによって迎えられた。これは一九四〇年代の大学生にとっては、そして特に中西部では、非常に稀なことだった。デニスはあらかじめ、ジューンが知っているウィネトゥカ出身の女子学生二、三人を見つけて、彼女が一番親しい間柄にあった一人の若い女性の所に泊まれるように、手配していた。彼女の週末はあらゆる面で、思慮深く慎重に計画されていたのだ。彼女がとても驚いたことに（この旅をとても恐れていたのだ）、ジューンは素晴らしい時間を過ごすことができた。デニスは完璧な紳士で、彼女のことを一人の人間としてよく知ろうと努力し、未発達だった彼女のくつろいで楽しむ能力を引き出したのである。実際に、ジューンは男の子なり男性なりとの経験が、非常に限られていた。高校までずっと私立の女子校に通い、それから、教員も大半が女性であるスミスカレッジという女子大に進学したのだ。彼女の父であるギャラガー氏は活動的で成功しているビジネスマンであり、家族と過ごすわずかな時間は、ジューンの弟、アレックスのスポーツ活動に出席することに捧げられていた。彼女の人生のこの点に関して、ジューンは以下のように私に語った。

ジューン・スマイズ：私は男性に関しても、デートに関しても全く経験がなくて、うぶなものでした。本好きで内気なせいで、デニスの私への関心ということになると、抵抗力がなくて、それは私の理解を全く超えていたのです。デニスは、最低でも週一回の割合で、手紙を送ってくるようになりました。毎日手紙を受け取った週も、何度かありました。彼は私がしていたことすべてに、深い関心を示しました。例えば当時私は、優等賞をもらったエミリー・ディキンソンに関する英文学の論文を書いていました。デニスはその詩人の伝記を数冊読んで、彼女の詩を勉強してくれました。私の論文の早い段階での草稿を求めて、注意深く読んで、より良いものにするために、建設的で知性的な提案をしてくれたのです。彼は、私が彼の人生で最も重要な人間であるかのように感じさせてくれたのです。実際のところ、生まれて初めて、私は自分に価値があるように感じ始めました。

デニスはジューンを大学の卒業式に招いた。再び彼は、「完璧な週末」を巧妙に演出した。その旅で、彼女の求愛者が、キャンパスで高く評価されていたことが、ジューンにははっきりとわかった。卒業学年の学生会長として、デニスは卒業式の間にスピーチをした。ジューンは、グリアー氏がデニスの卒業式に出席していたが、デニスの家族は誰もいないことに気づいた。デニスが舞踏会の夜に彼女にキスをした時、それがジューンにとって、若い男性との最初のキスであった。

大学を卒業してからデニスは、グリアー氏（会社社長）とジューンの父ギャラガー氏（最高経営責任者かつ取締役会会長）の合併したビジネスで、財務部に勤務し始めた。知性的で、厳しい労働にも前向きであり、年配の指導者層に信頼されたので、デニスはすぐに前途有望な人材として認識されるようになった。ビジネスは、主として世界中の関連産業の買収を通じて、急速な拡大を遂げていった。デニスは、このような買収や乗っ取りが、いかに概念化されて、資金調達を受け、現実化するのかということを学ぶのに好適な内部のポジションにあった。彼にはほとんど余暇がなく、その大半はジューンを追い求めることに費やされた。デニスは、ジューンの大学での最終学期に彼女にプロポーズし、彼女は大喜びで受け入れた。デニスと結婚するという決断を、何年も経ってから振り返って、ジューンは次のように話した。

ジューン・スマイズ：優秀な学生であることを除いては、当時の私には大したアイデンティティがありませんでした。私の家族は、私が大学院で英文学を学ぶことを思いとどまらせました。私の時代には、それは夫を射止めることができなかった女の子のための、「逃げ込みの決断」だと考えられていたからです。スミスカレッジでの私のクラスメートの大半は、卒業までに結婚するか、婚約していました。私は他の誰とも交際をしたことがなくて、他にとる道もありませんでした。自信もほとんどなかったのです。当然、彼の申し出を受け入れました。

ジューンは、結婚して最初の五年間、夫にほとんど会えなかった。デニス・スマイズは、ほぼまる一日中働き詰めで、仕事で世界のあらゆる地方に行かなければならなかったのだ。彼女は、彼からの求愛があった年の頃よりも、彼が彼女にはるかに注意を払ってくれなくなっていたことに気づき、孤独だった。結婚三年目に、彼らのビジネスがブラジルで買い上げた巨大な製鋼工場を管理して経営を好転させるという責任をデニスは与えられ、一度に何ヵ月も家を空けるようになった。その間、彼は彼女に手紙を全く書かず、稀にしか電話もかけなかった。その一方で、彼はグリアー氏やギャラガー氏とは、新ビジネスの状況に関して、ほぼ毎日の連絡を維持していた。

ジューンは、是が非でも子どもを欲しがったが、夫婦はほとんど全くセックスをしなかった。デニスは、仕事や社交上の用務で多忙過ぎるか、はたまた、仕事や社交上の用務で疲れ過ぎてもいた。ジューンは、自分から性関係の働きかけをするには、あまりにも抑制されていて、自信がなかったが、いつも回数を記録していた。結婚三年目に、彼らはたったの六回しかセックスをしなかった。ジューンを悩ませたのは、この六回のうち、四回はデニスが酔っていたということである。彼女は、自分にはひどく間違っていて、魅力に欠けるところがあるのではないかと心配し始め、この恐怖は夫の批判がエスカレートしていくことで、より高まっていった。デニスは、ジューンの身体的外見――服装を含めて――のことばかり気にしているようだった。裕福で成功している人たちと同席する準備をしている時には、デニスはジューンのことを批判し、冷酷だった。体重の件で叱りつけ、「六十五歳の図書館司書」のような格好だと言うのだった。さらに悪いことに、デニスは彼女が愚かであるかのように扱った。セラピーで、ジューンは次のように私に話した。

ジューン・スマイズ：仕事での成功でデニスが自信をもてばもつほど、私のことを恥と思っているかのように見えました。本当のところ、私は子どもができるまで、本を読んだり数人の親しい友人に会ったりする以外、ほとんど何もしていませんでした。彼の大切な仕事上の知り合いと外で一緒になると、世界で起こっていることで、何か知らないことがあるのではないかとか、何か間違ったことを言うのではないかと、とても怯えていました。実際にミスをしてしまうと、彼は憎悪に満ちた視線をちらっと投げかけて、こちらを見下したような軽蔑的な口調で、人前で間違いを正すのです。私は赤カブのように赤くなって、テーブルの下に潜り込みたいような気持ちになったものです。私の自尊心は高校時代よりも低くなっていました。

結婚四年目に、ジューンの父親が、デニスと彼女は子どもを授かるのに苦労しているのかと尋ねた。ジューンは勇気をかき集めて、父親に、自分の理解するところでは、子ども（そして孫）を作るには、性関係を結ぶことが必要であると言った。彼女はまた、デニスが自分と「関係」をもつことにそれほど興味をもっていないようだと、父親にほのめかした。ギャラガー氏は、デニスを働かせ過ぎてきたと思うので、「家庭生活」がもてるよう仕事を減らしてみるように話してみると娘に伝えた。まさにその晩、激怒したデニスは、以下のようにジューンに正面から挑んだ。

デニス・スマイズ：よくもまあ、こそこそと私に隠れて、私たちの個人的な生活のことを父親と話し合うなどということができるものだな！　正確にはお前はなんて言ったのだ？

ジューン・スマイズ：父が、子どもを授かるのに苦労しているのかって尋ねてきたから、滅多に関係をもっていないって答えたのよ。

デニス：このベネディクト・アーノルド〔訳注：裏切り者の代名詞〕くずれめ。お前の父親は、おそらく、私のどこかが悪いのだと考えているのだろう。多分、性的不能か、子種がないとか何とか思っているんだ。おまえが、デブで無反応なメス豚だなんてことじゃなくてな！　二度と再び、信頼したりしないぞ。こんなふうにだまし討ちを食らわせるなんて、信じられるか！

ジューンが驚いたことに、その晩デニスは彼女とセックスをした。実際、引き続く二ヵ月の間に、二人は四年間の結婚生活でしたセックスの回数を累計した以上の回数、セックスをしたのだ。ジューンは、デニスがセックスの間も、他の時にも、彼女に愛情を示したり親密な感情を伝えたりしないことを、よく意識していた。彼のひっきりなしの批判やけなしで、打ち砕かれてしまっていたので、ジューンは自分が受け取ったものをそのまま受け入れてしまっていた。自分にはもっと価値があるとは感じなかったのだ。したがって、ジューンは妊娠した時に大喜びし、その時点で夫との性関係はストップした。それにもかかわらず、ジューンは、子どもが彼らを、お互いにより近づけてくれるのではないかという希望を抱き続けていた。しかし、彼女の妊娠と、新たに誕生する赤ん坊のためのプランで、デニスが関心を示した側面は、命名だけであった。もし、子どもが男の子だとわかったら、グリアー氏の名前をもらって、マーティンと名づけるとデニスは主張したのだ。マーティンが生まれた時、デニスは仕事でニューヨーク市にいた。彼は三週間もの間、妻と生まれたての息子に会うために帰宅することはなかった。その代わりに、病院にいる妻に大きな花束を送ったが、カードはついていなかった。彼女と息子がどのような様子かを聞くために、電話をすることもなかった。デニスは、生まれたばかりの息子の世話にさえ参加しなかった。おむつを換えることもせず、授乳を手伝いもせず、夜、泣いている時に起きることも決してなかった。デニスがマーティン坊やを抱こうとするのは、家に誰か来ている時、特に彼の義理の家族がいる時だけであった。

《ビジネスでの成功》

家族関係では欠陥があったとしても、家族のビジネスにおけるデニスの努力と業績には、そのような問題は全く見受けられなかった。彼は起きている時間のすべてを仕事に集中させた。とても人好きがして、言葉巧みでハンサムな上、優秀なスポーツマン（彼はゴルフに熟達した）ということで、デニスはすぐに、巨大企業の販売・広報における「天性の才人」として認識された。グリアー氏とギャラガー氏は、共にエンジニアだったので、彼らの拡大していく鉱業・製作・製造帝国における技術的操作の責任を担い、製品のマーケティングや販売促進と新たなビジネスの買収に関しては、デニスが確実にリーダーシップとコントロールを掌握した。老齢化していく会社の創業者たちは、「ミスター・インサイド」たちとみなされて、デニス・スマイズは「ミスター・アウトサイド」として知られるようになった。慈善活動やコミュニティサービスでのリーダーシップを通して、彼は、会社が鉱山や工場を所有してビジネスを行っている、アメリカ中の多くの都市で、社の代表を務めていた。デニスは特に、選挙で選ばれた有力な政府役人とポジティブな関係を確立することに長けていて、これが政府との高利潤の契約という結果につながり、費用高騰につながる環境や労働の規制によって干渉されることを軽減していた。家族のビジネスにデニスが関わった最初の十五年で、その純資産と利益は五倍以上に増えていた。この成功の大部分が、デニス・スマイズの販売促進努力と、ビジネス技能によるものであるとされていた。三十代の初め頃には、デニスはアメリカで最も力のある若手ビジネスマンの一人として、広く知られ、認められていた。

デニスのビジネス活動の中で、ジューンにとって最大の懸念となっていた側面は、彼女の弟であるアレックスとの関係だった。父親と同様に、アレックスは数学と科学の才能に恵まれていた。彼は、シカゴの裕福な北部郊外に貢献している、高評価で難関の公立学校であるニュトリエー高校を、卒業生総代で卒業した。マサチューセッツ工科大学（ＭＩＴ）でも、アレックスは化学と物理学の二重専攻として、優秀な学生であり続けた。一家のビジネスの高度に技術的な性格を考えれば、アレックスは、群を抜いた資産になる人材であった。しかし、デニスは、アレックスが一族のビジネスが所有している多くの産業のどこで働くことをも阻止したのだ。

デニス・スマイズ（アレックス・ギャラガーに）：初めから家族が所有しているビジネスに入って、私がしたのと同じ過ちを繰り返さないように。当然、やっかみを買うし、皆が競争を仕掛けてくる。私がお義父さんやグリアー氏へのつながりをもっていることに嫉妬している中間管理職や上層部の皆によって、私は社のあらゆる所で大変な目に遭わされているんだ。ここに来てからというもの、私にとってはずっと、丘を登るような苦労ばかりだった。外の世界は、上司の義理の息子だから成功しているのだと言って、あらゆる業績を評価してくれない。アレックスだと、もっと悪いことになるだろうな。物理学の博士号をとって、研究生活を究めたほうが、ずっといい人生を送れると思うよ。金銭面の心配はまったくないわけだし。

デニスはグリアー氏とギャラガー氏には異なる助言をした。

デニス・スマイズ：アレックスと話しましたが、ビジネスに対しての情熱はないようです。MITのインテリたち皆が影響を与えたようで、ここで私たちがやっている実際的な仕事は、自分のような高等な人間のすることではないと思っているのでしょう。アレックスはビジネスには興味がなく、ここで成功しようという「燃える闘志」もないのですから、ビジネスに加わるように促すのは、過ちを犯すことになるでしょう。彼が私たちのところで働くと、労働者の士気に悪影響を与えるでしょう。特に、指導的レベルになれば。私は懸命に働いていて、これまでの業績もあって、尊敬してもらっていますが。アレックスの場合、会社が過度に同族経営化しているとか、家族のメンバー以外には、チャンスに対してガラスの天井〔訳注：それ以上の昇進を阻む目に見えない上限〕があるのだと思われてしまうでしょう。

アレックスは、家族ビジネスの中で職位を与えられなかった。父親と義理の兄のアドバイスにより、カリフォルニア工科大学で理論物理学の博士号を目指すことになり、そこで優秀な成績を修めて後には教職を与えられたのだった。ジューン・ギャラガー・スマイズは、父や弟との会話でこれらのやりとりを内々に関知していたので、夫が、はるかに優れた知能と高潔さを有する家族メンバーとの競争を排除するために、意図的にアレックスを思いとどまらせたのだと考えた。彼女は、弟をビジネス（そして究極のところ、ビジネスの指導者役）から除外するという決断に関して、夫や父と正面切って話すことはしないことに決めたが、夫のひねくれた性格と不誠実さに対して、目を開かれたのだった。

《露見》

ジューン・スマイズの中で、夫の欠陥について考察してそれに立ち向かうことへの前向きな姿勢や動機づけが、徐々に成長していった。第一に、彼女は夫が、自分自身のビジネスでの野心を推し進めるために、彼女の父親と弟を手玉にとったことにぞっとした。第二に、母親としての新しい役割を得て、彼女の自信と自尊心が改善した。息子のマーティンの誕生から三年後、ジューンとデニスは娘のミリーにも恵まれた。デニス・スマイズは、息子の時と同様に、生まれたばかりの娘にも関わることはなかった。その一方で、ジューンは子どもたちや、自分の子どもたちほど恵まれていない他の子どもたちに対し、全面的に献身した。彼女は、個人的な奉仕や家族の影響力のある慈善財団の監督を通して、多種多様な共同体活動に関わるようになった。学校の委員会、図書館、読書プログラム、文化向上プログラム、妊婦と子どものための医療サービス、そして他の多くの慈善活動である。無私無欲で知性的で、信頼がおけて感銘を与える、公に尽くす人としてのシカゴ地域でのジューンの業績が認知されると同時に、彼女に意志と自尊の感覚が現れた。子どもたちの利益と、慈善活動への参加を確かなものとするために、ジューンは初めて家族の財政に関心をもった。デニスは、決してビジネスのことを彼女と話したりはしなかったので、ジューンは父親、一家の弁護士、会計士と会うように手配した。彼女はデニスが、ビジネスばかりではなく、一家の巨万の富もまた次第に掌握しつつあるということを、不撓不屈の執拗さで発見して、警戒心を抱いた。彼女の父が亡くなれば、デニスが一族の信託財産のコントロールをも握ることになっていて、ジューンが管理監督者になっている強力な慈善団体も、その中に含まれていたのだ。大義名分なしで正面対決を挑むには、夫が一族のビジネスにとって重要すぎる人物であることを悟り、ジューンは夫の性格的なものや誠実さに欠けているとみなしたものに関して、データの収集を始めた。以下が、十六年間に及ぶ二人の関係において、彼女が収集して思い起こしたデニスに関する事柄の要約である。

デニス・スマイズは自分の業績を過大申告した

【誇張された学業成績】　ジューンは長い間、夫がバックグラウンドや達成事項に関して、真実を誇張していたことに気づいていた。例えば、初めて会った時、デニスは彼女に、自分は大学の野球チームの主将であり、全米代表選手でもあり、野球選手として大学の全米優等賞を受けたと語った。その当時、彼のそれ以外の顕著な業績の多く——卒業生クラスの学生会長だったことなど——は本当であることがわかったので、ジューンにはデニスを疑う理由がなかった。振り返ってみて、彼が達成したと語ったことと、客観的な裏づけとの間にある多くの矛盾に彼女は気づいた。彼女は、スミスカレッジの三年生の時に彼に手紙を書いて、その中で自分がファイベータカッパ〔訳注：成績優秀者から成る友愛会〕に選ばれたことに触れたのを記憶していた。次の手紙で、彼は自分もファイベータカッパのメンバーであり、最優等で卒業できると言われたと伝えた。しかし、デニスの卒業する際、ジューンは卒業式のプログラムに、彼がファイベータカッパの会員資格や、学業優等賞を受賞したという記載を（他の該当者は載っているのに）目にしなかった。その時、彼女は、プログラムに印刷上の脱落があるのだろうとだけ想像し、デニスにそのことを話したり、それ以上に考えたりはしなかった。ジューンは、デニスが管財委員会のメンバーに選ばれた時に、一族の財団に提出した正式な履歴書のコピーを入手した。これは、権威ある若手社長組織のシカゴ支部に応募して、成功を収めたものでもあった。この履歴書で、彼は最優等で卒業したと書かれていたが、ファイベータカッパの会員であるという記述はなかった。ジューンは、大学で授与される優等賞に関してよりも、地元地域でも会員名簿を発行している、ファイベータカッパの会員資格を確認する方が簡単であることを、デニスが知っていたという理屈を立てた。デニスが触れていた他の功績としては、大学の野球チームの主将を務めたことと、野球部門で全米優等学生に指名されたことが書かれていた。図書館関係のコネを通じて、ジューンはデニスが卒業した年の大学年鑑を、一冊入手することができた。その年鑑は、彼の履歴書とも、彼が自分や他の人たちに話すところの、ジューンが長年耳にしてきたこととも異なり、多くの矛盾を露呈したのだった。彼はファイベータカッパ会員の集合写真に現れず、会員名簿の中にも名前はなかった。実際、野球チームの写真には入っていたが、チームの主将と副主将については名前が明記されていて、彼はそのどちらでもなかった。彼の卒業年度の写真に付されていた陳述は、とても長いもので、重大な業績（「卒業生の学生会長」）も、それほど重大ではない業績（「友愛会の入会誓約係」）も含まれていた。その記事はそこに含まれないものという点で、より注目に値した。学業での優等賞については、何も触れられていなかったのである。

【誇張されたビジネスでの業績】　長い年月の間に、ジューンはデニスが一族のビジネスへの貢献に関して、大袈裟に自慢していることに気づいていた。最初は、話している相手次第で肩書きを変えることに気づいたのだ。最初に管財部で仕事を始めた際には、彼は何の公式の肩書きもなかったが、印象づけたいと思う相手には、「財政副部長の特別アシスタント」という役割を果たしていると言っていた。当時、彼は二十二歳だった。年月が経過し、デニスが職位で上昇するにつれて、彼が会社の成功を完全に自分の手柄であるかのように言い、同僚、彼女の父のギャラガー氏、彼の忠実なスポンサーであるグリアー氏の貢献にすら、見くびる態度をとる時、ジューンは怒りを抑えたものだった。デニスは、二人のビジネスの創始者に顔を合わせて接する時には、追従的なまでに敬意に満ちた態度をとり、へつらっていたが、自分と同世代の傑出したビジネスマンと一緒にいる時には、創始者たちを「骨董品」とか「保守の恐竜」などと呼んでいた。そのような場合には、彼はジューンの一族のビジネスについて「私の会社」と呼ぶのだった。

ジューンの父親とグリアー氏は、常に派手なことをしないようにしていたが、デニスは、自家用飛行機や、プロスポーツのスタジアムの豪華な社用ボックス席、贅沢なリゾートマンションの豪勢な重役向きの居室などに投資するようにと彼らを説得した。彼は、多大な出費を伴いつつ、有名なプロスポーツ選手、著名なエンターテイナー、影響力のある政治家のような重要人物のもてなし役をすることを喜んでいた。しかしながら、彼は野球の試合やコンサート、さらには自分が出かける豪勢な旅行や休暇にさえも、妻子を招くことは稀であった。同時に、彼は全くチャリティーに関心がなく、ジューンが、貧しい地域の学生のための大学奨学金に、あるいは、癌や統合失調症のような深刻で難治の身体的、精神的疾患を抱える子どもの医療的ケアやリサーチを支援するために、彼女の一族の財団資金から多額の寄付をしたことを知ると、激怒するのだった。デニスの慈善事業としての寄付は、主として政治家への大金の寄付から成っていて、その資金の大半はギャラガー企業か、企業を代表して彼が他の人たちから集めた金が出所となっていた。

デニス・スマイズは謙遜を装う　大学生時代に初めて出会った時、ジューンはデニスが謙虚で控えめであると信じた。彼は彼女の世話をするという努力において、度を越したところがあったが（例：リムジンで彼女を空港まで迎えに行く、好みのタイプの食べ物が出されるように手配する）、自分自身の努力や業績を小さく見せるよう、骨を折っているように思われたのだ。彼女の世話をするためや、彼女に特別であると感じさせるための多大な骨折りに対して、彼女が感謝の気持ちを伝えると、デニスは「たいしたことではないよ」あるいは「そのくらいはさせてほしいな」といった表現を頻繁に用いた。大学での卒業学年時に学生会長に選ばれたことについて語る際、彼は「貧しい農家の息子に対する同情票のせいで勝っただけです」とか「ただ、運がよかったんですよ」「皆が投票用紙のチェック欄を間違ったのだと思います」などと言うのだった。明らかに多大な時間や努力を要したプロジェクトや製品の完成に関して、他人が賛辞を述べると、彼は「仕事のうちですから」とか「感謝する相手を間違っていますよ。スタッフが仕事はみなやってくれたのですから」などと言って、ほめ言葉をかわすのだった。最終結果としては、デニスは否定のしようもなく魅力的であり、力強くポジティブな第一印象を与えた。とは言え、長年の間に彼をよりよく知るようになると、ジューンは、彼の謙遜と誠実さに関して、疑惑を抱かせるような行為――そして特に、行為が欠けていること――に気がつき始めた。彼が妻子をほめることはほとんど全くなかったが、自分への賛辞は釣り寄せようとした。例えば、大切な社交行事のために服装を整えながら、「このスーツだと、老けて太って見えると思わないかい？」などと言うのだった。デニスは長身かつハンサムで、素晴らしい体形をしており、スーツはシカゴ一の仕立て屋に、最上級の布地であつらえさせていたので、ジューンと子どもたちは素直に、「素敵に見えるよ。映画の主人公にもなれるよ」といったコメントで応えるのだった。ビジネスで出世するにつれて、彼は毎年、会社の年次報告に載る自分の写真を慎重に考えて選んでいた。有名人と一緒にいる自分の写真が、報告書の目立つ所に挿入されるよう、個人的に手配して、自分の写真がギャラガー氏やグリアー氏の写真と等しいサイズであることを、注意深く確認していた。彼は、自分の名前や写真がビジネス雑誌や新聞に載ることが大好きだった。彼があまりにも自分自身の宣伝に熱心なので、企業の巨大な広報部での部内者ジョークは、部署の正式名称を「私報部」に変更すべきだというものだった。

デニス・スマイズは依存的だったが、自給自足だと信じていた　ジューンが家庭内のほぼすべてをきりもりしていたのだが（子どもに関連したすべての責任をとること、家庭の維持、請求書の支払い、休暇の計画を含めて）、デニスは自分で何でもできていて、手がかからないと信じていた。見返りを求めない控えめな言葉で「私のことは心配しないように」、「自分たちのことをしなさい。私は大丈夫だから」などと言うのだが、本当は他人のニーズよりも自分のニーズの方が、先に面倒をみてもらえるものと期待しているのだった。夕食のために予定時間に帰宅することなどないのに（そして彼はしばしば、ジューンに帰宅しないと知らせもせずに、他所で食事をしていた)、到着したその時に夕食の準備ができていないと、彼は機嫌が悪くなって怒るのだった。ジューンは、風味を損なうことなく、即時に温め直しができるデニス用の美食を準備することにかけてはエキスパートになった。彼は、明らかに堪能しながらも、妻の素晴らしい料理を決してほめようとはせず、食卓に並んだものが気に入らなかった場合には、ジューンのことをひどくけなすのだった。彼はよく言ったものだ。「一日中、汗水たらして働いているというのに、家でまともな食事をすることも期待できないのか。仕事もしていないし、この世で考えられる限りの手伝いも得られるくせに、私にきちんとした夕食を出すくらいのこともできないわけだ」と。

結婚当初から、家族の買い物や生活費はジューンの個人信託資産から出されていた。これには、夕食を外で食べるのにかかった費用やガソリン代といった少額のものから、彼らの立派な新居や自動車、別荘の支払いといった大きな支出も含まれていた。子どもたちの将来のために貯蓄されていた資金――大学の学費、結婚式、等々――も、すべてジューンの口座から出ていた。デニスは、給料と投資からの収入の全額を自分個人の口座に入れており、これはジューンが手出しできないものだった。仕事での必要経費の払い戻しと、ジューンによる家族関係のすべての費用への支払いで、デニスには文字通り、税金を支払う以外には何の出費もなかった。彼は自分の税金を支払うようにとジューンを説得しかけさえしたが、ジューンの会計士がこの計略を撤回させた。彼はジューンの巨万の富に嫉妬と反感を表してよく言うのだった。「いい親の下に生まれてきた以外、それだけの金に値することを一度でもしたことがあるのか？　小銭一枚一枚を稼ぐために、私は奴隷のように働かねばならないが、お前が心配しなければならないのは、金をどう使うかということだけだ」と。

デニス・スマイズは、他人から、頭が切れて高潔な人と見られることを望んでいたが、知性の深みや社会的な道義心に欠けていた　読むことを覚えたほとんど最初の頃から、ジューン・スマイズの人生における大いなる情熱の対象は、偉大な文学を読むことだった。大学時代にジューンに求愛していた時、彼女が洗練された言葉を愛していることを十分に知っていたので、デニスは自分もまた、熱心でひたむきな読書家であるかのようなふりをした。彼は、ジューン・スマイズの優等英文学論文のテーマだった詩人エミリー・ディキンソンの作品に没頭した。ジューンは、彼のディキンソンの作品に関するアイデアや、彼女の論文への批評の多くが、思慮深く創造的だったことを覚えていた。しかし、ひとたび結婚すると、彼が詩やフィクション作品を読むのをジューンが目にすることは、二度となかった。実際のところ、デニスは地元の新聞のスポーツやビジネス、社会面と、ビジネス雑誌以外のものは、ほとんど何も読まなかった。時々、彼は現役の業界の後継者によって書かれた伝記の一部を読んだりはしたが、完遂することは稀だった。彼は映画が好きで、ジューンが大量とみなすほどの時間、テレビを見ていた。彼は特に、娯楽やセレブと言われる人たちのショーに興味があった。皮肉を意図しつつ、彼が決して見逃さないショーは「金持ち有名人のライフスタイル」という名前であると、ジューンは打ち明けた。しかし、ジューンは、デニスが一見本をよく読んでいるように思われることに、とても驚いていた。彼女は、誰かが夫に、ある本なり劇作を読んだかと尋ねて、彼が「読んだ」と答えなかったケースを記憶していなかった。デニスはそれから、自分自身の意見や洞察を表現する前に、相手にその本に関して五つ、六つ、質問をするのだった。結婚した初めの何年間かは、彼の応答にあまりにも説得力があったので、ジューンは「その本を読んだほうがいいかしら？」とか、「読み終わっ

表5-1　妻のジューン・スマイズによって認識された，デニス・スマイズの性格やパーソナリティ，振る舞いにおける欠陥

1. デニスは外見に気をとられていて，常に人に好印象を与えようと絶え間なく努力した。
2. デニスは，物知りに見えるように，そして，人の尊敬を集められるように，情報を歪曲し嘘をつくことがあった。
3. デニスは，即興で話をすることに卓越していて，説得力もあったので，嘘をついたり事実をすり替えたりすることにより，ほぼあらゆる話題について，実情よりも，はるかに多くのことを知っているかのように見せかけることができた。
4. デニスは「文化人」とみなされることを希望していたが，シカゴにある多くの素晴らしい美術館や，科学博物館を丹念に見てまわることや，シカゴの秀逸なオペラや交響楽団の公演に行くことには，興味がなかった。
5. 公の場ではデニスは，虐げられたり差別を経験したりした人たちを助けることに深い関心を寄せているかのように振る舞った。しかしながら，親しい友人たちの間では，恵まれない立場の人たちを払いのけるような態度をとり，「社会のカス」とか「私の税金にくっついてくる，寄生虫のような枯渇の素」と名づけていた。
6. デニスは，ビジネスでの発表や公のスピーチでは，道徳的価値，特に誠実さ，他人への敬意，家族を大事にすることの大切さ，スピリチュアリティ，自分を信じること，コミュニティサービスの重要性を強調した。デニスはビジネスにおいても，私生活においても，これらの価値観のどれをも体現しなかった。稀にしか教会での礼拝には出席せず，決して家で祈りを捧げたりもせず，家族による慈善への貢献は，すべてがジューンの個人的な財団資金から出ていた。

たら，その本を貸してもらえない？」と，何度も聞いたほどだった。かなり後になってから，彼女はデニスが，博識な知識人に見えるように，自分の読書に関して言葉を濁していることを理解した。ジューンが，夫のパーソナリティや性格，そして振る舞いの欠陥であると認識したものを要約して，表5-1に示している。

デニス・スマイズは自己中心的で，共感性と思いやりに欠けていた

ジューンが，二人目の子どもを妊娠していた時期のある晩，おびただしい膣部からの出血が，突然始まってしまった。彼女の出血は，シカゴの中心部で開かれていた若手社長組織の会合に初めて参加するために，デ

ニスが郊外にある彼らの家をまさに出発しようとしていた時に始まった。彼は、会社のリムジンが送迎をするように手配してあった。ジューンがデニスに、出血していてすぐに病院に行く必要があると話すと、以下の会話が続いた。

デニス・スマイズ：私に病院に連れて行ってほしいと言っているのか？　それは、人生で最も重要な会合に、私が遅刻することを意味するんだぞ。

ジューン・スマイズ：車でエヴァンストン総合病院に連れて行ってほしい、と言っているだけよ。血が出ていて、私たちの赤ちゃんを失ってしまうのではないかと心配なの。

デニス・スマイズ：病院で降ろしてやるとしたら、少なくとも二十分は横道に逸れることになる。運よく道が混んでいなければ、だがな。また過剰反応しているんだ。妊娠中は、ひどく神経過敏になるからな。本当は私を会合に遅刻させる必要などないのだ。自分で運転するか、タクシーを呼べばいいだろう。自分勝手でヒステリックなナンセンスに付き合っている時間はないんだよ。私たちにとって、この会合がどれほど重要かわからないほど馬鹿だったのかね？

デニスは社のリムジンで、彼の大切な会合に出発した。ジューンは隣人に電話をし、その隣人はやってきたことをすべて投げ打って、ジューンをエヴァンストン総合病院に車で運んでくれた。病院に運ばれる道すがら、瞬間的にではあったけれども、ジューンはどこかが深刻に悪くなっていて、そのせいでどうにか、夫の感情や思いやり、共感に訴えられるのならそれでもいい、という希望を抱いたことを記憶していた。

ジューンは即座に、そのような願望はまだ生まれていない彼女の子どもの生命を危険にさらすだろうということに気づいたので、恐怖感にひるんでしまった（重要なことだが、彼女は自分自身の安全や価値について、四十年ほど後にこの出来事を私と話し合うまでは、考えすらもしなかったのだ）。その瞬間が、ジューンの人生のターニングポイントとなった。なぜなら、彼女は初めて、夫には本当の思いやりや、利他主義の精神が欠けているという可能性を受け入れたからである。生まれる前の我が子への深い愛情にも衝き動かされ、デニスの自己中心的な搾取や特権意識、感情面での冷酷さが深く難治なものであることへの気づきが、大波のように覆いかぶさってきた時、ジューンは吐き気をもよおした。それからジューンは、もしこの医学的な緊急事態を生き延びることができたなら、デニスとの関係を変えるように直接的な手段を踏むか、彼とは別れることにしようと、自分に誓ったのだった。

出血は、医学的にはかなり心配なものではあったが、ジューンも彼女の胎児も、すぐに脅かすようなものではないことがわかった。病院での緊急検査の後、彼女は二週間、自宅で床に就くようにと帰された。デニスは、ジューンにも病院にも、無事を確認するための電話をかけることはなかった。その晩遅くに会合から戻ってきて、ジューンが緊急の危険状態にはないことを知ると、彼は以下のことを彼女に言った。「ほら見たことか。お前が過剰反応しているだけで、心配することなど何もないと言っただろう。最初から私の言うことを聞いていれば、こんな大騒ぎは避けられただろうに」。デニスは、妻に気分を尋ねたり、出血で胎児が危険にならなかったかを尋ねたりすることもなかった。

◆ジューン・ギャラガー・スマイズによるデニス・スマイズとの関係改善のための努力

《変化を起こす》

十年以上もの間，ジューン・スマイズは夫を喜ばせようと，努力を続けてきていた。彼女は，もし自分たちがお互いに対してよりよく関わっていこうとするのなら，自分がデニスによる数々の批判に対応することが大事である，という判断を下したのだ。四六時中，彼女の体重や容姿のことで批判されたので，彼女は厳しい食事制限と，精力的な運動プログラムを開始した。ジューンは，中学校以来，最も軽いレベルにまで体重を減らしたけれども，デニスは彼女の外見の向上具合を，一度としてほめることはなかった。それどころか，彼女の髪型や服の着方を批判し始めた。ジューンは，化粧や髪型，手持ちの衣類を改善するために，コンサルタントをつけて努力することで対応した。ジューンは，自分の容姿に関して成し遂げた変化に満足していたが，デニスは気づかない様子だった。

《興味を共有する》

ジューンは，デニスが彼女の読書や音楽，芸術，チャリティー活動などに対する情熱を共有していないことを，長らく認識していた。デニスは，政治活動に非常に力を入れていて，州レベルでも国家レベルでも，政治にからんでいた。しかし，デニスが擁護する政治問題や政治哲学，政党は，ジューンが支援しているものとは，政治のスペクトラムの全く対極に位置していた。ジューンは，自分たちの結婚に共通の場を提供してくれるものとして，余暇の活動をあてにすることを選択した。もし，夫と一緒に余暇の時間を過ごそうとするのであれば夫の求める条件に従わなければならないと，彼女はまた，状況判断をした。デニスは，アフリカで珍しい動物を狩猟したり、車のレースをしたり、ゴルフやテニスをすることが大好きだった。スポーツが達者なように生まれついてはいなかったが、ジューンはゴルフとテニスを趣味にしようと努力した。彼女は両スポーツの基本に関して、たくさんの本を読んで、専門家のコーチから毎日のレッスンを受け、練習に練習を重ねた。数年間の大変な努力の末、自分でも大いに驚いたことに、彼女はこれらのスポーツを楽しめるようになったばかりか、試合でも上達してきた。デニスは初め、彼女の努力を見下して、彼女のような低レベルの人間とゴルフやテニスをするのは彼にとっては時間の無駄だと言っていた。しかし時間が経つと、ジューンは、彼のゴルフ仲間の妻たちの大半よりも、ゴルフがうまくなった。大の競争好きで優秀なスポーツマンであったため、デニスは夫婦ゴルフで友人を負かすことが好きだった。しかし、ジューンが下手なショットを打つと、彼は激怒し、人前で彼女をけなした。ジューンが特に上達したのは、テニスにおいてだった。一度、ジューンは実際に、三セットからなるシングルスの試合で、デニスを負かしたことがあった。彼女のために喜ぶどころか、彼はラケットを投げ下ろして、テニスコートから不機嫌に去って行き、再び彼女とテニスをすることを拒んだ。

《コミュニケーション》

娘の誕生の少し後になって、ジューンは夫に、結婚生活において幸福ではないことを打ち明けた。

ジューン・スマイズ：デニス、夫婦関係をなんとかするために、継続的な枠組みで、あなたと話す時間をスケジュールに組み込みたいの。

デニス・スマイズ：精神科医に会いに行くという話なら、変人か全くの狂人でないような精神科医には会ったこともないな。大半はユダヤ人か共産主義者だ。自分には全く何も悪いところはないし、あんな連中に会いに行くなんてことは、考えもしないからな。

ジューン：この時点では、私たちの関係において問題であると感じていることに関して、ただ話したいだけよ。どうして自分があまり幸せではないのか、あなたと話し合いたいのよ。問題をどう解決するかは、後で決めればいいでしょう。

デニス：私は夫婦関係に問題など抱えていない。幸せでないのなら、おまえが問題のある人間だということだ。私に言わせるなら、暇があり過ぎるのだ。他にすることがないから、自分で問題をこしらえているのだ。

ジューンは、子どもの世話をしたり家庭をきりもりする彼女の責任を夫が価値下げしたことに対して防衛的な反応はしないことを選び、代わりに答えた。

ジューン：私たちの結婚での問題点だと私が考えているものに、関心すらないの？

デニス：あまりないね、ジューン。忙し過ぎて、意味のない泣き言など聞いていられないよ。問題を抱えているのなら、解決すればいいだろう。幸せでないのなら、自分を幸せにする方法を何か見つけなさい。前にも言ったように、私は私たちの関係に問題など感じていない。それに、この件については、これ以上話し合いたくもない。

◆ジューン・ギャラガー・スマイズ、現実に直面

夫との十五年間を経て、ジューンはとうとう、自分の結婚とデニスに関する以下のような事実を認めるに至った。

- デニスは、彼女や子どもたちと、ほとんど有意義な関わり合いをもっていない。
- 彼女は結婚生活において不幸である。
- 彼女の自分を改善する多くの努力は、デニスとの関係に対して、プラスにならなかった。
- デニスには、夫婦の関係や結婚生活を改善するために努力する意志がなかった。
- 彼女はもはや、デニスを信頼も尊敬もしておらず、愛してもいなかった。

結婚生活の期間で二回目のことだが、ジューンは父親に、夫婦間の問題と、夫のパーソナリティや性格に関して長年の間にわかったことを話した。彼女は、父親の対応にショックを受けた。

ギャラガー氏：ジューン、たった今ジューンが言ったことにはひどく狼狽しているけれども、全然驚いてはいないよ。実際のところ、デニスに関してジューンと話をする適切なタイミングを探していたのだ。ジューンと同じように、グリアー氏と私もまた、デニスに騙されていたのだ。それで、今まさに、彼がビジネスに対して被らせた損失を、回復しようとしている最中なのだよ。

ジューン・スマイズ：パパ、どういう意味なの？　デニスは、ビジネスにとって、高い価値がある財産だと、いつも思っていたわ。

ギャラガー氏：最初は、よく働く責任感のある人間に見えた。デニスが最初に会社に入った時、我々のビジネスには、同種の企業との合併や買収を通じて拡大するチャンスがたくさんあった。デニスは、この成長に関連したマーケティングや販売、広報の仕事にとても優れていることがわかった。だが、より多くの責任や権限を引き受けるようになると、会計や説明能力の点で、どんどん向こう見ずになっていったのだ。ちょうど今、彼の責任下にある会社や製品の多くについて彼が収益を誇大報告していたことがわかってきたんだよ。もっと悪いことに、デニスは自分で「革新的で前進的」と称した会計方法を活用していたが、これが違法かもしれないと考えている。まずは、会社全体の監査に大手の会計事務所を使った。それからデニスの責任分野に関して監査員が表明した懸念に基づいて、彼の管理権限下にあるビジネスのその部分をもう一度集中的に見直すために、別のコンサルタントグループを招聘したのだ。

会計事務所によって最初に行われた監査の主要な結論の要約は、ジューンが記憶していたところでは、以下のようなものだった。

- ギャラガー産業のデニス・スマイズの権限下にある十四部署は、過去十年にわたって、収益を五億ドル以上も水増ししていた。

- 儲けを過大に見積もり、経費を転嫁し、損失を隠すために、多種多様な非慣例的な会計業務や法取引が、デニスによって行われていた。
- デニス・スマイズにより、数社のダミー会社が設立されていて、そのことはギャラガー氏やグリアー氏に報告されていなかった。これらの会社には、どれほど好意的に見ても、「自己取引」の証拠があり、建設契約の認可や特別な在庫品購入に対して、デニスが非合法の帳簿外のリベートを受け取っていた可能性を示していた。

ギャラガー産業のデニスの運営責任下にある分野に集中して二度目の監査が行われることをデニスが知って、そのことにとても怒って非協力的になったということをギャラガー氏はジューンに話した。デニスは独自に弁護士陣を雇い、「もしこの魔女狩りで私の評判がどんな形にせよ汚されたなら、ギャラガー産業を訴える」と脅迫したのだ。この二度目の監査は、先行のコンサルタントの発見を確認した上、他の多数の「不法行為や深刻な懸念事項」を暴いた。調査の過程においてコンサルタントたちは、あらゆるレベルのギャラガー産業雇用者に話を聞き、デニスが無能な管理者であり、リーダーとしての技量もないと結論づけた。私が自己愛性パーソナリティ障害の管理者や指導者を特徴づけると考えている振る舞いや価値観は、表５‐２にまとめてある。これらの振る舞いや価値観のほとんどが、デニス・スマイズによって露呈されていた。

ギャラガー氏はジューンに、自分とグリアー氏がデニスに、ギャラガー産業での雇用を打ち切ることを通告した、と話した。デニスは最初は、名声ある仕事を求めて、仕事上の競争相手にアプローチすることで反応したとギャラガー氏は述べた。デニスは、自分は大規模で利潤の大きな契約を、ギャラガー産業から彼ら

表5-2　自己愛的管理者によくみられる20の特性

1. 部下に関しては，能力や生産性よりも忠誠心に価値を置く。
2. ビジネスや組織の，ほぼあらゆる分野に関する自分自身の知識を過大評価する。
3. 他人の重要な貢献の価値を認めない。
4. 他人の業績を自分の手柄にしてしまう。
5. 同僚や有能な管理者に対して競争的になると同時に，脅かされもしている。
6. 自分自身はほとんど専門知識がない分野において，有能な部下を微細に操作する。
7. しばしば，関連事項の情報や理解が不足しているのに，あらゆる決断を——些細なことでも——自分自身で下すことを主張する。
8. 自分自身と組織の成功を，過大に——嫌味で自慢になるほどに——表現する。
9. ミスをしたことを決して認めない。
10. 自分自身のミスや失敗で，他人を責める。
11. 独自の判断をしたり，自分がした疑わしい決断や業務実践に懸念を表明したりする部下のことは，信頼せず，脅かし，解雇する。
12. 常にお世辞を言って，決して反対意見を言うことのない「身内」で周りを囲む。
13. 部下の精神的指導をせず，キャリアを前進させない。
14. 堅固で長期的な戦略的計画を支持することを犠牲にして，非常に目につく（すなわち，見掛け倒しの）短期的な成功を追求する。
15. 個人的な利益や，自分を実際よりも強大に見せることのために，組織の資源を着服する。
16. 類似のビジネスや事業における競争相手の業績を，価値下げして過小評価する。
17. ある領域での知識が自分自身に欠けていることを認識せずに，大切なチャンスを逃してしまう。
18. 面と向かっては，上司に非常な敬意や尊敬を示すが，裏では批判し，価値下げし，ひそかに傷つける。
19. 仕事に対する建設的な批判に，怒り，防衛し，そして報復的な考えや行動で対応する。
20. 組織のニーズよりも，自分自身の出世への野心の方を優先する。

の企業に誘い寄せることができると言ったのだ。デニスが認識していなかったのは、彼が接近した競争相手の企業の指導者たちや役員会は、ギャラガー氏やグリアー氏と、長きにわたる敬意と信頼のある関係を築いていたことだった。しかし、彼らはデニス・スマイズのことを信用もしていなければ、仕事を争って彼が長年彼らの会社をやりこめていたことをありがたく思ってもいなかったのだ。最終的に、デニスは控えめな補償手当を受け取って、解雇合意を受け入れた。ギャラガー氏とグリアー氏は、ギャラガー産業での非合法的な活動の結果として蓄えた個人的財産の件で、デニスを起訴したり、埋め合わせを試みたりはしないことで合意した。

ジューンは初めて、デニスが夫あるいは父として、熱心でも、頼りになるわけでもなく、信頼もできないことを父に告白した。彼女はギャラガー氏に、夫を喜ばすことはできないと結論を出し、二人の関係での問題に関して自分のことを責めるのは、とうの昔にやめてしまったと打ち明けたのだ。ギャラガー氏は、夫と離婚することを決心するのなら、理解できるし、支援するとジューンに言った。彼はまた、彼女の相当な額に上る財政資産をデニスから守ることを助けてくれる弁護士の選択に関して、助言を与えた。今では、デニスのことを強欲で不誠実であるとみなしていたのだ。

◆離婚

《デニス・スマイズの要求》

ジューンが弁護士に相談するチャンスを得る前に、デニス・スマイズが離婚訴訟を起こして、夫婦の家を出て行った。彼はこのような行為をすることに関して、前もって警告もせず、ジューンが離婚訴訟の書類送達を受けた後、弁護士を通じてのみ連絡を取ってきた。ジューンはほどなく、デニスが、依頼人のために常軌を逸した要求を行い、勝つために最も不健全な戦法を使うことでシカゴでは悪名高い弁護士を雇ったということを知った。訴えの中でデニスは、ジューンの「精神的な残忍さ」を糾弾して、これには感情面での支援を剥奪したこと、彼と性関係をもつのを拒絶したことなどが含まれていた。裁判において彼は、ジューンが彼のギャラガー氏やグリアー氏との関係を「害した」と責めたて、ギャラガー産業での雇用打ち切りと、「業界全般において、私の評判に泥を塗った」ことへの、賠償と罰金として何百万ドルも要求してきた。その上、彼は婚姻期間の歳月においてジューンの財産価値が、かなり増加したことに対しても、訴えを起こした。彼の論理的根拠は、彼が財政上の助言をしたことと、彼女の一族の企業において彼がもたらした独特な貢献が、財産が増加したことの大きな理由であるというものだった。実際には、ジューンの財産は大きな信託会社が管理していて、デニスは彼女の個人的資金の投資や信託財産の管理において、全く何の役割も果たしてはいなかった。しかしながら、ジューンに最も衝撃を与えたのは、彼女が「子どものことを顧みず、母親として不適任」であるというデニスの主張と、子どもの単独養育権を求める訴えであった。彼は彼女が思春期に、内向性と社交不安の治療で小児精神科医に相談していたことを、ジューンの「根の深い心理学的問題」の証拠として引用した。デニスの離婚訴訟のこの側面を知り、ジューンは子どもを失うのではないかとパニックに陥った。その時点で彼女は、夫のことを長い間恐れていたことと、彼にはほとんどあらゆる残忍さや不正行為を体現できる力があると、自分が信じていることを認識した。

《ジューン・ギャラガー・スマイズ、コントロールを握る》

夫からの離婚申請が送られた後で、ジューンは父親から推薦された弁護士、フレデリック・ルーミスに会った。

ジューン・スマイズ：離婚での、デニスの財政面での要求と争うように、私を説得されるだろうということはわかっていますが、子どもの養育権を手に入れるためならば、こういう点では譲歩しても構いません。

ルーミス氏：スマイズ夫人、事はそんなに単純ではないのですよ。私はご主人の弁護人の手口を熟知しています。危ない男です。最初にこの質問に答えてください。デニスが、本気で子どもの全面的な親権を獲得することに興味をもっていると、本当にお考えですか？　それとも、あなたのお金をより多くせしめるための戦法でしょうか？

ジューン：デニスは、私たちの子どもや子どもと共にいることについて、何らの具体的な関心も示したことはありません。子どもの学校での学芸会にも出席せず、親と教師の集会にも出なければ、誕生パーティーにも出ませんし、出張で何ヵ月も家を離れた時でも子どものことを尋ねさえしません。どんな形であれ、子どもの世話をしようと努力をしたことは全くないのです。私たちの休暇にも加わりませんし、家にいる時も、子どもと一緒に時間を過ごすことはほとんどありません。

ルーミス氏：それで私の質問への答えになりました。彼は、子どもたちをあなたの資産を奪うための手段として利用しているのです。ひとたびこの戦略が機能していることを——子どもの親権を得るためであれば、あなたがほとんどのようなことにでも同意すると——彼の弁護士が認識すれば、要求には際限がなくなるでしょう。

ジューン：お金のことはどうでもいいのです。私にとって大事なのは、子どもたちだけです。父親から守ってやらなければなりません。

ルーミス氏：子どもさんとあなた自身を守りたければ、私の言うことを聞いていただき、助言に従っていただく必要があります。そして、何よりも先に私がやりたいと思っていることは、ご主人の家庭外での個人的な生活に関して、できる限りのすべてを調べ上げることです。私の経験では、夫というものは、他のことが進行していない状況では、ただ家族との関わりを避けたりはしないのです。

父親の強い説得で、ジューンはルーミス氏の助言に従うことに同意し、ルーミス氏は、家族から離れている時のデニスの私生活に関して、可能な限りのあらゆることを知るために、私立探偵チームを雇った。その目的に向けて、ルーミス氏は十五年間に遡るデニスのクレジットカードの記録、十年間分の携帯電話の記録(彼の携帯電話はギャラガー産業が支払いをしていたので、そのすべてが社の所有物だった)、銀行口座計算書、私的な投資、実際の不動産の所有権について調べ上げた。デニスに関してわかったことは、衝撃的であった。私立探偵たちは、結婚の最初の年から、デニスがジューンに対して不貞を働いていたことを発見した。彼は多数の浮気をしていて、中には、彼の管理権限下にある、ギャラガー産業の数人の女性労働者も含まれており、これは社の方針を直接侵犯する行為でもあった。探偵はまた、彼がこれらの従業員の一人——

ワシントンD.C.に住むロビイスト――と所帯関係をもっており、二人の子どもをもうけていたことも見つけ出した。その上、この関係は、デニスが他の女性と情事を重ねることの歯止めとはなっていなかった。デニスはまた、彼がギャラガー産業から得ていた寛大な給料ではとても説明がつかないような個人資産を溜め込んでいた。ルーミス氏のチームは、ギャラガー産業のコンサルタントが疑っていたことの、動かぬ証拠を見つけた。デニスは、多くの違法行為を犯していたのだ。ギャラガー産業への供給業者やサービス契約者たちから、高利益の契約と引き換えに賄賂や割戻しを得るといったことだ。

不貞や不法行為、個人資産を違法のうちに獲得したことに関する詳細な文書をルーミス氏に突きつけられた際、デニスは激怒した。彼はジューンの家に嵐のように押し入り、彼女の前に立ちはだかった。彼女はルーミス氏から、デニスとは彼を通じてのみ連絡をとるようにと指導されていたが、以下のやりとりが起こった。

デニス・スマイズ：何をやっているのだ？　自分の子どもの父親を破滅させようとしているのか？　私を起訴しようとしたら、子どもたちにとってどういうことになるか、わかっているのか？　言っておくが、私には絶対に何も起こらないし、子どもたちが、このど真ん中に引きずり出されるようにしてやるからな。一度も会ったことがない弟と妹がいることを知ったら、どんなことになるか想像できるか？　理解するのに十分な年になっているか？　おまえの精神面の不安定さを考えると、そちらが引き下がらない限り、全面抗争に持ち込むしかないな。

ジューン・スマイズ：やっと、自分自身と子どもたちのためにしっかりと主張する気持ちになったのよ、デニス。離婚訴訟のあらゆる面で、私の使える限りの資源・手段を総動員して、あなたと戦う計画になっています。そして、ご存知のように、私が動かせるものというのは、かなりのものです。それに、私たちがあなたに関してもっている情報が離婚訴訟で公になれば、あなたは脱税と脅迫で刑事的に起訴されるでしょう。さあ、父や警察を呼ぶ前に、私の家から出て行ってください。

数週間後、デニスはジューンに対して起こした当初の離婚訴訟を修正した。六ヵ月後、ジューンは子どもたちの単独親権を与えられ、金銭的な決済は行われなかった。

◆デニス・スマイズ、国会へ

《選挙運動》

デニス・スマイズは州政治でも国家レベルの政治でも、長い間活動をしてきた。ギャラガー産業を去った際、彼は競争相手である政党に属していた地元の現職国会議員の議席を奪おうと、支持政党で奮闘していた。デニスは、キャンペーンの才能に恵まれていて、敵にとっては非常に手強いことが証明された。彼は魅力的な容姿の持ち主で、スピーチがうまく、聴衆と心を通わせることができ、議論に即応できて、個別のやりとりでも集団でのやりとりでも、チャーミングだった。彼はまた、支持政党に対して気前よく財政的貢献をすることによって（ほとんどがギャラガー産業から）、長年の間に、多数の有力な政治的同盟者を作っていた。加えて、彼は自分と自分のビジネスでの業績を語ることが大好きで、選挙区の人たちに対して自分が何をするかということに関して、すらすらと高尚な約束をすることができたのだ。彼は、国会に向けての最初の選挙運動の間に、投票者である群集に対して以下のように自らを描写した。

デニス・スマイズ：私は直接的な体験として、困難な時期を耐えるとはどのようなことなのかを、知っているのです。仕事を見つけられるかどうかもわからないとか、子どものために十分な食べ物が食卓にのるかどうかも定かでないといった苦境です。私は卑しい農家をルーツにする、貧しい大家族の出身ですから、手に入れるものすべてのために、必死で働くとはどのようなことなのかも知っています。家族が食卓に食べ物をのせられるように、高校時代を通して三つの仕事をしたことを覚えています。裕福に生まれついて、気取った私立学校で学んだ私の対立候補とは違って、私には受け継ぐものが何もありませんでした。一ドルをもつことの意味を、嫌というほど知っているのです。野球奨学金で州立学校に通い、一族の中で初めて大学で学んだ者として、私は私たちの州に、一生懸命勉強する気があって、税金を最も有効に使ってくれる子どもたちのために、安定してしっかりと支援された州立学校をもつことの意味を高く評価しています。ところで、皆さんは税金を納めるだけの金を稼ぐために必死で働かれているのですから、その懸命さに見合うような努力をしない子どものために税金を無駄使いするのを私は良しと致しません。私は製造業界のことはすみずみまで熟知しています。私には製造業界で収益を上げた経歴があり、個人的にも、我が地域のために、何千何万の新しい仕事を作ってきたのです。私はビジネスで一ドルを稼ぐ方法を、裏も表もすべて知っていますが、私の対立候補は、政府における仕事以外の仕事を全くしたことがなく、皆さんが苦労して稼ぎ出した血税で給料をもらっているのです。彼には、実世界についての理解がありません。本当の意味で生活のために働いたことがあるとは信じられません。それゆえに仕事というものがどのようなものなのかが、わかっていないのです。彼には、皆さん方のありのままの姿が見えないのです。本当の仕事に就いたことがないので、私の対立候補は、仕事を解雇されるとはどのようなことを意味しているのかが、見当もつかないのです。私は、全人生にわたって仕事をしてきました。失業したこともあります。空腹感とはどのようなものか、次の十セントをどこから手に入れたらいいのかわからない時にどのような気持ちになるのか、嫌というほどよく覚えています。私たちの共同体に新しい雇用をもたらすために、私はこの空腹感と失業の鮮明な記憶を、皆さんの代表として、粉骨砕身の努力をしていく力の源として、活かす覚悟でおります。

人が自分のことをどのように考えているのか、ということに常に関心が強く、敵対者を不当に扱うことを恐れない人間として、デニス・スマイズには、人に自分への好意をもたせ、信じさせ、立候補を支援させる点で、天性の才能があることが判明した。最初の選挙で、大差をつけて現職候補を打ち破ったのだった。

《国会議員としてのデニス・スマイズ》

デニスは、多くの影響力ある地位の人たちを知りもせずワシントンD.C.に到着した、というわけではなかった。彼はギャラガー産業で、政府との大きな契約をとるために下院議員や上院議員に働きかけ、会社の費用で重要人物には気前のいい待遇をしていた。二十年前にジューン・ギャラガーにしたように、彼は自分のキャリアを前進させるのに最適なポジションにある下院議員たちに、求愛活動をした。ほとんど、どの尺度で測っても、デニス・スマイズは政治家として成功していた。彼は、自分の権力と影響力をさらに増強するような取引の成立を可能にする委員会に任命されるという離れ技を演じた。デニスは自分の選挙区民（と彼の政党の地元の政治的指導者）に多くの便宜を図り、イメージを向上させるために地元や全国レベルのメディアを利用する技量に優れていた。彼が選挙運動をやめることは決してなく、だんだんに票差をつけながら二年ごとに再選された。

権力や影響力が伸びるのと同時に伸張したのが、彼の自信と特権意識であった。彼は自分が、公への奉仕に多大な個人的、財政的な犠牲を払ったと見ていた。彼は一度、息子のマーティンに、「ビジネスの世界の重役として、はるかに多くの金を儲けたり、ずっと楽な生活をすることもできた。だが、私は仲間たちを救い出すことに自分の人生を捧げることにしたのだ」と語った。しかし、ビジネス界の重役でも、デニス・スマイズが貯め込んだほどの大きな財産をもつことに成功する人は、ほとんどいない。長年彼が下院に身を置いた後で、デニスの地区の地元紙の調査レポーターが、スマイズ議員の所有財産と投資に関する一連の記事を書いた。第一に、デニスがイリノイの草原地帯のつつましい農家の出身だという話をするのをかなり頻繁に耳にしていた彼の選挙区民は、自分たちの議員が州の中でも最も裕福な人たちの中の一人であることを知って、ショックを受けた。彼の所有財産は、高い割合が無目的の信託として管理されていたのだが、彼が影響力をもっている委員会の決定や、彼がアクセスを得ている情報によって、直接の影響を受けるような投資にも回されていたのだった。レポーターはまた、デニスの生活様式が豪勢なもので、アメリカ合衆国に対する経済的、戦略的価値が不明であるようなリゾート地域に、政府費用でしばしば旅行していたということも暴露した。スマイズ議員が常習的な女性好きであって、一度は彼から給料を受ける立場であった数人の女性政府労働者との間で、法廷外で関係を清算するための合意をまとめていたことも報道した。スマイズ議員は、このレポーターによって暴露された不穏当な取引や無分別な行為の疑惑のせいで、起訴されることがなかったばかりか、次の国会周期の間にさらに得票差をつけて再選された。

デニス・スマイズ国会議員のＤＳＭ診断

私のデニス・スマイズに関する最初の知識は、教区民との間での性的逸脱のせいで、評価や治療を受けていた彼の息子、マーティン・スマイズ牧師の生育歴情報から出てきたものである（第6章「自己愛性パーソナリティ障害　パート2：治療を受けている自己愛」を参照）。マーティン・スマイズ牧師による父親との関係に関する詳細な情報の多くが、同議員が自己愛性パーソナリティ障害を抱えているという私の疑惑を膨ませたのだ。最も特徴的な行動の中には、デニス・スマイズの中で高揚していたところの、自分が重要であるという感覚があった。そこには、自分の子どもたちがとても小さかった頃から求めていた底なしの崇拝欲求、息子や妻との関わりや共感の欠如、業績の誇張、マーティンの母親やギャラガー家の他のメンバーからの搾取などもあった。こういった疑惑は、息子のケア期間に彼と会った四回のセッションでの、私がした直接の観察によって、さらに確定的なものとなった。面接の間に、スマイズ議員は、事実上の妻子の放棄を含めて、彼の振る舞いが息子の心理学的問題に何らかの関連性を有していることを認めようとはしなかった。

彼は以下のことを私に言った。

スマイズ議員：私は、すべての問題を親のせいにする精神医学の概念には同意していません。マーティンが育っている時、私は家族を支えるために、犬のように必死になって働いていたのです。なんのためらいもなく言えますよ。私のそこでの業績がなかったならば、ギャラガー一族のビジネスは下降線をたどっていただろう、と。加えて、先生、私は国会議員として、国に対する奉仕でも同じように懸命に働いていますが、それに関して謝る気などないですよ。マーティンには考えられる限りの有利なものが手に入ったし、そのほとんどが私の寛大さによるものです。トラブルに陥ったのならば、自分自身しか責める相手はいないでしょう。国会議員として私は第三世界を訪問しましたが、あそこでは子どもたちが餓死していて、教育や医療ケアを受けることもできないのです。私は息子を可哀想に思うことも、息子に関する責めを負うこともお断りします。息子はあらゆる意味で恵まれていたのですから。

ジューン・スマイズによって提供された広範なヒストリーは、スマイズ議員が自己愛性パーソナリティ障害を抱えていることを確認するのに役立った。彼の自己奉仕的な振る舞い、ジューン・スマイズと彼女の父からの搾取、特権意識、権力ある人たちや個人的な権力を追い求めること、自分の業績の過大評価、他人の価値下げ、自分は特別であり特別な配慮に値するという感覚は、このパーソナリティ障害を有する人たちの典型ともいえるものである。表５‐３に要約されているのは、自己愛性パーソナリティ障害のＤＳＭ‐Ⅳ‐

表5-3　自己愛性パーソナリティ障害の診断基準
（DSM-IV-TRに若干の修正を加えたもの）

（空想や振る舞いにおける）誇大性，賞賛の欲求，共感の欠如といった広範囲に及ぶパターンで，成人期早期までに始まり，以下の５つ（あるいはそれ以上）に示されるような，多様な状況で明らかになる。

1. 自己の重要性に関する誇大な感覚（例：業績や才能を誇張する，相応の業績なしに優れていると認められることを期待する）
2. 無限の成功，権力，才気，美，または理想的な愛といった空想へのとらわれ
3. 自分は「特別」で独特であり，他の特別な，あるいは社会的地位の高い人たち（や組織）によってのみ，理解されうる，または，そのような人たち（や組織）とのみ付き合うべきだという信念
4. 過度に賞賛されることへの要求
5. 特権意識，すなわち，特別な優遇措置や，自分の期待への自動的服従といった非合理な期待
6. 対人的に相手から搾取すること，すなわち，自分自身の目的を達成するために，他人を利用する
7. 共感の欠如：他人の感情やニーズを認識したり，認めたりすることを嫌がる
8. 他人への嫉妬深さや他人が自分に嫉妬していると思い込むこと
9. 尊大で傲慢な振る舞いや態度

出典：American Psychiatric Association: *Diagnostic and Statistical Manual of Mental Disorders*, 4th Edition, Text Revision. Washington, DC, American Psychiatric Association, 2000, p.717.

TR診断基準である（American Psychiatric Association 2000）。表5-4に示されているのは、デニス・スマイズの精神科的ヒストリーで示された、自己愛性パーソナリティ障害の鍵となる原則である。

自己愛性パーソナリティ障害の生物学的側面

◆概観

精神分析的な志向性のある臨床家や理論家の優れた仕事のおかげで、自己愛性パーソナリティ障害の心理学的、対人的な現れに関して、多くのことがわかってきた。しかしながら、この障害の生物学的な次元に関して、知

表５-４　デニス・スマイズのケースで示された
自己愛性パーソナリティ障害の鍵となる原則

ヒストリーとしての事実	鍵となる原則	解釈
デニス・スマイズは，親からの注目や情緒面での養育をほとんど受けなかった。	自己愛性パーソナリティ障害の人たちはしばしば，親によって情緒的に無視されている。	デニス・スマイズの低い自尊心の根源として可能性が高いのは，親からの無視であった。
デニス・スマイズは，彼を信頼してくれた人たちや彼のキャリアを前進させてくれた人たちに，感謝も誠実さも示さなかった。例としてはグリアー氏やジューン・ギャラガー，ギャラガー氏が含まれる。	自己愛性パーソナリティ障害の人たちは，他人からの特別な配慮を受ける資格があると思っている。	デニス・スマイズは，自分が他人の助けを必要としていることや，そこから利益を得ていることを認めるには，根本的に不安があり過ぎた。
デニス・スマイズは，大学やビジネス，私生活での業績を誇大的に表現した。	自己愛性パーソナリティ障害の人たちは，自分の能力や業績のレベルを執拗に誇張する。	どのような個人的業績も，デニス・スマイズの傷ついた自尊心の支えとなるのに十分ではなかった。
デニス・スマイズは，ジューン・ギャラガーと彼女の家族の富と権力に魅了された。	自己愛性パーソナリティ障害の人たちは，自分自身を，富や権力のある人たちや組織と同列に並べることを求める。	デニス・スマイズは，彼の根深い社会的な不安定さと財政的な不能さを，ジューン・ギャラガーと結婚することで相殺しようと試みた。
求愛期間のみ，デニス・スマイズはジューンを思慮深く，敬意をもって待遇した。	自己愛性パーソナリティ障害の人たちは，自分自身を売り込んでいる際に，一番いい顔を見せる。	デニス・スマイズは，ジューン・ギャラガーを個人としてではなく，むしろ自分の野心を前進させるのに便利なものとして，体験していた。
若い女性として，ジューンは純朴かつ経験不足で，人を簡単に信用してしまった。	自己愛性パーソナリティ障害の人たちは，自分のニーズや野心を推し進めてくれると考えられる，たかりやすい人たちを探し当てて搾取する。	ジューン・ギャラガーは，個人的な富が大きく純朴であったために，略奪者デニス・スマイズの格好の餌食となった。

表5-4　つづき

ヒストリーとしての事実	鍵となる原則	解釈
仕事において，デニス・スマイズはグリアー氏とギャラガー氏に媚びて機嫌をとる一方で，彼の監督下にある従業員を馬鹿にしていた。	自己愛性パーソナリティ障害の人たちは，人を，自分自身のニーズや野心の満足のために搾取すべき対象として体験する。	無意識のレベルで，デニス・スマイズは自分自身の価値を認めていなかった。そのため彼には，他人と親密で敬意に満ちた関係を形づくる能力がなかった。
デニス・スマイズは，他の人たちの仕事や業績を自分の手柄にしていた。	自己愛性パーソナリティ障害の人たちは，他人に嫉妬し，自分には知性的，物資的な資質を得るだけの権利が与えられていると感じている。	デニス・スマイズの低い自尊心は，底なしの穴を形作っていて，彼はこれを，他人からの賞賛につながるような，目に見える形での業績や物質的な所有物で埋めようとした。
デニス・スマイズは，彼のビジネス上の決断に疑義を唱えたり，彼の不誠実さに気づいたりした従業員は解雇してしまった。	自己愛性パーソナリティ障害の人たちは，自分に反対意見を述べる人たち，あるいは（特に）自分の不誠実さに気づく人たちに，脅威を感じて激怒する。	あまりに多くの倫理基準に違反したので，デニス・スマイズは彼の性格的な欠点を理解したすべての人間を価値下げし，滅ぼそうと試みた。
デニス・スマイズは妻，子ども，文化的活動やチャリティーにほとんど関心がなかった。	自己愛性パーソナリティ障害の人たちは，利他的な関わり合い，共感，あるいは思いやりの能力がほとんどない。	デニス・スマイズは自分自身を大事にすることに身を捧げていた。彼は，自分を他人にとってよりよく見せる時にのみ，個人的あるいは社会的な関心を示した。
デニスは・スマイズは，公の場では，決まって謙虚に振る舞い，賛辞を受け流すようにしていた。	自己愛性パーソナリティ障害の人たちは，賞賛や名誉への底なしのニーズを，公に対し，そしてしばしば自分自身からも隠そうと試みる。	彼の安心感のなさや賞賛への願望があまりに根深いので，デニス・スマイズは好意的な認められ方をされると，不快感や謙遜を装った。

表５-４　つづき

ヒストリーとしての事実	鍵となる原則	解釈
妻，彼女の家族，そして彼の部下を搾取することで，物質的，社会的成功を達成したのに，デニス・スマイズは自らを，人に頼ることなく自分だけで満ち足りていると考えていた。	自己愛性パーソナリティ障害の人たちは，人を頼っていると，あるいは助けを必要としていると知られることを恐れている。	デニス・スマイズにとって，自分が他人を必要とし，他人に依存しており，他人から利益を得ていると認めることは，彼の無意識の空虚感や低い自己価値感を，あまりにも刺激するものであっただろう。
もっと上手く夫とコミュニケーションをとり，関係を改善しようというジューン・ギャラガー・スマイズの試みは，不首尾に終わった。	自己愛性パーソナリティ障害の人たちは人間関係で問題を抱えると，相手側を責める。どのような形でも，自分自身が変わる必要性を感じない。	誠実なコミュニケーション，他人の権利や価値を認めること，そして自分がミスを犯したと認めることは，デニス・スマイズの無意識の低い自己価値感や，その感覚に対して行動で埋め合わせることを脅かしたことだろう。
高潔さが全般に欠けていると，ジューン・ギャラガーや，彼女の父や，グリアー氏に突きつけられた時，デニス・スマイズは激怒し，戦闘的となり，自分の物質的な富を守ろうと死に物狂いになった。	嘘つきで人をだます人間であると暴露されることほど，自己愛性パーソナリティ障害の人たちが嫌悪することはない。	デニス・スマイズは親密で誠実な関係に精力を注ごうとしなかったので，詐欺師であることを暴露された時に，自己価値の象徴——金銭や物質的所有物——をつかみとろうとした。
デニス・スマイズは，ジューンとの離婚手続きにおいて，財政的な優位を手に入れるための人質として，子どもを利用した。	自己愛性パーソナリティ障害を抱えた人たちは，自分の物質的な所有物や公のイメージを維持するために，友人や家族を滅ぼそうとする。	デニス・スマイズは自分自身の子どもに対して，彼の両親が彼に示したのと同等にしか，実質的な関わりを示さなかった。

表5-4　つづき

ヒストリーとしての事実	鍵となる原則	解釈
デニス・スマイズは，妻と義父を相手にした訴訟で敗北した。	自己愛性パーソナリティ障害の人たちはしばしば，かつて欺いて搾取した人たちを敵として過小評価する。	デニス・スマイズは，競技場が水平でルールが公正なものである場合には，ジューン・スマイズやギャラガー氏と直接対決することに慣れていなかった。
いくつかの基準（再選や政治的勢力）からすると，デニス・スマイズは国会議員として成功した。	自己愛性パーソナリティ障害の人たちは，あるタイプの成功に結びつきうる，多くの個人的資質を有している可能性がある。	デニス・スマイズは知的で，よく働き，権力にとりつかれていて，無慈悲であり，人に自分を賞賛させることに身を捧げていた。こういった特性は，政治家としては，ある種の成功につながった。

られていることや理解されていることは、はるかに少ない。実際のところ、この本で考察されている他のほとんどのパーソナリティ障害や精神科的病状の神経生物学（すなわち、脳の役割、遺伝、毒素、内分泌など）に関しての方が、このパーソナリティ障害について理解されているよりも、はるかに多くのことがわかっている。これは、以下のことを意味している可能性がある。

1. 自己愛性パーソナリティ障害の発達においては、生物学的要因よりも、生活体験、ストレス、心理学的な役割の方が、より顕著である。
2. 現時点では、他の多くのパーソナリティ障害に関してよりも、自己愛性パーソナリティ障害の生物学的側面について行われた有効な研究が少ない。

上記の両方の説明が真実でありうるが、私は自己愛性パーソナリティ障害の人たちの神経生物学に関する現行の有効な研究が不足していることに、大いなる懸念を抱いている。統合失調症、パニック障害、強迫性パーソナリティ障害、うつ病や双極性障害などはみな、かつて心理学的、体験的ストレスの結果であると考えられていた。生物学的要因が果たす原因としての役割が、よりよく理解されるにつれて、こういった病状の人たちの治療は、劇的に改善された。私は、このようなより効果的な治療につながる発見のプロセスはまた、いつの日か、自己愛性パーソナリティ障害の人たちにも応用されると考えている。この病状を抱える人たちが、家族やその他の重要な関係にある人たちに与える、尋常ならざる心理学的トラウマを考えたり、こういう人たちの行為に関連した計算できないほどの社会的損失（例：最高経営責任者の自己愛のせいで失墜する大会社）を考えたりすると、自己愛性パーソナリティ障害の生物学的研究が相対的に欠けていることの理由は、私にとって説明も理解も困難なものである。

◈疫学

自己愛性パーソナリティ障害は、女性よりも男性に多く診断される。一般人口の約一％がこの障害を有すると見られている。研究によっては、この病態が他の精神科診断を受けた人たちの、およそ一〇％にみられるという。この障害を抱えた人たちは、大うつ病やアルコール依存、反社会性パーソナリティ障害のような他のパーソナリティ障害を抱えるリスクが、例外的に高くなっている。大うつ病の人によくみられる低い自尊心が、自己愛性パーソナリティ障害に関連する補完的な感情や振る舞いにつながる可能性もある。この病状を抱える人によくある対人的、職業的な失敗が、時間とともに、抑うつ、アルコール依存、物質乱用障害のような、他の精神科的病状につながるということもまた、考えられうることである。青少年はしばしば、自己愛性パーソナリティ障害の臨床的特性を示すが、私は二十五歳よりも若い人たちにはこの診断名を与えるべきではないと考えている。多くの思春期から成人早期の人たちの自尊心やパーソナリティは、人生のこの時期の間に急速で極端な変動を経験し、特権意識や誇大性、傲慢さのような症状は、多くの場合、年齢や成熟に伴って減弱するものである。

◆遺伝的特徴

自己愛性パーソナリティ障害の遺伝的特徴に関しては、有効な研究が少ない。この障害の人たちを治療するたいていの臨床家は、この病状が患者の家族に受け継がれている傾向に圧倒されるが、これは必ずしも障害が遺伝子の伝達を通じて受け継がれることを意味するものではない。デニス・スマイズ議員と彼の息子のマーティン・スマイズ牧師のケースで非常に明らかなように（第6章「自己愛性パーソナリティ障害　パート2：治療を受けている自己愛」を参照）、自己愛性パーソナリティ障害の親による子どもの無視や虐待もまた、多様な経路でこの障害につながりうる。例えば第一に、子どもが親の非機能的な振る舞いを学習したり、モデルとしてしまう可能性がある。第二に、自己愛性パーソナリティ障害の親をもつことによる剥奪やストレスが、多くのメンタルヘルスの専門家によってこのパーソナリティ障害の根源に存在すると考えられている、低い自尊心につながりうるだろう。第三に、強い遺伝的素因があると知られている数種の精神障害（大うつ病のような）で、自己愛性パーソナリティ障害とも関連していると認められているものが、遺伝子的にリンクしているか、共に遺伝的に受け継がれている可能性がある。注意深く企画された遺伝子調査――双生児研究や養子研究など――は、きっと自己愛性パーソナリティ障害の遺伝性に光を投げかけることだろうが、不運にもまだ、そのような研究は行われていない。

◆親からのネグレクト（養育放棄）という誤った概念

自己愛性パーソナリティ障害の人たちの多くが、幼児期や子ども時代に、重要な世話役、特に親によって、情緒面で注意を払われなかった体験を有する。この事実は、この病状の因果関係の心理学的、体験的次元をほのめかしているようではあるが、理解を惑わしている可能性もある。生物学的な次元が、重要な関与をしている可能性もあるのだ。例えば、成人してから自己愛性パーソナリティ障害を発症する子どもの親が、本当に関心を寄せて、愛情を注いでいて、養育的だったのに、子どもが親の思いやりに気づくことができなかったとしたら、どうだろうか？　色を知覚できないとか、音感が鈍い人たちが存在するのと同様に、私たちの中には、健全な親との関わりを心に留めることができず、それゆえにそこから益を得られない者がいるということは、ありえないことなのだろうか？　自己愛性パーソナリティ障害を病む患者とその家族との臨床経験から、私はこの現象がありうるばかりか、稀なものでもないと考えている。加えて、私が**親からのネグレクトによって病状がもたらされるという誤った考え方**と名づけているものは、主として脳に基盤のある病状である。公表された文献の中に、この主張をサポートする確固たる研究データを見つけることはできなかったが、それにもかかわらず、私にはこれがこじつけのようなものには思えない。よくある精神障害である大うつ病——間違いなく、土台となる生物学的な基盤がある疾患——の人たちの症状を考察してみていただきたい。大うつ病を抱えた人たちは特徴として、暗く、否定的で、悲観的なレンズを通して、自分たちの世界を見る。このような人たちは、自分の世界の多くの悪い点に関して、自分には責任がほとんど、あるいは全くないことに、大きな罪悪感を抱き、恥の感情を体験し、自分のことを責める。実際の業績に対して他人からほめられても、抑うつを抱えた人たちは、達成したことから満足を感じることもなければ、功績を自分のものとして認めようともしない。つまり、うつによる認知的、感情的歪みの結果として、他人からの肯定的なコミュニケーションを聞き流してしまい、取り扱おうとしないのだ。最近の論文でワトソンら（2002）は、自己愛性パーソナリティ障害とうつ病の関係を探索した。彼らの発見は、自己愛や自尊心を含めた心理学的連続体という仮説を支持している。そこでは、自己愛性パーソナリティ障害のいくつかの症状——誇大性や傲慢さ、特権意識——が、低い自尊心を補うための、不適応的な心理学的メカニズムの結果とされており、低い自尊心とうつ病は関連しているとされている。

　要約すると、私の臨床経験では、自己愛性パーソナリティ障害をもつ成人の多くは、実際に親により情緒的に剥奪や無視をされていた。しかし、親により深く愛されつつ養育されていた人も多かった。後者の状況では、脳に基盤のある障害が、親の自分への愛や献身を患者が経験できない状態を導き、結果的に発達面での利益を得ることもできなくなったと考えている。**私はセラピストやその他の人たちの双方に、親からかまわれなかったことを、自己愛性パーソナリティ障害の人たちの各種症状の起源となる要因であると推定しないように、気をつけるよう助言したい。**愛されていないという理解をめぐって親を責める共犯関係に、患者によって引きずり込まれないようにしていただきたいのだ。メンタルヘルスの専門家が、子どもに統合失調症を引き起こすとして母親を責めた点で——いわゆる統合失調症因的母親を思い出してみよ——そのことは間違っており、有害であったのとちょうど同じように、私たちは自己愛性パーソナリティ障害の原因として親を責めるのなら、過ちを犯している可能性がある（そしておそらく、間違っているのだ）。多くの症例において、自己愛性パーソナリティ障害は親からのケアの質や程度に全く無関係の、脳基盤の疾患であるということも可能なのだ。この説を確認なり否定することが、将来のリサーチの役割として残っている。

自己愛性パーソナリティ障害の心理社会的側面

自己愛性パーソナリティ障害の人たちに対する現時点での理解の多くは、精神分析的な概念化に基盤を置いている。自己愛（narcissism）という語は、美貌の若者、ナルキッソスが泉に映った彼自身の姿に恋焦がれてとりつかれるという、古代ギリシャ神話に由来する。この若者は、水に映った自分の姿を抱擁しようとした時、その水たまりの中に落ちて溺死してしまう。ジークムント・フロイトは、この神話の主人公の名前を、自己愛と自尊心の心理学的獲得のプロセスに対して用いた。彼の小論、「自己愛について：序論」で、フロイトは「外界から得たリビドーが、自我に向けられ、そのため自己愛というべき態度を生じさせる」と書いた（Freud 1914/1966, p.75）。この小論で、フロイトは健全な自己概念を構築するために、外界から快楽を引き出すことは、健全な心理学的プロセスであると示したが、この過程に妨害が生じると、甚大な心理学的障害につながりうるとも示した。フロイトは新生児や乳幼児は、他の人たちではなく、自分自身の身体的、心理学的ニーズの充足にのみ、力を注いでいるという点で、「自己愛的」であると考えた。時間の経過とともに、母親や生活の中での他の重要な人たちとの関係を通じて、幼児は徐々に、この充足の源がしばしば他の人たちに由来することを認識するようになり、それゆえに子どもの自己へのとらわれや、自己中心性が減るのである。こうした認識とともに、他人の重要性を経験する能力が現れる。しかしながら、幼児あるいは幼い子どもの重要な養育関係に問題が起こると――ネグレクト、虐待、さらには母親の深刻な病など――世話役から十分な注意や養育を受けられないことになる。この不足を補うために、幼児あるいは子どもは、自分自身の欲求に自己を投じて没頭する、より原初的な状態に戻ってしまうことだろう。ある種の精神分析理論によれば、このパターンは成人期まで残存し、表5-3に記述されたような特性を有する「病的な自己愛」を結果的に発症させる。

自己愛に関するフロイトの論文の最初の発表からおよそ百年あまりの間に、多くの精神分析家が、彼の独創的な概念に対して有用な改良を念入りに行ってきた。もし読者が、これらの概念的な発展を詳細に理解したいのであれば、オットー・カーンバーグの古典的なテキスト、*Borderline Conditions and Pathological Narcissism*（1975）の第十章を読むことをお勧めする。この中で著者は、「正常な」自己愛と「病的な」自己愛という関連のある概念の進展をたどっている。他に薦められる作品にはハインツ・コフート（1971, 1977）、アーノルド・クーパー（1998; Cooper and Ronningstam 1992）、グレン・ギャバード（2000）がある。ポスト フロイト派の自己愛の心理学的概念化は、ジョゼフ・サンドラー、エセル・パーソン、ピーター・フォナギーの優れた本で、十分に検証されている（Sandler et al. 1991）。

自己愛性パーソナリティ障害の人たちの治療

◆概論：診断と治療への障壁

スマイズ議員は、息子のマーティンの治療に一時的に参加したが、自分自身への治療は受け入れようとはしなかった。どのような種類の精神科的障害でも、有していると認めるのを拒むのは、自己愛性パーソナリ

表5-5　自己愛性パーソナリティ障害の人たちがしばしば治療を拒む理由

1. この病状を抱える多くの人たちは，いかなる個人的問題を抱えていることも認めようとはしないし，ましてやパーソナリティに重大な問題を抱えているなどとは認めない。
2. この病状を抱える多くの人たちは，仕事に関連した名声や個人的な富のような慣習的な尺度でみれば，高いものを成し遂げている。それゆえに，本人やこういった人たちを知っている*一部の*人は，その人たちに重大な問題があるとは考えない。
3. 精神疾患のある人たちに対する社会的なスティグマ（汚名・不名誉）という現実は，他人よりも優れていると見られることを望む人たちにとって，さらなる障壁となる。
4. この病状を抱える人たちは，尊大であり，自分自身は高いレベルで独立していて，他人の助けを必要としない——精神療法家の助けなどきっと論外——とみなすことを好む。
5. この病状の人たちは，*何かしらの*助けを必要としていることを認める場合でも，どのようなセラピストにせよ，自分のように特別な才能，個人的な資質や適正のある人間を治療するのに十分なほどには知性的でない，あるいは技量がないと感じる。
6. 自己愛性パーソナリティ障害の人たちは，絶え間なく他人の賞賛や崇拝を願うので，メンタルヘルスの専門家に自分の問題や欠陥を指摘されるという考えは，魅力的なものではない。
7. この障害を抱えている人たちは，（精神科治療のように）その性質上，公の注目や賞賛を集めないような課題は，どのようなものであれ，深く追求する傾向がない。
8. 自己愛性パーソナリティ障害の人たちは，自尊心を膨らませるために嘘をつく。セラピストに真実を語ることは，精神科治療の必須前提条件である。

ティ障害の人たちには共通してみられることである。表5-5に示されているのは、なぜこの病状を抱える多くの人たちが、非常にしばしば、診断されず治療を受けないままになるのか、その理由の要約である。

◆自己愛性パーソナリティ障害を抱える人たちの治療へのアプローチ

《取り組み》

デニス・スマイズ議員の息子、マーティン・スマイズ牧師の状況（第6章の「自己愛性パーソナリティ障害 パート2：治療を受けている自己愛」で論じられている）のように、治療を受けている自己愛性パーソナリティ障害の多くの人たちは、強要されたり、他人からのたっての頼みを受けたりして、治療を受けている。治療のアセスメントの間に、臨床家は、患者を意味のある治療に積極的に参加するように取り組ませ、動機づけができるように努める。患者に敬意を表し、主導権をめぐる争いを回避し、心理学的問題への洞察、あるいは治療への関心に対する患者の抵抗に忍耐を示し、さらには、生活の質に関しての重要な問題に対して異なる視点を患者に提供することで、セラピストは本気の取り組みを促進できる。多くの患者は、臨床家が最初にあまりに多くの質問をして、すでに知っていること以外のことをあまり語らないので、精神療法に幻滅してしまう。私が患者から受けうる最高の誉め言葉の一つは、「今まで、そういう見方をしたことが全くありませんでした」というものだ。マーティン・スマイズ牧師は、自分がどれほど母親の情緒面での生活に対して責任を感じていたかということや、自分を見捨てたことに対して父親に向けられた怒りの底なしの深みに気づいた時、治療に本気で取り組み始めた。

《アセスメント》

治療の前に診断がくることが必要なので、メンタルヘルスの専門家に治療を受けるすべての人が、包括的で系統的な評価を必要とする。自己愛性パーソナリティ障害に関して彼らにアセスメントを行う際に考慮すべき重要な点は、その個人が他に何か併発している身体的あるいは精神的な症状を抱えているのかどうかということである。不誠実な振る舞いが露呈し始める時、誇大的な計画が解体する時、お世辞よりも叱責を受ける時、このパーソナリティ障害を抱える人たちはたびたび不安になり、うつ状態となり、アルコールや他の嗜癖性の物質を乱用する。それゆえに、自己愛性パーソナリティ障害の人たちは、不安障害、うつ病、アルコール依存、他の化学物質依存、そしてこれらの症状に関連する多くの身体的障害（貧血、十二指腸潰瘍、外傷による脳挫傷など）についても、アセスメントがなされなければならない。

《治療》

自己愛性パーソナリティ障害の人たちに注意深くアセスメントを行うと、しばしば、パーソナリティ障害と同時進行で治療されるべき他の病状の存在が明らかとなる。例えば、もしその人がうつ状態であれば、精神療法によって実質的な効果がもたらされる以前に、抗うつ薬による治療がしばしば必要となる。精神科医であり精神分析家でもあるスティーブン・P・ルース（2001）は、統合療法と名づけられるものの一例である精神療法と精神科薬物治療の組み合わせの理由に関して、非常に優れた批評を著した。もし患者が深刻な夫婦関係の問題を抱えていたら、夫婦（カップル）療法や家族療法を紹介してもよいし、それらが役に立つかもしれない。もし患者にとって、自分の自慢や他の人たちの価値下げを、他人がどのように知覚しているのかを正しく認識することが難しければ、集団療法を行うこともできるだろう。それにもかかわらず、個人精神療法は自己愛性パーソナリティ障害の人たちに対して、群を抜いてよく用いられる治療法であり、この目的のために、多くのタイプの個人精神療法が研究されてきている。父親と同様に自己愛性パーソナリティ障害のDSM基準を満たしたマーティン・スマイズ牧師が受けた洞察志向的な精神療法や精神分析による治療は、第6章「自己愛性パーソナリティ障害　パート2：治療を受けている自己愛」で、描写・説明されている。（この症状を抱える人たちへの、他のタイプの個人精神療法や、夫婦療法、集団療法の短い考察は、グ

ループマンとクーパーの研究（2001）で見ることができる）

自己愛性パーソナリティ障害に関する特別な問題

◆偽り

自己愛性パーソナリティ障害を抱えている人たちが嘘をつくことは、驚きに値しないだろう。こういった人たちは、結局のところ、パーソナリティの核の部分に低い自尊心があり、皆に賞賛される願望をもち、自分は完璧で全面的にパワフルだという誇大的な空想を抱いていて、他人への強烈な競争心があり、自分の業績を誇張して、他人の重要な業績を自分のものにしてしまい、ミスを犯したことや失敗したことを認めようとはしないのだ。自己愛性パーソナリティ障害の人たちは皆、自分個人の野心を推し進めるだけでなく、他人の賞賛を得るために、自分自身に関する真実を故意に誤った形で伝える。特徴的なパターンは、初対面の人、特に好印象を与えたいと望んでいる相手に、自分の業績を誇張して伝えることだ。他人にとっては立証がとても難しいような出来事や業績——高校でのスポーツに関する業績や他の都市における前の仕事での成功など——に関して、嘘をつく傾向があるのだ。非常に頻繁に、この障害を有する人たちは、偽りの説明に、偽りの謙虚で控えめな表現や偽りの謙遜を効かせる。こういう人たちの中で最も知性的な人たちは、非常に説得力があり、最初のうちは、自分のことを信じて賞賛するように、他人をうまく納得させるかもしれない。しかしながら、時間が経つと、一部の人たちは、彼らが虚言癖を悪用していることに気がつく。デニス・スマイズによる虚言のパターンは、自己愛性パーソナリティ障害の人たちに観察されるものの典型だった。例えば、彼がジューンに初めて会った二人ともが大学生だった時、デニスは自分が学生会長であることを彼女に言わなかった。キャンパスに彼を訪ねた際、彼女はすぐに数人の他の学生から、デニスがその役職に選挙で選ばれたことを伝えられた。ジューンは、そのことに触れさえしなかったのは、デニスがとても謙虚であるからだと考えた。彼女がその件に関して彼に質問すると、「ああ、たいしたことではないよ。他にその仕事を引き受ける気のある人が、見つからなかったのさ」とデニスは答えた。現実には、彼は学生会長としての選挙に勝つためにすさまじいまでの努力をしていて、彼はその後一生、その事実があらゆる履歴書や略歴に必ず表記されるようにしたのだ。彼はまた、ジューンが最初にキャンパスを訪問した際、他の学生たちが彼女に、彼の選挙のことを必ず伝えるように手配していた。彼自身は彼女が彼のことを謙虚だと考えるように、彼女がキャンパスに初訪問するより前にはとりわけ言わないようにしていたのである。その一方でデニスは引き続く何年にもわたって、野球チームの主将であるとか、ファイベータカッパに選ばれるような抜きん出た学生であるとか、そして大学時代のありもしない他の多くの業績に関して、ジューンに嘘をつき続けた。謙虚で、誠実で、成熟していたジューンは、最初、彼女の夫が嘘を言っているという疑惑をもたなかった。しかしながら、その後の年月の間に、彼女は夫が常習的な嘘つきであることを理解するようになっていった。デニスは、自分の虚言がジューンにばれていることに気づいた時、彼女に激怒して、あえて彼を疑うようなことをするとは不忠であると、彼女のことをさらに一層脱価値化したのだった。

デニスは仕事関連の活動においても、同じパターンの不正を示した。彼の上司であるギャラガー氏やグリアー氏に対して、デニスは他人の功績を自分の手柄にし、より成功しているように見せるために、データを改竄（かいざん）し、問題点に関しては他人を責め、失敗は開示しなかった。部下からは搾取して、脚光を分かち合おうとはせず、賃金や手当の削減といった彼自身の下した不人気な決断に関しては、ギャラガー氏やグリアー氏を責めた。デニスは失敗に終わった彼自身の決断や不正活動を隠蔽するために、書類を偽装するよう、他人に圧力をかけた。正当であるとは言えないとして、従業員や監査員に挑まれたり反対されたりすると、デニスは、こういった個人の職務の遂行や労働倫理、知性に関して嘘をつくことで、その人の能力や信頼性を攻撃した。時間が経つにつれ、彼は身辺に身内集団を形成し、彼の不正行為を隠蔽することに前向きであれば、昇進させたり報酬を与えたりし、会社のために正しいことを行おうとした者たちのことは傷つけた。

悲しむべきことに、自己愛性パーソナリティ障害を抱えた人たちの、燃えるような野心や真実をねじ曲げたがる性質は、こういった人たちが相当な権力や高い地位を獲得することにつながりうる。このような人たちは、自分の個人的な強大化への道筋で、多くの罪もない人たちのことを害する。欺瞞と不正が、彼らが創生した砂上の楼閣の崩落につながるという頻繁に起きる状況では、より多くの他人が害を被る。このパーソナリティ障害を抱える一部の人たちは――政治家としてのキャリアにおけるデニス・スマイズのように――その不正を暴かれることなしに、大いなる名声や権力を獲得する。

嘘をつくことに関する心理学的側面に関して、より多くを学ぶことに関心のある読者は、精神科医チャールズ・V・フォード（1996）の *Lies! Lies! Lies!: The Psychology of Deceit* というタイトルの優れた本を参照するとよいだろう。

◆自己愛性パーソナリティ障害の親をもつということ

《ネグレクト（かまってもらえないこと）》

この症状を有する（一人または複数の）親をもった子どもたちは、治療の二つのパターンのうちのどちらかを示す傾向にある。極端なシナリオでは、自己愛性パーソナリティ障害をもつ親は子どもをかまうことがなかったり、虐待したりさえする。こういう人たちの自己中心性や共感の欠如、絶え間ない賞賛の要求には、幼児の世話をしたり子どもを育てたりすることとの現実とは、相容れないものがあるのだ。疑いもなく、この病状の人たちが子どもの情緒的なニーズを満たすことは困難である。この親としてのパターンは、マーティン・スマイズの父親との経験で示されているので、ここではこれ以上詳細を論じない。

《自己愛の拡張》

第二の典型的パターンでは、親が自分の自尊心を高めるために、子どもを搾取する。このタイプの行動では、子どもが親の自己愛の延長となり、親は自分に対して注目や賞賛をもたらすような方法で、子どもを型にはめ、操作し、コントロールする。この関係パターンに内在しているのは、親が自分の子どもの内的生活、感情、性癖、野心といったものに、ほとんど配慮していないということだ。それどころか、親が子どもに何を欲するべきか、どのように感じるべきか、そしてどのように反応すべきかを——すべては親を立派に見せるという目的を推し進めるために——指図してしまう。一例となるのは、レストランでデザートにチョコレートアイスクリームを選ぶ子どもである。彼女の母親は、アイスクリームで娘の新しい服が汚れるのではないかと心配していて、また、（娘が体重の問題を抱えているわけでもないのに）娘が太ることに過度の警戒をしている。母親の懸念の源は、他人に対しての娘の見栄えが、自分にとってどのように反映するかということである。この母親はウェイターに「娘は、本当はアイスクリームが好きではないのよ。リンゴをスライ

表5-6　親の自己愛的延長例

1. 娘のプロテニスでのキャリアを進めることに，全人生を捧げている「テニスママ」
2. 息子に対して不当な審判をしたと感じ，リンクに飛び入り，レフリーをど突く「アイスホッケーパパ」
3. ジュニア・ミスコンテストで競う若い娘のために，洋服を購入したりプロのコーチに支払いをしたりして，破産に追い込まれる「ビューティーページェントペアレント（美を誇示しようとする親）」
4. チアリーダーチームのオーディションの前に，娘のライバルに匿名で殺人の脅迫を行う「チアリーダーママ」
5. 学校の成績に関して息子を執拗にかまって，SAT（大学進学適性試験）への準備のために6年生の時から，毎夏，家庭教師をつけ，学業的には入る資格がないアイビーリーグの大学に入学許可が得られるようにコネを使おうとする「アイビーリーグパパ」

スして、イコール（人口甘味料）と一緒に持って来てちょうだい」などと言うことだろう。娘には「本当にイコールをかけたリンゴって、チョコレートアイスクリームより、おいしいわ。それに、やせて可愛い子でいられるのよ。キャロル・ノートンの少女たちのようにね」と言うのだろう。動機がどうであろうとも、その子が何を感じて何を好むかを決めつけるのは、明らかに、子どもにとって混乱を招き欲求不満を募らせることといえる。

子どもを自己愛の延長として用いるもう一つの例は、息子に、本人が大いなる情熱を抱いている水泳チームで競争するのではなく、フットボールチームに挑戦するようにと強いる父親である。息子は優秀なスポーツ選手であり、彼の父親は、高校のフットボールの試合に出席する数多くの親たちに――水泳大会に姿を見せる一握りの親ではなく――自分の息子の武勇を認めてもらいたいのだ。この父親は息子に言う。「水泳なんて、真の男のスポーツができない、女々しい奴らがするものだ。チームでプレーしないと、皆がお前は臆病者で怪我をするのが怖いのだと思うだろうな。それに、フットボールをやらなければ、私を失望させて恥をかかせることになる。この機会を準備をするために、私が何時間、お前と一緒に努力したのか、考えてもみろ。水泳のような少女向きのスポーツを選んだら、それが皆無駄になるのだぞ。私は友人に合わせる顔がなくなってしまう」と。

自己愛性パーソナリティ障害の親たちは、特に人前でのパフォーマンスを含んだ状況では、子どもと自己を過度に同一視する。子どもの業績、特に芸術やスポーツでの特別な才能を有する子どもの業績を通して、それらを自分のことのように感じながら生きるのだ。親が子どもを自分自身への自己愛の延長として用いる悪名高き例が、表５‐６で具体的に示されている。

驚くことではないが、自己愛性パーソナリティ障害の親をもつ子どもは、自分の感情をめぐって混乱するようになり、親への病的な依存が出てしまい、成長しても重要な選択や、独りで決断を下すことに困難を抱え、自分が本当に欲しいものを決定することができない。親が自己愛性パーソナリティ障害を抱えている人たちは、成人してから、彼らの個人的な境界や個人としての権利を尊重することがないようなコントロールを握りたがる別の人たちと、親しい関係をもつ傾向がある。このような人たちは、アイデンティティをめぐって混乱していて、しばしば「完全な人間ではないような気がする」とか「自分が何者なのか、本当はわからない」といったことを言うのだ。しばしば、抑うつや配偶者との関係で生じた問題のために、自己愛性パーソナリティ障害の人たちの子であるアダルトチルドレンは治療を求めることになり、そこで洞察がもたらされて、ポジティブで重大な変化を経験することがよくある。

表5-7　自己愛性パーソナリティ障害の人との結婚の３段階

A. 求愛段階

パートナーになる見込みの人に対して，注意を払い，思いやりがある。

パートナーになる見込みの人を理想化する。

独特で魅力的に見えるように，個人的な業績を誇張し，粉飾し，嘘をつく。

パートナーになる見込みの人の家族や親しい友人に，自分自身を「売りこむ」。

B. 結婚段階

配偶者やその近い家族に対して，次第に批判や価値下げをするようになる。

子どもを含む他人の注目や賞賛を得ようとして，配偶者に対して競争的になる。

配偶者が独りの判断で行動した場合や，あるいは自分自身と異なる意見を表現したただけでも，怒りや軽蔑を伝えるといった，心理学的・感情的操作を通して，配偶者をコントロールしようとする。

家族に関連した，特に財政面での，すべての重要な決定を下すことで，配偶者をコントロールしようとする。

配偶者から感情的に離れていく。

結婚上の責任に関して，公正で理に適った分担を受けもつことを拒む。

子どものことをかまわないか，子どもを通して他人の注目や賞賛を得ようと努める。

婚外で，秘密の不誠実で不健全な関係を結ぶ。

配偶者を情緒的に，そして（もしくは）身体的に虐待する。

C. 解消段階

配偶者が自分の誇張，粉飾，不誠実さを正面から追及すると，激怒して虐待的になる。

夫婦関係と結婚におけるあらゆる問題に関して，配偶者を責める。

嘘や歪曲を通して，家族のメンバーや共通の知り合いが，配偶者に背を向けるように画策する。

配偶者から，結婚や家族の外部にある別の対象に，依存を転移する。

結婚関係での資産に与えられている権利が不当な割合であると感じる。

結婚における物質的な資産を確保するために，歪曲，強要，虚偽などの作戦を展開する。

配偶者に危害を加え，配偶者から結婚関係での資産を不当な割合でぶんどるために，子どもを武器として利用する。

ひとたび離婚が成立すると，配偶者に対して敵対的となって，子どもとの関わりを減らす。

◆自己愛性パーソナリティ障害の配偶者をもつということ

ジューン・ギャラガー・スマイズの、痛ましく破壊的であるデニス・スマイズとの関係は、この病状をもつ人と結婚しているという体験に特徴的なものである。私は、大勢の自己愛性パーソナリティ障害の人たちの配偶者を治療してきており、表５－７に示したように、こういう人たちの夫婦関係がたどるコースの、共通パターンに気づいてきた。

◆自己愛性パーソナリティ障害の従業員や部下をもつということ

《第一段階：初めはよい》

私的な関係で見られた行動パターンと同様に、自己愛性パーソナリティ障害の人たちは、雇用の最初の段階では強そうな印象を与え、時間の経過とともに、色褪せていき不興を買う。新しい仕事を始める時は、期待されている以上に長時間働いて職務にかなり献身する。上司の特別なニーズを学んで対応することに巧みなので、すぐに同輩から抜きん出る。仕事上の期待や境界すらも越えるような、特別な親切行為をして、上司に取り入ろうとする。一例としては、上司が大好物としている特製のペーストリーを自腹を切って購入するために、毎日仕事前に街を横断してまで店に出向いて行く司法助手などがある。このような従業員は、上司の子どもを学校まで、あるいは大学から戻ってくる場合は空港まで、迎えに行くといったことをして、上司との個人的な関係を発展させる機会を探すことだろう。このような従業員の真の目的は、職場での自分の地位を安定させ、前進させることだが、その特別な機嫌取りの行為は、上司が時間をより効率よく使えるように助けることで組織を支援しているという形で偽装されている。こういった従業員は、雇用者に猛烈に忠実であるかのように自分の姿を描いてみせ、彼らが目標としているのは、なくてはならない存在になることである。こういう人たちは、同ランクの他の勤務者との間に強烈なライバル関係を展開し、競争相手とみなす者を脅かすために、上司との特別な関係を利用する。時間の経過とともに、こういった従業員の中で最も野心的で能力がある者は、出世が早く、会社や組織にとって独特な価値を有するとみなされるようになることだろう。

自己愛性パーソナリティ障害を抱えている従業員は、次に、早い段階での成功によって道が開けた方法やチャンスを徹底的に利用して、地位や権力を確固たるものにしようと努める。雇用のこの段階では、こういった人たちの働きぶりは、組織にとっても、当人たちの主たる関心事である個人のキャリアにとっても、有益なものだ。例えば、先の司法助手は雇用主から、週末研修会の宿舎や移動を手配するように要請された。法律事務所の長期計画を目的とする会である。研修会の何ヵ月も前から、助手はそのイベントのあらゆる詳細を、しっかりと計画した。その地域の全リゾートホテルに電話をし、予定されていた大規模な集会がキャンセルされたので、法律事務所に特別な割引をしてくれるという、贅沢なスパ付きのホテルを見つけた。彼は、最もよい集会場を決めたり、最適なメニューを選んだり、適切な視聴覚設備を点検することに、イベント前の週末を何度も捧げた。すべての発表者が、自分に連絡をとれるようにして、スピーチのためのスライドの準備をした。それ以前の研修会ではなかったことだが、彼はスライドのコピーと、各発表者の略歴情報を提供する包括的なマニュアルをまとめあげた。彼はまた、所長クラス、それに準ずるランクの事務所員、平所員のすべてが、長期計画という点で同じ土俵にいられるよう、プレゼンテーションをビデオテープに録画し、関連性の高い話は会社のウェブサイトに載せるように手配までした。研修会の大成功に関して、出席者からほめられると、彼は謙遜して控え目な物腰を装って、すべては上司の功績であると述べた。「研修会の退屈な詳細や移動・宿泊関係のことは、誰だって対処できたのです。すべての功績は、プログラムの中身を扱った私の上司のものですよ」と。上司や組織の高位にある他の人たちにとって、彼は本当の宝物のように思われた。しかしながら、彼の動機は純粋に注目を集めて、個人的な野心を推し進めること――任務や会社の成功を本当に大事に考えるのではなく――であったから、時間の経過とともに、この従業員がらみの問題が発生した。

《第二段階：問題発生（ローマックスの法則への序章）》

時間が経つにつれ、自己愛性パーソナリティ障害を抱える、野心的で能力のある従業員は、仕事における名声や安定を獲得する。組織内の同僚や低いランクの人間に対するこういう人たちの態度は、最もよい場合でも無関心で投げやりなものである。他の資格ある同僚に脅かされたように感じると、この障害を抱えた従業員は競争的・敵対的となる。このような従業員は、上司に対して同僚を価値下げする発言をし、こうなると上司は白熱した論争の仲裁をしなければならなくなるという、厄介な立場に追いやられる。こういった状況に陥ると、自己愛性パーソナリティ障害の従業員から多くの個人的な親切行為を受けてきて、必要以上の努力や多くの業績のために、この従業員に依存するようになっていた上役は、その肩をもつしか選択肢がなくなるのだ。このような状況はしばしば、この病状を有する従業員との特別な関係がもたらす高い代償の最初の表れとなる。

さらに時間が経過し、自信や仕事の安定が増えると、自己愛性パーソナリティ障害の従業員は、雇用主からの特別な配慮や待遇を期待し、引き出そうと試みる。例えば、こういう人たちは、自分と同等のレベルの人たちが受けた年給の増額に対し会社が加えている制限が、なぜ自分に適用されるべきなのかが理解できない。そもそも、他の誰がこれほど有能で、組織に献身しているのか、あるいは報償に値するのか、というわけだ。しばしば自己愛性パーソナリティ障害の人たちは、「単なる」許可されている制限の最高限度での昇給しか与えられなかったことを知ると、長い期間沈黙したり、ふさぎこんだり、憤慨している様子を示したりして、特別な考慮をなされることへの願望を間接的な形で表現する。その一方で、もし制限を超過した昇給を要請する彼らを雇用主が支援したとしてもなお、こうした従業員は他の人たちよりもひいき的な扱いを受けたことへの感謝を示したりはしない。その理由は二つから成る。第一に、自己の重要性や権利の意識が高められているため、こういう人たちは、どのようなレベルの報酬であっても、自分の並外れた貢献に対して十分報いたことにはならないと考える。第二に、もし十分に報酬を受けたことに対して適切なレベルの謝意を伝えてしまったとしたら、次の機会にでも権利を与えられるために利用することもできたであろう、苦労して手に入れた「点数札」を費やしてしまうことになると考えているのだ。

ローマックスの法則　私の親しい友人で同僚でもあるジェームズ・ローマックス医師は、メニンガー精神医学校やベイラー医科大学行動科学部の教育副委員長である。私たちは共に、精神医学者、心理学者、その他のメンタルヘルスの専門家や、大勢のかけがえのない支援スタッフメンバーを抱える巨大な学部を運営している。稀にではあるが、私たちは、才能があり非常に生産的な若手の教員から、リサーチや教育上のプロジェクトを進めるために慣習的な規則や議定を割愛するようにと求められることがある。例えば、特別な研究の独創性を追求するために、必須とされている臨床や教育上の義務を免除してほしいというのだ。多くの場合において、特別な配慮は生産的な結果にはつながらない。加えてこのような教員は、特別な便宜を与えられたことに感謝するよりもむしろ、そのために雇用され給料が支払われている通常義務を再開するように私たちが求めると、怒って憤慨するのである。こうしたことや関連した体験に基づいて、ローマックス医師は私がローマックスの法則と命名した以下のような原則を考え出した。

ひとたび、部下の特別な要求に不本意ながらも同意すれば、二つのことが確実である。

１．それだけでは十分ではない。

２．そのせいで、その人はあなたを憎む。

この法則に基づいて、ローマックス医師は、こういう人たちは以下のようにプリントされたＴシャツを着るべきだと提案した。

（シャツの正面側に）**もっと欲しい！**

（シャツの背中側に）**「もっと」でも十分ではない！**

《第三段階：分かれ道》

自己愛性パーソナリティ障害の人たちは、表面的で自己奉仕的な目的に基づいた動機や関わり方を有することが示されてきている。公の場で、このような人たちは、任務の重要性や彼らの組織の価値をほめちぎるが、本当に関心があるのは、組織の中の他の人たちが自分のことをどう見ているかということと、自分自身の野心を満たすためにどのように組織を利用できるのか、ということのみである。仕事がより安定して、自分の仕事関連での貢献を過大に見積もるようになると、こういう人たちの権利感覚は雪だるま式に巨大化する。仕事での業績を通じて認められるために時間やエネルギーを捧げることはだんだんと減っていき、その代わりに、自分自身のために従業員たちから、より多くを搾り出そうとより一層の努力をするようになる。不当に扱われているとか、自分は企業にとって偉大な価値があるのに、それに相当するような報酬を与えられてはいないと信じているので、苦々しい思いを抱くようになる。その一方で、上司は部下の生産性が低減したことに失望し、報酬を増やすことや優遇した取り扱いを果てしなく要求されることに怒りを感じる。最終的には、あらゆる特別な機嫌取り行為を受け入れてしまったせいで、自己愛的な従業員に正面から挑むことをためらっていた上司も、その人の落ち度を当人と話し合うか、公正で正確な職務遂行査定を提出する以外に、他の選択肢がなくなってしまう。手榴弾からピンを引き抜くが如く、上司の行為は従業員の爆弾に引火することになる。報告書のネガティブな側面にショックを受けた従業員は、これを根拠無き裏切りかつ不当な攻撃であるとみなして、上司に激怒する。このような従業員には、建設的で仕事の遂行の改善につながるような形で評価を用いることは、全くもって不可能なのだ。

自己愛性パーソナリティ障害の従業員は、バランスのとれた全体像を見る能力も、自分がもたらしたプラスの貢献という文脈に、自らの否定的な側面を位置づけてみる能力もない。叱責されると、こういう人たちはまず、否定的な評価を否定するか覆すことを考え、そのためには評価を書いた上司の信頼性や権威をおと

表５-８　自己愛性パーソナリティ障害の従業員や部下の回避・対処法に関する助言

1. 新従業員を雇用する前には，下調べをしなさい。その職位への候補者が，過去の仕事において，どのような勤務ぶりであったかを確認するために，以前の雇用主に電話をしてみなさい。上司との関係に焦点を当てる質問をしてみなさい。予防に勝る薬なし，である（もしあなたが，経営者や監督者の役割を務めているのなら，この章は再読の価値があるかもしれない）。
2. 新しい職位への候補者たちを，注意深く面接しなさい。面接の間に，自己愛性パーソナリティ障害の人たちに特徴的な行動や対人関係のパターンがないかどうかを探りなさい。もし，例えば，候補者が「私は前の上司にとって，なくてはならない存在でした」「前の雇用主の私生活における万事を賄っていました」「私が入る前は，その会社はひどい状態にあったのですが，私がほとんどの問題を解決しました」「自分の努力や貢献が正当に評価されなかったので，前職を辞めたのです」などの主張をすれば，疑惑の指標値は高められるべきである。あなたが，この人間から，支えてやるべき次なる無能なリーダー，と見られている可能性が高い。
3. どの従業員からも，個人的な親切行為や特別な扱いを受け入れてはならない。このような機嫌取りの行為に対しては，職業上の評判や，おそらくキャリアまでも代償にして，多くのお返しをしなければならないだろう。
4. 仕事上の関係と個人的な関係の間の，明確な境界や距離を維持しなさい。部下との個人的な関係は，しばしば，適切な職業上の権威の境界を混乱させる。
5. どの従業員に関連したものでも，公の調査という明るい灯りに耐えられないような，仕事上，あるいは，私的な決断を決して下してはいけない。もし，するつもりのことが秘密のままでなければならないことであれば，そもそも，そのようなことはすべきではないのだ。
6. 秘密の情報（他の従業員の医療上の記録や給与情報）へのアクセスは，成熟したパーソナリティで性格が高潔である，経験を積んだ人に限定しなさい。*経験*が浅かったり，未成熟であったり，パーソナリティや性格の障害があるとあなたが考えるような従業員に，特権的情報へのアクセスをもたせるべきではない。
7. 全従業員・部下に関する，定期的で判断の正確な勤務評価を実行し，記録に残しなさい。ポジティブなコメントのみを含めてはいけない。全従業員に，改善することが利益となるような領域がある。公正で建設的な批判を受け入れられなかったり，過剰反応したりする従業員，あるいは部下には警戒しなさい。こういった個人は仕事において成長することができず，時間とともに，非生産的で不満いっぱいの従業員になることだろう。

表5-8　つづき

8. 法外な賞賛を要求し，特別な権利を求める従業員には注意しなさい。その時点で，どれほど組織に貢献していようとも，そのような従業員は自己奉仕的な野心に動機づけられている可能性がとても高い。究極のところは，人を失望させ，破壊的な活動家となることだろう。
9. 同僚（そして以前の雇用主）と競争し，価値下げをする従業員には注意しなさい。自己愛性パーソナリティ障害の人たちは，組織の目標達成のためにチームメンバーとして働くことが難しい。
10. 組織に対する自分の貢献を誇張し，過大評価する従業員には気をつけなさい。こういった個人は，実際よりも優れているように見せかけ，自分自身に注目を集めるために，手抜きをして，近視眼的な決断を下す。
11. 公正で寛大な報酬に感謝しなかったり，満足しなかったりする従業員や部下には警戒しなさい。このような個人は，最終的には憎悪に満ちて，あなたの権威や地位を傷つける可能性が高い。

しめることであると即座に考えるのである。多くの場合、このような従業員は組織内で、画策することで大いに信用される立場を築いており、高度に機密性の高い情報へのアクセスをもっている。もし上司が、仕事関連の責任においても従業員との私的な行為においても高潔な振る舞いをしていたのなら（すなわち、特別なえこひいきなし）、否定的な内容を伴う公正な業務評価に憤慨させられた従業員にできることはあまりない。その一方で、もし監督者なり上司なりが、そのような従業員からの個人的な親切行為を受け入れてしまっていたり、組織の高潔性に問題が存在していたりする場合は、権力闘争が引き続いて起こり、その結果は予測することが困難である。はっきりしているのは、自己愛的な従業員が、上司との間にもっていた特別な関係は、今や終わりだということだ。上司の評判やキャリアも、通常、害されてしまう。表5-8に示されているのは、自己愛性パーソナリティ障害の従業員や部下のことを回避したり対処したりすることに関するヒントである。

あとがき

自己愛性パーソナリティ障害の人たちは、関係の最初の段階では、かなり魅力的で特別に思えるかもしれないが、彼らの自己中心性、不誠実さ、搾取性は、こういう人たちに依存する人たちを最終的には害することになる。この障害を抱える人たちの中で最も知力のある人たちは、大きな影響力のある地位にまで上ることもあり、これはその人たちの誇大志向を支持し、究極的には引き起こす害のレベルを高めてしまうこともある。この障害を抱える多くの人たちは、精神医学的あるいは心理学的な治療を避ける。そのような援助は、自分のような人間には低過ぎる次元のものと考えているのだ。このような人たちはまた、治療を通じて気づかされる自らの本質的な問題の根源を形づくっている不安定さや低い自尊心に脅かされるのであり、それゆえに精神療法での関係を含め、あらゆる率直で親密な関係を回避してしまう。デニス・スマイズ国会議員のケースは、精神療法的援助を受け入れず、自らの不安定さについての洞察を得ず、変わろうとせず、結果的に多くの人たちを傷つけることになる、頭脳明晰で能力のある人物の一例である。しかしながら、彼の息子、マーティン・スマイズ牧師というケース（第6章「自己愛性パーソナリティ障害　パート2：治療を受けている自己愛」）は、生産的である精神療法や精神分析に打ち込み、自らの不安定さの根源に対する理解を得て、結果的に行動や人間関係、情緒生活において、目覚ましい前向きの変化を遂げた人物の例を提供している。けれども、自己愛性パーソナリティ障害の非常に多くの人たちは変化する必要性を感じず、また、この病状を抱えた人たちとの関係はフラストレーションと価値下げをはらんでいるので、こういう人たちを見極め、可能なところでは重要な関わり合いを避けることが賢明である。この章は、この認識や回避を容易にする典型的なパーソナリティや行動のパターンを見出すことに役立つことだろう。また、このパーソナリティ障害を有していて治療を受け入れない人たちと現在関わっている人たちには、必要とみなすのであれば、関係を終わりにすることを可能にするような理解を授けることだろう。もし何らかの理由で、この病状の治療を受け入れない人と関わり合いを維持しなければならないのであれば、その人の心理学的、行動的パターンを理解することは、あなたが二人の関係について現実的な予想をしたり、自分自身を守ることを助けてくれるだろう。一つ、確信をもってよいことがある。その人はあなたにとって一番ためになることに、気を配ってはくれないのだ！

第6章

自己愛性パーソナリティ障害

パート2：治療を受けている自己愛

私は私自身を祝するものである。
私の想うところは、君も想うところとなる。
なぜならあらゆる原子は私に属するから。
善が君に属するがごとく。

—Walt Whitman, *Leaves of Grass*

マーティン・スマイズ牧師のケース

◈背景的な情報

マーティン・スマイズ牧師は、第5章の「自己愛性パーソナリティ障害　パート1：治療を受けていない自己愛」でその症例ヒストリーを示した、デニス・スマイズ国会議員の息子である。スマイズ牧師は、三人の子どもがいる四十七歳の既婚男性で、教会出席者のために上級牧師として奉仕するのに適しているのかどうか、評価を受けるようにと、大きな地元の教会の管理委員会委員長によって私のところに紹介されてきた。スマイズ牧師は、自主的に私のカウンセリングを求めていたわけではなかった。そうではなく、彼は精神科医の評価と治療を受けなければ、現職を解任されると言われていたのだった。私は委員長から、教会の従業員で既婚の女性が、性的な不品行と仕事に関連した搾取で、スマイズ牧師に対して訴訟を起こしたという情報を得ていた。訴訟に関して知れ渡った後になって、教会の会員である別の三人の女性がみんな表舞台に出てきて、スマイズ牧師が彼女たちと性的な関係をもったと報告した。教会が作成した内部報告書によると、各女性は同牧師に、彼と性行為をすることは宗教的な信念を試すことであり、教会に魂を捧げているかどうかを測ることでもあるのだと言われたと述べていた。一人の女性は、離婚手続きに関連するストレスの件でスマイズ牧師に個人的に相談にのってもらっている間に、多数回にわたり、彼と性交渉をもつことになったと報告していた。

この診察を複雑なものにしていたのは、スマイズ牧師が頑として女性側の各申し立てを否定していて、彼の教会の会員の大半が、原告よりも彼の方を信じているように思われたという事実だった。権威ある宗教とは関係のない大学を卒業し、神学校では卒業生総代であったスマイズ牧師は、説教壇上での修辞技能によっても、著作した数冊のベストセラーの宗教テキストによっても、高く広範に評価されていた。彼は、教会の従業員によって起こされた訴訟で、彼の弁護をさせるために、その地域で最も高名な被告側弁護士を雇い、彼の弁護料は、ある重要な教会会員によって支払われていた。私の臨床経験でも珍しいことだったが、同牧師の教会の内部評価委員会と彼の弁護士との話し合いの結果、おそらく、地元の医学校の精神医学部長という地位が理由となって、私がスマイズ牧師の評価をするように選ばれたのだった。かなり困惑しつつ、私はこの要請に渋々同意した。

◆最初の診察

私の診察室では、スマイズ牧師は自信があって、しっかりと物を言う人に思われた。私をファーストネームで呼び、彼は私たちの最初の面接を、彼の教会の重要会員の多く――その全員が彼の個人的に親しい友人でもあった――によって、いかに私が高く評価されているかについて、詳しく述べることでスタートした。彼はまた、第一回面接の前にチェックしておいた私の学問的訓練の詳細に関して、私をほめてくれた。彼はこの話を、私の学歴と彼の学歴を比較する機会として利用した。牧師は、私が卒業した学校よりも伝統的に権威があるとされている複数の大学に在籍したということだったが、彼は愛想よく、私を自分と同レベルの同輩かつ朋友と認めてくれた。私が診察の二重の性質――一方では、彼が仕事に戻ることの適切性に関して教会に報告すること、もう一方では、何であれ、必要と考えられる精神科治療を彼に勧めること――を注意深く具体的に示した時、彼は全く気にかけていない様子だった。スマイズ牧師は即座に、両方の義務は――「先生のような優秀な資格や技能をおもちの方でしたら、特に」――簡単に達成できるだろうと、私を安心させようとした。彼はまた、自分が精神科ケアを必要とする可能性は非常に低いと付け加えた。スマイズ牧師は、私が彼の教会に、教会の従業員と教会出席者の三人の女性に対する性的不品行という嫌疑に関連して、専門家としての鑑定を提供することに同意した。彼は頑として、そのような関係をもったことを否定し、彼女たちの糾弾の背後にある動機に関しては、「彼女たちは明らかに、大きな問題や狂気じみた想像力をもっているようです。先生、二千以上の家族を抱えている教会では、深刻な心理学的問題を抱えている女性が、少なくとも三、四人はいて当然だと思いませんか」と言う以外、何の説明ももちあわせてはいなかった。

◆幼少期と思春期のヒストリー

《父親の影響》

私は、スマイズ牧師との二回目と三回目のセッションの大部分を、彼の早い時期での父母との生活体験を見直すことに費やした。初め、スマイズ牧師は父親のことを、理想化して包括的な言葉で語っていた。幼少期の大半、彼は、父親と共に時間を過ごすことはあまりなかった。父親は長時間働いていて、しばしば出張で家を離れていたのだ。マーティンが十三歳の時、彼の父親は、選挙で得た仕事上の地位のために一年の大半、ワシントンD.C.にいなければならなかった。その間、家族は中西部の家に留まった。その時以降、自分自身と（彼が大好きであった）母親と（いつも我慢していなければならなかった）妹から成る世帯の大黒柱となった。二度目に会った際、スマイズ牧師はまた、両親の結婚中、母親の知らないうちに父親がワシントンで第二の家庭を維持していたことを、ずっと後になってから母親から聞かされたことを認めた。最終的に彼の母と父は離婚したが、父はもう一人の女性と結婚することは決してなく、マーティンは二人の母親違いのきょうだいには全く会ったこともなかった。父親との関係にまつわるストレスや失望にもかかわらず、スマイズ牧師は彼に対する怒りはおろか、厳しい感情すらも認めようとしなかった。それどころか、トップで大学を卒業した時に、おめでとうの手紙を送ってくれたというように、父親が自分の成功を奨励してくれたことを強調した。父親が卒業式に出席しなかったことに、がっかりしたかと尋ねると、スマイズ牧師は、父親がその時「国家の重要な仕事をして」、ワシントンへの滞在を要求されていたことを理解していたと言い張った。彼の母親も再婚はせず、一人息子が、彼女の宇宙の中心となったことは明白だった。

《母親の影響》

二つの主たる精神力動的なテーマが明らかとなった。第一に、彼の父親は彼が十三歳の時に実質的には彼を見捨てたのだが、スマイズ牧師は、父に対して何らかの怒りを感じていたことをも認めなかった。実際、彼は父親に失望したことさえも認めなかった。第二に、夫に捨てられた後、スマイズ牧師の母親は、専ら二人の子どもの世話に身を捧げた。彼女は、子どもたちの人生における父親の不在を補うために、「母と父の両方にならねばならない」と心配していた。彼女は特に、知的な才能に恵まれていると認識していた、息子のマーティンの幸福と学問的成長を案じていた。大の読書家だったため、スマイズ夫人は、彼の子ども時代から青年期早期に至るまでずっと、マーティンが読む本を選んでいた。彼女はよく、息子と一緒に本を読み、二人は読んでいるものに関して話し合って、何時間も楽しく過ごしたものだった。十七歳近くになるまで、マーティンは共に本を読んで語り合うために、彼女のベッドに入っていったのだった。スマイズ夫人は、マーティンの妹に対しても注意を払って愛情を注いでいたが、母と娘の関係は到底、息子との関係ほどには近いものではなかった。加えて、夫が出て行った後、スマイズ夫人は、決して他の男性と交際することはなかった。彼女は情緒面での支援の主たる源として、一人息子を頼ったのだ。三回目の面接の終了時に、母親の強烈な関与には、何らかの代償があったかどうかをスマイズ牧師に尋ねた。私は、「ええ、母は自分自身と自分の人生を、非常にたくさん私に与えてくれました。それゆえ私はいつも、自分には母を幸せにする責任があるのだと感じてきました。人生の大半で、そのことが私にとっては、重い負担となってきました」という彼の返答が真正のものであったことに驚いたのだった。

《精神力動的定式化》

精神療法家が使える道具の中には、並行したヒストリーがある。これが意味しているのは、患者が、自分の人生における重大な出来事の、意識的な記憶から成るヒストリーを提供する間に、セラピストは、それらの出来事に対する無意識の反応パターンをまとめるということだ。セラピストによる精神力動的定式化は、このような無意識の反応が、どのように患者の心理学的症状につながる（「原因となる」）のか、ということに関しての仮説を含む。スマイズ牧師というケースでは、私の並行したヒストリーには、患者の父親に対する抑圧された怒りの感情が含まれており、この感情に関して、彼は激しい罪悪感をもち、混乱したものを感じていた。第二に、私は患者が、自分を賞賛して情緒的に依存していた母親への性的感情を抑圧していたと考えた。加えて、彼は無意識のうちに、父親によって見捨てられたことに関して自分自身を責めており、母親を「勝ち取った」結果として、父親からの報復を受けて傷つけられるかもしれないと感じている、という疑いももった。私の予備段階での精神力動的定式化は、以下のようなものだった。

1. 患者は、父親に見捨てられたのは、彼が息子として不十分なことの結果であるという無意識的な確信を抱いていた。このことが、自尊心に関する根深い問題につながったが、これは大言壮語をしたり権力者たちとの親しい関係に没頭することで、覆い隠されていた。
2. 患者は、妻／母を勝ち取ったことに対して父親が彼に報復してくることを無意識のうちに恐れていた。父親が不誠実さや裏切りの手本となったこととも相俟って、このことは、教会の権威だけではなく自分自身のリーダー／聖職者としての役割も含めて、権威に対する患者の恐怖や挑戦的態度につながった。
3. 彼の母親が彼に、父親かつ一家の大黒柱の役割をになわせたことは、母親に対する彼の無意識的な性的感情を呼び起こした。このことが、自分の妻に成熟した愛情を表現できず、その一方で他の女性との「禁じられた」性的交わりに引き寄せられ刺激を受けるという事態につながった。

確かに証拠はなかったが、その時点で私は、患者の生活史、パーソナリティ、心理学的特徴は、彼が訴えられている性的不品行と、つじつまが合うものだと考えた。私はまた、以下のことも仮説として立て、三回目の面接で彼に質問しようともくろんだ。

4．父親への怒りや失望の結果として，彼の権威に対する不信感や軽蔑は，「究極の権威」にまで及んでいたことだろう。彼は宗教的な信念にも問題を抱えていたと私は疑ったのだ。

スマイズ牧師が，彼の体面を損なうようなどのような問題にせよ，認めることにガードを張っていることを考えると，本当であったとしても，彼が宗教的信心に問題を抱えていたことを認めるかどうかは，わからなかった。私は，この話題は深刻ではあるが，性的な違反に比べると，ずっと脅威が少ないと考えた。この主題での彼の反応は，意味深いものだろう。もし，この領域で問題を抱えていたことを否定するのであれば，彼が真の開示をして治療的援助を受け入れる見通しは暗いと言えただろう。そしてそれは，私に反社会性パーソナリティ障害，あるいは病理的自己愛という診断——共に致命的な欠陥につながる深刻なパーソナリティ障害——を，強く疑わせただろう。もし彼が宗教的信念の問題や，何らかの類似の困難があることを認めるようであれば，彼が比較的深刻度の低い自己愛性パーソナリティ障害を抱えている可能性が高く，それは，彼の協力を得ることができれば，治療による改善の余地があるものかもしれなかった。

マーティン・スマイズ牧師の治療

◆初期段階：本腰を入れさせる

スマイズ牧師が三度目の診察のために来院した時に，私は彼に宗教上の信念に関して，困難を体験しているかどうかを質問した。彼は，私がその質問をする理由を尋ね，私は率直な形で答えた。「父親に見捨てられたことや，父親が心を傷つけるような欺き方をした結果としての，解決のついていない感情が，あなたの権威に対する広範な不信につながったと考えています」。私が幾分驚いたことに、スマイズ牧師は、彼が「信仰の危機」と名づけたものを認めたのだ。この自認が、私のスマイズ牧師の評価におけるターニングポイントになっただけではなく、かなり文字通りに、彼の人生におけるターニングポイントになったのだった。以下の対話が続いた。

スマイズ牧師：父に対する感情と宗教上の信念に関する問題を、関連づけてみたことは一度もありませんでした。

Y医師：お父さんに対しての感情を探究する機会は、全くなかったのだと思います。お父さんが家族を捨てた時、たった十三歳だったわけでしょう。

スマイズ牧師：いずれにしても、それでどんなよいことがあったのでしょう？　ひどい気持ちになったでしょうし、何も変えはしなかったでしょう。

Y医師：時間とともに、お父さんが自分にとって手が届かない存在であるとわかった時の、あなたの感情について、何を記憶していますか？

スマイズ牧師：感じたことなど何も覚えていません。その時期、ちょっとした嘘つきになったことは、実際、覚えています。友人皆に、父は週末には帰宅するし、毎晩電話をかけてくると言っていました。父のワシントンでの業績について、際限もなく作り話をしました。本当のことを言えば、一度でも電話をくれたり、政府の仕事に関して私に話してくれたりした記憶はないのです。

三回目の面接の最後に、スマイズ牧師は追加のセッションをリクエストし、それは六日後に実現した。面接の前の日、彼は妻を面接に参加させる許可を求めた。私は喜んで受け入れた。

◆第二段階：治療プラン

スマイズ牧師は以下のように四回目の面接を始めた。

スマイズ牧師：これは、本当に心が痛むことです。すでに妻には話しました。教会の女性たちが、私に対して行った告発は真実です。この件への対処と治癒の点で、先生からの専門家としての助けを得たいと思います。私にとっては、本当に厳しいことです。私は助けを求めるのが好きではないのです。

そのセッションで、患者と彼の妻、そして私は、予備的な治療プランを創案した。

1．スマイズ牧師は自分の性的不品行が事実であることを弁護士に知らせ、教会の管理委員会委員長に真実の状況をいかに知らせるかについて、弁護士の助言を求める。
2．シンディ・スマイズは、夫との結婚生活を続けて、二人の夫婦関係を立て直すために、セラピーで夫と一緒に努力することに前向きの姿勢を示した。私はシンディを、個人治療とカップル治療の両方の側面から解決するために、どちらをも専門としているソーシャルワーカーに紹介した。

３．私は治療目標を進展させ、治療プランを組み立てるために、次の二ヵ月の間、週に二回スマイズ牧師と会うことに同意した。

次の二ヵ月の十六回の治療セッションで、非常に多くのことが達成できた。その間に私は、私生活と仕事の状況に関する法的側面や財政的側面に対処しているスマイズ牧師に、支援と限局された指示を提供した。教会と弁護士は、教会とスマイズ牧師に対しての法的な告発を取り下げるという条件で、四人の女性と個別の金銭的示談を成立させた。スマイズ牧師は、自分の教会での職位を放棄することに同意し、教会は寛大にも、彼の給与と法的費用や医療費用を一年の間、支払うことに同意した。

私は、スマイズ牧師の山積みの法的、経済的問題に関する助言者役に陥ることを、意図的に回避した。その方が、感情面、行動面での問題の心理学的起源を理解することを助けるという点で、私という人間が、より役に立つと考えたからだ。それにもかかわらず、不品行やまずい選択の無意識的な基盤を解釈することを通じて、スマイズ牧師は「自己修正」することができた。次の一例は、性関係を結んだ女性の一人にどう対処するかに関して、彼が私との間にもった話し合いである。

スマイズ牧師：教会がＸ夫人に支払いをする必要はないと思います。彼女が私に「色仕掛け」で迫ってくるまで、関心がなかったのです。実際、彼女が誘惑してきた最初の二回は、はねつけたのです。最終的に、彼女が私の防衛をくじいてしまい、これが私の無分別につながったのです。

Ｙ医師：あなたは、お父さんが家族を捨てて、他の女性と懇ろ（ねんご）になってしまったことに対して、あなたとお母さんと妹さんには、いくらか責任があると言っているのですか？

スマイズ牧師：なるほど、わかりました。先生がおっしゃっていることは、牧師としての役割において、規則が守られるようにするのは、私の責任だったということだと思います。会衆側の責任ではなかったのです。

Y医師：完全にその通りではありません。私が言わんとしているのは、正しい行いをすることは常にあなたの責任だということです。とはいえ、権威に対する不信と恨みがあまりに深いために、あなたは自分自身の権威を汚し、それに対立してしまうので、これは困難なことでしょう。お父さんはほとんどの人たちにとって尊敬される権威ある人物だったので、そのような人間になることを自分自身に許すと、自分もお父さんのようになってしまうと、無意識のうちに信じ込んでいるのです。

スマイズ牧師（激しく感情をこめて）：父は、私がこの世で最も真似たくない人間になりつつあります。どんなに彼のことをひどく嫌っているのかが、わかってきました！（長いためらいの後）先生の言葉の意味がわかったように思います。私自身の妻と子どもたちを辱め、自分自身の過ちへの責任を回避しようとして、かなり、私は父に近くなってしまいました。

◆精神療法的技法

精神療法過程のいくつかの鍵となる特性や技法が、上述の「第二段階：治療プラン」という見出しのもとに、やりとりの形で明らかにされた。精神分析と、私のスマイズ牧師へのアプローチでもあった精神分析の知識に基づいた精神療法の目標は、洞察である。洞察は精神医学において、二つの異なる意味を有している。

最初の意味は、自分には心理学的問題があるという認識と、その問題を解決するためにどのような手順を踏めばいいのかについて、現実的な理解を得ることである。スマイズ牧師は、ある種の強制のもとで治療を受け始めたので、三回目のセッションの後に、このレベルの洞察を得た。第二の意味は、感情面での症状や非適応的な行動の無意識的な起源に関して、患者が知らされ理解を得ることを指す。このタイプの洞察は、はるかに長く時間がかかる。その理論とは、ひとたび痛みを伴う感情や自滅的な振る舞いの無意識的な決定因子を、意識レベルにもち込むことができれば、その人は建設的な変化を求める位置に立つようになるというものだ。

すでに（「第二段階：治療プラン」のところで）述べた例で、私は、スマイズ牧師が、父親からの扱われ方にからむ無意識的な感情と、彼が他の人たちに対処するやり方との間に、関連性を見出すことを助けようと努めた。この特定の事例では、彼の父親によるひどい仕打ち（および、それにまつわる感情）の否認が、自分の宗教上の権威下で生じた女性教区民に対しての虐待という盲点につながっていた。想像することが難しいかもしれないが、スマイズ牧師には当初、性交渉をもった彼の教会の四人の女性を傷つけて搾取しているという考えは、思い浮かびもしていなかったのだ。彼はもともと「私は彼女たちが前向きに参加していて、私たちの密会を、私と同様に楽しんでいるものと考えていました」と述べていた。父親に情緒的に無視され、嘘をつかれていたと、意識的に認めることで、スマイズ牧師は初めて、父親への根深い怒りを感じられるようになったのだ。この洞察がさらなる洞察につながり、それには、彼のほとんどすべての権威——彼自身の権威、教会や神の権威も含めて——に対する広範囲に及ぶ葛藤と、それらを汚してやりたいという気持ちの理解も含まれていた。

転移は、精神分析と洞察志向型精神療法の、もう一つの強力なツールである。この用語は、過去における重要な関係で生じていた未解決の感情を、無意識のうちにセラピストに対して置き換えることを指す。この典型的な例が、私のスマイズ牧師に対する治療の間にくり返し生じてきた。私たちは週二回の治療セッションという、定期的なパターンを確立し、それは二ヵ月の間、破られることがなかった。このパターンが最初に中断されたのは、私が年一回の米国神経精神医学会の会合に参加するために一週間出張した時だった。スマイズ牧師は、私が出かける七週間ほど前に、出張について初めて聞かされた。私が学会から戻ると、彼は初めて面接に遅刻して来た。それに加えて、彼はふさぎこんでいるように見え、私とのやりとりでも無愛想だった。私が、私の留守に対する彼の反応について尋ねると、彼は「実際、けっこう満足でした。大学院で神学を学ぶための応募書類を完成するための時間を、余分にもてましたから」と述べた。このセッションの最中に、彼は前の晩に見た夢の話をした。

スマイズ牧師：ユドフスキー先生、私が見た夢は先生の夢だったのです。先生が、学会で論文発表をしていました。脳と行動に関しての複雑で難解な発表でした。最後に先生は、聴衆が論文を理解できたかどうかを確認するために、質問をしました。先生の質問には誰も答えられませんでした。その一方で、私には答えがわかったので、挙手を続けたのです。先生は聴衆の中の私が見えなかったか、あるいは私を指名することを拒んでいるようでした。

私はスマイズ牧師に、この夢に伴った彼の感情を尋ねた。彼は欲求不満を感じたことは認めたが、怒りの感情や傷ついたことは開示しなかった。最終的に，彼の要求に基づいて，私は彼の夢を分析した。

Y医師：私はあなたの夢が，私が出かけていて，治療セッションがキャンセルされたことによって喚起されたあなたの感情の無意識的な表現であると考えます。あなたはそれ以前のセッションで，一部にはよくなるために，一部には私を喜ばせるために，とても努力をしていたのだと思います。あなたの夢は，あなたの理解，あなたの私を喜ばそうという努力，あるいは，最も大切なことに，あなたそのものを，私が意識していないか，関心をもっていないかのように見えたのでしょう。私の学会出張が，少年時代，父親がたびたび出張で家を離れた時にあなたが体験したものと類似した無意識的な感情を喚起したのだと思います。その夢は，もし父親が，あなたがいかに賢いかや，どんなに懸命に努力しているのかを理解できてさえいれば，そもそも，あなたとあなたの家族を見捨てなかっただろうと，あなたが感じていることを示しているとも思えます。

私がスマイズ牧師に伝えたかった点は，彼が無意識のうちに――彼の行動や夢に表れているように――父親への強力な感情を私に転移していることだった。彼は，この解釈に対して以下のように，ひどく皮肉っぽい調子で応じた。

スマイズ牧師：なんと，精神病者の戯言のようなことを！　何とも陳腐でありふれていますな！　今回は「偉大なる医師」も全面的に的外れです。信じてください。先生が父とは大違いだということはわかっています。それに、先生に好印象を与えることになど、関心がないことも信じてください。

私は、多分彼が正しいのだろうと言い、私は彼の遅刻と夢を解釈し過ぎたのだと応じた。さらに私は、この時点では、この解釈を進めることに関して、彼が私に高い度合いの苛立ちを示していることを気づかせるようにはしないことに決めた。もし私の解釈が真実であれば、怒ったり反抗的となるような反応が、休暇中や公の祭日のような、さらなる別離の時に再現するだろうと判断したのだ。機が熟せば、彼は十分に安全だと感じられ、私を信頼してくれるようになり、父親によって見捨てられたことの表象としての私の不在に対する彼の反応パターンを、意識的に認識できるようになるだろう。実際、スマイズ牧師は、私の夏休みの後の最初の予約を「完全に忘れて」しまった。次の面接の際に彼は以下の夢の話をした。

スマイズ牧師：教会で追悼儀式を行っていました。教区民たちはひどく動揺していました。私は亡くなった方に関して個人的なことをお話ししたかったのですが、誰が亡くなったのかを思い出せないのです。私には全く準備ができていなくて、弱々しく感じられました。群集の大きさからして、誰か重要な人物であるということは確信していました。彼らが私を責めるのではないかと、心配し始めました。誰なのか、わかろうとすればするほどに、私は焦りを感じました。冷や汗をかいて、突然目が覚めたのです。私の心臓は高鳴っていました。

スマイズ牧師はこの夢を描写した後、私にその意味するところを、どのように考えるのかを訊いてきた。私は故意に、直接的な答えをしなかった。代わりに、私は彼に、それが何を意味すると思うかを尋ねてみた。彼は即座に私の「この守りの態度」に対して、酷評を与えたのである。

スマイズ牧師：精神科医なんてものは、この世で一番お気楽な仕事ですね。「これについて、どう思いますか？　あれについて、どう感じますか？」などと言って、生計を立てられるのですから。そんなことで私の役に立っているのだと思っているのだとしたら、大間違いもいいところです。

Y医師：私に腹を立てているようですね。

スマイズ牧師（叫んで）：先生は、私を助けるためにここにいるのだと思っていました。怒っているというのは、全くその通りですよ。おわかりですか？　先生の助けなど必要ではありません。先生よりうまく、この夢を解釈できますよ。

Y医師：私のあなたへの関わりと誠実さを、あなたは問うているのだと思います。あなたには、この点が、私たちの関係において他のどの側面よりも大事なのです。私が休暇であなたと離れていたことが、あなたの夢と、あなたが前回の予約を「忘れてしまったこと」の両方を、引き起こしたのだと考えています。それに、私はあなたがその夢をどのように解釈するかということに、本当に関心があります。

スマイズ牧師：わかりました。先生のゲームに付き合いましょう。私がユドフスキー医師になって、私自身の夢を解釈しようではないですか。棺の中の男は、先生と私の父の両方を象徴している。私の罪悪感は、彼の死に対する私の責任感を表している。こういう感情は、あなたが休暇のために私を放置したことへの、殺人的な怒りから生じていて、あなたの休暇は、父が私のためにそばにいてくれなかったことを象徴している。

Y医師：的を射ているように思えます。さらに加えれば、あなたは私にでも、他の誰にでも、依存しているように感じるのは気分が悪いのです。あなた自身の夢の解釈の質からして、あなたは自分で思っているかもしれないほどには、私に依存してはいないと考えます。

最後のコメントをした理由は、彼自身の力や自立につながるようなやり方で、彼が私と彼自身を同一視することを歓迎するということを、スマイズ牧師に示すためであった。この側面は、疑いもなく、彼と彼の父親との関係では欠如していた。

◆スマイズ牧師の精神分析治療への紹介

治療設定の保護された構造と、セラピストと患者の外での関係を制限する厳格な規則によって、転移と無意識的な感情や振る舞いの解釈が可能となる。時間が経つにつれて、スマイズ牧師は、彼に対する私の関心や関与が高潔なものと信頼するようになった。最終的には、この信頼があったからこそ彼は、父親への感情を私に転移していることに対する私の解釈を、よりよく受け入れることができた。この洞察を得て、彼は自分がそのような感情を、治療環境をはるかに越えて、私的生活や職業生活のほぼあらゆる重要な側面に一般化していることを理解し、変容させ始めることができた。彼が呈していた問題（性的不品行）の性質、彼の診断の深刻さ（自己愛性パーソナリティ障害）、治療への当初の抵抗という状況があったので、私は彼の治療に対する反応の程度や速度に嬉しい驚きを感じた。私はこの予期されなかった治療での進展を、他の多くの彼の個人的な力によるものと考えた。優れた知性や、無意識的な精神過程の示唆するところに接して理解する能力、言い換えると、人並み以上の洞察能力を彼が有していたということである。

このような力や属性——行動を変え、人間関係を改善するために、精神療法の場と精神療法の外で懸命に努力するという、スマイズ牧師の動機とも相俟って——があった結果、私は、彼がパーソナリティや性格の致命的な欠陥を呈しているという予めもっていた考えを変えた。彼の精神療法での努力や前進を経験したことから、後には、彼の精神科的障害は、精神療法を通じて、実際に大きく改善の余地があると考えるようになったのだ。

私との十八ヵ月の治療の後、スマイズ牧師は遠隔の都市にある卓越した大学に、神学の博士号候補学生として入学を認められた。このことが、その都市にいる女性精神分析家に、スマイズ牧師を紹介することを考える契機となった。最初の段階では、彼は構造化と支持を必要としていたので、このような紹介は耐え難いものだっただろう。精神分析治療では、患者がセラピストに週四、五回も会う。精神分析は、未解決の感情や自己破壊的な振る舞いにつながる、無意識的な思考や感情を明らかにしたり解釈したりすることに、より一層の重きを置くものでもある。これは部分的には、精神分析家が、洞察志向型の精神療法でのセラピストよりも、非指示的であることによって達成される。スマイズ牧師が最初に私との治療を始めた際には、心理学的にも動機の面でも、精神分析を受ける準備はできていなかった。しかし、彼は私生活が安定し、対人的な問題や感情面での問題の無意識的な基盤を探索するに当たり、抵抗がはるかに少なくなり、より力を発揮するようになっていた。それにもかかわらず、スマイズ牧師は私との作業において、妻や二人の娘たちとの間に、成熟して敬意に満ち、信頼のある関係を確立する点では、十分な前進ができていなかった。私は、女性セラピストの精神分析を受けるという強烈な経験が、スマイズ牧師の素晴らしい知性と、変わろうという動機と組み合わされて、彼の人生におけるこの次元と、他の重要な次元での前進に向け、よい前兆となるものと考えたのだ。

◆治療の成果

彼の当初の症状や行動を考えて、私がスマイズ牧師を紹介した精神分析家は、彼の精神分析治療への適性に関して、かなり疑いをもった。それでも彼女は、彼の治療に対する能力を査定するために、数回のセッションを費やすことに同意してくれた。その後、彼女もまた、今日に至るまでの治療における彼の前進と、彼のさらなる変化への動機づけ、精神分析過程から利を引き出す彼の知力に、驚きと強い興味の両方を示した。彼女は彼を患者として受け入れて、スマイズ牧師はこの臨床家との密度の濃い治療に、五年間とどまった。時々彼は、自分の進歩について近況を知らせるために手紙を書いてくるが、その進歩はあらゆる尺度において、目を見張るものがある。第一に、彼の家族との関係は——彼の目から見ても、家族の視点から見ても——大幅に改善した。彼は初めて、妻と子どもたちへの真の愛情にふれることができるようになった。第二に、彼は職業の道を変えた。彼は神学研究で博士課程を修了し、学部時代に通っていた優秀な大学での准教授としての職位を受諾したのだ。大学での教授職は、大きな教会での牧師という彼の以前の役割に比べる

表6-1　マーティン・スマイズ牧師のケースで示されたような，自己愛性パーソナリティ障害の患者の治療における鍵となる原則

ヒストリーとしての事実	鍵となる原則	解釈
スマイズ牧師は，自主的に精神科的な見立てや治療を求めなかった。	精神疾患に付随するスティグマ（汚名）のため，精神療法で利を得られるはずの多くの人たちは，そのような治療を求めたり，受け入れたりすることを思いとどまる。	スマイズ牧師の誇大感と，自己充足的であることへのプライドが相俟って，必要としていた精神科的ケアを，彼が求めることが妨げられていた。
スマイズ牧師は，自らの性的不品行に関して，嘘をついた。	自己愛性パーソナリティ障害の人たちは執拗に嘘をつく。	スマイズ牧師は，他人によい印象を与えるためと，搾取するための両方の理由で嘘をついた。
Y医師は，彼の性的不品行をめぐる嘘に関して，スマイズ牧師に挑んだり，正面から問題を突きつけたりはしなかった。	精神科のケアは，支持的な関係であって、敵対的なものではない。精神科医と探偵の間には重大な差異がある。	スマイズ牧師との治療関係を確立することは，彼の説明の非一貫性を指摘することよりも重要だった。
治療前，マーティン・スマイズは，父親に対する自分の根深い怒りの感情に気づいていなかった。	精神療法の構造と守られているという安全感によって，患者が抑圧された重要な感情を探索することが可能となる。	子ども時代，マーティン・スマイズは経験を通じて，父親への怒りは，彼を父とのトラブルに陥れるだけで，何も変えないということを学んだ。それゆえ，彼は激しい怒りを抑圧していた。
治療以前，スマイズ牧師は自己破壊的だった。	抑圧された重要で力強い感情は，気分の障害や非機能的な行動といった，症状としての表出を得る。	内に向けられた怒りは，スマイズ牧師の抑うつ気分や自己破壊的な行動につながった。
治療の中で，スマイズ牧師は父親への怒りに気づいて，それを感じることができた。	洞察は心と身体の両方，思考と感情の両方を含む。	治療でスマイズ牧師は，自分の低い自尊心の起源と，深遠な副次的意味合いを発見した。

表6-1　つづき

ヒストリーとしての事実	鍵となる原則	解釈
スマイズ牧師の「信仰の危機」は，宗教に関するものではなかった。	自己発見には，多くの驚きが含まれている。	スマイズ牧師の，彼が権威ある人物とみなしていた父親への未解決の憎悪は，「究極の権威」を受け入れたり信頼したりする彼の能力に抵触した。
スマイズ牧師は，Y医師が，予定された休暇や仕事関連の出張で不在になった時，過剰に反応した。	関連している感情は強くても，転移は無意識の過程である。	知らず知らずのうちに，スマイズ牧師は父に見捨てられたという感情を，Y医師や他の権威ある人物と知覚された人に転移した。
スマイズ牧師は，精神療法，後には精神分析で，長年の間，懸命に努力した。	重篤なパーソナリティ障害の人たちの治療においては，「即時解決」は起こらない。	治療で長い年月にわたって勤勉に努力した直接の結果として，スマイズ牧師は人生の多くの重要な領域において，建設的な変化を達成できた。

と、はるかに報酬が少なく、公的にも有名なものではなかったが、スマイズ牧師は新しい地位において、ずっと高い満足感、充足感を得ることができた。第三に、スマイズ牧師は、精神分析治療を受ける以前よりも、「はるかに高いレベルで葛藤の少ない、スピリチュアリティと創造主との近接感」を達成できたと告白した。

表6-1に要約されているのは、自己愛性パーソナリティ障害の人たちの治療において、鍵となる原則である。

スマイズ牧師のケースから学ばれた教訓

◈判断を焦ってはいけない

スマイズ牧師との最初の二回の面接の後で、行動や対人関係での重要な変化につながる意味のある治療に、きちんと取り組む彼の能力に関して、私は楽観的ではなかった。彼が申し立てをされていた不品行が動揺を招くような性質のものであったこと、精神科医のコンサルテーションが強制により行われたという事実、あらゆる心理学的問題や症状の否認、彼の自己中心性、私と関わる時の偉そうな様子から、彼が病的な自己愛を抱えていて、自己理解への動機づけがほとんどなく、振る舞いを変える能力もほとんどない、と考えてしまったのだ。したがって、当初はスマイズ牧師が、パーソナリティや性格の致命的な欠陥を抱えているように思われた。私の最初の悲観的な印象は、彼の高い知力、優れたコミュニケーション技能、勤勉な労働や生産性の確かな軌跡、洗練されたユーモアのセンスを含めた、彼の多くの長所によっても、変わるものではなかったことを認めなければならない。パーソナリティや性格の致命的な欠陥をもつ人たちは、他の魅力的で尊敬できる資質をもっていることがよくあるという認識ですませてしまうことで、こういった長所を私は埋め合わせてしまっていたのだろう。(彼の妻であるシンディが、どのように致命的な欠陥尺度〔第2章付記A〕に記入したのかがわかれば興味深いことだが、この尺度は彼が最初に診察を受けた時点では、開発されていなかった。彼女が尺度を完成していたとすれば、彼女が夫の多くの長所を理解していたことが、精神療法を通じて建設的な変化を遂げる彼の潜在的可能性を知る手がかりを提供してくれただろうと望むところである)。専門家との十分な時間——最低でもたっぷり三時間のセッション——が、彼の精神科的評価に割り当てられた事実は、スマイズ牧師が精神療法的過程について知り、それを受け入れることを可能にし、私が彼の予後に関して、よりポジティブな見解を得るようにしてくれた。

表6-2　精神療法の有効性がしばしば過小評価される理由

1. 精神疾患患者へのスティグマ（汚名）は，しばしば，精神療法を行うメンタルヘルスの専門家にも付与される。
2. 多くの適切な訓練を受けていない無能な人たちが，心理セラピストと名乗っている。
3. 精神疾患に付与されているスティグマのせいで，人は自らの精神療法での有益な結果について語らない。
4. 私たちの社会は，目に見えるものに価値を見出す。したがって，手術や薬物による治療手段は，「対話による治癒」よりも有効に思われる。
5. 精神障害の生物学的次元が，薬物，運動，そして適切な食事法を通じて対処されないと，精神療法は失敗する。

◈精神療法は変化への強力なツールである

精神療法の効果は、表6-2にまとめられているような理由から、しばしば過小評価を受ける。

それにもかかわらず、千を超える結果統制研究プロジェクトから得られた科学的なデータは、次のようなことを一貫して立証している。高度な訓練を受けた精神療法家が、厳格な専門的ガイドラインを遵守すれば、どのような精神疾患を抱えていたとしても（生物学的要素を伴うものも含めて）、動機づけのある患者の治療において、深みのある結果を生み出せるということだ。精神療法リサーチに興味のある読者は、千人以上の会員がいる国際的な組織で、科学的な学会誌 *Psychotherapy Research* の主催者である、精神療法研究学会 (Society for Psychotherapy Research, http://www.psychotherapy-research.org) に問い合わせをしてもいいだろう。

洞察志向型の精神療法と精神分析がもたらしたスマイズ牧師の劇的な改善は、稀な出来事ではない。むしろ、行動や感情の困難な問題を抱えた、おびただしい数の人たちが、倫理的できちんとした形で知られている範囲の精神療法的様式から、大いなる利益を受けてきているのだ。

◈決して、決して、決して希望を捨ててはいけない[注1]

スマイズ牧師は、彼の宗教的権威のもとにあった彼の教会に属する弱い立場の女性たちの信頼を辱めて汚し、傷つけた。初め、この搾取的な振る舞いに関して、彼には洞察や誠実さが欠けていた。彼は教会の管理委員会によって、精神科的アセスメントを求めるように強いられ、初めのうちは精神科治療にしっかりと参加をすることに抵抗を示していた。ほぼあらゆる尺度で、マーティン・スマイズは、洞察志向型の精神療法に対する有望な候補者ではなかったといえるだろう。それにもかかわらず、彼は精神療法経験の直接的な結果として、最終的にはパーソナリティや行動に重要かつ建設的な変化を成し遂げた。マーティン・スマイズの経験からの大切な教訓は、どのような専門家も、誰が精神科的ケアで利益を得られるか得られないかを前もって決定することはできないので、そういったケアの機会は、必要とするすべての人たちに提供されるべきだということだ。精神療法家が、優れた訓練を受けていて、経験を積んでおり、徹底したプロ意識と高潔性を示しているのなら、有意義な変化につながる治療の成功や失敗は、患者次第である。喜ばしい知らせは、多くの人たちが精神療法の結果として、パーソナリティや行動を抜本的に変容させ、自分自身も他人をも驚かせるということだ。

注1：自分自身を変える点で、援助の受け入れに前向きな人たちに関して。

精神疾患と回復におけるスピリチュアリティと宗教

スマイズ牧師のケースは、精神障害とその治療におけるスピリチュアリティと宗教の役割を論じる素晴らしい機会を提供してくれる。歴史を通じて、そして知られているすべての文化で、スピリチュアルな信念と宗教的な表現は、人間の状況や経験の根本的な要素になっている。多くのメンタルヘルスの専門家が、今ではスピリチュアリティと宗教的な表現は、一般的に、多くのタイプの精神疾患を予防することに役立つ防御的な要因であると考えている。このような要素はまた、精神科的障害からの回復において、決定的な支援と希望の源を提供してくれる。

◆精神疾患の構成要素としてのスピリチュアリティと宗教

宗教とスピリチュアリティが人間の経験にとって、どれほど重要であるかということを考えると、これらが精神科的障害のよくある表出の代表的なものであることが予想されるだろう。例えば、統合失調症の患者は、悪魔によって迫害されているという妄想を抱いたり、神の声を聞くという幻覚を体験したりする可能性がある。躁状態の人は、病気の人に手を当てることで他人の病を治癒する能力があるといったような、特別な霊能力を自分自身がもっていると信じることもあるだろう。逆に、うつを抱えた人は、しばしば自分の宗教的な信念から遠ざかったり、自分は邪悪であって神の報復を受けるべきであると感じたりする。強迫性障害の人は、宗教的な規則で頭がいっぱいになり、果てしもない儀式化された順守事項で苦悩することもある。

宗教的な表現は、数々の方法で歪められ、それが精神疾患につながることもありうる。あまりにもよくある例は、女性に対する圧迫や搾取を制度化して、それゆえに女性たちの幻滅や多くのタイプの反応性の精神疾患を招くような、一部の文化にみられる宗教的狂信である。

◈スピリチュアリティ、宗教、そしてパーソナリティや性格の欠陥

《不誠実：スピリチュアリティの仮面》

スマイズ牧師のケースで示されたように、子ども時代に受けた虐待の結果として生じた権威との葛藤は、宗教的権威への信頼が損なわれ、乱用してしまうという形で現れることがありうる。深刻なパーソナリティや性格の欠陥をもつ人たちは、宗教やスピリチュアリティを狭小で自己中心的な目的のために悪用することで名高い。例は数知れず、時には致死的なものもある。典型的な例は、欠かさずに教会なり寺院なりモスクなりに通い、公的なチャリティー活動では目立つリーダーであり、会社の使命宣言では宗教的、倫理的価値観を向上させようとしながらも、同時にビジネスにおいては不誠実で、友人との関係では搾取的であり、結婚生活では不貞を働き、従業員や扶養家族に対しては虐待的であるような人たちである。このような人たちにとっては、宗教は、自らの歪んだ思考や反社会的行動の全貌を、その下に隠してしまう仮面なのだ。さらに他の性格やパーソナリティに欠陥をもつ人たちは、自分自身の身勝手な目的を追求するために、他人の宗教的信仰につけ込む。

《殺人的な使者はメッセージなどもたない》

性格やパーソナリティに欠陥をもつ人たちによる、宗教やスピリチュアリティの最悪の形での歪曲と乱用は、政治的指導者やテロリスト、カルトのカリスマ的なリーダー、聖職にある者たちの間で起こる。宗教やスピリチュアリティがらみの大義名分で、何世紀にもわたってもたらされた苦痛、破壊、そして死は数え切れない。親切で建設的で、慈悲に富んだ、社会的変化につながる多くの方法が存在する。なぜ、暴力的な強制を選ぶ人たちがいるのだろうか？　答えはそういう人たちの中から出てくる。通常、暴君やテロリストはパーソナリティや性格に多岐にわたる欠陥を有しているのだ。ヒットラー、スターリン、サダム・フセイン、カルト教団ブランチ・ダビディアンの指導者デイヴィッド・コレシュ、オクラホマ州のオクラホマシティーで連邦ビルを爆破したティモシー・マクヴェイ、ワシントンD.C.地域での連続狙撃犯ジョン・アレン・ムハメドの、妄想性および反社会性のパーソナリティ障害を考えてみよ。オサマ・ビン・ラディンの自己愛性および反社会性のパーソナリティ障害、ユナボマーことセオドア・カジンスキー〔訳注：反科学技術への狂信から、十八年間にわたり爆弾を送り続けた〕の妄想性および反社会性のパーソナリティ障害を考えてみよ。これらの人間たちはすべて、「より高い大義」という名の下に、罪のない人たちを殺害している。こういった人間たちは、自らが他の多くの人間を搾取して殺すことを正当化するために、他の者たちよりも高位のスピリチュアルな権威を主張する――そして自分自身のことは労を惜しまずに守り、大事に大事にするのだ。**真実は、こういう人たちのメッセージの中に存在するのではなく、彼らのパーソナリティや性格の障害にこそ宿っているのだ。**こういう人間たちの悪辣（あくらつ）な行為は、純粋に、パーソナリティや性格の致命的な欠陥の延長線上にある。別の言い方をするなら、彼らの残酷かつ臆病な犯罪は、すべて彼ら自身に関係するのであって、提唱しているいわゆる大義や論争点とは、全く何の関わりもないのだ。

最後に、非倫理的な聖職者が、自分の聖なる権威ある立場を、若い人たちや弱い人たちを餌食にするために乱用する場合、二重の害をなしていることになる。明らかな搾取を行った相手を傷つけるばかりでなく、他の多くの人たちのスピリチュアルな指導者——その大半が教区民、その人たちの宗教、そしてその人たちの神に対して、志操正しき務めをしている人たちである——への信心や信頼を減少させてしまうのだ。

◆精神療法的治療におけるスピリチュアリティと宗教

《なぜ宗教とスピリチュアリティが精神療法であまり重点を置かれなかったのか》

メンタルヘルスの専門家は、精神疾患の予防における宗教とスピリチュアリティの重要な役割を、長年の間過小評価してきており、クライアントや患者の回復を支援し、希望を与えることができる聖職者を、十分に活用してはこなかった。このような専門家による害というべきものにつながった多くの——歴史的、現実的な——理由が存在する。フロイトと宗教に関しては多くのことが書かれてきていて、彼も彼の最も有名な弟子たちも、精神分析の実践に対する宗教の「侵入」を用心していたことは明白である。多くの歴史家たちは、フロイトが精神分析を実践する際に宗教の存在を明らかに嫌悪したのは、彼自身のユダヤ教の養育と伝統との個人的な葛藤によるものだとしてきたが、私はこのような仮説を受け入れていない。むしろ私は、フロイトが学び臨床活動をしたヨーロッパの大学や病院に蔓延していた、組織化された反ユダヤ主義との苦い経験から、宗教的な偏見や狂信は、精神療法を受けている脆弱な状態の患者を害するような形で、精神分析での影響力を持ちうるという懸念を彼が抱くに至ったのだと考える。オーストリア、ドイツ、イタリア、フランス、スペインで、ナチスがこの反ユダヤ主義をこのうえなく表明した結果、多くの精神分析家とその患者は殺害され、フロイトと彼の家族はオーストリアからイギリスへ逃亡したのだ。ドイツにおけるユダヤ人医師と会員に対する偏見と悪意に満ちた迫害の詳細な描写に関しては、興味のある読者には、我が尊敬する助言者の一人、精神分析家ヒルデ・ブルックの伝記、*Unlocking the Golden Cage*（1996）を推薦する。ブルック博士は、神経性無食欲症と他の摂食障害の理解と治療における、開拓者だった。もし、ブルック博士の伝記を読んだ後に、あなたの魂、心臓、はらわたが、さらに進むことに耐えられそうであったなら、ロザリンド・フランクリンの最近出た伝記（Maddox 2002）を読むのもいいだろう。この伝記は、二十世紀になってからも、卓越した英国の大学のアカデミー会員や科学者たちが、いかに反ユダヤ主義を振り回し、女性を差別して、この頭脳明晰なる女性を辱め、ＤＮＡの発見における彼女の重要な役割に対する適正な評価を拒んでいたか、ということを記録したものだ。私は精神療法において、宗教とスピリチュアリティが十分に表現されていない原因について、詳細に論じているが、それは――精神科的疾患におけるのと同様――有意義な治癒をもたらす前に、まずは問題の真の原因を診断しなければならないと考えているからである。

《精神科的障害のある人たちの治療における宗教とスピリチュアリティの適正な役割》

私は、メンタルヘルスの専門家はいまや、適切な理解と厳密な専門的な視力をもって、その気のある患者やクライアントの大多数の治療において、スピリチュアリティや宗教的信念を、取り込まなければならないと考えている。最初にそして最も重要なことに、これはいかなる種の偏見も持ちこまずに――どの特定の宗教へのアプローチにも反対せず、肩入れもせずに――達成されなければならない。むしろ、方向性は患者か的表現を支援しなければならないのだ。

ら来るものでなければならず、患者が自分の回復に最も適していると信じるようなタイプと度合いの、宗教的表現を支援しなければならないのだ。

信仰の問題を含む精神疾患の人を、スピリチュアルカウンセラーに最善の意図で紹介しても、多くの場合は逆効果となる。セラピストの明白な偏見は、患者が宗教に関する嫌悪感を表現することを控えさせてしまうかもしれないが、これは、こういったネガティブな感情の基底にある根源に患者がアプローチする前に、必要とされうる表現なのだ。この点の重要性を強調するために、スマイズ牧師のケースを再考してみよう。牧師として道を踏み外したことへの羞恥と、彼自身の信仰心に関する甚大な問題から、彼は当初、スピリチュアリティの話題を導入することを躊躇した。治療開始からおよそ六ヵ月で、彼は「先生は、精神科医や科学者がすべてそうであるように、無神論者なのだと想像しています。ですから、私が組織化された宗教に含まれる基本的な偽善性や狭小さであると信じているものをもちだして、先生の気分を害するのはやめておきます」と言った。私はスマイズ牧師に、私の宗教に対する個人的な態度を決して開示しなかったが、何週間にもわたって、彼がスピリチュアリティや宗教的慣例に関する皮肉な態度を開示する間、審判的にならないように聞き入った。内部者としての知識があるので、彼は教会の階層において、彼の上層にある人たちの偽善や悪行のおびただしい例を挙げた。しかしながら時間経過とともに、彼は、父親との失望させられる体験や未解決の激しい怒りの結果、自分の指導者の大多数による感動的な善行を無視し、教会の指導者の間の比較的稀な悪い例に対して鋭敏に反応していたことを認識できた。その後に続く精神分析での努力を通して、彼は自分自身の力強いスピリチュアルな欲動を受け入れられるようになり、自らの宗教的信仰心に違和感をもたなくなった。私はこのプロセスや結果は、担当のセラピストが、いかにオープンで非審判的であったとしても、その人には組織化された宗教への正式な所属関係があると彼が信じていたとすれば、可能なものだったとは考えていない。最後に注意して書き記しておくこととして——患者やクライアントを特定の宗教へ改宗させる媒介として、精神療法のプロセスを利用することは、不当治療にあたると私は考えている。

あとがき

スマイズ牧師のケースは、変化への動機づけのある自己愛性パーソナリティ障害の人たちは、精神力動的知識に基づいた精神療法や精神分析から、しばしば遠大な利益を引き出すことができるという一例を提供するものである。スマイズ牧師のケースはまた、精神障害の人たちの理解と治療における、生物心理社会学的・スピリチュアルモデルでの、スピリチュアリティの重要性にスポットライトを当てるものでもある。ほとんどの患者にとって、ケアするための生物心理社会学的・スピリチュアルアプローチは、四本脚の踏み台のようなものだ。もし四つの構成要素のどれか一つでも欠けていれば、踏み台は転倒してしまい、治療は不完全なものになってしまうか、失敗に終わることさえあるだろう。精神療法ではしばしば、スピリチュアルという脚が欠けている。これは、潜在的に有害な欠落であり、私たちの専門分野ができるだけ早急に変容させるべく、懸命の努力をせねばならない事態である。まとめ合わせて言えば、経験と才能があり公明正大な精神療法家で——あなたが選択するのであれば——治療や回復において宗教やスピリチュアリティを含めることにオープンな態度を有する人を、自分自身のために選択したり、精神障害のある人に紹介したりすることを勧めるということだ。

スマイズ牧師のケースはまた、重要な疑問を提起している。自己愛性パーソナリティ障害における、遺伝的な継承可能性や生物学的要因の役割とは何だろうか？　第5章（「自己愛性パーソナリティ障害　パート1：治療を受けていない自己愛」）で示したように、スマイズ牧師の父、デニス・スマイズ国会議員もまた、この病態に対するＤＳＭの基準を満たしていた。医学において、家族に深刻な障害がみられる場合は、遺伝的素因と防御因子に関しての疑い指数は上昇する。自己愛性パーソナリティ障害の遺伝や神経生物学に関しては、有効な研究はほとんど行われていない。結果的に、この病状の概念化や治療の焦点は、ほとんどが精神力動的モデルに基盤を置いている。統合失調症や双極性障害を含む多くの他の精神科的障害は、そもそも、経験的要因と心理学的要因の結果であると理解されていたが（例：「統合失調症を生み出す母親」）、後になって、深い遺伝的、神経生物学的な基盤があるということが証明された。この理解が、診断と治療を劇的に改善したのだ。自己愛性パーソナリティ障害の人たちの多くは、治療を受け入れないか、精神療法のような治療からは利益を得ることはないだろう。おそらく、踏み台の脚の一本が短すぎるのだ。

第7章

反社会性パーソナリティ障害

心に音楽のない人間、……
そのような者は信頼すべきではない。

—William Shakespeare,
The Merchant of Venice

「誰も与えてくれないので、私は取るのだ」（搾取）
「自分が手に入れたことのないものは、与えもしない」（共感の欠如）

「私を傷つけないのであれば、それは有害ではない」（良心の不足）
—Stuart Yudofsky, The Three Laws of Sociopathy
（社会病質の三法則）

エッセンス

私たちのほとんどが、傷つくことはないと信じて日々を送っている。現代生活には危険が満ちていることを認識してはいるが、合理的で適切な用心をしておけば、安全を維持できると確信しているのだ。私たちは危険な大都市圏を避けて、安全な地域に住み、車や家にはアラームを設置している。しかしながら、孤立した生活はできないし、自分自身や愛する者にアラームを取りつけることはできない。私たちは、自分の個人的生活や職業生活の一部となった人たちは、他人の権利や人間の生命の尊厳に関して、自分の価値観を共有しているものと想定する。私たちはとても純朴といえる。こういう人たちは、あなたや私とちょうど同じように見え、同じような行動の仕方をわきまえている。私たちの信頼の得方や、一緒にいる時に私たちを安全で快適に感じさせる方法も知っている。私たちの生活や私たちの身体に近づく方法も知っている。しかしながら、これらの人たちは、思い描いている姿とは非常に異なっていて、あなたとも私とも、かなり異なる。社会の規則は知っているが、その法が自分に適用されるとは考えない。こういう人たちを導いている原則は、正しいことをするというものではなく、自分が自分自身のために正しいと信じていることを行うというものだ。彼らは、欲しいものや持ち逃げできるものを手に入れる。彼らは私たちから非常に多くを求め、欲しいものを得ることにとても長けている。もし、あなたがそれをよしとしないのなら、あなたが「問題」にされてしまう。そしてこういう人たちは、「問題」を取り除くためなら、どんな手段を講じようとも良心の呵責を感じないのだ。その時点で、どんな人間を相手にしているのか、理解しておいた方がいいだろう。自分自身を守る術を知っておいた方がいい。

アンドリュー・クレイマーのケース：幼児期から思春期まで

◆幼い日々

長年にわたって、メリッサ・クレイマーはしばしば「アンドリューほど待ち望まれた子どもはいない」と言っていた。メリッサ・クレイマーとグレッグ・クレイマーは、新生児だったアンドリューを養子に迎えるまで、十四年の結婚生活を送っていた。その時までクレイマー夫妻は、子どもを授かろうと努力していたが、うまくいかなかったのだ。九年の間、二人は、優れた医学校の産婦人科と提携している不妊治療センターで、徹底した努力を重ねた。子どもの受胎を不可能にするような特別な解剖学的あるいは生理学的問題は、メリッサにもアンドリューにも見つからなかったが、広範囲の治療法——不妊治療薬から、試験管内受精まで——が試みられ、そして無駄に終わった。アンドリューの生物学的な両親に関して、クレイマー夫妻が与えられた唯一の情報は、赤ん坊が生まれた時に、彼らは共に身体的に健康なティーンエイジャーで、その子は婚外の子として誕生したということのみであった。

アンドリューが養子になった時、メリッサとグレッグは共に、法律の分野で仕事に成功していた。グレッグは、都会の大きな司法事務所の共同経営者で、会社法の専門家だった。メリッサは、有名で高く評価されている家庭裁判所の判事だった。彼女は子どもの養育権に関する事例に、専門的知識をもっていた。アンドリューの養子縁組に当たり、メリッサは、息子の世話にすべての時間を捧げるために、裁判官の職という地位を手放した。彼女はアンドリューを「目を見張るような赤ん坊であり幼児である」と考えていた。幼児期のアンドリューは明るく、よくお腹の空く子どもで、落ち着きがあり、夜はよく眠る子だった。成長するにつれて、すべての発達指標を達成した。知的に見え、言葉が上手で、筋肉系の発達の調和もよく、機械に関しての才能に恵まれていた。メリッサとグレッグの親しい友人の大半が、アンドリューよりも年上の子どもをもっていて、また、豪華な分譲マンションの住人のほとんどが年配だったので、アンドリューは幼児期に、同じくらいの年の子どもと、多くの時間を一緒に過ごすチャンスがなかった。彼は、何よりもまず子煩悩な母親と共に過ごすことに十分過ぎるほど満足しているように見えたし、母は彼を本や音楽、自然といったものに触れさせた。

◆幼稚園準備期間（三年保育）

三歳の時、アンドリューの両親は、息子を幼稚園前の準備プログラムに入れた。彼らは、息子の教師であるカークランド先生から、まもなく受け取ったフィードバックにショックを受けた。

カークランド先生：アンドリューがとても聡明な坊やであることには間違いがありませんし、運動能力も優れています。けれども、私たちは、息子さんは他の子どもたちとうまくやっていくことに、問題があるようだと考えています。

メリッサ・クレイマー：具体的には、どのような問題があるのですか？

カークランド先生：いつも自分のやりたいようにしたがるように思われるのです。他の子どもたちをいじめるので、皆に怖がられています。

メリッサ・クレイマー（やや苛立って我慢できない様子で）：具体的にとお願いしたのです。記録のない証拠不足の申し立てとしか思えませんよ！

カークランド先生：息子さんについて、ほめ言葉とは言いがたいコメントを耳にするのが、楽なことではないのはわかります。息子さんを、とても可愛がっていらっしゃるのも知っていますし。具体的にと言われれば、今日、別の子が玩具のレジスターで遊んでいました。アンドリューはその男の子を、玩具のところから押しやって、遊び始めたのです。その子は泣きだしてしまい、私はアンドリューに他の子と一緒に遊ぶことを学ばせようと試みました。アンドリューは、分け合うということを全くしようとしません。その男の子を再び押しました。とても強く、です。そして、私の手も叩きました。

グレッグ・クレイマー：アンドリューにしては、ひどくいつもと違う振る舞いです。息子が他の子相手に暴力的になった出来事など、一つも記憶にありません。その点では、誰に対しても、です。多分、二人の子どもの反りが合わないのか、どちらかの虫の居所が悪かったのでしょう。

カークランド先生：どの子にも機嫌の悪い日があったり、他の特定の子どもと衝突するようなパーソナリティをもっている子どもがいたりするというのは、おっしゃる通りです。けれども、ここでは、そういうことではないのです。私たちは三週間以上、アンドリューを観察してきましたが、他のどの子どもとも仲よくできないのです。いつも自分の望むようにしたがるのです。思うようにならないと、他の子どもたちを脅迫したり、威嚇したり、身体的な攻撃を加えたりするのです。この行動パターンを変えさせることはできませんでした。本園の心理士のノース先生と、この件について話し合いました。今日は特にアンドリューの観察をするために来てもらったのです。アンドリューは幼稚園への準備ができていないというのが、ノース先生の結論でした。そして、児童心理士か精神科医に彼を評価してもらうことを、私の方から勧めるようにとのことでした。お望みでしたら、何人か専門家をご紹介できます。

メリッサ（明らかに激怒して）：私は耳にしていることが、信じられません。アンドリューはたった三歳なのに、先生は息子のことを精神病の犯罪者であるかのようにおっしゃっている！　全く、全く、的外れです！　第一、どうして私たちはこの件を、たった今知ることになったのでしょう？　どうして、もっと早くに言わなかったのですか？　第二に、息子を学校の心理士によって、精神分析させる許可など、誰が与えたのですか？　権利放棄証書に署名したとか、こういうことが行われるという許可を出した覚えはありません！

カークランド先生：大変動揺されていることは理解できます。アンドリューと社会的技能における改善努力をして、新しい環境へ適応するための時間をより多くとるために、このことをお伝えすることを先送りにしていたのです。何らの進展が見られないことがわかった時、心理士を呼んで、彼女の結論と推薦をご両親に、即刻お伝えすることにしたのです。

メリッサ：何しろ、このような事の運び方は、全く受け入れられません。一番初めから、私たちにも関与させるべきでした。私たちの許可なしに、アンドリューを観察させるために心理士を呼び入れる権利など、全くなかったのです。これは、本当に、告訴できるようなことだと思います。

グレッグ：メリッサ、落ち着いて。本題から逸れてしまっているよ。本当に大事なことは、アンドリューが三年保育のような環境での行動面の問題を抱えているかどうかを見極めることだ。帰って、ゆっくり考えてみよう。

メリッサ：あなたはわかっていないのよ、グレッグ。これは、些細なことではないわ。カークランド先生は、精神科医の認可証がないと、アンドリューを三年保育に戻らせないということなのよ。それにそんなことは、瑣末なことだわ。これがすべて、彼の記録に残ってしまうのよ。いい私立学校に入学を許される可能性を損なうに違いないわ。大変なことよ。この件には全面的に反対です。あれだけの苦労をしてアンドリューを手に入れたのに、私たちにこんなことが起こるなんて、信じられないわ。あなたは絶対に明日の朝、司法事務所の誰かと、この件をしっかり話し合ってみるべきだと思うわ！

カークランド先生との面談後の帰路、グレッグ・クレイマーとメリッサ・クレイマーの間で以下のような話し合いがあった。

グレッグ・クレイマー：メリッサ、アンドリューのことで気が動転したのはわかるけれど、カークランド先生に対立するような形で冷静さを失ったのは、これまで見たこともないよ。君は判事で仲裁の専門家なのだから、脅迫や癇癪の爆発のようなことは反生産的だとわかっているだろう。カークランド先生は理性的で助けになろうとしていただけだと思うよ。今では多分、アンドリューは私たちの振る舞いを手本にして、強引で他人の気持ちを考慮しないようになったのだと思われているよ。

メリッサ・クレイマー：あなたにそんなことを言われるなんて、信じがたいわ！　実際のところ、妻や息子を差し置いて、赤の他人の肩をもっているのよ。私たちは攻撃を受けているのに、敵の側に立っているのね。

グレッグ：おやおや、落ち着いて。君やアンドリューの敵なんかではないよ。それに、カークランド先生が、私たちなり、アンドリューなりを痛めつけようとしているとも思わないよ。何がどうなっているのかを確かめるために、有能な児童心理士に、アンドリューを評価してもらうべきだと思うよ。多分、家庭裁判所で君が使っている相談員の一人にでも。

メリッサ：アンドリューを精神科医に送るなんて、私を殺してからにしてちょうだい。なんといっても、たった三歳なのよ。この歳で、精神科医が何を私たちに伝えるっていうの？　両親の虐待の被害者になっていたとでも？　すべてが私たちにとって裏目に出て、アンドリューの記録に永久に残ってしまうのよ。絶対にだめよ。聡明で幸せな子だわ。私がこの件をこれ以上進めさせないわ。幼稚園に行く準備ができるまで、私が家で教育します。本件は終了！

メリッサ・クレイマーは、やると言った通りのことをした。翌日、彼女はグレッグに、アンドリューが戻らないことを伝えるために、三年保育に電話をかけさせた。彼女はまた、自分の弁護士に、クレイマー家は、アンドリューに関するどのような情報も——書かれたものでも口頭でも——両親の書面による許可なしに移送することを禁じると明記した書面を、三年保育に対して書かせた。彼女は、幼い子どもを知的に豊かにするための本やテープを数多く購入して、息子の教育に献身した。

◈アンドリューの新しい妹、ラーナ

メリッサは気分が優れなかった。朝のうちから吐き気がして、彼女らしくもないことに、一日中けだるかった。最初、彼女は自分の健康状態を、アンドリューの三年保育での経験にまつわるストレスと不安のせいにした。グレッグは、メリッサがかかりつけの内科医に診てもらうように言い、その医師は彼女を注意深く検査して、徹底した一連の血液検査を実施した。検査は、担当医が疑ったことを裏づけした。メリッサは妊娠しており、多分、妊娠三ヵ月目の終わりに近いということだった。クレイマー夫妻には最初、そのことが信じられなかった。実際、愕然としたのだ。十年以上も子どもを授かることで頭がいっぱいだった後、そして不妊治療クリニックで、数え切れないと思われるほどの、そしてほとんど耐え難いような処置を経験した後、メリッサが妊娠するという希望は全面的に放棄していたのだ。アンドリューを養子にしてから、妊娠の可能性については、考えさえもしなかった。むしろ、その時点では、二人目の子どもを養子にすることを考えていたのだ。ショックはすぐに抑えがたい喜びに変わった。グレッグもメリッサも今では、メリッサの彼女らしからぬ怒りや気分の変調が、妊娠に関連したホルモンの変化に関係していた可能性が高いということを、共によく理解できた。

六ヵ月後、娘のラーナの誕生に伴い、グレッグはアンドリューと一緒にもっと時間を過ごすことにしようと、意図的に努力した。父も息子も、スポーツや屋外が大好きだった。グレッグ・クレイマーは、地元の蟻、蜘蛛、蝶を研究することに情熱を抱いているアマチュアのナチュラリストで、自分の自然に関する知識や自然への愛を、息子に語って何時間も過ごした。アンドリューは特に蜘蛛と蟻の習性に関心をもち、成長すると、本で読んだり、自然環境の中で綿密に学習したりするようになった。アンドリューが八歳の時に、両親の心をひどく乱すような、二つの事件が起こった。最初の出来事は、グレッグ・クレイマーが仕事から早く帰宅したある午後に起こった。グレッグは、アンドリューが一人で家の裏の森で遊んでいると言われたので、息子の仲間に入ろうと外に出た。彼はアンドリューが大きなフシアリの塚の傍らに身をかがめているのを見つけ、塚のところには三匹の生きた蛙が置かれていた。蛙は蟻に貪り食われることから逃れようと、必死になっていたが、逃げることはできなかった。もっと近くで観察すると、グレッグは、それぞれの蛙の後ろ足が白い糸でくくられていて、貪欲な蟻から逃げられなくなっていることに気づいた。グレッグはまた、二匹の蛙の両眼が刺し潰され、盲目にされていることにも気づいた。グレッグは息子に、野生の動植物を尊重して、手を出さないことを教えようと努めてきていたので、自分が目にしたことにゾッとしてしまった。グレッグはアンドリューに、彼がしたことについて尋ねた。

グレッグ・クレイマー：アンドリュー、この可哀想な蛙たちに何をしていたんだい？

アンドリュー：実験だよ、ダディ。蛙は蟻を食べるから、蟻は普通、蛙を恐れている。逃げられない蛙なら、蟻は攻撃するのかどうかを確かめたかったんだ。

グレッグ：しかしね、アンドリュー！　蟻に生きたまま食われてしまう可哀想な蛙に対して、悪いとは思わなかったのかい？

アンドリュー：言ってることがわからないよ、ダディ。蛙は蟻を食べるとき、蟻を可哀想だとは思わないはずだよ。

二つ目の事件は七ヵ月後に起こったが、クレイマー夫婦にとってはより一層心の平穏を乱すものだった。ある晩二人は、当時四歳半だった娘のラーナのつんざくような叫び声で目を覚ました。彼女の泣き声は、両親が共に彼女の部屋に走って行くほどのものだった。見たところでは、彼女が筆舌に尽くしがたいほどの痛みから、ベッドの中でのた打ち回っているのがわかった。最初、両親には何が起こっているのかが理解できなかった。彼女の顔は真っ赤になり、皮膚は熱をもっていた。体を冷やそうとしてパジャマを取り除くと、すぐに、左上腕が赤く腫れ上がっていることがわかった。右の臀部もまた炎症しているのを目にして、ラーナを小児科病院の緊急救命室に急送することを決めた。彼女の腕は秒単位で腫れがひどくなり、彼女は痛みのせいでせん妄状態のように見えた。緊急救命室の小児科医は、彼女の体温とバイタルサインを調べて、恐れおののいている両親に、小児科の集中治療室に緊急入院することになると伝えた。最初は、どの医師もクレイマー夫妻に、彼らの娘が正確にはどこが悪いのかを伝えるという任務を引き受けようとはしなかった。数時間後、集中治療室の長であるウェインガートゥン医師が、話をするために夫妻を小さな窓のない部屋に連れて行った。

メリッサ・クレイマー：ラーナはよくなりますか？　どこが悪いのか、わかりましたか？
ウェインガートゥン医師：現時点では、どちらのご質問にもはっきりとはお答えできませんが、ラーナを救うために最善を尽くしているところです。
メリッサ（狂乱気味に）：ラーナが死ぬかもしれないとおっしゃるのですか？　今すぐに会わせてください。私は娘を死なせたりはしません。
グレッグ・クレイマー：メリッサ、頼むよ。落ち着いて、先生に、これまでにわかったことを話していただこう。
ウェインガートゥン医師：現在、お嬢さんはショック状態です。心臓が二、三分間停止しましたが、酸素を送り続けて再び動くようにしました。虫、おそらく蜘蛛に刺されたことによる毒性ショックであることは、ほぼ確実です。すでに解毒薬は投与していますし、私たちの判断が合っていれば、お嬢さんの生命は救われるはずです。後遺症と回復のレベルは、主として二つのことにかかっています。彼女の身体が蜘蛛による咬創にどう反応するかということと、彼女が私たちの投与した解毒剤に、アレルギーをもっているかどうかということです。

ウェインガートゥン医師は、一時間を費やして忍耐強く両親の質問に答えてくれたが、過度に保証するようなことは言わなかった。次の三日間、クレイマー夫妻は、起きながらにして悪夢を見て過ごした。彼らは集中治療室の待合コーナーを決して離れなかった。ラーナはせん妄状態のままで、彼女の腕は、大腿部の数倍にまで腫れ上がっていた。またその腕は青くなっており、左の前腕と手も変色していた。ある時点では、その腕を救えるかどうかということが案じられた。四日後、彼女は両親のことを認識して話しかけ、腕と手の腫れが引き始めた。ラーナは、病院の個室に移されるまで、十一日間を集中治療室で過ごした。皆が安堵したことに、時間はかかるが全面的な回復が予想されるようになった。退院の時、ウェインガートゥン医師が、クレイマー夫妻に語った。

ウェインガートゥン医師：ご家族皆さんが、特にラーナが、ひどいトラウマを経験されました。結果としての彼女の病理の性質と深刻度から、私たちは、腕の咬創はドクイトグモ（ブラウン・レクルース・スパイダー）によるものだと、かなりの確信をもっています。この辺りにはうようよいるもので、家に入り込むのが大好きな種ですから、それほど異常なことではありません。毎年数人は、この蜘蛛に咬まれて、深刻な影響を受ける子どもを見ています。ラーナの臀部を刺した蜘蛛のタイプの方は、よくわかりませんが、咬創への彼女の反応から、ドクイトグモではないことがわかっています。毒物学者は、クロゴケグモによる咬創であると、かなり確信をもっていて、ご存知のように、ヒューストンにはこのクロゴケグモもたくさんいます。普通でないのは、ラーナが二つの異なるタイプの蜘蛛によって、二ヵ所も刺されたということです！私たちの中には、こういう例を一度でも目にした者はいませんし、森に一晩中いた子どもでも見られなかったことなのです。同じ日のうちに、二回落雷に打たれるようなものです。長い間、診察をしていれば、あらゆるものを目にするだろうとは思いますが。すでにこの二週間に数回も、お宅に駆除業者を入れたと聞いていますし。私なら家の下や近辺に巣がないかを確認するために、毎週、業者にお宅をチェックしてもらいたいところです。もうラーナの薬はみな、お持ちのはずでしょうから、彼女とは来週クリニックでお会いすることにしましょう。

その時点でも、その後の何年を経ても、ラーナの蜘蛛による咬創が、不運な偶発事態の結果ではなかったという考えは、医師たちにもクレイマー夫妻にも思い浮かばなかった。グレッグ・クレイマーは、どうして二匹もの蜘蛛が、腕や足首の部分にゴムが入ったラーナのパジャマの中に這い入ることができたものか、ちらちらと不思議に感じてはいた。彼は、多分襟から入り込んだのだと理屈づけをして、顔を刺さなかったことをありがたく思っていた。彼がこの謎について十五年間、再びかえりみることはなかった。

◆小学校

アンドリューは、入学試験での数学と科学の高得点、教師との面接での対人的な魅力、彼の運動の、特にテニスや野球のように、手と目の協調を要するスポーツでの有能さ、また両親の卓越した職業上の、そして個人的な評判に基づいて、市で最も競争率の高い私立学校に入学を許可された。アンドリューは、小学校で花開いた。いい成績をとったばかりか、仲間の間で人気者であり、リーダーでもあった。級友の中で最も背が高く、最も器量がいい生徒の一人ともみなされていた。学校では、身体的な喧嘩は許されておらず、繰り返し違反した者には、ある種の除籍という罰則があった。アンドリューは、決して学校では喧嘩をしなかったが、彼の親友たちの多くは、小競り合いのせいで苦境に陥った。二、三人は放校になった。クラスの中の小柄で自己主張の強くない男の子たちの多くは、アンドリューや彼の友人たちに威嚇されているように感じ、彼らの邪魔をしないようにすることを覚えた。その一方で、小学校での彼の教諭たちと友人の親たちは、アンドリューを真面目で責任感のある少年とみなしていた。彼は話している大人の目をまっすぐに見たし、常に変わることなく礼儀正しく敬意に満ちていたのだ。学校のフットボールや野球チームの先発選手の地位を得られただろうが、アンドリューはテニスチームで競争することを選んだ。彼が好む二つの課外での関心事は、コンピューターとロケット工学だった。テキサス州のヒューストンに住んでいたので、彼は何度もジョンソン宇宙センターを訪れることができたし、独自のミサイルをデザインして発射する上級者向けのロケットクラブに所属することもできた。彼は、おびただしい量の時間をインターネット上で費やし、ロケットやミサイルについて学習し、固形ロケット推進剤や爆発物に関しての専門知識を育んだ。

◈中学校

中学校時代に、アンドリューの身辺でトラブルが渦巻き、わき立ち、生じたのだが、彼が傷を負うことは決してなく、問題も感じていないように思われた。成績は優秀なままだったが、彼の学校で最も経験豊かな教師たちは、彼のことを信頼していなかった。彼の親友たちが真面目な生徒ではなく、体育にも本気で取り組まず、学校の優れた芸術プログラムにも参加していないことに、教師たちは気づいていたのである。彼の友人のほとんどが、学業的に仮進級状態で、最終的には、アルコールや薬物に関する学校の厳しい規則に違反したことで捕まえられた。二、三人は校外で重罪に当たる違反を犯して起訴までされたが、これは、このエリート私立学校ではほとんど前代未聞の出来事であった。数年間のうちに、アンドリューの友人のほとんどが、中退するか学校から追放されてしまった。九年生（中学三年生に当たる）の時期に、アンドリューの歴史の教師、ウェスト先生が、彼の期末試験での不正行為を強く疑った。アンドリューは、二時間の一五〇問の選択問題と空欄補充問題の試験で満点をとった。ウェスト先生は、二十三年間同様の期末試験を行っていたが、このような偉業に近いところまでいった生徒は他に一人もいなかったので、疑いをもったのだ。彼が群を抜いて優秀だと理解していた生徒や、後に歴史のSATII（大学進学適性試験）で満点を達成した生徒ですら、できなかったことなのである。アンドリューの教室での平常点や他の試験での出来は平均的なものだった。問題は、ウェスト先生は証拠を握っておらず、どうやってアンドリューがうまく不正行為をやってのけたのかを解明できないことだった。彼は試験結果について問いただすために、アンドリューを自分のオフィスに呼んだ。

ウェスト先生：歴史の期末試験での君の得点に、困惑と動揺を感じているのだけれど。

アンドリュー・クレイマー：それなら、僕も困惑していますよ、ノース（＝北、ウェストが西なので）先生。試験の準備に懸命の努力をしたのですから。とてもいい成績だったので、僕を誇らしく思ってくださると考えていましたよ。

ウェスト先生：君も私も、あの問題全部に正答できるはずなどないことはわかっているだろう。授業では扱わなかった内容についてまでも、一つ、二つ、聞いているんだよ。

アンドリュー：ああ、今おっしゃりたいことがわかりました、ウェスト先生。全く、おっしゃる通りですよ。選択問題のかなり多くで、当てずっぽうとでも言うものをやりましたよ。今回に限っては運がよくて、みな当たったようです。本当のところ、すべての答えがわかっていたわけではないのです。でも、先生がどうして、僕たちには論じようがないことについて質問をされるのか、わかりません。

ウェスト先生：それでは、空欄補充問題の短い解答にすべて正解したことは、どのように説明するのかね？

アンドリュー：言いましたように、ウェスト先生、試験のために必死で勉強したんですよ。第一に、自分がとても興味をもっている科目を学習するために。第二には、自分の最終評価をAにまで引き上げるために。これには、成功したものと思いますが。

ウェスト先生：アンドリュー、この件を解決する最善の方法は、君にもう一回期末試験を受けてもらうことだ。もし成績がほぼ完璧なままであれば、この教科でAを与えることに何ら差し障りはないよ。

アンドリュー：先生は、単に成績がよかったからと言って、僕がカンニングをしたと責めている。証拠など何もないのに。先生は何か、個人的に僕に反感をもっているのだと思います。僕の宗教のせいで先生は僕のことを嫌っていると、いつも感じていました。実際、そのことは両親や友達には何度も言ってきました。先生と同じで証明はできません。一つ確かなことは、この試験を受け直すつもりはないし、この件を先生とこれ以上話し合う気もないということです。この件で両親から連絡があることは、保証しますよ。先生がお望みになるよりも早くね。

このやりとりの後、アンドリューはウェスト先生のオフィスを静かに去り、ウェスト先生は、激怒とフラストレーションの状態でうち震えていた。学校の校長、ケルシー先生は会合を召集し、ウェスト先生、クレイマー夫妻、そして彼自身が出席した。

メリッサ・クレイマー：グレッグと私は、ウェスト先生による私たちの息子への悪意に満ちた、証拠のない告発と思われるものに、激怒しています。この件が、一寸たりとも発展しないことを見届けるために来たのです。

ウェスト先生：アンドリューの期末試験での満点は、このコースでの他のすべての試験での点だけでなく、この一年における彼の教室での出来具合ともひどく矛盾するものです。私は、同じような試験を受け直すように求めただけです。

メリッサ：反対させていただきます。先生がしたことのすべては息子に不正行為の嫌疑をかけたということです。彼は九年もの間、一つの汚点も記録に残すことなく、この学校に在籍してきた生徒なのですよ。今度はずっと難しい試験をしたり、アンドリューが数問失敗したりしたら、そのこと自体が証拠にされて、彼が不正行為をしたことを意味するというのですか？　私はそのようなことはないと確信しています。

ケルシー校長：この件では、きっと全員が納得のいく妥協点を見つけられることと思います。

メリッサ：妥協点というのは、この件を直ちに全面的に取り下げるということです。多分、ご存知のように、ケルシー先生、私たちの娘のラーナは、こちらでちょうど六年生を終えたところですけれど、今学期、期末試験の三科目で満点をとりました。娘も試験を全部受け直さないといけないということですか？　家族全員を詐欺師呼ばわりするのですか？

ケルシー校長：私たちは、誰のことも不正行為をしたと責めているわけではありません。明解さを求めて解決策を見出そうとしているだけです。ラーナ・クレイマーは、当校の歴史の中でも最も素晴らしい生徒の一人です。彼女は、ここに来て以来、およそ全学級の全科目において、ずっと一番だったと思います。彼女が稀に見る優秀な生徒で、あらゆる意味で非難の余地のない生徒であることは全教員が知っていますし、同意するところです。しかし今はラーナのことを話すために集まったのではありません。

メリッサ：先生がここでラーナの話をするつもりでなくても、私は話すつもりです。もし、息子に対する実証できない嫌疑を執拗に追及するのでしたら、私たちが彼の宗教を理由とする復讐劇と考えるものに基づく、彼の人格への誹謗中傷と名誉毀損で、ウェスト先生、運営委員会、それに学校を訴えるしか選択肢はありません。こういう状況では、もちろん、ラーナにもアンドリューにも、被害を大きくしてしまいますが、学校を辞めるしかないでしょう。他のユダヤ人の生徒やその親たちも、私たちがこのような扱いを受けることには我慢ならないと思います。

ケルシー校長：校長としての権限で、この件に関しての決断は今日中に下します。最初に運営委員会の議長や学校の法律相談役とこの件について話し合います。午後の遅い時間までには皆さんにご報告できるでしょう。その時には、分別ある公正な判断をするのに十分な情報をもてていると考えています。

その午後、関係者全員がケルシー校長によって、アンドリューの期末試験での得点は満点のままで、彼が歴史のコースで最終評価Aを受けることになったと知らされた。ウェスト先生は目に見えて恥辱を感じていたが、アンドリューが期末試験で不正行為をしたということには確信をもち続けた。しかしアンドリューがどのようにしてうまくやりおおせたのかという点では全く五里霧中だった。二年後になって、ウェスト先生はその点を解明したと考えることになるのだが、その時点ではあまりに些細なことだった。匿名の密告に基づいて、ＦＢＩ（連邦捜査局）が、ウェスト先生の学校と家庭のコンピューターの両方を、没収する裁判所命令を手に入れたのだ。ウェスト先生は、自分に非合法な児童ポルノの不正取引という嫌疑がかけられていることを知り、弁護士を雇った。ウェスト先生の学校のコンピューターのハードドライブはＦＢＩによって没収されたので、ケルシー校長は、その歴史教師に対する嫌疑について全面的な情報を得ることとなった。ウェスト先生の学校のコンピューター上にはポルノは見つからなかったが、家庭用のコンピューターには、非合法の児童ポルノを含めて、ポルノ的内容の存在が証明された。弁護人を通じて、ウェスト先生は時々ネットサーフィンをして、合法のポルノサイトを見ていたことを認めた。こういったウェブサイトのいくつかには、呼び物となっている女性が、実際には法的に許容されている年齢を超えてはいたものの、未成年者であることを暗示するような姿で映っている画像が含まれていた。ウェスト先生のハードドライブにはまた、かなりの量の違法な児童ポルノのデータが含まれていたのだが、彼はそれらに関してはどのように入り込んだのかが全くわからないと主張した。弁護のために、弁護士やコンピューターの専門家に一生分の貯金を費やした後、最終的には、誰かが彼のコンピューターに「ハッカー」として入り込み違法な内容を挿入したのかどうかは証明不可能であるという決定が下された。彼の家庭用コンピューターのインターネットキャリアのファイアーウォールは、学校のものよりも、はるかにずっと抜け穴が多いものだったのだ。

ウェスト先生への嫌疑はＦＢＩが最終的には取り下げたが、この私立学校は彼の翌年に向けての契約を更新しないことにした。学校は、ウェスト先生が嫌疑に関して有罪とは証明されなかったにしても、全生徒を保護するということを主眼にして行動しなければならないと主張した。言明はされなかったが、学校は疑いもなく、ウェスト先生に対する告発を取り巻く厄介な報道で揺れ動いていた。ウェスト先生は、学校の決定に抵抗しないことを選んだ。学校の強力な弁護士を敵に回すような財源もエネルギーもなかったのだ。苦しい体験の中で、ウェスト先生は、二年前にアンドリューが、彼の家庭用のコンピューターにハッキングしたのだろうと思い至った。彼はそのコンピューター上で期末試験と解答用紙を作成し、保存していたのである。彼はまた、アンドリューがＦＢＩに密告した情報源であり、彼のコンピューターに児童ポルノを挿入したのかもしれないと推測もした。ウェスト先生がこの仮説を弁護士に突きつけた時、彼らは以下のように助言した。「お気持ちは重々お察ししますが、ウェスト先生、クレイマー判事とグレッグ・クレイマーを巻き込まずとも、十分に問題を抱えているのです。あなたの問題に、彼らの息子を巻き込もうとしたら、末路は刑務所行きに間違いないですよ」。ウェスト先生は、刑務所行きには決してならなかったが、教師としてのキャリアはおしまいだった。もちろん、ウェスト先生の悲惨な状況を知ると、アンドリュー・クレイマーと両親は、完全に身の潔白を証明できたと感じたのだった。

◆高校

高校に入学するずっと以前に、アンドリューは女の子に、そして少女たちは彼に、強烈な関心を抱いた。彼の両親は、女の子に関する息子の主たる問題は、勉強から気が散ることだと考えた。彼の家の電話は鳴り通しで、彼は年中デートに誘われていた。自分よりかなり年上の女性からの注目も年下の女の子からの注目も引くようで、真実を語るのならば、母親たちの多くからも注目を集めていたのだった。十六歳の時にアンドリューの両親が車を与えると、彼は両親が予期したよりも、また適切であると考えたよりも、はるかに多くの自由と独立を手に入れてしまった。彼は平日でも夜通し出かけていたり、ほとんどの週末には外出していたりというように、大半の時間、家を離れるようになったのだ。彼はいつでも、級友と学校のプロジェクトを行うとか、ロケット工学クラブとフィールドワークに行くとか、出かけるために説得力のある言い訳をした。クレイマー夫妻は携帯電話を通じて息子と連絡を取り合っていたし、彼がいることになっている家に電話をするなど調査めいたことをすると、アンドリューが激しく反発したので（「僕のことを信用していないかのようなことをするんだね」と彼は言うのだった）、息子が多くの時間どこにいるのか、本当にわからなかった。クレイマー夫妻はこのような状態を快くは思わなかったものの、アンドリューが問題を起こすとか学校の成績が下がるまでは放っておこうと合理的に考えることにした。

アンドリューの中学・高校時代に、ひどく困惑させるような出来事がたくさんあったが、両親は見て見ぬふりをすることを選んでしまった。息子の信用を疑うたびに、問いただしたことが逆効果になるようだった。一例は、アンドリューが十年生（高校一年生の年齢に当たる）で、メリッサ・クレイマーが、彼の新車を五千マイル（約八千キロ）走行後の点検に出した時に起こったことである。保証サービスの冊子を探しているうちに、彼女は封筒と厚いゴム輪で密封され、車の小物入れの奥深くに押し込まれていた車庫の扉の鍵を見つけた。女性の手書きと思われる字体でアンドリューの名前が封筒の表に書かれているのに気づくと、クレイマー判事の好奇心が勝ってしまった。封筒を手に取り開封すると、高価そうな一枚の便箋が出てきたが、そこには彼女がかなりよく知っている人物であるエレン・マイケルという名が浮き彫りになっていた。親しい友人というよりは知り合いという関係だったのだが、二人の小さな子どもがいる離婚した母親であり、クレイマー家からおよそ三マイル（約五キロ）離れた高級住宅街に住んでいたのだ。便箋の上に緑のインクで手書きされている内容が、メリッサ・クレイマーの呼吸を止めた。

最愛なるアンドリュー
この鍵を使って。そして私も。
あなたが望むなら
いつでも、そしてどんなやり方でも。
愛をこめて　　　　エレン

クレイマー判事の心は、あらゆる可能性を考えて駆け巡った。短い手紙が明らかに示しているように、彼女の十六歳の息子が離婚した女性と関係をもっているなどということがありうるのだろうか？　アンドリューには、そのようなことができるのだろうか？　エレン・マイケルは、子どもを誘惑しうるようなタイプの女性なのだろうか？　メリッサは常に、家族のメンバーがお互いのプライバシー——特に手紙に関して——を尊重することを大切にしていたのだが、アンドリューにこの件を、どうもちだしたらいいのだろうか？　即刻夫に伝えることは、すでに心に決めていた。車の特約店からの帰路、彼女はエレンの手紙をコピーするためにコピー・印刷のサービスショップに寄った。その後、彼女は手紙と封筒を注意深く鍵につけ直し、小物入れに戻した。この作業を実行している間、メリッサはこの振る舞いが、いかに自分らしくないかということを意識していた。非常にこそこそと動いたり、人を欺いているように感じたりしたが、同様の状況を思い出すことはできなかった。彼女の心臓は鼓動の高鳴りをやめなかった。その晩、彼女は夫に車庫の扉の鍵について話し、手紙のコピーを見せた。

メリッサ・クレイマー：どうして私はこれほど動揺しているのかしら、グレッグ？　一日中、震えていたわ。

グレッグ・クレイマー：コントロールを利かせることに、あまりにも慣れているからだよ。メリッサには、いつだって、するべき正しいことがわかっているのだ。しかし、この場合は、するべき「正しいこと」というのが存在しないのだよ。私たちが、アンドリューの個人的な手紙の一通を読んだことを知れば、彼が怒って混乱すると、二人とも予想しているわけだから。

メリッサ：これは、本当に倫理的な問題だと思う、グレッグ？　もしそうならば、誰の倫理観かしら。アンドリュー？　それとも私たち？

グレッグ：本当に重要なのは、息子を守るという私たちの責任なのだから、この件についてはアンドリューと話さないといけないよ。

メリッサ：私にはそれほど確信がないわ。とても大きな賭けに出ているような気がするの。アンドリューは、個人的な手紙を読むことで、私が彼の信頼を裏切ったことを知るでしょうし、かなり動揺させてしまうかもしれないわ。

グレッグ：ここで、全体像を見失わないようにしよう。アンドリューはまだ未成年者だし、全く自分の手に負えないようなことに巻き込まれてしまった可能性が強いのだよ。私たちの最優先の責任は、彼を守ることだ。今夜、彼と話をしよう。

メリッサ：この件では、あなたに従うわ、グレッグ。でも、とっても緊張しているわ。

その晩両親は、彼の車の小物入れに車庫の鍵を発見して、彼宛の手紙を読んでしまったことをアンドリューに伝えた。これに続いたやりとりは、以下の通りである。

アンドリュー・クレイマー：二人とも、とても緊張して深刻に見えるよ。僕が何かの犯罪でも犯したような振る舞い方だ。本当に頭が混乱するよ。

グレッグ・クレイマー：混乱するというのは私たちにも理解できるよ。同時に、車で見つけたものについて、アンドリューの説明が欲しいんだ。

アンドリュー：恥ずかしい話さ。手紙と鍵は、友達のコナーに仕掛けているジョークなんだよ。コナーの妹は、マイケル夫人の小さな子どもたち二人のベビーシッターをしているんだ。コナーが、妹を車で送っていって、終わった頃に迎えに行っている。あんたたちのような親には言いにくいことだけれど、コナーはマイケル夫人は「セクシー」だと思ってるのさ。馬鹿馬鹿しい、罪のないのぼせ上がりなんだけど、いつも彼女の話をしていて、皆がうんざりするほどなんだよ。特に妹がね。この妹にマイケル夫人の便箋を取って来させて、お二人が読んだっていう間抜けな手紙を書かせたのさ。手紙を友達のラリーの車庫の鍵にくっつけて、コナーにジョークとしてやるつもりだったんだよ。妬かせてやるために、マイケル夫人が僕に惚れたように見せかけることになっていたんだ。馬鹿げているし、恥ずかしい話だよ。いずれにしても、コナーは手紙が本物だとは信じなかっただろうし。お父さんたちが引っかかるなんて、信じられないよ。

メリッサ・クレイマーとグレッグ・クレイマーは、安堵と共に動揺した。二人は彼を誤解し疑ったことについて、アンドリューに言葉を尽くして謝った。彼らはまた、息子との関係を傷つけてしまったことを深く懸念していた。しかし、アンドリューが、この状況を少しでも和らげてくれるようなことはなかった。

アンドリュー：本当に気分が悪いよ。この実体のない件については、もう一言だって聞きたくない。僕たちの関係は、二度と元のようには戻らないと思う。どうして、僕が親を信用できると思う？お互いのプライバシーに関わるものは調べたりしないっていうお母さんたちの僕への説教を、すべて本気で信じていたってことがわからないのかい？　電話でくだらない依頼人と話す時ですら、僕を部屋から追い出すじゃないか。とにかく、まるで、こっちが関心をもっているかのように。本当に全くもう、これ以上誰のことを信じたらいいのかわからないよ。二人とも、僕にもっともっと自由を与えるようにするんだね。チェックするために毎分ごとに携帯に電話してくるようなことは、もうしないでよ。どこにいるのか知らせておく必要があると思う時だけ電話するよ。

グレッグは、この話を確認し直すためにマイケル夫人とコナーに電話することを考えたが、メリッサが激しく反対した。

メリッサ：気が違ったの？　何を言っても、病的で妄想にとりつかれているとでも思われるわ。それに、アンドリューとの関係がおしまいになるわ。そもそも、この件についてアンドリューに話すように、あなたから説得されてしまったのが間違いだったわ。グレッグ、あなたの息子に対する判断を本気で疑わざるを得ないわ。私たちは彼を信頼するしかないのよ、それがすべてだわ。

言うまでもないが、メリッサとグレッグは、この件をこれ以上は追及しなかった。加えて、十六歳にして、アンドリューはこの一件を、自分自身が親の監督からほぼ完全に解放されるように、巧みに操ったのである。

◆高校の最終学年

高校の最終学年の十月に、アンドリューの一番の親友であるラリーが深刻な自動車事故を起こし、血液分析の結果、アルコール、マリファナ、処方箋鎮静剤のアルプラゾラム（ザナックス®）の影響下で運転していたと判断された。彼が接触した車に乗っていたうちの一人は、脳挫傷を負って、一生治らない障害が残ることとなった。続く警察の捜査で、ラリーは、マリファナとアルプラゾラムの入手元としてアンドリューの名前を出した。クレイマー家への家宅捜査令状が発行され、警察はクレイマー家のアンドリューの部屋で、数キロのマリファナ、大量のコカイン、何百もの錠剤を見つけた。加えて、現金で数千ドルの隠し場もアンドリューの寝室で発見された。アンドリューが薬物のディーラーであることが警察には明らかであり、またしても彼の両親は信じることができなかった。最初、アンドリューは驚いたふりをして、麻薬と現金がどのようにして自分の部屋に入り込んだのか、わからないと抗議した。親に対して彼が示唆したのは、彼の母親が数人の警察官に対して離婚審問中に不利な判決を出したことへの報復として、彼らが非合法薬物を仕込んでおいた可能性がありうるというものだった。警察には、長年クレイマー家の家事を手伝っている女性の夫には、車の窃盗で投獄された前科があり、家族が休暇に出た際に、アンドリューの部屋に入ることができたはずだと打ち明けた。しかし、今回はアンドリューも、人生で初めて舌先三寸でトラブルから逃れることはできなかった。とはいえ、意気消沈はしたものの、決しておしまいになったということではなかった。法律的には未成年であり、それまでに法に関わる問題を起こしたことがなく、この件を扱った地方検事補と議長役の裁判官が彼の両親に大いなる敬意を抱いていたので、アンドリューは、最低一年間は専門家のカウンセリングを受けるという条件つきで保護観察下に置かれた。メリッサ・クレイマーは、アンドリューを評価し治療する人物として、親しい友人の一人であり家族治療を専門とする精神分析家のヘンリエッタ・ロス医師を選んだ。グレッグ・クレイマーは、薬物乱用の問題に関連する専門的知識をもった、もっと公正な専門家の方がより適切であると考えたので、この選択に反対した。しかしいつものように、メリッサ・クレイマーの言い分の方が通ってしまった。

クレイマー夫妻は、なぜアンドリューが麻薬の仲買をして金儲けをする必要があったのか、全く理解できなかった。両親とも、彼が求めた物で買い与えなかった記憶などなかった。ロス医師は、アンドリューに当てはめられる心理学的公式化に早くもたどりついた。彼女は、アンドリューが、自分を養子に出した生みの両親に望まれなかったと感じ、妹のラーナが生まれた時に、養父母からの二度目の拒絶と見捨てられ感に耐えねばならなかったと断定したのだ。また、実の子であり素晴らしい生徒でもあるので、両親がラーナの方を、より可愛がっているとアンドリューが感じていたとロス医師は判断した。治療は、セラピストがアンドリューと共に彼の寄る辺なさという根深い感覚やそれが意味するところを探っていくことと、彼のことをどれほど大事に思っているかをアンドリューに伝えるよりよいやり方を見出すように両親を促すという家族作業によりなされた。両親は共に、自分たちがアンドリューを失望させたのであり、彼の悪い行いに対する責任があるのだと信じるように導かれてしまった。言うまでもなく、クレイマー夫妻は、期せずして息子を害してしまったことに対して、かなりの罪悪感をもった。アンドリューが、化学物質依存の問題を含む特定の精神科診断に該当するかもしれないという可能性には、何の臨床的注意も払われなかった。アンドリューは、毛髪にコカインやマリファナが存在するかを調べる検査をされず、治療期間中にも、違法物質の継続的な存在をチェックするための抜き打ちの尿や血液の検査を通じて監視されることもなかった。以下のやりとりが、クレイマー一家とロス医師の家族セッションで起こった。

グレッグ・クレイマー：アンドリューの問題を話し合うことに随分と時間を費やしてきましたが，私たちは彼の薬物乱用にも注目すべきだと思います。

ロス医師：あいにくですが私は同意しませんね，グレッグ。アンドリューの物質使用は，症状であって，真の問題ではないと確信しています。本当の問題は，彼が二組の両親共々に，権利を剝奪されたように感じていることです。養子にされたということで，生みの親に。そしてあなた方二人には，ラーナの誕生後に。薬物使用のことを話すのに費やしている時はいつも，真の問題から注意を逸らしてしまっているのです。

グレッグ：症状という語を使われましたが，それなら私には，アンドリューに特定の診断がついているように聞こえます。他の人はどうであれ，私は診断が何であるのかを知りたいのですが。

ロス医師：私はその語を一般的な意味で使ったのです。この時点でレッテル貼りをすることは，アンドリューのために最善であるとは思いません。実際，そういったレッテル貼りは，益になるよりも害になると思います。診断に絡むあらゆるネガティブなニュアンスや型にはめること（ステレオタイプ化）以外にも，単純な問題は，薬物のような単純化された治療法に反応するという，誤った確信を青少年の親に与えてしまうのです。だめですよ，グレッグ。この点で，あなたは全く的外れだと思います。おそらく，私とアンドリューが，彼の問題の因果関係において，両親の演じた圧倒的役割を掘り下げているので，あなたは脅えているのでしょう。

精神科医と彼女の患者の両親とのこうした対話は，無能な臨床家が行動医学の現代的実践にきちんとつい

表7-1　アンドリュー・クレイマーの評価と治療におけるロス医師の過ち

1. 親しい友人の子どもである患者の紹介を受け入れたことで，ロス医師は，公平性と明確な治療上の境界線という精神医学の前提条件に注意を払うことに失敗した。彼女はメリッサ・クレイマーの息子を治療している間も，彼女と社交の場で会い続けていた。
2. ロス医師は，アンドリューの系統的な医学的・精神医学的な精密検査を実行も監督もしなかったが，最低でも，親や教師からの詳細なヒストリーの聴取，身体的検査（コカイン乱用に対する鼻の検査や，静脈注射による物質乱用を調べるための皮膚の検査を含むもの），そして実験室での検査（過去の物質乱用を確認するための毛髪分析や，現在の物質乱用を調べるための尿と血清の分析を含むもの）が，含まれるべきだった。
3. ロス医師は，特定の診断，あるいは暫定的な診断すらないまま治療を始めた。
4. ロス医師のアンドリューへの理解や治療の全体的なアプローチは，単一の理論的枠組み，精神力動的精神医学に導かれたものだった。それゆえに彼女は，アンドリューが生物学的な親から化学物質への依存という遺伝的素因を引き継いだ可能性や，彼の思考や気分が物質乱用の影響を受け損傷されていた可能性といった生物学的特性や要因を度外視した。
5. 彼の行動上の問題の原因を親に帰することで，ロス医師は暗黙裡に，アンドリューが問題解決への主たる責任を引き受けることを免除してしまった。
6. アンドリューの心理学的，行動的問題の責任源を親に帰することで，ロス医師はクレイマー夫妻に対して，息子に害を与えたことへの罪悪感という重荷を背負わせた。
7. 息子の診断に関してグレッグ・クレイマーに質問された時，ロス医師は，質問について考えて直接的に答えるのではなく，自己防衛的かつ対決的な姿勢をとった。
8. ロス医師は，アンドリューが十分にDSM-IV-TR（American Psychiatric Association 2000）の基準を満たしている二つの深刻な精神疾患―― 1）行為障害と 2）多重の薬物依存――を考慮したり，診断したり，治療することに失敗した。

ていくことができていない場合に、非常なる過ちが起こるということを例証している。不運にも、このような過誤行為は稀なものではない。表7-1に示したのは、アンドリュー・クレイマーと彼の両親の治療におけるロス医師の過ちの要約である。

ロス医師の無能力（私の意見では医療過誤に当たるものである）の結果として、アンドリューの精神障害は診断も治療もなされないままとなってしまった。クレイマー夫妻の時間や資金が浪費されたばかりでなく、アンドリューは成長して変化する決定的なチャンスを手に入れ損ねてしまったのだ。アンドリューの警察との折衝は学校では行われず、有罪判決も受けなかったので、彼の学校での記録は汚点がないままにとどまった。高い知能や魅力を含む多くの資質のおかげで、彼は高校を好成績と良好な推薦を得て卒業できたが、これらの資質の、他人を操作することや不正行為の責任回避をすることへの悪用は、長い目で見れば彼のためにならないことだった。

思春期においては、アンドリューが診断基準を満たした二つの精神科的障害――行為障害と多数の物質依存――の主たる治療法は行動的なもので、明白な限界設定と、その限界が違反された場合には、あらかじめ言葉で描写しておいた帰結の完遂を強調するものだ。精神力動的知識に基づいた精神療法は行動面での治療の有効な補助役になりうるが、ロス医師によって自信と恩着せがましさを伴いつつ実施されていた知識を広げてタイプ別に区分けするような紋切り型のタイプは、疑いなく役に立つことはない。行為障害に対するDSM-IV-TRの基準（American Psychiatric Association 2000）は表7-2に要約されている。

表７-２　行為障害の診断基準（DSM-IV-TR に若干の修正を加えたもの）

A. 他者の基本的人権，主要な年齢相応の社会的規範，あるいは規則を侵すという反復的で持続する行動のパターン。過去 12 ヵ月において，以下の基準の３つ（あるいはそれ以上）が出現し，最低でも１つの基準は過去６ヵ月の間に出現したということで明らかとなる。

人や動物に対する攻撃性

1. しばしば，他人をいじめ，脅迫し，威嚇する。
2. しばしば，身体的な喧嘩をしかける。
3. 他人に深刻な身体的害を引き起こしうる武器（例：バット，煉瓦，割れた瓶，ナイフ，銃）を使用したことがある。
4. 人に対して，身体的に残酷なことをしてきた。
5. 動物に対して，身体的に残酷なことをしてきた。
6. 被害者の面前で窃盗をしたことがある（例：強奪，財布の引ったくり，恐喝，武装強盗）。
7. 性行為を強要したことがある。

器物破壊

8. 深刻な被害を引き起こす意図をもって，故意に放火したことがある。
9. 他人の所有物を（放火以外の形で）故意に破壊したことがある。

だますことや窃盗

10. 他人の家，建造物，あるいは車に無断侵入したことがある。
11. 物や好意を得るため，あるいは義務を回避するために，頻繁に嘘をつく（すなわち，他人を「騙す」）。
12. 価値が低くない物品を，被害者に出くわすことなく盗んだことがある（例：破壊して侵入という行為を伴わない万引き，偽造）。

深刻な規則違反

13. 親の禁止にもかかわらず，頻繁に夜間の外出をし，それが 13 歳になる前から始まっている。
14. 親あるいは親の代わりとなる人の家に住んでいる間に，少なくとも２回，一晩中家出をしたことがある。
15. 13 歳になる前から，しばしば学校をさぼる。

B. 行動の障害が，社会的，学業的，あるいは職業的機能において，臨床的に甚大な損傷を引き起こしている。

C. もしその個人が 18 歳以上であれば，反社会性パーソナリティ障害の基準が満たされてはいない。

出典：American Psychiatric Association: *Diagnostic and Statistical Manual of Mental Disorders*, 4th Edition, Text Revision. Washington, DC, American Psychiatric Association, 2000, p.98-99.

アンドリュー・クレイマーと行為障害の診断

◈行為障害について

行為障害の診断は、習慣的に社会の規則を破り他人の権利を尊重することのない子どもと青少年に限定されている。英国の人口研究によれば、十歳児と十一歳児のおよそ五％がこの病状と診断され、男子の間では女子より十倍有病率が高いことがわかった（Rutter et al. 1970）。ＤＳＭの基準を用いたあるアメリカの研究は、ミズーリでの十代の男女両方の有病率を八・七％と報告している（Kashani et al. 1987）。一番大切なのは、ロビンスや共同研究者たちによる一連の優れた研究で立証されているように（Robins 1991; Robins and Price 1991）、児童期や思春期の行為障害は、成人期の反社会的行動発生率が非常に高いことへの前兆になるということだ。他の研究者たちは、最も深刻な行為障害を伴っている子どもや青少年は、最も過激な形で持続する反社会的行動を示すような大人になる可能性が高いと結論している（Moffitt 1993）。行為障害の子どもの二五〜四〇％が、成人してから反社会性パーソナリティ障害の基準を満たすだろうということだ（Robins 1987）。

私は、行為障害と反社会性パーソナリティ障害の両方に、遺伝的、神経生物学的基盤の確かな証拠があると考えているが（この章の後の方で見直している：「反社会性パーソナリティ障害の診断的特性」を参照）、多くの個人において、経験的、社会的要因もまた、こういった病態の進展に影響を与える。子どもや青少年は暗示にかかりやすく、仲間の圧力に屈しやすいことは周知の事実である。一部の青少年の非行は、非機能的なグループ行動という文脈の中で主として起こる可能性がある。そのような場合、その若者はグループに属するために薬物乱用、窃盗、暴行に加わるかもしれないが、自らこういった行動をけしかけたり続けたりはしない。深刻な非行行為者たちの間の青少年期死亡率は、非行問題のない同世代の若者の五十倍も高い上、死因は通常、事故、薬物過量摂取、自殺、殺人といったように、精神的な苦痛を伴うものや暴力的なものである（Yeager and Lewis 1990）。こういったデータの結果として、私は行為障害の基準を満たすすべての子どもと青少年は、建設的な専門家の介入と、教師やコーチ、共同体の指導者（警察のプログラムや地元のボランティアクラブのようなもの）、そして知識と技能を有するメンタルヘルスの専門家からの（ロス医師によりアンドリューが提供された治療とは対照的な）ガイダンスを受けるに値すると考えている。こういった助けがあれば、このような子どもたちの多くが中毒や投獄の過酷な苦しみの中で人生を無駄にしてしまうことを防ぐことができるばかりでなく、罪なき無数の人たちが犠牲者にならずにすむことだろう。

◈アンドリュー・クレイマーと行為障害

アンドリュー・クレイマーは、ＤＳＭの行為障害の基準を全面的に満たしたが、彼の診断は、この病状をもつ他の子どもたちや青少年の診断よりも決定困難だった。彼は、たいてい「汚い仕事」は他の人間にやらせることで、高い知能を駆使して自分の違反行為を覆い隠したのだ。例えば、高校のライバルと個人的に肉体的な喧嘩をするのではなく、アンドリューは友人の一人が彼の敵と争う事態を誘発するのだった。加えて、悪事が露呈した数少ない機には、責任と顛末から逃れられるように、彼に献身的で成功を収めている両親を操って、持てる資源や政治的なコネを使わせた。それでも、中学高校を通じて、アンドリューは動物に残虐行為をし、学校の友達をいじめ、非合法の薬物を乱用して売人にもなり、学校をさぼるために嘘をつき、家から離れて多くの夜を過ごし、彼よりもずっと若い少女やずっと年上の女性も含め、多数の女性と性行為を営んでいた。彼は、自分が騙し、利用し、虐待した相手に対して何らの同情も後悔の念も示さなかった。まとめると、その知性、魅力、狡猾さにより、アンドリューは探知するのも捕獲するのも困難であり、人間という略奪者の中でも最も危険な人間の一人となったのだ。

アンドリュー・クレイマーのケース：大学と犯罪人生の幕開け

◈大学

アンドリューは、北西部の権威ある技術系大学に通った。彼はこの競争率の高い環境では、数学とコンピューターサイエンスという、高校時代には優等であった科目でも、せいぜい平均的な学生だった。一年生の最初の学期の間に、アンドリューは、才能ある数学の大学院生で彼の微積分コースの学習小グループのリーダー役をしていたアレクサンドラ・ビショップと関係をもった。彼は彼女のアパートに移り住み、まもなく、アレクサンドラが試験に向けての個人指導をするだけでなく、彼の宿題のほぼすべてをこなすようになった。アンドリューは、稀にしか授業に出なかった。その代わりに、夜通しほとんど毎晩、上級生や卒業生と高額の賭けポーカーをして過ごした後、日中の大半は寝ていた。ゲームをしながらアンドリューは、夜な夜なバーボンを五分の一本ほど飲み、アレクサンドラの部屋に帰る途中にはしばしばマリファナを吸っていた。アレクサンドラの助けで彼は最初の学期のコースには合格できたが、どんどんギャンブルにのめり込んでいった。彼は大学やプロのフットボールや野球の試合に、日々金を賭けるようになった。大学一年の春頃までには、彼は賭博で何万ドルも借りている状態になり、その大部分がボストンやラスベガスの暗黒街の賭け元への借金だった。春休みにヒューストンに帰った際、アンドリューは両親に、都市中心部での共同体サービスプロジェクトを実施するために自分の車を大学に持ち帰る必要があるのだと話し、彼らを納得させた。同じ帰郷の間に、アンドリューはまた、父親のクレジットカードを盗み、隠してあった母親の宝石箱からは高価なアンティークのダイヤモンドのブローチを盗んだ。ギャンブルでの借金を返済するため（そして、犯罪者のような強制取立人に袋叩きにされることを避けるため）、アンドリューは車と母親のブローチを現金と引き換えに売り、父親のクレジットカードをラスベガスの賭け元の一人に送った。彼の両親は、どうしてこれらが盗まれたのか理解できなかったが、その当時クレイマー夫人の寝室の改装を行っていた建築労働者を責めた。

賭博での損失のほとんどをなんとかカバーできた時、アンドリューは賭博ビジネスの「反対側に潜り込む」と心を決めた。その夏、アンドリューは、特別コースを履修し、都市中心部の恵まれない子どもたちにコンピューター技能を教えるなどの共同体サービスプロジェクトに取り組むために東部に留まりたいと伝えた。しかし、彼は大学の友人たち数人と違法ビジネスを始め、これは、電子メールやウェブサイトを通じて国中の大学生から賭け金を徴収し、ラスベガスの賭博秘密組織を通じて処理するというものだった。その秋までに、アンドリューは大金を荒稼ぎし、急速に利益を増やしていた。彼は「仕事上の関係」を育てるためにラスベガスやアトランティックシティのような賭博都市に何度も出かけて行った。彼は賭博の利益で、自分で赤いフェラーリを購入した。他の多くの女性とも関係をもっていたが、アンドリューはアレクサンドラのところになんとか留まり続けていて、彼女は彼のすべての宿題を準備し、期末レポートを書き、試験に向けて彼に個人教授をしていた。それにもかかわらず、アンドリューはほとんど授業に出席せず、いつもコースの進展に遅れていたので、試験の評価が低くなり、たくさんの科目に落第することとなった。彼は二年生の終わりには仮進級ということになり、この事実を親には注意深く隠した。彼は、夏の補講や三年生の最初の学期に、要求されていたコースを補うことができなかった。実際、その夏、彼は登録したほとんどのコースをやめてしまい、それによって仮進級条件を破ってしまった。アンドリューは、健康上の問題といった多くの言い訳をしたが、この状況から言い逃れはできなかった。彼は大学を辞めることを要請された。その頃には、彼の非合法の賭博ビジネスが大繁盛していたので、彼は十分に金を持っていた。彼は、大学から追放されたことに関して両親に説明するという問題に、以下のように対処した。

アンドリュー・クレイマー：しばらくの間、大学を離れることに決めたよ。コンピュータースポーツのビジネスの方で、フルタイムで働く必要があるんだ。

メリッサ・クレイマー：何を言っているの？　どうして、今、中退するの？　あとほんの一年ちょっとなのに？　経済的な問題は何もないわ。卒業したら、いくらでもビジネスに打ち込めるじゃないの。

アンドリュー：コンピューター業界では、十八ヵ月は一生分くらいの長さなんだよ。僕のアイディアが形になるチャンスは、きっと閉ざされてしまう。こういうことをした人は、僕が初めてじゃない。ビル・ゲイツがハーバードで一年生の時に中退したことは、もちろん知っているよね？　彼は大学の学位なしで、うまくやったと思うよ。

グレッグ・クレイマー：アンドリュー、本当に、すべてを話しているのかい？　一年生の時以来成績を見せてくれていないぞ。

アンドリュー：お父さん、僕も同じくらいお父さんに期待していたよ。でも僕のことを決して信頼してはくれないし、ましてや僕が独力でしようとすることは何も応援してくれないじゃないか。お父さんの目にはラーナは何も悪いことをしないけれど、僕のすることは何でも悪いことに映るんだ。ロス先生は正しかったよ。僕がお父さんを喜ばす唯一の方法は、「本当の」息子になることなんだ。お父さん、心配しなくていいよ。何の助けも求めないから。何もかもラーナにあげればいいさ。

アンドリューはアレクサンドラに対しても同じようなまやかし文句を言った。

アンドリュー・クレイマー：しばらくの間、他の人たちと付き合ってみた方が、お互いのためだと思うんだ。

アレクサンドラ・ビショップ：別れるってことを言ってるの？

アンドリュー：好きなように受け取ってかまわないよ。言いたいのは、今日、出て行くし、自分の部屋を借りたってことだけさ。

アレクサンドラ：アンドリュー、私がどう考えていると思う？　これまでずっと、私のことを利用していたのよね。大学を辞めるように求められたから、もう私に勉強を手伝わせる必要がなくなって、捨てることにしたんでしょう。

アンドリュー：君がそれほど素晴らしい援助をしてくれていたとすれば、どうして僕は退学する羽目になったんだ？　本当のことを知りたいって言うのならな、アレクサンドラ、出会った日から君が僕の足手まといになっていたのさ。勉強するしか能がなくて退屈な人間だよ。君がもとの状態に戻って、僕を一人にしてくれた方が、二人とも今より幸せになると思うな。

アレクサンドラ：今、別れるって言うのなら、私の信託財産から貸してあげた一万ドルは、いつ返してくれる予定なの？

アンドリュー：何の話なのか、まったく見当もつかない。金なんか貸してもらっていないよ。一ペニーの借金だってないぞ。

アレクサンドラ：アンドリュー、私は消印のある小切手を持っているのよ。信託財産からお金をおろすために父の許可をとらなければいけなかった時、父が私に公証付きの文書にあなたのサインをもらわせて、今でもそれはとってあるわ。

アンドリュー：よく聞けよ、アレクサンドラ。君は、存在する限りの学則や道徳律に違反したんだぞ。僕のためにレポートを書いて、微積分の試験で何が問題に出るかを教えもした。僕の試験の成績をいくつか変えさえしただろう。それに、君は一年生の僕につけこんだんだ。教師としての権力と地位を、僕を誘惑することのために使ったんだ。君が僕を精神的にぐちゃぐちゃにしたから、学校を辞めることになったのさ。僕が君なら、その貸した金とかいうものの件で脅迫したりはしないね。君は大学での仕事は一生得られないばかりか、僕の親が、僕の倫理観を汚して大学でのキャリアを台無しにした件で、君と大学を訴えるぞ。ごたごた言わずにおしまいにして、お互いをそっとしておくことにしようぜ。

◆ニュービジネス

《はじまり》

次の数年間、アンドリューはボストンに住み、彼の賭博ビジネスを推進させるために、ニューイングランド中の多くの大学に出向いて行った。様々なキャンパスで、彼はすでに賭博に関わっていた学部生や大学院生を見つけて、現地代理人としてそれぞれのキャンパスの一人か二人をリストに載せたのだった。次に、こういった学生たちが他の学生たちを集め、インターネットを通じて（そして、信頼できる客で特別な場合には、彼の携帯電話への連絡で）彼に賭け金を預けさせ、それを今度は彼が、ラスベガスやボストンの闇の賭け元に預けるのだった。大学生の代理人が、賭け金集めと儲けの分配の両方を行っていた。この非合法ビジネスにいる大半の人間と比べて、アンドリューにはコンピューターやソフトウェアの高度な知識があった。彼は、大学生である自分の代理人が、ほとんどすべての学部生と院生がしているように、大学基盤のインターネット・ネットワークを使用すれば、発見されてしまう危険性があることに気づいていた。大学がこういったネットワークを所有しているのであり、学生か大学にとって最も益になるとみなせば、自由に学生のやりとり――私的な電子メールの交換すら――にアクセスできた。それゆえ、彼は自分の代理人に、高性能のコンピューターと、しっかり防御されたインターネットソフトウェアシステムおよびキャリアを提供した。

彼のシステムの中で一ヵ所弱いリンクになっていたのが、彼の客のほぼ全員が、大学基盤のインターネット接続を使って代理人や彼のボストンの中心サイトに賭け金をやりとりしていることだった。アンドリューはとても儲かるビジネスを見つけたのであり、管理者として優れていることも判明した。大学キャンパスでの生活の性質として、連続的に学生が入れ替わることがあり、これはアンドリューのビジネスにとっては問題でもあり利点でもあった。問題は、客が卒業すると賭け金が徴収され勝ち分が支払われている彼の「分配区域」からはるか遠くに転居してしまうので、継続的に次々と新しい客が必要になることだった。プラス面としては、アンドリューは、最も信頼できて才能のある代理人が卒業する際に、彼らを彼のシステムでの重要な中間管理者として補充するチャンスを得られた。彼のビジネスは、人員も人件費投資もささやかなものであり税金も払っていなかったので、信じ難いほどの利益を挙げた。アンドリューは毎年何十万ドルもの利益を挙げ、少なくとも同じくらいの額を贅沢なライフスタイルで消費していた。彼は高級なボストンのマンションに住み、パーティーに出るためにジェット機を借り、世界中の大口の賭博投機に参加した。彼の隠れ蓑は数種の合法的なインターネットビジネスで、例えば、サイトの無料利用者に対する広告を通じて利益を生むことになっていた、空想上のフットボールのウェブサイトのようなものだった。両親や合法的な世界の他の人たちには、アンドリューのあまりに明白な成功は、これらのスポーツ関連の「ドットコム」ビジネスによるものということになっていた。

アンドリューのビジネスは、しかし、すべてが面白おかしくきらびやかというわけではなかった。大学という適所での賭博ビジネスで財政的に成功したため、数タイプのライバルの注目を集めた。第一に、海千山千の犯罪者から成る既存の賭博大組織が、彼らの言葉を使うと、「こんなことをしやがって、ただじゃあおかねえ」とか、「ヤツの縄張りに力ずくで押し入ってやる」という試みをした。アンドリューは絶え間なく脅迫されていたので、自分の身と縄張りを守り、必要とあらば同じ手で報復できるように、ボディガードや小悪党を雇うことが必要だった。加えて、様々なキャンパスの起業心のある学生が競争相手になるようなビジネスを始めて、時としてそれらが急速に利益を挙げだすこともあった。アンドリューは、急成長株たちには特に厳しく対処し、時には徹底的にぶちのめし、コンピューターや電話のシステムを破壊した。駆け出しの学生起業家の一人が、アンドリューをキャンパスの防犯係に通報したという噂があった。広範囲に出回った噂によると、キャンパス警察はアンドリューから賄賂をもらっていて、学生による訴えには対応しなかった。その上、その直後にその学生起業家は怪しいひき逃げ事件に巻き込まれ、重傷を負った。アンドリューやその仲間に責任があるという証拠はなく、何の容疑もかけられなかった。

《非友好的な戦い》

アンドリューの大学賭博ビジネスが成長するにつれて、彼は擬似合法的なものからほとんど非合法的なものまで、派生的な製品に手を広げ始めた。例えば、バーやナイトクラブに入るために使用する偽の身分証明書を製造して学部生に販売するといったものだった。彼の擬似合法的な事業は、インターネット基盤の学生旅行サービスだった。この会社は、大学生と大学院生のための徹底的に割引された外国への貸切旅行やツアーを呼び物にしていた。ここでは、飛行機のチケットや企画に参加しているホステルへの宿泊券が過剰販売され、客が返金を受けることができないという問題が頻繁に起きた。何人かの学生が遠い異国の地で身動きがとれなくなり、他の航空会社を使って合衆国に帰れるように、家族に電話で知らせて送金してもらわなければならなくなったことが数回あった。アンドリューは訴訟に不慣れなわけではなかったし、彼の利益を守るために働くことをほとんどフルタイムの業務としているボストンの弁護士を数人抱えていた。アンドリュー自身はほとんどの操作から遠く離れていたし、大多数の学生が自分の苦情を法廷で追及するだけの資金をもっていなかったので、彼が犯罪に関して有罪となることは一度もなかった。

彼の最も儲かるビジネスの一つには、大学のキャンパスで麻薬を売りさばくというものがあった。彼は主としてアンフェタミン、バルビツレート、それに、アルプラゾラム（ザナックス®）やジアゼパム（バリウム®）のようなベンゾジアゼピン、さらには、ハイドロコドン（ヴィコディン®）や塩酸オキシコドン（オキシコンチン®）のような催眠性鎮痛薬といった依存性のある処方箋薬と、エクスタシーのようないわゆるデザイナードラッグを売っていた。またアンドリューの事業ではマリファナやコカインも売っていた。この二つの違法ドラッグのために、彼は、巨大な組織犯罪シンジケートに入っている常習犯罪者の国際的麻薬卸業者と関わる必要が出てきた。大量のマリファナの船荷への支払いに関してこれらの麻薬卸業者の一人と激しく口論した直後、アンドリューは午前四時にマンションの前の路上で散々に殴られて意識不明のところを発見された。総合病院の救急救命室で、彼は、右肩を脱臼し、右腕は骨折し、骨盤は砕け、左大腿骨も折れていると診断されただけでなく、頭蓋骨と顔の骨にも複数の骨折があると診断された。頭部レントゲン写真では、頭蓋骨と脳周囲の粘膜との間での多量の出血、すなわち硬膜下血腫といわれる状態にあることがわかった。昏睡とショック状態で彼は手術室に急送され、そこでは神経外科医、形成外科や再建手術の医師、そして整形外科医が、彼の生命を救い彼を元の形に戻すために苦心して作業を進めた。手術は十五時間以上に及び、彼は二日間意識が回復しなかった。アンドリューの仕事のパートナーの一人が彼の両親に電話をし、夫妻はボストンに急行した。息子に会った時には、彼はコミュニケーションがとれない状態だった。下顎骨の両側が複数ヵ所折れていて、外科用のクサビやネジの挿入が必要になっていた。顎は少なくとも六週間は固定が必要で、これはワイヤーで閉鎖されるということを意味していた。アンドリューは大きなギプスと肩関節の固定のため、右手で書くことができなかった。左骨盤から脚へのギプスで歩行もできなくなっていた。クレイマー夫妻とアンドリューの担当医であるジャニカック医師との話し合いは、以下のように進んだ。

グレッグ・クレイマー：息子の状態に関して、どのようなことを話していただけますか？

ジャニカック医師：彼が救急救命室に着いた当初は、生命を救えるのかすらわかりませんでした。現時点では、彼が生き延びることはかなり確信していますが、どのような欠損が残るのかは、はっきりしません。

メリッサ・クレイマー：彼に何が起こったのだと思われますか？

ジャニカック医師：怪我の性質から、襲撃されたことはわかっています。救急救命室の外科医は、アルミの野球バットのような大きな鈍器でひどく殴られたものだと考えています。誰の仕業にせよ、財布以上の物を求めていたのです。息子さんを殺そうとして、ほとんど成功したのです。

グレッグ：先生は何らかの欠陥が残ることを心配していると言われましたが、その点をもっとお話しいただけませんか？

ジャニカック医師：私は「欠損」と申し上げたと思います。推論で話したくないのです。予想が不正確だったり誤解を招いたりすることもありますから。確かに複数部位の骨折と軟部組織の損傷に関連して多くの合併症や問題が出てくる可能性がありますが、外傷性の脳損傷の長期的影響を最も懸念していると言わせていただきましょう。記憶や知的機能に永久的な損傷を被っているかどうかは、時間が経過してみないとわかりません。脳の外傷は、気分や感情の調整困難にもつながりうるのです。こういう点で、どのようになっているのかを知るには、ある程度の時間がかかります。

《ヒューストンでのリハビリテーション》

アンドリューはボストンの総合病院で六ヵ月を過ごし、この間の大半、両親がベッドの傍で付き添った。顎はワイヤーで閉ざされ、書くこともできなかったので、彼とのコミュニケーションは最小限のものとなった。医療チームはクレイマー一家に、アンドリューが腕と下肢の運動機能を回復するためには多くの身体的リハビリテーションが必要だろうと知らせた。チームはまた、アンドリューの知的機能と認知機能の査定は、彼の顎が治癒して再び話せるようになるまでは延期すべきだとも考えていた。リハビリのこの部分はヒューストンで行うのが最善だろうということで皆の意見が一致した。優れた医療施設と職員が存在し、家族の支援も得られるからだ。ボストンの総合病院からの退院に当たり、アンドリューは緊急医療搬送専用機をチャーターしてヒューストンのリハビリテーション病院へと移ることとなった。六週間後、アンドリューは神経心理学者のゲァハルト・ゲオルゲ医師から、彼が被った外傷性の脳挫傷の認知的、心理学的影響を見極めるための査定を受けた。丹念な検査と面接の後、ゲオルゲ医師には、外傷的脳損傷による永続的な認知的欠損はないことがわかった。しかしながら、彼は精神的な病状を診断し、それがアンドリューの脳挫傷の何

表７-３　反社会性パーソナリティ障害の診断基準（DSM-IV-TR より）

A. 他人の権利を無視したり侵害したりする広範囲のパターンで，15 歳以降に発生し，以下の３つ（あるいはそれ以上）で示される。
　1. 法に適う振る舞いに関しての社会的規範に適合しない。逮捕の根拠となるような行為を，繰り返し行う。
　2. 人を騙す性質。繰り返し嘘をつく，偽名の使用，個人的利益や快楽のために他人を騙す。
　3. 衝動性あるいは先行きの計画を立てられない傾向。
　4. いらいらしやすく，攻撃的であること。繰り返される身体的な喧嘩や暴力行為。
　5. 自分自身や他人の安全に対する向こう見ずな無関心。
　6. いつも無責任であること。仕事を安定して維持できないことや，経済的な義務を尊重しないことが繰り返される。
　7. 良心の呵責の欠如。他人を傷つけたり，虐待したり，他人から盗んだりしたことに関して，無関心であったり，合理化したりする。
B. その個人は少なくとも 18 歳以上である。
C. 15 歳より前に発症した，行為障害（表７-２参照）の証拠がある。
D. 反社会的行動の生起は，統合失調症や躁病エピソードの期間中のみにみられるわけではない。

出典：American Psychiatric Association: *Diagnostic and Statistical Manual of Mental Disorders*, 4th Edition, Text Revision. Washington, DC, American Psychiatric Association, 2000.

年も前から先行していたと確信したのだ。反社会性パーソナリティ障害である。

反社会性パーソナリティ障害の診断特性

◈診断

反社会性パーソナリティ障害のDSM-Ⅳ-TRの診断基準（American Psychiatric Association 2000）は表7-3に示されており、アンドリュー・クレイマーのケースで示された、この病態に関する鍵となる原則は表7-4に要約されている。

表7-4　アンドリュー・クレイマーのケースで示された反社会性パーソナリティ障害の鍵となる原則

ヒストリーとしての事実	鍵となる原則	解釈
アンドリューは養子にもらわれた。	養子になった子どもが成人してから反社会性パーソナリティ障害を発症する場合，この病状に関する因果関係が根本的に問われることになる(「生まれ対育ち」の役割)。	1)養子にされることに関連した心理学的社会的ストレスと，2)アンドリューのパーソナリティ障害の遺伝的な原因がもたらした役割を分けることはできない。
アンドリューは養父母の両方に大切に育てられ，特別扱いされ，保護された。	反社会性パーソナリティ障害は，親からのネグレクトや虐待のヒストリーがない人たちにおいても発症する可能性がある。	アンドリューは養父母に望まれていなかったことに気づいていたかもしれないが，彼の反社会性パーソナリティ障害への遺伝的性向が果たした役割が，彼のケースでは強く関連していた。
3歳の時，アンドリューには3年保育クラスの他の子どもたちと玩具を共同で使ったり仲良く遊んだりすることを教えることができなかった。	成人期に反社会性パーソナリティ障害を発症する大半の子どもは，子ども時代に仲間をいじめる。	非常に幼い子どもの頃でさえ，アンドリューは仲間に攻撃的で，彼らにも権利や感情があることを理解していなかった。
メリッサ・クレイマーは，アンドリューが行動上の問題を抱えていると言ったとして保育園の教諭を責めた。	しばしば気づかないうちに，親や配偶者が反社会性パーソナリティ障害の人の破壊的行動を可能にしてしまう。	メリッサ・クレイマーがアンドリューの操作を受けやすかったことは根深い問題だった。
子ども時代，アンドリューは動物に残酷行為を働いた。	子どもによる動物への過度の残忍さは，しばしば行為障害の（部分的な）診断に関わり，成人期の反社会性パーソナリティ障害を予知する。	人生を通じて，アンドリューは子どもの頃に痛めつけた蛙同様に，人間に対しても同情を示したりはしなかった。

表7-4　つづき

ヒストリーとしての事実	鍵となる原則	解釈
幼児期，ラーナ・クレイマーはベビーベッドにいる間に2匹の毒蜘蛛に刺された。	行為障害の子どもや反社会性パーソナリティ障害の成人は，捕まる原因となったもの以上に，はるかに多くの犯罪を犯す。	ラーナが蜘蛛に刺された時点では，誰もアンドリューが犯人だとは考えなかった。後から振り返って論理的に考えるという有利な立場からは，彼の責任であった可能性が高いという結論が出せるだろう。
アンドリューは，高い知能，恵まれた容姿，指導者としての素質，優れた言語能力といった多くのよい資質を有していた。	反社会性パーソナリティ障害の人がより多くの資質をもっていると，その人はより危険な存在になる。	アンドリューは自分の資質を，犯罪の実行や責任と懲罰の回避に用いた。
アンドリューの教師が彼をカンニングで糾弾した際，教師の方が困難な状況に陥った。	証拠を握っている場合でも，反社会性パーソナリティ障害の人を悪行で責めるのは危険である。自己防衛のためには何でもやりかねない。	若い頃から，アンドリューは卑劣で復讐的だった。
アンドリューは，幼い少女であった頃から妹を性的に虐待していた。	反社会性パーソナリティ障害の成人は，子ども時代や思春期に無慈悲で危険だったヒストリーをもつ。	アンドリューは妹のラーナを，彼のライバルとも攻撃的欲動や性的欲動の対象ともみなした。
ティーンエイジャーの頃，アンドリューは年下の少女とも年上の女性とも精力的に性交渉を行っていた。	反社会性パーソナリティ障害の人たちは，非常に若い年齢で自分の性的欲動を満たす方法を発見する。	アンドリューは，餌食となりやすい少女や女性を搾取するために，どのように自分の恵まれた容姿や説得力を用いるべきかを理解していた。
高校時代，アンドリューは麻薬を乱用し，売りさばいてもいた。	行為障害のある子どもや青少年，および反社会性パーソナリティ障害の成人は，典型的にアルコールや他の依存性物質を乱用する。	アンドリューは彼が十代前半だった時から成人期を通じて，アルコールと違法薬物を慢性的に乱用した。薬物の仲買がアンドリューの一生の仕事になった。

表7-4　つづき

ヒストリーとしての事実	鍵となる原則	解釈
ヘンリエッタ・ロス医師は，アンドリューのアルコール乱用や物質使用に関する障害を診断も治療もしなかった。	多くのメンタルヘルスの専門家は，行為障害の子どもや反社会性パーソナリティ障害の成人を診断・治療することに，有能とはいえない。	ロス医師は，アンドリューのアセスメントにおいて系統的でもデータに基づいているわけでもなかったので，彼の行為障害と薬物使用障害を診断できなかった。
アンドリューは，自分の非行に関して両親を責めるという点でロス医師の肩をもった。	善意ではあっても無能なメンタルヘルスの専門家は，反社会性パーソナリティ障害を抱える知的な人たちにより，容易に操作されてしまう。	ロス医師の無能さは，アンドリューが振る舞い方を変えるために役に立つチャンスや，最低限でも，彼の妹を彼の虐待から保護するチャンスを失うという結果につながってしまった。
大学時代，アンドリューは複数の科目に合格することを助けてもらうためにアレクサンドラ・ビショップを利用した。	反社会性パーソナリティ障害の人たちは，人を信用しやすく親切で有能な人たちを餌食にする。	アンドリューにとって，アレクサンドラは自動販売機のようなものだった。つまり，自分のニーズを充足し野望を推し進めるために利用する対象だったということだ。
アンドリューは，アレクサンドラが彼女からの1万ドルの借金を返済するように求めると怒り出した。	反社会性パーソナリティ障害を抱えている人たちは，被害者に対する謝意も共感も感じない略奪者である。	アンドリューのアレクサンドラとの関係は，彼のニーズにのみ基づいていた。彼のニーズが変わった時，彼女は脅されて捨てられた。
非合法の賭博事業と麻薬の仲買がアンドリューの職業となった。	多くの犯罪者が反社会性パーソナリティ障害を抱えていて，二重に危険となっている。	アンドリューには，職業上の成功を収めるのに必要な家族の支援，知能，そして対人スキルがあったが，彼は犯罪人生を選択した。
アンドリューの犯罪活動は，最終的には彼が深刻な重傷を負うという結果につながった。	反社会性パーソナリティ障害の人たちは，暴力による深刻な傷害や早逝のリスクが高い。	アンドリューはほとんどすべての罪から逃げていたが，他の罪人が最終的に彼のところにやって来た。

表7-4　つづき

ヒストリーとしての事実	鍵となる原則	解釈
アンドリューの両親や妹は，彼の不正行為によって深刻な外傷を受けた。	反社会性パーソナリティ障害を抱えている人たちは，無関係の人たちのみならず近い関係にある人たちのことも傷つける。	家族のメンバー，友人，そして赤の他人が，アンドリューの虐待の被害者となった。
アンドリューは両親や妹，アレクサンドラを傷つけたことに関して，罪悪感をもたず良心の呵責も感じなかった。	良心や倫理観の欠如は，反社会性パーソナリティ障害の人たちを定義づける特性である。	アンドリューは，家族とアレクサンドラに対する操作的で有害で搾取的な振る舞いに関して，全面的に正当化できると感じていた。

◆良心の欠如

《理論的考察》

反社会性パーソナリティ障害の人たちの精神病理の特徴は、他人に害を与えたことに対しての罪悪感や良心の呵責の欠如である。この良心や倫理感覚の欠如は、精神分析医からは超自我の欠損とも呼ばれている。精神分析理論によると、超自我は個人の欲動や行動を監督し、親に由来する一連の価値観や理想によってそれらを制御する。古典的なフロイトの理論では、男児は母親への性的願望と父親からの報復に対する恐れとの葛藤の結果として、五歳になる前にこの能力を発達させる。男児は、父親の強さや価値観と自らを同一視し、それらを内在化することで、母親へのリビドー的感情と父親への攻撃的感情を抑圧し、この葛藤を解決する。この無意識の過程の結果が、超自我の発達と強い男性的アイデンティティの確立である。フロイトであればこれを、子どものエディプス・コンプレックスの健全な解消と説明しただろう。フロイトと他の精神分析家によれば、女性においてこの過程に相当するのはエレクトラ・コンプレックスで、そのポジティブな解決は母親との同一化であり、大人としての女性的アイデンティティを受け入れることであり、母親の倫理基準を内在化することを伴うものである。しかしながら、親が不在だったり注意を払わなかったり、あるいは過度に懲罰的だったりといったように、この過程に問題があると、子どもは良心や倫理観の発達や適用に欠損を抱えるかもしれない。

ほとんどの経験豊かな臨床家が一部の反社会性パーソナリティ障害の患者の家族歴において、こういった力動的関係を発見しているが、この病状の人たちに対して、これらの心理学的力動が該当しないように思われる多くの家庭状況——アンドリュー・クレイマーの場合のように——が存在する。良心や倫理観の発達には代替となりうる多種多様な説明があり、モデリングや学習・行動理論から、遺伝や脳生物学を含む概念化にまで及ぶ。（ジャン・ピアジェやローレンス・コールバーグのような認知心理学者のモラル発達に関する研究の優れたレビューのみならず）良心の発達に関するフロイト理論の批判的評価を求める読者には、デイビッド・R・シェーファーの教科書である *Developmental Psychology: Childhood and Adolescence*（Shaffer 1999）の第十四章を推薦したい。倫理観の発達の概念化や理解に関しては多種多様な理論が形成される過程に長所や価値が存在するが、私は最近の研究結果が遺伝理論と神経生物学的理論を特に説得力のあるものにしていると考える。

《多重殺人者》

反社会性パーソナリティ障害を有する最も危険で悪名高き人たちは、長期間にわたって複数の殺人を犯す少数派集団である。多重殺人者の一形態は連続殺人者であり、子どもの頃に父親に身体的虐待を受けたヒストリーがあり、青少年期には行為傷害の特性を示し、成人になる頃には反社会性パーソナリティ障害の基準を満たす人たちである。サドマゾキスティックな性関係や動物を痛めつけたり人間を拷問にかけることから得る快楽は、連続殺人者の殺人行為によく付随するものだ。連続殺人者の伝記や録画されたインタビューは、こういう人たちの狡猾なまでの無慈悲さ、犠牲者への共感の欠如、自分の犯罪の幅広い影響に関する罪悪感や良心の呵責の欠如を描き出す。一冊の本が、およそ百人の人たちを殺したと推定されている多重殺人者であり、アイスマン（氷の男）として知られているリチャード・ククリンスキーの生涯と行った行為を物語っている（Bruno 1993）。精神科医のパーク・エリオット・ディーツが実施したククリンスキーとの面接が、ＨＢＯの *America Undercover* のドキュメンタリーシリーズの一部としてケーブルテレビで放送された（"The Iceman Confessed"「アイスマンの告白」2001）。このような描写記録は、反社会性パーソナリティ障害のＤＳＭ基準を全面的に満たす個人において、倫理的良心の発達に失敗したことの顛末を画像で鮮明に示すものだ。反社会性パーソナリティ障害と殺人への偏愛、そして大きな政治的権力が合流すると――全体主義の政府の指導者において起こりうるように――大量殺戮という結果に至りうる。

反社会性パーソナリティ障害の生物学的な側面

◈疫学

グレン・ギャバード医師は *Psychodynamic Psychiatry in Clinical Practice* という教科書の第十七章で、反社会性パーソナリティ障害の診断の展開を振り返り、現時点では、この病態の診断に関する特定の基準に関して科学的な意見の不一致があることを暴露している（Gabbard 2000）。このような診断の統一性の欠如は必然的に、この障害の疫学的、遺伝学的研究における混乱や不確実さにつながる。それにもかかわらず、反社会性パーソナリティ障害の疫学について引き出しうる有用な結論が存在する。第一に、反社会性パーソナリティ障害は稀な病状ではない。男性の間でのこの障害の生涯有病率は、アメリカの人口の二%から四%の間である（Cadoret 1986; Robins 1987）。この率は、アメリカの投獄されているおよそ二百万の人たち――その多くが、きっとこの障害のＤＳＭ基準を満たすだろう人たち――のサンプルが入っていないため、この障害の広がりの過少な見積もりかもしれない。全国的なコモビディティ（併存疾患）の調査に由来する別の統計は、男性と女性の両方を含む見積もりとして、反社会性パーソナリティ障害の全体的な割合を人口の三・五%と示している（Kessler et al. 1994）。

反社会性パーソナリティ障害の疫学に関する第二の合意事項としては、この病態が女性よりも男性にはるかに多いということだ。様々な研究で男性の方が二倍から七倍、この病状を有する可能性が高いことが示されている（Cadoret 1986; Robins 1987）。第三に、反社会性パーソナリティ障害とアルコール依存や薬物乱用の併存率は非常に高い（Smith and Newman 1990）。反社会性パーソナリティ障害の人たちのうちで、一生の間のある時点でアルコール依存や物質乱用障害と診断される人は七〇%に上る（Black 2000）。

◆遺伝

《双生児研究》

この領域では優れた研究が存在するが、今日に至るまで、公にされた研究も調査分野も、反社会性パーソナリティ障害が遺伝的起源を有することを証明もしていなければ否定もしていない。しかし、そうはいっても、この病状には重要な遺伝的要素の有力な状況証拠が存在している。反社会性パーソナリティ障害の双生児研究に関する問題は、多くの研究が犯罪者人口に実施された調査研究に基づいて推論を引き出していることだ。こういった研究のほぼすべてが、犯罪傾向には遺伝的な要素があることを示している。例えば、ある研究によれば、一卵性双生児の中では、双生児の一方に犯罪歴があると、もう一方も犯罪歴をもっている可能性は六六％である。対照的に、二卵性双生児の間では、一致率は三一％である（Brennen and Mednick 1993）。このような双生児研究や他の調査者の出した結果は、あるタイプの犯罪歴のある人たち、特に暴力的な犯罪を犯した人たちの間の遺伝的素因の関連を強く示唆している。しかしながら、このような犯罪傾向の遺伝学に関する発見が、反社会性パーソナリティ障害の人たちにもまた適用できるのだろうか？　答えは現時点では、はっきりわからないということだ。研究や用いられた診断基準次第で、投獄された人たちが反社会性パーソナリティ障害を有するとされる率には幅広い相違があり、その割合は二五％から八〇％までにわたっているのだ（Hare 1983; Hare et al. 1991）。

　ある最近の反社会性パーソナリティ障害の研究が、ベトナム戦争で積極的に軍事任務にあたった五一五〇の双生児ペアを評価した（Fu et al. 2002）。このグループの中で三三六〇ペア（一卵性一八六八ペアと二卵性一四九二ペア）が大掛かりな診断面接を完了し、反社会性パーソナリティ障害、大うつ病、アルコール依存、マリファナ依存を含む、いくつかの精神科的病状の一生に及ぶ遺伝可能性に関して査定を受けた。重要なことに、反社会性パーソナリティ障害は、これらの病態の中で最も高い遺伝性の証拠があった。全双生児（一卵性も二卵性も含めた）サンプルで、双生児の一方が反社会性パーソナリティ障害を有すると、双生児のもう一方も一生の間にこの病状を抱える可能性は六九％だった。他の病状に関しては、以下のような結果だった。大うつ病四〇%、アルコール依存五六%、マリファナ依存五〇%。この人口に対して実施された類似の研究は、環境要因が成人よりも青少年の反社会性特性をもつ人たちに甚大な影響を与える一方、成人における反社会性パーソナリティ障害の発症には遺伝要因がより影響力をもつことを示した（Lyons et al. 1995）。最後に、研究者のリーとワルドマン（2002）は、反社会性パーソナリティ障害の発症における遺伝的影響と環境的影響の強さを見積もるために、公表されているすべての双生児研究と養子研究を注意深く検討した。その結果として示されたのは、遺伝的影響の役割の方が環境的、経験的要因よりも強いということだった。

《実験室での遺伝研究》

科学者のディーン・ハマー（2002）は、行動障害の遺伝研究の過去、現在、未来を概観している。この百年間の進歩を記述して、彼は、

基本的なアプローチは……共に育てられた、あるいは別々に養育された、一卵性双生児と二卵性双生児、他の家族メンバー、養子を比較することだった。受け入れられるのには時間がかかったが、その結果には目を見張るものがあった。遺伝子が、人間のパーソナリティ、気質、認知様式、精神科疾患の事実上全側面に影響することが示されたのだ。遺伝の影響はかなり重大なもので、典型的には全変異の三〇%から七〇%を占めており、社会や文化を超えて反復性が高かった。遺伝子の影響は、友好的な性質から外国人嫌いにまで、双極性障害から夜尿症にまで、結婚から仕事を続けていくことにまで広がって

いたのだ。(Hamer 2002, p.7)

と書いている。

ディーン・ハマーによる行動遺伝学の現在および将来のアプローチのまとめは、専門家以外にはついていくことが少々難しい。

現在の目標は、個人差に寄与する特定の遺伝子を同定し、それらが脳内で何をしているのかを決定することだ。そのアプローチは、関心の対象である遺伝子に近いところにある匿名のマーカーを家族メンバー内で追跡する（連鎖分析）か、あるいは、候補になる遺伝子のコード化と調整的配列を直接的に比較する（連関分析）ことによって、行動特性やパーソナリティ特性と相関関係にあるＤＮＡ連鎖を探すというものである。(Hamer 2002, p.71)

医学の新時代がもたらす希望や展望は、分子、遺伝子のレベルで、疾患の起源や根本的な病理に関して、より多くのことが理解されることだ。こういった発見や知識は、破壊的な精神科疾患を診断し、治療し、そして予防するためのより正確な手段をもたらすだろう。反社会性パーソナリティ障害に応用されると、この病態の暴力、犯罪、アルコール依存、薬物関連障害との関連を考慮すれば、このような基本的理解が、深い社会的意味合いをもつことだろう。この領域の遺伝研究の戦略は、反社会性パーソナリティ障害の根底にある要素——衝動性、攻撃性、あるいは共感の欠如など——を分離して、その特性と関連している異常な遺伝子を発見しようとするものである。このジャンルの研究の一例はアブシャロム・カプシとその共同研究者たち（2002）によるもので、彼らは子ども時代の虐待の影響を和らげると考えられている、神経伝達物質を代謝する酵素モノアミン・オキシダーゼ（ＭＡＯ‐Ａ）の遺伝学を研究している。これらの科学者たちは、なぜ虐待された子どもの一部は成人になって反社会性パーソナリティ障害を発症する一方で、それ以外の人たちはそうならないのかを説明するような遺伝要因を絞り込むために、誕生から成人期に至るまでの男性の大規模なサンプルを調査した。研究者たちは、高レベルでＭＡＯ‐Ａを引き起こす遺伝子をもっている虐待された子どもは、反社会的な問題を発症する可能性が低いことを報告した。筆者たちは、虐待の犠牲者全員が成長してから他人を犠牲にするわけではない理由を説明することに、この発見が役立つと結論を下した。しかしながら、別の研究は、反社会性パーソナリティ障害をもつ中国人男性においては、この発見を確認できなかった（Lu et al. 2003）。私がこれら二つの論文を数ある最近の行動遺伝学論文の中から選んだ理由は現代の行動障害の遺伝研究に関連したプロセス、将来への希望、そして問題を示すためである。これら二つの研究で異なる結果が出たのは、文化的影響の結果だろうか？　つまり、一方の研究はアメリカの人口で実施され、もう一方は中国の男性集団だったからだろうか？　この本を通して、私は人間の感情や行動に対する、生物学的影響、心理学的影響、社会的影響、そしてスピリチュアルな影響の不可分性を強調してきた。ディーン・ハマーが説得力のある言葉で語っているように、この原則が人間の精神科的障害の原因となる遺伝子を分離する点での科学的な進歩に応用されることは間違いない。

〔特異的な行動障害の原因となる特異的な遺伝子を発見することの〕結果は、失望的なもので一貫性の

> 欠けたものとなっている。何が問題なのだろうか？　連鎖分析や候補遺伝子の分析という基本的な前提ではない。これらのアプローチは遺伝疾患に関わる何十もの遺伝子を同定してきたのだ。ＤＮＡ配列の情報不足が問題なのでもない。事実上、ヒトゲノムのコード全体が今ではわかっている。真犯人は、人間の思考や感情といった複雑性に富むものが、個々の遺伝子と行動の間の単独で直線的な関係に還元できるという想定である。この過度に単純化されたモデルは、現在の行動遺伝学研究の大多数で基底に存在するものだが、脳、環境、遺伝発現のネットワークの決定的な重要性を無視している。(Hamer 2002, p.71)

この科学の概念化や実行の方法を、より十分に理解したいと関心をもった読者には、ハマーとコープランドの本、*Living With Our Genes*（1998）を推薦したい。

反社会性パーソナリティ障害における遺伝子と遺伝の役割に関して、どういった結論が出せるだろうか？この病状を有する人たちのある特性と確定的にリンクされた遺伝子は未だに全く存在しないが、反社会性パーソナリティ障害には決定的な遺伝要素が存在するという十分な証拠がある。私とこの分野に関心を有する他の研究者はまた、他の精神科的病状と同様に、経験的、環境的（社会的）、生物学的要因が遺伝と混ざり合ってこの病状を発生させるものと考えている (Cadoret et al. 1985, 1995; Gabbard 2000; Jacobson et al. 2002; Reiss et al. 1995)。このように、大半の精神科的病態と同様に、本性と養育は反社会性パーソナリティ障害の発生において、本質的かつ消し去れないほどに絡み合っているのである。私は、この章の先の方（「反社会性パーソナリティ障害における本性と養育の相互作用：濁流」を参照）で、これがいかに作用するのかについて推論を述べる。

◆生物学

《減退した自律神経系の反応》

反社会性パーソナリティ障害をもつ人たちは、この病態をもたない人たちと生物学的に異なっていることを示す数種の説得力のある証拠がある。このような差異の一つには、あるタイプのストレッサー、特に危険やあるいは個人的に害が加えられるという脅威への、脳や末梢神経や内分泌の組織での反応の減退が含まれている。私たちの**自律神経組織**は、危険がある間は、しばしば闘争‐逃避反応として言及されるものを調節することで、身体の反応を制御する役に立つ。自律神経組織は感覚と運動の神経細胞（ニューロン）から成り、脳と身体の残りの部分における大切な組織を統合している。これは、**交感神経系**と**副交感神経系**という二つのサブネットワークを通じて達成される。闘争‐逃避反応に最も関連しているのは交感神経系である。表7‐5に示されているのは、自宅での危険な火事の際に交感神経系がどのように機能するかを要約したものである。

表7‐5に挙げられた交感神経系が媒介する身体の反応の一つ一つは、逃避あるいは攻撃の反応を容易にするようにデザインされていて、各々は実験室で測定可能なものである。

レインと共同研究者たち（1990a, 1990b）は、十五歳時での生理的、自律的覚醒の低減（安静時の低い心拍率、安静時の低い皮膚伝導反応率、高い遅波〔シータ波〕への脳波計反応から成る）は、この集団で二十四歳時の犯罪行動が増えることを予言することを実証した。数年後に同じ研究者グループが、十五歳時での

表７-５　危険な火事に対する交感神経系の反応

1. 目から（炎を見る），鼻から（煙のにおいを嗅ぐ），皮膚の神経終末から（熱を感じる），耳から（子どもの叫び声を聞く）の感覚インプットが，末梢神経を通して脳に伝わる。
2. 脳の大脳皮質が，感覚インプットを処理し，危険が存在すると結論して，危険を逃れるために何がなされるべきかを決定する。
3. 大脳皮質がメッセージ（逃避反応）を脳の深部――小脳扁桃，視床下部，脳幹を含む――に送り，危険に対する神経・内分泌反応を調整する（Smith and DeVito 1984）。
4. 副腎（髄質）への刺激が，ホルモンと神経伝達物質・ノルアドレナリン（ノルエピネフリンとも呼ばれる）の分泌を引き起こす。
5. ノルアドレナリンが，ブドウ糖に変化するように肝臓のグリコーゲンを刺激し，これが筋肉に燃料補給を行う。
6. ノルアドレナリンは，目の虹彩の筋肉に刺激を与え，瞳孔が広がるようにする。
7. ノルアドレナリンは，心拍率が上昇して収縮が強まるように，心臓の筋肉を刺激する。
8. ノルアドレナリンは，動脈の筋肉を刺激して，血圧の上昇を起こす。
9. ノルアドレナリンは，気管壁と肺の気道の筋肉を刺激し，それらが拡張してより多くの酸素と二酸化炭素が流れるようにする。
10. ノルアドレナリンは，唾液の生産を減らすように，唾液腺を刺激する。
11. 交感神経刺激が，アセチルコリンの放出という結果を引き起こし，これは発汗を増やすように皮膚の汗腺に働きかける。

生理的、自律的覚醒の増加は、二十九歳になるまでの犯罪行動率の減少と関係していると報告した（Raine et al. 1995）。こういった発見は、こういう人たちの評価をした臨床家の観察と対応しているだけでなく、反社会性パーソナリティ障害の犯罪者たちの個人的報告とも相関している。被害者を拷問したり殺害している間、どのように感じて身体的に反応するかを訊かれた時、連続殺人者は「冷静」あるいは「正常」に感じると答えることだろう。面接者に自分の犯罪の詳細を語るに当たって、これらの犯罪者は、心拍や血圧の高揚、発汗増加、口腔の乾きのような、自律神経反応が増加したという証拠を示さない。こういう人たちの身体反応は、反社会性パーソナリティ障害を有していない人たちが、殺人、事故、または災害を目撃して報告する場合のものとは大幅に異なるのだ。おそらく「冷血な殺人者」という言葉は、反社会性パーソナリティ障害の人たちの少ない自律神経反応に基盤があるのだ。

《脳の差異》

脳機能イメージングというのは、被験者が特定の作業を行う間に、作動している脳の個別の部位をイメージ化するために開発された多様な新しいテクノロジーに適用される語である。反社会性パーソナリティ障害の遺伝要素に関する疫学的研究と双生児研究からの強力な提案を受けて、行動科学者たちは、この病態を抱える人たちの脳に差異があるという証拠を探すために、脳機能イメージングを用いてきた。数名の調査者が、犯罪者や反社会性パーソナリティ障害の人たちは、脳の辺縁系部位（Kiehl et al. 2001）や海馬部位に異常があるという報告をしているが、前頭葉と側頭葉の皮質部位の脳活動の減退を記録した研究結果がますます増えてきている（Raine et al. 1998, 2000; Soderstrom et al. 2002）。大脳皮質の前頭葉、側頭葉の部位は、判断、抽象化、社会的技能、そして、衝動のコントロール、計画性、問題解決のための戦略展開といった**脳執行機能**と命名されているものを制御している。犯罪傾向と反社会的な行動は、社会の規則や規範を受け入れられないこと、ストレッサーへの情緒的反応の低減、非行の結末を予期する能力の阻害で特徴づけられる。脳の前頭葉と側頭葉は、これらの制御を行う領域である（Damasio 1996; Veit et al. 2002）。犠牲者への共感の欠如は、しばしば犯罪傾向の要素となり、反社会性パーソナリティ障害を識別する特性でもある。脳機能イメージングの研究で、共感的感情と行動の調整は、前頭葉皮質、特にその**左外側の下部前脳回**が司るとわかった（Farrow et al. 2001）。したがって、もし神経科学者と神経精神科医が、人間の倫理感覚と社会的良心を管理する脳の部位、回路、組織を特定するように求められたなら、大半は、まず前頭葉・側頭葉皮質を見て、感情を司っている部位である辺縁系へのリンクを探索するだろう。驚くことではないが、病変——腫瘍など——が脳のこの領域に存在すると、反社会性パーソナリティ障害で見られるものと類似の行動変化が発生しうる。二人の神経学者が、小児性愛を含む性的強迫観念と不適切な性行動が最近始まった四十歳の学校教師のケースを報告している（Burns and Swerdlow 2003）。この教師は子どもが含まれているポルノ画像を収集し、頻繁にインターネットで子ども志向のウェブサイトにアクセスし、生まれて初めて売春婦を買った。彼は、思春期前の継娘に性的に言い寄り、彼女が通報したのだ。彼は子どもへの性的いたずらで有罪となり、裁判所の命令で家庭から離され、入院形式でのリハビリプログラムに入るか、刑務所に行くようにという判決を受けた。彼は前者を選んだのだが、これは彼の性衝動や、不適切な性行為の誘惑を変えることはなかった。最終的に彼は神経学者によって評価を受け、この学者が二年に及ぶ頭痛と特定部位に集中する神経学的な兆候のヒストリーを記録にまとめた。ＭＲＩ（磁気共鳴画像法）で、彼の脳の右側の眼窩前頭部位、「判断の劣化、衝動制御の低減、社会病質」と関連づけられている領域に、卵大の腫瘍が発覚した（Burns and Swerdlow 2003, p.437）。腫瘍を外科的に除去すると、彼の性的強迫観念と衝動的行動が止まったのだ。

《生化学的異常》

いくつかの身体ホルモンと脳伝達物質の異常なレベルが、行為障害と反社会性パーソナリティ障害の顕著な特性に関連しているとされる。男性ホルモンであるデヒドロエピアンドロステロンのレベルの高さは、子どもにおける反抗挑戦性障害の診断に特有といえることがわかっており、これはこの病態における副腎アンドロゲンの機能不全を意味している（van Goozen et al. 1998, 2000）。セロトニンの減少度と攻撃性や非行行為の深刻度の相関性と並んで、脳内のセロトニン代謝物である５-ヒドロキシ（水酸化）インドール酢酸と、同じくドーパミン代謝物であるホモバニリン酸の低血漿レベルが、反抗挑戦性障害の男児にみられた（van Goozen et al. 1999）。過度の攻撃性を示す子どもでセロトニンの脳内レベルが低いことは驚くべきことではない。なぜなら、セロトニン（５-ヒドロキシトリプタミン、５-ＨＴとも呼ばれる）には、人間とその他の霊長類の行動反応を調整して鎮静化する効果があるからだ。例えば、アカゲザルにおいては、脳脊髄液内の脳セロトニン代謝物のレベルの低さが、深刻な攻撃性や他の社会的に妨げとなる行為と関連していることが立証されてきている（Higley et al. 1996）。最後に、そして注目すべきことに、脳セロトニン代謝物の濃度は、反社会性パーソナリティ障害の家族歴のある子どもにおいて大幅に低いことが示されている（Constantino et al. 1997）。

◆反社会性パーソナリティ障害における本性と養育の相互作用：濁流

《親の視点》

ここまでのセクションで示された研究データが、遺伝継承性、生物学的要因、生活体験が組み合わさって、反社会性パーソナリティ障害の特性と行動パターンという結果をもたらすことを示している。こういった要因が、どのように混ざり合って、この危険で破壊的なパーソナリティ障害を作り出すのかという点では、多くの疑問が残ったままである。例えば、ある子どもが同じ環境において同じ生物学的な親から生まれて育てられた同性のきょうだいよりもこの病態を発症しやすくなるのは、どうしてなのだろうか？　この質問に答えるために、わかっていることを見直すことから始めてみよう。①反社会性パーソナリティ障害の成人は衝動的で怒りやすく攻撃的であり、ほとんどの場合これらの性質を子ども時代から示す。②怒りっぽさ、衝動性、攻撃性は、遺伝的素因の可能性がある。③他の遺伝特性や病態（例：身体のサイズと形、目と毛髪の色、若年性発症の〔インスリン依存性、I型〕糖尿病）と同じように、気質とパーソナリティの遺伝特性は必ずしもすべてのきょうだいに共有されるものではない。それゆえに、遺伝的にいらいらしやすく、衝動的で、反抗的、攻撃的な素因をもつ子どもが、落ち着きがあり、愛情深く、従順なきょうだいと異なった反応を（親、きょうだい、仲間たちから）引き起こすだろうという可能性は、高いといえるのではないだろうか？　理解できることだが、ほとんどの母親が、自分の愛情や慈しみに報いることもなく、行動に限界を設定しようとする自分の努力に反抗してくる子どもには、怒ってフラストレーションを感じる。このような母親は、落ち着いていて、情が深く、従順な子どもが相手の際には、全く異なる体験や関係性をもつ可能性が高い。説明目的で、私は攻撃的で怒りやすく、反抗的になる子どもの遺伝的素因を**現象**と名づけ、重要な他者による異なった対応に「難しい子ども」が示す、非機能的な認知的、行動的、感情的反応には、**随伴現象**という名をつけている。現象も随伴現象も、反社会性パーソナリティ障害の診断基準を構成する兆候や症状を含んでいる。次のセクションで私は、遺伝的素因のある現象と、経験的に発生した随伴現象が、異なる家族メンバーにより、どのように知覚されているのかを探究していく。

《患者の視点》

私は今までに多数の反社会性パーソナリティ障害の成人を面接し、三つの関連し合う質問をしてきた。最初に私は、なぜ他人を害し搾取する権利があると感じるのかを質問する。彼らの反応の本質は「**誰も与えてくれないから、奪うのだ**」ということである。この特定の権利意識は、どこから出てくるのだろう？　反社会性パーソナリティ障害の遺伝的素因があり、怒りっぽく攻撃的で衝動的な子どもは、自分のニーズを満たしてくれているようには思われず、いつも忍耐不足で動揺してばかりいるような母親によって、混乱させられ欲求不満もたまるものだ。こういう子どもは確実に、きょうだいが親、教師、その他の権威ある人物と、全く異質でポジティブな関係をもっていることに気がつく。難しい子どもは、すべての権威者およびそういう人たちが象徴するもの、つまり規則に、不信を感じ、怒り、抵抗するようになる。自分が不当に扱われていると知覚して、難しい子どもは、正当な処遇と正当な分け前を得るために規則を破るのは（例：嘘をつくこと、騙すこと、他人を搾取すること、によって）当然だと感じることだろう。

私が反社会性パーソナリティ障害の人に聞いてきた第二の質問は、「少しでも、犠牲者を気の毒だと思うことはあるのか？」である。反応の本質は「**自分が受けたことのないものは、与えもしない**」というものだ。親や他の重要な世話役に理解されている、愛されている、あるいは優先されていると感じなかったせいで、難しい子どもとして育つ人たちは、他人への共感や思いやりを経験する能力が低いのだ。さらに、こういう人たちは、他人が持っているものに嫉妬や怒りを感じ、何かを、特にポジティブな感情を、分かち合う責任を感じないのだ。

三番目に、私が反社会性パーソナリティ障害の人たちに、犠牲者の苦しみに対して、いくらかは罪悪感をもつかどうかを聞く時、その反応は「**私が痛くないなら、痛いことにならない**」というものである。要は、誰か他の人に苦痛を引き起こしたことで罪の意識を感じるというのは、ナンセンスであると彼らは言っているということだ。罪悪感を抱いても、何も得るものはない。それなら、どんな意味があるのだろう？ 私が患者を面接して、これらの質問を課すのを見た医学生や精神科レジデントたちは、この反応を「ユドフスキー博士の社会病質の三法則」と呼んでいる。

《きょうだいの視点》

きょうだい、言い換えれば「手のかからない子ども」は、非常に多くの場合、反社会的なきょうだいのことを恐れ、腹を立てている。経験が、相手はルールを守って行動しないし危険であると教えてくれたのだ。手のかからない子は、問題のあるきょうだいの方が、ルールを破ってもうまく逃れ、難しい子をコントロールするために不釣り合いなほど親の注目を占めるので憤慨する。このような子は「自分は何でもきちんとしているのに何も得られないけれど、あいつは悪いことばかりして何でも手に入れる」と言うことだろう。あらゆるルールを破っても問題のあるきょうだいのことを放置しているとして、特に親に対して腹を立てる。「親の視点」のところですでに導入された言葉を使えば、現象は、ある子が生まれつき、遺伝的に怒りやすく、攻撃的で、反抗的な素因を有しているということだ。随伴現象は、難しい子どもの親、教師、そしてきょうだいの、その子の行動（例：怒りやフラストレーション）への反応、および難しい子どものそういう人たちの反応に対する反応（例：権威不信、ルール違反、共感の欠如）の両方である。

《親 - 子の相互作用》

愛や情動を知覚する脳基盤の能力をもたない子どもという現象は、反社会性パーソナリティ障害の特徴的な性質といえるような多くの随伴現象につながる。子どもは、自分と情緒的に結びつくことができず、ニーズを満たしてもくれないように思われる親に対して、ほぼ確実にフラストレーション、怒り、憤りを感じる。このことが悪循環を生み、子どものネガティブな反応が親のフラストレーションや報復にさえつながる。無数の例において、この循環が子どもの虐待へと進行する。子どもは誤って、自分は親の愛情を受けたり優先されたりするだけの価値がないとか、悪い子どもなのでこのような形で剥奪され罰されていると信じてしまうかもしれない。悪人であるという自己イメージは、善人のためのものであるルールを守るという必要性から、その子を解き放ってしまうかもしれない。悪い子どもは、自分の正当な取り分を他人から奪うことは自分の自由であり権利であると感じることだろう（すなわち、「誰も与えてくれないから、奪うのだ」ということだ）。加えて、愛されていると感じる体験をもたなかった人間は、自分が害する相手への共感を含めて、他人への愛情ある共感的感情を表現するのも困難になることは理解できる（「自分が受けたことのないものは、与えもしない」）。こういう人は、他人を傷つけることや搾取することに、良心の呵責や後悔を感じない可能性がとても高い。

《反社会性パーソナリティ障害の発症における遺伝、人生体験、環境の複雑な相互作用》

ライスやその同僚たち（1995）の研究は、青少年のうつ症状と反社会的行動の発症（と非発現）における親の養育様式の差異を調べた。目的達成のため、科学者たちが、九十三組の一卵性双生児、九十九組の二卵性双生児、同じ生物学的な親を共有しその親と一緒に暮らしている九十五組のきょうだい、同じ生物学的な親から生まれたが育ての親と暮らしている一八一組のきょうだい、片親が同じで育ての親と暮らしている一一〇組のきょうだい、遺伝的に無関係で育ての親と生活している一三〇組のきょうだいを含む七〇八の家族で、同性の思春期の子どもたちを評価した。この研究により以下のことがわかった。「思春期の反社会性行動のほぼ六〇％と、うつ症状の三七％は、その青少年に特定して向けられた闘争的で否定的な親の行動で説明しうる」(Reiss et al. 1995, p.925)。したがって、経験的、環境的要因は、反社会性パーソナリティ障害の基準を構成している行動の発生において非常に重要であることがわかった。しかしながら、反社会性行動をとる子どものきょうだいにおける二つ目の発見は次のようだった。「対照的に、親がきょうだいの方に残酷で搾取的で一貫性のない養育を向けた場合、思春期における精神病理的な結果は少ないことがわかった」(Reiss et al. 1995, p.925)。これが示していることは、青少年の反社会的行動の発症には、遺伝的要因と経験的・環境的要因の両方が影響を与えているということである。このような行動を発達させた子どもは、この病態への遺伝的素因をもっていた可能性が高く、それが、無情な養育で悪化したり引き金を引かれたりしたのだ。その一方で、同じように親の虐待を被ったその子のきょうだいは、反社会的行動への遺伝的素因が欠如していたか、この病態の発症を防護する遺伝子をもっていたかのどちらかである。

今日に至るまで、感情的ストレスと精神科的障害の直接的な遺伝リンクを示す信頼できる研究は一つしかない。イングランド、アメリカ、ニュージーランドの科学者集団が、ストレスのかかる出来事のうつ状態への影響を緩和する５‐ＨＴＴ（５‐ヒドロキシトリプタミン・トランスポーター）といわれるセロトニン・トランスポーターを調整する遺伝子には、二つの形態があることを発見した（Capsi et al. 2003)。セロトニン・トランスポーターは、脳のシナプスにおけるセロトニンの再取り込みに対して決定的な役割を演じる。これは、選択的セロトニン再取り込み阻害薬（ＳＳＲＩ）という抗うつ薬が働く場所として知られている部分である。５‐ＨＴＴを調整する遺伝子のプロモーター部位には、二つの一般的な変異体が位置している。短鎖対立遺伝子型と長鎖対立遺伝子型である。研究者たちは、５‐ＨＴＴ遺伝子のプロモーター部位に一つか二つの短鎖型のコピーがある人は、この遺伝子の長い変異体をもつ人たちよりも、ストレスとなる出来事に対する反応として、うつ病になりやすいことを発見した。実際、この研究の被験者に、子ども時代の虐待が書類記録に残っていると、二つの短鎖型変異体を有する人は大うつ病エピソードを経験する可能性が六三％あり、一方の長鎖型をもっている被験者のリスクは三〇％だった（Caspi et al. 2003, p.388）。

反社会性パーソナリティ障害の患者とその家族の治療

この本を通して強調してきたように、精神医学で有意義な治療結果を達成するには患者の真剣さと動機づけが必須である。反社会性パーソナリティ障害患者の大多数と同様に、アンドリュー・クレイマーは、自分自身に心理学的問題があるとはみなさず、それゆえにどのような種の精神科治療も求めることはなかった――受け入れもしなかっただろう。別の言い方をすれば、アンドリューがメンタルヘルスの専門家から「得る」ことができると考えるようなものは何もなかったのだ。反社会的な患者が精神科医に望む可能性があるものの例は、①薬物、②投獄の代わりに治療を受けるという罪状取引を獲得するための援助、③刑務所からの解放を支持するような仮出所委員会への証言、④回復支援の資金を提供するように家族を説得することを助ける、といったことである。反社会性パーソナリティ障害の人たちは、他のすべての人たちに対してするのと同様にセラピストのことも騙して操作しようとする。それゆえに、この病状を抱える人たちの治療の専門家であるJ・レイド・メロイが以下のように書いているのは驚くことではない。「反社会性パーソナリティ障害や深刻なサイコパスの治療に関しては、いまだに統制された経験的研究の集積が存在しない。また、有効と証明できる治療も見つかっていない。このことは、これらの厄介な病状にはどのような治療も決して存在しないだろうという、ゼロ仮説を証明するものではないのだが」（Meloy 2001, p.2253）。

私は、治療が役に立つような状況もいくらか存在すると考えており、それには以下のようなものが含まれる。

- 行為障害のある子どもの集中的な治療。こういった治療は、これらの子どもたちの一部が成人になって反社会性パーソナリティ障害を発症することを防ぐ役に立つかもしれない（このことを確認する研究はほとんどない）。
- 反社会性パーソナリティ障害の人たちが抱える併存疾患の治療。このような治療には、気分障害、不安障害への精神薬理学的治療、アルコール依存や物質乱用障害に対する集中的な入院治療が含まれる。
- 反社会性パーソナリティ障害の人たちの家族や犠牲者の治療。これらの人たちはしばしばメンタルヘルスの専門家の助けを求め、益を得る。

私たちの治療についての考察を幾分でもポジティブな面から始めるために、最初にアンドリュー・クレイマーの家族の治療について考察しよう。

◆クレイマー一家の治療

《アンドリューのストーリーの整理》

アンドリューがボストンからヒューストンに移送された二ヵ月後、クレイマー夫妻は私との面接の予約を入れた。夫妻は私と会う前に、アンドリューの広範な医療記録を私のオフィスに送ってきた。最初の面接でのやりとりは、以下のように始まった。

グレッグ・クレイマー：私たちに会うことに同意していただいて、ありがとうございました。どれほどご多忙かわかっておりますが、先生のお力が必要だと考えます。

Y医師：ご子息の医療記録は拝読しました。私は、あなたとご子息に対して、どのような形でお役に立てますでしょう?

グレッグ：ボストンにいるアンドリューの主治医が、先生の名前を挙げて、息子が先生に会うことを提案したのです。先生は神経精神医学、特に外傷的脳損傷の神経精神医学面がご専門だという話でした。不運にも、現時点では、息子はどの精神科医にも会うことを拒否しています。「やってみたけれど、時間の無駄だった」と言うのです。息子が先生に会おうとしないので、私たちは自分たちの方から先生にいくつか質問させていただこうと決めたのです。

Y医師：お二方とアンドリューのお役に立てるように、もちろん最善を尽くします。けれども、アンドリューに直接会って直に評価するチャンスがないことで、助言する点でもひどく不利な状況だということは、ご理解ください。

グレッグ：少なくとも息子は、診断検査も含め、先生が自分の医療記録を見ることには同意しました。これがいくらかは役に立つでしょう。私たちが望んでいるのは、ボストンに帰るという息子の要求を支持すべきなのかどうかに関してのアドバイスです。そこで自立して生活できるでしょうか？

Ｙ医師：アンドリューを直接評価することなしには、その問いに決定的な答えは出せませんが、彼の医療記録から私が学んだことをお話ししたり、彼がボストンに戻ることを支持するかどうかをあなた方が決めるのに、役立つ可能性のある質問をすることはできます。まず第一に、ボストンでとられた頭骨のＸ線フィルムと、脳波やファンクショナルＭＲＩから考えて、アンドリューは特に脳の側頭部と頭頂部に深刻な脳挫傷を負っています。これらの脳部位は脳の側面を形成していて多くのことを司っていますが、中でも記憶、気分調整、ある種の思考も司っています。運よく、彼の神経心理学的検査報告書と彼の医師や看護師からの医療記録によると、これらの機能は全面的に回復したようです。そのような印象をおもちですか？

メリッサ・クレイマー：記憶、知力、パーソナリティは全面的に回復したと思います。ヒューストンで彼をよく知っている人のほとんどが、この点で私たちに同意しています。

Ｙ医師：それでは、アンドリューがボストンでの生活に戻ることには、どのような問題があるのですか？

グレッグ：先生、妻は同意しませんが、私はアンドリューが怪我する以前から、深刻な心理学的問題を抱えていたと思うのです。実際のところ、私は息子の問題が負傷の理由に関してそもそも一役買っていたのではないかという強い疑いの念を抱いています。

次の一時間半、グレッグ・クレイマーは、この章でこれまでに示されたようなアンドリューの物語の概略を語った。明らかに、グレッグは長い間息子に不信感をもっていた。その一方、メリッサ・クレイマーは異なる視点をもっていた。

メリッサ・クレイマー：私はアンドリューに関してはグレッグの方に問題があるのだと思います。息子は頭脳明晰で自立しています。小さな少年だった頃から、大半の人間が進む道になど決して進まなかったのです。私だけは間違いなく、それが息子の最大の力だと信じています。グレッグがアンドリューに着せた嫌疑は、法廷では全く認められないでしょう。すべてがうわさや状況証拠です。事実はといえば、アンドリューは全人生、超のつく達成者であって、ただの一度も有罪になったことはありません。独立して思考する人間であって、慣習的な生活を送っていないというだけの理由で、人を犯罪者扱いすることには大いに疑問を感じます。誰が正しいと思いますか、先生？

Y医師：どのような決定を下すにしても、私たちにはもっと情報が必要だと思います。妹のラーナさんに、次回の面接に加わってもらうことから始めてみてはどうでしょう。それから、アンドリューの公式な記録を大学から入手していただければありがたいです。そして、アンドリューがご両親か私に、大学の学長と寮のアドバイザーに話す許可を与えてくれれば、有益な情報が得られるでしょう。

《ラーナ・クレイマーの爆弾告発》

クレイマー夫妻は、次回のセッションにラーナを参加させることに同意した。ラーナは大学での第一年次を終え、夏休みで帰省していた。

Y医師：ご両親がお兄さんのアンドリューを、どう援助するのが最善なのかを決められるようにするために集まっています。もちろん、理想的には、アンドリューに参加の意思があれば一番いいのですが、彼は拒絶しています。ラーナさんには、お兄さんに関しての特別な洞察があるのではないかと考えたのです。お兄さんにとっての最善策を理解するに当たって、灯明を灯してくれるのでは、と。

ラーナ・クレイマー：先生、先生とは完全に意見が一致するわけではありません。アンドリューがここにいない方が、はるかにいいことだと思います。私がこれからお話しすることの大部分が、彼がいたら、話すのが恐ろしいようなことです。こういうことをたくさん話したくて、ずっとずっと待っていました。いまだに、そうすることが安全には感じられません。なぜなら、思い出しうるかぎり、アンドリューのことを恐れていたのです。私の兄は化け物だと思います、いいえ、化け物であることを私は知っています！　思い出せる最も早い時期から、兄は私にとてつもなく恐ろしいことをして、親に告げ口したら殺すぞと言っていました。その時は、兄の言葉を真に受けてしまいましたし、今でも信じています。だから、震えているのです……。

ラーナは、一時間以上にわたり、中断されることなく話し続けた。彼女は、幼い子ども時代から、兄によって身体的、性的、情緒的に虐待されていたことを語った。彼女の挙げた例は多数にのぼり、身も凍るようなものだった。彼女は、兄が家にいる時には、両親が在宅の場合でさえも、決して安全には感じられなかった。ラーナは、いかにアンドリューが彼女の身体を自分のものと思っていたかを語った。彼女が小さな少女であった時から、彼は彼女の「陰部」を検査していたというのだ。彼女が思春期に差し掛かると、彼はほぼ毎日「婦人科医」のように彼女を検査して写真を撮った。学校でアンドリューの友人たちが彼女を見たり笑ったりする様子から、ラーナは、自分が露出させられている写真を兄が見せたのだと確信した。大体同じ頃、ラーナが十二歳の時から、アンドリューはチャンスがあればいつでも彼女と性行為をもつようになった。その時期以降、できるだけ家から離れているようにしたと、ラーナは話した。課外活動に参加したり地元の大学の図書館で勉強したりして、何時間も家から離れて過ごした。アンドリューの手の届かないところにいられるよう、どんなことでもしたのだ。ラーナはまた、子ども時代も思春期も、アンドリューが大学に入って家を出るまで、家に女友達を決して招かなかったと打ち明けた。アンドリューは彼女たちを盗み見しようとしただろうし、彼女たちが成長すれば誘惑しようとしただろう。十四歳になる頃には、アンドリューは妹との性行為をもたなくなった。ラーナは、彼が彼女自身と同学年の数人の女子生徒を含め、他に多くの人と性関係をもっていたので、もはや自分は必要でなくなったのだと理屈づけした。しかし、大学進学で家を出るまで、彼は時々、「検閲」できるように彼女を裸にさせたと、ラーナは話した。話している間中、泣き通しで、ラーナは言った。「この化け物のことに関して、お話ししたのは氷山の一角に過ぎません。何日も話し続けられるくらいです」

メリッサ・クレイマー：それではラーナ、これだけは答えて。こういうことを今までどうして私たちに何も言わなかったの？

ラーナ・クレイマー：理由は二つです。一つには、アンドリューのことが怖かったのです。もし彼のことを言いつけたら、彼に殺されるだろうと思いました。彼は何度も何度も、私を殺すと言って脅迫しました。これは言いたくないけれど、今でも、お父さんたちの遺産の私の分を奪うために、いつか私を殺すだろうと考えています。第二に、彼に殺されるよりも悪いことに、お母さんが、絶対に私のことを信じてくれないと思いました。アンドリューは、お母さんをいいように操ることができます。困ったことになるといつも、事態をひっくり返すようにお母さんを利用して、彼の犠牲者がお母さんの犠牲者になってしまう。自分の兄の拷問に遭わされるだけでも十分だったから、お母さんにまで、つらい仕打ちは受けたくなかったのです。学校の子は皆、彼らの親の大半も、アンドリューが異常者だと知っていました。彼自身の親以外は皆です！私自身の親が！　アンドリューが私にしたことと比べてさえ、この部分がさらにひどいことでした。

Y医師：この件では、ラーナさんの秘密を守ることがとても重要だと考えます。非常に具体的に申し上げます。ラーナさんが言ったことは、ただの一語もアンドリューに伝えてはなりません。ラーナさんの判断は、もし、時間が経つうちに、アンドリューがラーナさんの言ったことを知るに至れば、ラーナさん自身が大いなる危険状態に置かれるというものですが、この判断を疑う理由は何もありません。実際のところ、ラーナさんがこの面接に出席したこと自体、アンドリューに打ち明ける理由はないでしょう。第二に、今朝表面化した問題に対して最善の対処計画を練るために、少なくともあと三回は私たち三名で面接を行いたいと思います。告白や露見の内容は衝撃的でしたが、話し合わないことで対処し損なうことがあるとすれば、その方がずっと苦悩や破壊をもたらすものになると考えます。

《クレイマー夫妻、アンドリューの真実に直面する》

これらのコンサルテーションセッションの結果として、グレッグ・クレイマーが、アンドリューのことは「信用できない」という疑惑を長年もっていたことを表明した。彼は続けて、アンドリューの「トラブルから舌先三寸で脱する」能力と、メリッサ・クレイマーの「あらゆる面での揺るぎないアンドリューへの支援」が組み合わさった結果、息子と直接、正面から向き合ったことが全くなかったと打ち明けた。私のリクエスト通りに、グレッグは息子の通っていたボストンの大学から情報を取り寄せてあり、アンドリューが、成績、学校での地位、学校を辞めた理由に関して、長年、親に嘘をついていたことがわかった。クレイマー氏はまた、自発的に、以前に会ったことがあったアレクサンドラに電話をし、「彼女の話からは、ラーナが打ち明けたことや私が長い間疑っていたことを、全面的にそして苦痛を伴う詳細さでもって確証することとなりました。私たちの息子は、病的な嘘つきで、略奪者であり、危険な犯罪者である確率が高いということです」と報告した。アレクサンドラを通じて、グレッグはまた、彼のクレジットカード、クレイマー夫人のアンティークのブローチ、他の多くの価値ある家族の持ち物を盗んだのが、アンドリューであったことを知った。メリッサは、アンドリューの生物学的な親が、彼の養子縁組以来二十四年間、どのような道をたどったかを知るために、大変な努力をした。アンドリューの母親は、うまくやっていることがわかった。三人のティーンエイジャーの母親として、米国海軍のキャリア士官である男性と結婚していた。しかし、彼の生物学的な父親となると、全く話は別であった。彼は、武装強盗で十九歳にして投獄されていた。六年後に仮出所すると、彼はすぐに、非合法物質を所持し、未登録の半自動式の銃を隠して持ち歩いたため、仮出所条件に違反した理由で再逮捕された。服役中に、彼は暴動に参加して、別の囚人を殺し、刑務所の看守に重症を負わせた。アンドリューの生物学的な父親は、現在、終身刑で服役していた。最終的に、アンドリューの同意を得て、私はヒューストンのリハビリテーション病院で彼が受けた包括的な神経心理学的検査バッテリーの結果を手に入れ、彼を診た神経心理学者であるゲァハルト・ゲオルゲ医師と話をした。ゲオルゲ医師は、彼の評価と、検査の中のミネソタ多面人格目録（ＭＭＰＩ）要素での結果に基づいて、アンドリューに対する診断面での印象を語った。反社会性パーソナリティ障害とのことだった。この情報に基づいて私は、表７‐６と表７‐７に要約されたような、クレイマー一家のための治療プランを提案した。

表7-6　クレイマー一家のための治療プラン

1. アンドリューが反社会性パーソナリティ障害を抱えているという，ゲオルゲ医師による診断が，家族により検討されて受け入れられた。この診断は，グレッグ・クレイマーが他の多くの情報源から入手した情報だけでなく，ラーナと両親がアンドリューとしてきた体験とも全面的に合致した。
2. クレイマー夫妻は，アンドリューには妹のラーナ・クレイマーを危険な目に遭わせる可能性があるということで意見が一致した。彼女の秘密を守り，アンドリューの彼女への接近を制限し，彼女の個人的資産と相続上の資産を彼から守るために，多くの対策が講じられた。
3. グレッグ・クレイマーは，アンドリューが妹のラーナとどのような接触をすることも連絡をすることも禁止する制限命令を発効するように，法廷に申し立てて成功した。クレイマー氏は，この命令がどのような形ででも違反されたら，すぐに投獄されるように，自分の影響力と資源を全面投資するとアンドリューに強く訴えた。
4. ラーナ・クレイマーは，兄による虐待の心理学的影響を継続的に治療してもらうために，大学のある都市の精神科医，リン・マリー・マーティン医師に紹介された。
5. グレッグ・クレイマーは，アンドリューに，彼による家族からの窃盗を発見したことを知らせた。それゆえにグレッグは，家族の選んだ精神科コンサルタントが，アンドリューは信頼に足ると示すまで，家族の住まいと夏の避暑先に彼が近づくことを禁じた。
6. 家族の資産と信託金へのアンドリューからのアクセスの権限は，大きな地元の司法事務所に勤める，豪腕で経験豊かで（アンドリューに関する）情報をもった財産弁護士の手に委ねられた。
7. クレイマー家はアンドリューに，自分たちが選んだ精神科医にかかる以外はどのような目的であろうとも，金銭的な支援を話し合うことも提供することも，もはやありえないと通達した。
8. クレイマー夫妻は，私のもとでカップル治療を受け続けることになった。その目的は表7-7に要約されている。

表7-7　メリッサ・クレイマーとグレッグ・クレイマーのカップル治療の目的

1. お互いの関係を修復する作業。アンドリューに対処することに絡んだストレスと混乱は，二人の間での苦々しい感じや乏しいコミュニケーションという結果につながっていた。
2. 娘のラーナとの関係を守り，修復する作業。両親が彼女をアンドリューから守ってくれなかったため，そして，メリッサとグレッグ・クレイマーが兄に対して不公平なまでに注意を向けたり家族の財産をつぎこんだために，ラーナは自分の両親に苦々しい気持ちをもっていた。
3. 自分たちの罪悪感を理解し，それに対処する作業。両親は，アンドリューの悪い振る舞いや失敗を引き起こしたとして，自分たち自身を責めていた。二人はラーナを兄から防護してやらなかったことに対して，さらに一層，罪の意識を感じていた。
4. 息子との確固たる境界線を維持する働きかけ。アンドリューは，両親が発見したことの間違いを証明し，家族のありがたい恩恵にまた浴しようと，持ち前の相当な操作と説得の技能を用いた。
5. 息子の悲劇的結末を予期できるようにするための，情緒的な準備。アンドリューは，あらゆる精神科治療を拒絶した。治療を受け入れない反社会性パーソナリティ障害の人たちの多くが，最終的に，刑務所に入る，殺害される，あるいは事故や薬物の過剰服用で死ぬということになる。
6. 息子の「理想化されたイメージ」の喪失に対して，悲嘆することを助ける。メリッサ・クレイマーには，自分たちの息子が危険な常習的略奪者である――知的で働き者で成功を収めているコンピューター企業家ではなく――ということを理解して受け入れることが非常に困難だった。この認識は，彼女にとって，息子の死と情緒的に等しいものであった。

◆アンドリューの成人期の生活

十分な身体的回復を果たすと、アンドリューはボストン、そして彼の犯罪人生へと戻っていった。彼は数回、主として様々なプロジェクト用の巨額の金銭貸借のために両親の助けを求めた。両親が彼の要求に従わないことがわかると、彼は次第に電話をしなくなった。様々な情報源からクレイマー一家は、アンドリューが数件のナイトクラブを開店し、しばらくの間は、かなり成功していたということを聞いた。しかしながら、これらのクラブの一つが焼け落ちた後で、彼は放火と保険金詐欺で有罪になり、数年を刑務

表7-8　アンドリュー・クレイマーのケースで示された，反社会性パーソナリティ障害の患者の治療における鍵となる原則

ヒストリーとしての事実	鍵となる原則	解釈
アンドリューの子ども時代のアルコール乱用，薬物使用障害，行為障害は，ヘンリエッタ・ロス医師により診断されることも効果的な治療を受けることもなかった。	多くのメンタルヘルスの専門家は，行為障害の子どもや反社会性パーソナリティ障害の成人を診断・治療することに有能とはいえない。	ロス医師は，アンドリューの査定に際し，系統的ではなく，データに基づいてもいなかった。彼女の治療アプローチ――精神力動的情報に基づく精神療法――は，たいていの行為障害のある子どもにとっては有効ではない。
アンドリューは，自分の非行に関して両親を責めるという点でロス医師の肩をもった。	善意ではあっても無能なメンタルヘルスの専門家は，反社会性パーソナリティ障害を抱える知的な人たちにより，容易に操作されてしまう。	ロス医師の無能さは，アンドリューが振る舞い方を変えるために役に立つチャンスや，最低限でも，彼の妹を彼の虐待から保護するチャンスを失うという結果につながってしまった。
家族治療で，ラーナ・クレイマーがとうとう彼女に対するアンドリュー・クレイマーの虐待を両親に打ち明けた。	反社会性パーソナリティ障害の人たちは，自らの残虐で虐待的な振る舞いを隠す達人である。	治療環境の構造面，守秘性，公平性は，ラーナが兄の真実を暴露するのに十分な安全感を得ることに役立った。
ラーナ・クレイマーは，兄に受けた身体的，性的虐待から回復するために治療を必要とした。	精神科ケアは通常，反社会性パーソナリティ障害の人たちよりも，この病状の人の犠牲者や家族にとって，より助けとなるものである。	ラーナは優等生であり社会的にもうまくやっていたが，それでもなお，アンドリューの虐待に対する情緒的反応に対処するために精神療法を必要とした。
クレイマー夫妻は，アンドリューへの最善の対処方法について合意できなかった。	反社会性パーソナリティ障害を抱える人たちは，しばしば，騙せる対象と騙せない対象という境界線に沿って家族のメンバーの間に分断を引き起こす。	カップル治療は，メリッサ・クレイマーが息子の真実を受け入れ，夫との関係を修復することに役立った。

表7-8　つづき

ヒストリーとしての事実	鍵となる原則	解釈
成人になってから，アンドリュー・クレイマーは精神科的な評価や治療を受けることを拒んだ。	反社会性パーソナリティ障害の人たちは，普通，自分たちに心理学的問題があることを受け入れない。	アンドリューは，自分が残酷で，操作的であることや，略奪的な行動を変えることに，何の関心も示さなかった。

所で過ごした。別の時に、アンドリューは両親に、結婚して小さな子どもが二人できたと言った。彼は両親に、孫の医療と教育の出費を賄うために、彼らからのお金が是が非でも必要だと主張した。彼は両親に「二人も僕の『本当の』親たちも僕のことを見捨てたからといって、哀れで罪のない孫たちまでを切り捨てなければならないわけではないだろう」と言った。グレッグ・クレイマーは私立探偵を雇い、その探偵は、アンドリューが実際に自分のナイトクラブの従業員の一人と結婚して、その後離婚したことを調べ出した。彼女はストリッパーで、前の結婚でできた二人の小さな子どもを抱えていた。アンドリューが、この子どもたちを養子にしようとした証拠も、支援することに関心を示した証拠もなかった。息子との遭遇は毎回、クレイマー夫妻の感情をズタズタにしてしまい、夫妻は苦痛と葛藤を含んだ息子への感情を甘んじて受け入れられるようにするために、私とのカップル治療を用いた。表7-8に示したのは、アンドリュー・クレイマーのケースで示された、反社会性パーソナリティ障害を抱える人たちと、その家族の治療における原則のいくつかをまとめたものである。

この章の残りの部分では、反社会性パーソナリティ障害の人たちへの様々なタイプの治療に関して、その賛否を検討する。

◆反社会性パーソナリティ障害の精神療法

精神分析家のグレン・ギャバード医師は、パーソナリティ障害と洞察志向型の精神療法のどちらにおいても指導的立場の権威者であるが、以下のように書いている。

> 深刻に反社会的である患者の外来での個人精神療法は、失敗する運命にある。感情が行為を通じて発散されるだろうが、こういった転向を制御するための抱えとなる環境が存在しないからである。加えて、患者の嘘やごまかしはあまりに広範囲に及ぶので、セラピストは患者の人生で何が本当に起きているのかが全くわからないであろう。(Gabbard 2000, p.508)

私見では、反社会性パーソナリティ障害の人たちに、①この病状の人たちに対する治療経験が不足しているセラピスト、②ロス医師のような能力不足の臨床家、③自分自身が患者との治療境界を確立して限界設定をすることに問題を抱えているようないわゆる専門家によって、精神療法が試みられると、相当な危険がある。このような状況では、患者は自分の望むものを手に入れるために治療を破壊して臨床家を操作する。例えば、アンドリュー・クレイマーは、自分は養子であるがために両親に虐待されていたと、ロス医師に信じ込ませてしまった。これを受けて、ロス医師は両親から特権を奪い取る点でアンドリューと共謀してしまった。もう一つのあまりによくある例は、刑務所組織で働いている善意のセラピストが、反社会性の囚人に騙され、誘惑され、操作されてしまい、早期解放を求めて仮出所委員会に働きかけるケースである。治療での囚人の唯一の目的は、自分自身に関して学んで変わることではなく、セラピストに、自分は変わったのだ、

表7-9　反社会性パーソナリティ障害の人たちへの精神療法の落とし穴

1. 患者は，自分に何ら悪いところがあるとは考えていないので，それゆえ，自分の振る舞いを変えようという動機づけがない。
2. 患者はセラピストに嘘をつくであろう。
3. 患者は，薬物，刑務所からの早期仮出所の推薦，または病院からの機が熟す以前での退院などのように，何かを得るためにセラピストを操作しようとすることだろう。
4. 患者は，セラピストを脅迫し，威嚇しようと試みるであろう。
5. 患者には，臨床家との治療関係を確立する能力や，自分の行動に対する洞察を得るだけの認知能力がないかもしれない。
6. 患者はセラピストを「打ち負かし」，患者の振る舞いを変化・改善させるという治療目的を破壊しようという動機をもっているかもしれない。
7. セラピストは，患者を恐れてしまうかもしれない。
8. セラピストは，患者の残忍でサディスティックな思考や行動の告白に嫌悪感をもよおしてしまうかもしれない。
9. セラピストは，患者に操作されてしまい，治療境界を違反しようとするかもしれない。
10. セラピストは，非現実的な治療目標を設定して，患者の改善の遅さにフラストレーションや憤りを感じるかもしれない。

もはや社会に対して危険ではないのだと，信じ込ませることなのだ。それゆえに私は，反社会性パーソナリティ障害の人たちに精神療法を用いることは，この病態を有しながらも臨床家から治療以上のものは何も望まない稀な患者との，この分野での十分な経験と専門知識があるセラピストに，限定することを強く助言する。

もっとポジティブな要素としては，高度に構造化され，目標が絞り込まれた形式の治療である認知行動療法は，行為障害や反社会的行動を示す青少年や成人の犯罪者向けの矯正治療プログラムに用いられ，いくらかの成功をおさめているという予備的な情報がある（Gacono et al. 2000）。それほど深刻でない形で反社会性パーソナリティ障害をもつ人たちの一部に対しては，病院内や刑務所内といった，高度に構造化された環境で精神療法が試みられることもあるが，こういった治療には，表7-9に要約されているように、多くの落とし穴がある。

◆反社会性パーソナリティ障害の精神薬理学

反社会性パーソナリティ障害に特徴的な徴候や症状のいくつか——衝動性、易怒性、攻撃性など——は、精神科の薬物に反応することもある。加えて、併発疾患（アルコール依存、物質使用障害、また、重症度が低い場合においては抑うつを含む）も薬物を用いることで効果が出るかもしれない。

しかしながら、この病状の他の古典的ともいえる特性——ごまかし、操作性、無責任さ、良心の呵責の欠如など——は、精神薬理学で扱えるものではない。

《易怒性と攻撃性》

衝動的で抑制の利かない攻撃性は、大脳皮質の損傷と関係していることが長い間知られていて、これは脳への外傷からアルツハイマー病に至るまで、多数の要因の結果でありうる（Silver and Yudofsky 1987; Yudofsky et al. 1989）。反社会性パーソナリティ障害の人たちの多くが、事故、虐待、喧嘩による脳挫傷のヒストリーをもっていて、こういった傷の結果としての衝動的攻撃性は、しばしば、薬物での治療に反応する。この形態の怒り、易怒性、攻撃性は、降圧薬（プロプラノロール）、抗けいれん薬（例：カルバマゼピン）、抗躁薬（例：リチウム）、抗うつ薬（例：ＳＳＲＩ）のような、幅広い薬物に反応することがある（Yudofsky et al. 1998）。

反社会性パーソナリティ障害の人たちは、自分自身の欲求や願望を満足させるために他人を威圧し、搾取し、痛めつけるという形で暴力を用いることで悪名高い。アイヘルマン（1992）と他の研究者たちが、このタイプの攻撃性を、略奪的攻撃性と名づけている。略奪的攻撃性は、非常に多くの場合、あらかじめ計画されているもので、薬物に反応するものではない。最も危険な犯罪者は通常、衝動的なものと略奪的なものの両方の攻撃性を表す。殺人を犯した十五人の死刑囚に関する研究からは、その各犯罪者が重症の頭部外傷の歴史をもっていて、甚大な神経学的損傷の証拠を有していたことが発見された（Lewis et al. 1986）。被験者は、神経学的な機能不全の証拠があるからではなく死刑執行が差し迫っているという理由で、この研究に選ばれたのだ。私は、反社会性パーソナリティ障害と、証明可能な神経学的損傷の両方を抱えた人たちの衝動的攻撃性を治療するためには、薬物を使用することを提唱したい。このアプローチは、計画的な略奪的攻撃性に影響を与える可能性は少ないが、この集団に見られる衝動的で抑制の利かない暴力を減らすことで、負傷が予防でき、生命が助かることだろう。

《併発的な病状》

反社会性パーソナリティ障害の人たちは、頻繁にアルコールや非合法薬物を乱用する。これらの物質は、これらの人たちの核となる行動病理を強化するので、「ハイ」になっている時や、薬物やアルコールから離脱している時には、彼らはより一層向こう見ずになり、衝動的になり、苛立ちやすくなり、攻撃的になる。アルコール依存の治療のためのジスルフィラム（アンタビュース®）や、ヘロイン中毒の治療のためのメサドンのような薬物の使用は、反社会性患者や囚人のリハビリテーションへの、有効な補助薬となる。実験室での研究は、反社会性パーソナリティ障害の犯罪者は、この障害を抱えていない犯罪者によって経験されるような高レベルの不安を感じず、それほどに心配もせず（Ogloff and Wong 1990）、そして、この病状が深刻である入院患者はたいてい大うつ病の証拠を示さない（Gabbard and Coyne 1987）ということを示している。したがって、中毒性のない抗不安薬や抗うつ薬の使用は、この集団では限られた用法しかない。私は、中毒性のあるどのような薬物も――ベンゾジアゼピン系の抗不安薬、興奮剤、麻酔系の鎮痛剤や睡眠薬を含めて――反社会性パーソナリティ障害の人たちに使うことは勧めない。

反社会性パーソナリティ障害の人たちからどのようにあなた自身を守るか

以下の段落群に示される原則やガイドラインは、反社会性パーソナリティ障害の人たちから、自分自身を守ることに役立つことだろう。

◆予防

《自分の脆弱性に気づいておく》

標準的かつ深刻な反社会性パーソナリティ障害を抱えた連続殺人者のテッド・バンディーは、若い女性の信頼を得て罠に嵌めることにほとんど苦労しなかった。何よりも、彼は自分の清潔感のある整った容姿をしっかり意識していて、それを餌に使った。成功していて安全な人間に見えるよう、身だしなみと服装を整えていたのだ。第二に、彼は自分の餌食を理解していた。大学生の年齢の女性は、人を信用しやすく親切で冒険心に富むことを知っていたのだ。こういった女性の多くが、自分は世才があり自己充足的であらゆる状況にうまく対処できると考える。しかし、これからおわかりになるように、テッド・バンディーのこととなると、彼女たちの手に負えるようなものではなかった。第三に、バンディーはずる賢かった。彼は、若い女性が頻繁に行き来し、安全に感じている場所だと承知して、大学のキャンパスの周縁部に、装備したバンを駐車していた。次に彼は、バンの後部扉の外の地面にソファーを配置した。左腕に偽のギプスをつけて、彼は好みの獲物(彼は長い黒髪の女性への偏愛をもっていた)が、罠のそばを歩き過ぎるのを待つのだった。彼は標的とした女性に近づいて、彼女の邪魔をしていることを言葉を尽くして謝罪し、骨折のせいでバンにソファーを積むことができず苦労していると説明するのだった。バンディーは、「二本のきちんと動く腕がいる」作業なので、その女性が車の中からソファーを引っ張ってくれたらとても助かると説明した。ソファーがバンの中にすべて納まった瞬間、車内の一番遠いポイントに犠牲者がいる時、バンディーは後部扉を勢いよく閉めて外から錠をかけた。それから離れた場所に車を移動し、そこで彼を信用してしまった若い女性に気の向くまま性的虐待を加え、拷問し、最終的には殺害したのだ。

テッド・バンディーのような人間の視野にひとたび入ってしまったら、その略奪を逃れるのに十分な警戒心をもっている人などほとんどいない。そして、連続殺人犯の場合、逃げ出す二度目のチャンスというのは稀にしか存在しない。幸いにして、反社会性パーソナリティ障害を抱える人たちのごく一部だけが連続殺人者となり、このグループの中でもテッド・バンディーほどに知的でずる賢い者はほとんどいない。それにもかかわらず、反社会性パーソナリティ障害の人たちは重要な関係において常に搾取的で時には危険である。しかし、大半のケースで、犠牲者たちには通常、自分自身を保護するチャンスがある――もしも、問題を認識し、理解し、それに対して何かしようとするならば。予防は最善の薬である。

《あらゆる新しい関係で警戒する》

「疫学」の見出しの下ですでに検討したように、控えめな疫学データでは、人口の二〜四%が反社会性パーソナリティ障害の基準を満たすことが示されている。この病状をもつ人たちがいかに危険で破壊的かということを考えると、どのような新しい出会いに対しても、警戒して軽い猜疑心を働かせておくのが賢明だろう。その場の流れに乗ることや自由奔放な精神をもつことが浪漫的な理想であることは十分に理解できるが、それでも、混み合った道を走って横断する前には左右を見るのが賢明だ。比喩的に言うと私は、このような警戒は、ロデオ・ドライブ、フィフス・アヴェニュー、42ストリート［訳注：いずれも米国の最も繁栄していて、流行最先端をいく場所］のような、最もエキサイティングで豪華な派手さのある通りに、特に該当するものであると考える。反社会性パーソナリティ障害の人たちは、注意が逸れて弱くなっている状態の人たちに目をつけて搾取することにかけては名人なのだ。例としては、疑うことを知らず親切で気前のよい性分の人、離婚、病気、失業のように人生における困難な移行期を通過中の人、金銭、社会的地位、権力への接近のように他人が特に望むものをもっている人などがある。私は、すべての重要な新しい関わり合いに関して、特に、性的に親密な関係をもつ可能性や、あなたの側が多額の投資をする可能性がある場合には、以下の質問を自らに問うことを勧める。「この『新しい』知り合いが誠実で安全だなどと、どうしてわかるのだろうか?」。もし、正直な答えが、「この人が、誠実に振る舞っていて安全なのかどうか、本当はわかっていない」というものであれば、疑惑指数を高めるべきだ。自分自身への次なる質問は、「この人が自分自身を正直に描写していて安全だという確信をもつには、この人について他に何を発見する必要があるだろうか?」になるべきだ。

◆関係をモニターする

《感情に注意を払う》

私は多くの患者に、後になって反社会性パーソナリティ障害を抱えていることが発覚することになった人物に初めて会った時、どのような感情をもったのかを質問する際に、表面的には多種多様な答えの中に共通項を求めながら尋ねてきた。私の患者は頻繁に、最初の感情が「普通ではなく強いもの」であったと、しばしば情熱的なほどにポジティブなものであったと語る。私のサンプルに偏りがあることはもちろん認める。二人の関係が「天の恵みである運命の結婚」とわかれば、これらの人たちはおそらく、そもそも治療を求めたりはしないだろうからだ。多分、パーソナリティ障害を抱える人たちとの関係で荒廃してしまった人生の修復を手伝うという経験の結果だろうが（そして不治のロマンティストである、純真な、素晴らしき読者には申し訳ないが）、私は「瞬く間の情熱」というものを疑わしく思うようになった。あまりにも多くの場合、一方が自分を高く売り過ぎていて、もう一方——通常は私の患者側——は、十分な用心、批判、自己防衛をしていないのだ。確かに「化学反応（相性のよさ）」は、関係において非常に重要ではあるが、正確な情報と常識も大切なのである。私が推奨するのは、関係の非常に早い段階で極度の情熱を感じたのなら、親密になる前に赤信号の旗が上げられるべきであるということだ。その特定の個人の背景や過去についてさらに事実をつかむまでは、ゆっくりと進むように自分自身に言い聞かせなさい。

後になって反社会性パーソナリティ障害を有するとわかった人物と、初めて関わり出した頃の感情、とい

表7-10　あなたの関係している人が，反社会性パーソナリティ障害を抱えているかどうかを，査定するのに役立つ質問

1. この人に対して不信感があるかどうか？
2. この人を不誠実だと思うか？
3. この人の職歴には一貫性がないか？
4. この人は，私が貸したお金を返してくれたか？
5. この人は，私から借りた高価なものを返したか？
6. この人は，約束や個人的に責任を負ったことをやり遂げたか？
7. この人は，私に対して不誠実か？
8. この人は規則に敬意を払わなかったり法律に従わなかったりするだろうか？
9. この人と一緒にいると不快に感じるだろうか？
10. この人と一緒の時，いつも身体的に安全ではないと感じるだろうか？
11. この人は，私や私の家族，または私の友人から，一度でも何かを盗んだことがあるだろうか？
12. この人は，私や私の家族，または私の友人に対して，一度でも暴力を振るったことがあるだろうか？
13. この人は，私や私の家族，または私の友人を悩ませたことがあるだろうか？
14. この人には，窃盗，薬物犯罪，性的虐待，あるいは暴力行為での受刑歴があるだろうか？
15. この人は，アルコール，処方箋睡眠薬，あるいは非合法的な物質に依存しているだろうか？
16. 私が最も信頼する友人や家族は，この人が危険だと考えているだろうか？
17. 私が最も信頼する友人や家族は，この人が「私にとってよくない」と考えているだろうか？
18. 私が最も信頼する友人や家族は，私がこの人と縁を切ることを勧めているだろうか？

う質問への答えとして、二番目によく私が患者から受け取るのは、以下のようなものだ。**「初めは違和感がありましたが、なぜなのか今ひとつわかりませんでした」**。審判的な態度をとりたくないし、パレードの日に雨を降らせるような行為をしたくないので、未来の私の患者たちは、この感情を無視することを選んでしまった――一様に悲惨な結末を伴って、である。私が最も強く勧めるのは、二人の関係の早い段階であなたが経験するどのような違和感にもき

めの細かい注意を払い、それから――親密になり過ぎる前に――どうして違和感があるのかを判断するために最善を尽くすということだ。心ときめく新しい猫は、くすぐってみる前に、虎ではないのかどうかを、確認した方がいい。

《三つの質問を自分に問いかける》

表7-10に要約したのは、反社会性パーソナリティ障害を抱えた人と関係している可能性があるかどうかを査定するために自らに尋ねてみる質問である。ここでの質問の多くは、致命的な欠陥尺度（第2章「この人は致命的な欠陥をもつのだろうか？」を参照）に由来している。

もし、表7-10に挙げた質問のうち二、三問にでも答えが「はい」ならば、その人があなたにとって危険かどうか、そして反社会性パーソナリティ障害、あるいは、他のパーソナリティ障害を抱えている可能性があるかどうかの判断を助けてもらうために、即刻、経験豊かなメンタルヘルスの専門家に相談すべきである。妄想性パーソナリティ障害を併発した自己愛性パーソナリティ障害のような、パーソナリティ障害の組み合わせも、これらの質問へのあなたの答えによって確認される、容認不可能で危険な行動という結果につながることがある。究極のところは、その人との関係がもつ意味合い、特に関係がもたらしうる危険性を全面的に査定するには、専門家の力が必要だということだ。

◈断固とした行動をとる

《自分個人の安全を最優先する》

もし、あなたかあなたの愛する人に差し迫った危険があるのなら、すぐに地元の警察に連絡しなければならない。このことを伝達する時、どうして反社会性パーソナリティ障害の人があなたかあなたの愛する人を危険にさらしたと考えるのかについて、明確でかつ事実に基づいていなければならない。警察の指示を注意深く聞いて、アドバイスに従いなさい。時として、特に大都市の中心といった管区では、警察に通報した後で危害を加えられるリスクがあると感じている人は、警察の対応が十分に敏速で保護的とはいえないと結論することだろう。その点では、弁護士への相談を行うことをアドバイスしたい。弁護士は、適切な警察の対応を確保する点で力になってくれるだろう。

《経験と知識が豊富なメンタルヘルスの専門家の助けを求める》

私は、有能な専門家の助けを受けずに反社会性パーソナリティ障害の人との関係から脱出することを勧められない。もし、あなたの診断が正しければ、あなたが規則集に従ってゲームをしても、相手側は何をしても反則などにはならないと想定していることだろう。考えうる結末に、公平なもの、あなたに有利なものは存在しない。専門家を選ぶ際には気をつけなさい。これは——友人であろうと、メンタルヘルスの「専門家」であろうとも——アマチュアに務まる仕事ではない。誤った助言や何もしないことは、文字通り命取りになる。友人や家族の誰かが、いかに世慣れていようと善意であろうと、このパーソナリティ障害を抱える人に対処するための安全で効果的な援助の提供というのは、こういう人たちの手に負えるはずもない。不運にも、

表7-11　反社会性パーソナリティ障害の人への対処を援助してもらうためのメンタルヘルスの専門家を選ぶ際に問うべき質問

1. 反社会性パーソナリティ障害の人たちと関係をもっていた患者を治療した経験はありますか？
2. 危険かもしれない人への対処法を十分に助言できますか？
3. この人物から身を守るための最善策について直接的な助言をしてくれますか？
4. もし必要ならば，私の安全を確保し，この関係にまつわる問題を解決するために，私の弁護士や警察と相談してくれますか？
5. 安全であり，必要であると考えられる場合，この関係の終結に絡んだ問題を解決できるように，この人物を私の治療セッションに何回か参加させてくれますか？
6. 私がこの関係から無事に脱け出せた後，そもそもなぜ巻き込まれてしまったのかについて，理解を進めていくことを助けてくれますか？
7. 私がこの関係から無事に脱け出せた後，将来の関係において，同じミスを犯すことを回避できるようにどのような支援をしてくれますか？

多くのメンタルヘルスの専門家が、この臨床領域での訓練や経験をもっていないということで危険なのだ。しかも、あなたの幼い頃の生活体験史、トイレットトレーニング、きょうだいとの関係などを取り上げることに、臨床家との貴重な治療時間を費やしている場合ではない。そのようなことよりも、専門家は、その人物とあなたの関係の意味合いと、あなたがどのような安全かつ決定的な行動をとるべきかを、迅速に査定する方法を知っていなければならない。例えば、ある種の状況では、相手に対しての行動規制令を出してもらうために裁判所に出向くことで、生命が救われることになるだろう。他の状況では、この行為が相手を挑発・扇動してしまい、あなたへの危険が増すことだろう。

一般に、反社会性パーソナリティ障害の人たちには、明確な境界線と、その違反に対する確固たる罰則の確立が必要になる。しかしながら、その個人が物質乱用がもたらす影響で衝動的だったり、または妄想的傾向やその他の精神病的傾向をもつのなら、他の方略が必要とされるかもしれない。あなたには、技能と経験のあるメンタルヘルスの専門家が必要である。あなたが害を受けるリスクを――即刻――査定し、このリスクを減らすための具体的行動プランを考案するために、あなたとどう取り組むべきかがわかるような専門家である。私は、専門家によって査定段階で時間が取られ過ぎてしまい、患者にとって致命的な結末を招いた例を知っている。ひとたび安全になったら、専門家は、あなたがその関係からより一層脱却し、その結末に対処し、人生を先に進めていくために、力を貸してくれることだろう。表7・11に概略を示したのは、このような専門家を選ぶ時に訊いてみるべき質問である。

メンタルヘルスの専門家の中には、治療アプローチについて質問されることに慣れておらず、不快に感じてしまう人もいるだろう。質問に憤慨する人さえいるかもしれない。そうであれば次の候補者に進みなさい。人間関係における思慮深く広範囲な影響力をもつ決定や、あなた自身の抜本的変革を援助できるような能力と素地のある臨床家を選ぶに当たり、最大限の努力をするのは、あなたが自分自身に対して負っている責任なのだ。そもそも、あなたが助けを求めている理由は、不健全な関わり合いにより、苦痛で破壊的な影響を体験したからであり、無能なセラピストを選んで同じ過ちを繰り返したくはないであろう。一般に、人というものは、身体の医療やメンタルヘルスの専門家を選ぶ時よりも、建築家と面接して建設会社の推薦状を確認する時の方が、はるかに徹底しているものだ。新築の家は素晴らしいものかもしれないが、それを楽しむためには、安全かつ健康で、心の平和を保っていなければならない。繰り返すが、あなたが反社会性パーソナリティ障害を抱える人と関係した結果に対処できるよう援助する点で、専門家であり経験のある臨床家を雇うために必要なことをこなすことは、自分自身への義務なのである。

あとがき

自分自身のしばしば倒錯した欲望やニーズを満たすために、他人を良心の呵責もなしに搾取することは、反社会性パーソナリティ障害の人たちの特徴である。アンドリュー・クレイマーのケースで明らかだったように、彼の生物学的な親（彼が全く会ったこともない人たち）から受け継いだ遺伝子が、両親による待遇や子ども時代に受ける環境からの影響よりも、彼の無慈悲な行動の明白な原因となっていた。私はこの章を通して、これらの研究により得られた結果を詳述してきた。なぜなら、研究の結果や結論は、この本で検討されている他のパーソナリティ障害にも応用できる可能性が高いからだ。私はたいていのパーソナリティ障害の因果関係において、遺伝的素因が鍵となる変数であると最終的には証明されるだろうと考えているが、遺伝、環境、経験は、決定的で拭い去ることのできない、不可避の「共謀者」であるとも考えている。私の結論は、少なくとも二つの点では希望のあるものだ。①パーソナリティ障害の遺伝に基盤する素因の症状発現は、病態の早期発見によって、また有害な人間関係や打撃を与えるような環境を修正してストレスを減らすことを含む介入によって、緩和できる可能性がある。②遺伝医学における革命的進歩が、人類の歴史を通じて個人に害を与え社会を苦しませてきた、深刻で機能不全をもたらすパーソナリティや性格の障害を、早期発見し、迅速かつ正確に診断し、効果的に治療し、さらには予防までもできる新しい道を切り開くことだろう。

第8章
強迫性パーソナリティ障害

あなたのための時間に私のための時間
それから百の優柔不断のための時間
そして百の見通しと見直し
トーストとお茶を口にする前に……

私の人生はコーヒースプーンで計ってある
—T.S. Eliot, "The Love Song of J. Alfred Prufrock"

エッセンス

「感情の錬金術師」と重要な関係をもったことがないだろうか？ 持ち前の錬金術で、その人はあなたのうれしさ、喜び、楽しみを、惨めさ、心配、骨折り仕事に変えてしまわないだろうか？ 苦しい時間は歓迎され、幸せな時間は不信を買わないだろうか？ 楽しい時間は未来へと延期されるが、その未来は決してやって来ないのではないだろうか？ その人は、休息したとしてあなたを叱責し、あなたの娯楽に腹を立てないだろうか？ 二人の間の些細な意見の相違を、死に至らんばかりの喧嘩に変えてしまわないだろうか？ あなたのすこぶる気楽で呑気な気晴らしの時間に、緊急性と強烈さのあるアンフェタミンを静脈注射してこないだろうか？ データ、詳細、締め切りが、今すべきことをぼかしてしまい、計画と微細事項が降り積もって全体像は埋もれてしまわないだろうか？ 平らな原っぱに溶解した溶岩が流出するがごとく、その人の絶え間ないチェック、モニター、再チェックが、あなたの自発性を圧死させ、あなたの創造性を窒息させてしまわないだろうか？ あなたの生産性に心を奪われて、あなたの目的はその人の目には入らないだろうか？

その人の災いへの恐怖が、あなたの楽しい計画を麻痺させないだろうか？ 何もかも——感情さえも——どのくらい多く、どのくらい長く、どのくらい遠く、どのくらい大きくといった、何らかの測量へと還元されてしまわないだろうか？ 非本質的なことにあまりにも目が眩まされていて、その人はあなたの本質をいつも把握することができないのではないだろうか？ 規則、格式、義務を課してくるので、その人はあなたの情熱の炎から酸素を搾り出してしまわないだろうか？ その人にとっては、あらゆるものに値段がついているようで、しかも、いつも高過ぎるのではないだろうか？　あなたは、自分もその人のように考え始めたことを、あまりにも似てきているということで、恐れているのではないだろうか？「自分であるという感覚」を失いつつあるのではないだろうか？　こういうことを考えると、その関係は代償が高すぎるものになってきているのではないだろうか？　実際の価値よりも、あなたから出ていくものの方が大きいのではないだろうか？

カール・アドラーのケース

◈郊外

カール・アドラーにとって、人生は、そして人生の意味は、嫉妬したくなるほどにシンプルであった。曰く、「勝つこと」が人生の目的であり、競争がその本質である、というものだ。有名になり賞賛されるようになると、彼は、自分の成功への鍵については「私はあまりにも平凡だったので、非凡になるためには賢明に闘わねばならなかったことである」と言うことを好んだ。電気エンジニアリング会社の経営者として成功していた働き者の父親の真ん中の子として、カールはインディアナポリスの最高級地帯の辺縁の地域で誕生した。彼の一番最初の記憶の中には、インディアナの最も由緒ある一族の家庭を防護の鉄門や柵越しに覗き見をするために、母親が近所にあるオークの木に囲まれた上品な一帯へと車で連れて行ってくれたことがあった。カールは本能的に二つのことを理解した。一つは、ゲアリーの蒸気工場で鍛造された黒塗りの連鉄は、犯罪者からの防護としてではなく、這い寄って来る中流階級へのバリアーとしての役割を果たしているということだ。彼はまた、自分は人生の他の何よりも、反対側に存在することを望んでいる、つまり覗き見するよりも外を警戒する側になりたいのだ、ということも理解した。このような日曜の午後の外出から戻ると、カールは、自分の家族の現代的な牧場様式の家が、相対的に見ると、ひどく小さくて質素なことにショックを受けるのだった。このような時、カールは自分のことも小さく感じた。実際、彼は父親や兄弟、そしてインディアナ州の友人たちの大半に比べて、小柄な体格だった。皆が、近所の車道の上にオレンジと白のくらげのように浮かんでいて、遍在している鉄枠とネットの上まで、バスケットボールを持ち上げようと伸び上がって、手足を伸張しているかのようだった。

◈「平均」を乗り越える

カールと彼の兄弟が通った私立学校は、中西部の安定した富裕層を親にもつ子どもたちが、奮闘中の専門職階級の子どもたちと共にいるような豊かな環境であり、その地域では一番とみなされていた。リリー一族の子どもたち数人も、リリー一族の製薬会社に雇用されている科学者や、財政面、マーケティング部門の重役の子どもたちも、この学校に通っていた。知的なる果実たちは親木にくっついて膨らみ、科学と人文の両方で高い適性という豊かな実りを生んでいた。ほとんどのクラスでカールは平均的な評価を達成するために懸命に努力しなければならず、しばしば平均点を下回った。カールには、仲間の多くが同じような日曜のドライブをして、錬鉄の門や柵の向こうの堂々たる邸宅に手招きされているかのように思われた。

カールは、スポーツが彼にとってバリアーを超える手段となり、ハードな練習と厳しいスケジュールがミサイル射出装置役を果たすと計算した。フットボールをするには華奢過ぎるし、特に俊足でもなければ筋肉運動の調整機能が優れているわけでもなかったが、カールにはバスケットボールで支配的なポイントガードになるという夢があった。三年生の時に始めて、カールは自分を完成した選手へと変身させるために、疲れを知らないかのように、そして系統的な練習をした。彼は可能な限り多くの高校や大学の試合を見に行き、テレビでも大学やプロのバスケットボールの試合を数え切れないほど観戦した。彼は比較的小さな選手に焦点を当てていた。狭く囲まれたニス塗りの長方形を支配するガリバーのような巨人の只中で、小人の国の住人のような人たちがどうやって生き残っているのかを学ぶためである。彼は、優秀なポイントガードたちが、どのように位置をとり、どのように動き、そして——最も重要なことに——どのように試合の流れを読んでいるのかを研究したのだ。パスされる前だというのに、どうして球体の行く手がわかるのか。アスファルトの道路上の鉄枠を超えるように苦労もなく注意も払わずに手と手首を伸ばしていた友人たちよりも、はるかに早い時期に、カールは試合の原理と詩的な美というものを理解した。ポストアップ、スクリーンのセット、ピックとロール、レーン越えなどである。彼は中学時代、毎日授業前に、四十分を切るタイムで六マイル（約十キロ）走り、ウェイトトレーニングを四十五分間行い、教会の体育館ではフリースローとフィールドゴールを打つという厳しい日課をやり遂げていた。彼のシュートの日課は以下のようなものだった。最初に、ファウルラインから百本投げ、八十五本以下しか入らなければ繰り返すことを自分に強いていた。それから、あらかじめマジックペンで印をしておいたコートの床の十の位置から、各二十本投げた。彼はどの場所からでも三本以上ミスすれば、このサイクルのすべてのやり直しを自分に課していた。十歳の時から、カールは数回の冬季と夏季のバスケットボールリーグでプレーをし、バスケットボールキャンプにも参加した。彼はまた、このスポーツに関して徹底的に読むということもした。彼は全国バスケットボール連盟（ＮＢＡ）の全選手に関して何かしらは知っていて、より強い選手やそれぞれのチームに関しては非常に多くのことを知っていた。友人たちはカールに「一九五六年のＮＢＡ王座決定シリーズで、第三試合の最終スコアは何対何だったか?」といった、このスポーツの統計的な難解な質問をして喜んでいた。カールが、試合のスコアばかりでなく、各チームの高得点者の名前と総得点のような、他の多くの詳細事項についても答えるので、友人たちは信じられないとばかりに驚嘆するのだった。

高校一年生になる頃までには、カールは彼の私立学校チームで一番優秀な選手になっており、プレップスクールリーグでも優れた選手の中に入っていた。知識あるファンならば、スタンドから彼を見て、彼が試合をする時の集中度の高さにまずは気がついたことだろう。彼は絶え間なく動いていたが、一つ一つの動きや行動には目的が存在していた。パスとシュートに卓越していただけではなく、彼は試合のあまり目立たない側面にも注意深かった。各試合の前に、カールは敵チーム——特に彼がガードすることになる選手——に関して、できるだけのことを探り出そうと最善を尽くした。彼は敵チームの強みを理解し、効果的な守備戦略を考え抜いて、試合の準備に何時間も費やすのだった。しばしば、自分より六インチ（約十五センチ）も身長が高い対戦相手のディフェンスをしながら、カールはそれでもなお、たいていその選手をボールに近づかせず、慣れた得点パターンを妨害することができた。高校の三年間、カールは得点、アシスト、スチールの面で、チームのリーダーだった。身長約五インチ九フィート（約一七五センチ）の選手にしては珍しいことに、彼は六フィート十インチ（約二〇八センチ）のセンターに次いで、チームで二番目のリバウンダーでもあった。

◆行き過ぎた目標

《目標は高く》

高校時代、カールは自分に対して二つの野心的目標を定めて、それらをぞっとするほどに厳しいトレーニングの日課を維持するための動機づけとして用いた。第一に、彼はこのスポーツの不滅の二大勢力であったインディアナ大学かケンタッキー大学から入学の声をかけてもらうという、燃えるような野心をもっていた。彼は、自分がどちらのチームにとっても価値ある財産になるということと、これらの大学の素晴らしいコーチ指導を受けられるならば、自分が運動選手としての成長を続けられるということを確信していた。これらの大学の高い知名度は、彼の第二の目標——ＮＢＡのチームに指名されること——を達成するのに役立つであろう。軍の作戦に備える将軍のごとく、カールは、この二つの偉大な大学のバスケットボールチームの一つに入るために、戦略の全詳細を計画しつくした。彼は、各プログラムのコーチスタッフが組織している夏のキャンプに参加し、彼らに自分の能力を証明するために、キャンプの間、疲れを知らないかのように頑張った。夏季バスケットボールキャンプの各練習の直後には、他の選手たちが休んだりレクリエーションをしたりしている間、カールはその日のレッスンを骨を折りながらも詳細に記録するのであった。彼はキャンプに、長年の間に努力して書きためた他のノートも持参し、その大著の中の関連した内容を参照したり結びつけたりした。時として、仲間が肩越しに覗き、カールが編み出して研究している複雑で細かい図のことで、彼をからかった。

チームメイト：わあ。それは何だい？　ボーイング７４７ジェット機の電気配線みたいに見えるけど。

カール：ネルソンコーチが今日、教えてくれた新しいディフェンスのフォーメーションだよ。もっとよく理解できるように、書き留めているんだ。

チームメイト：カールは何でも真剣に捉え過ぎだよ。ただのゲームじゃないか。リラックスしてコートで楽しむようにしたら、もっとうまくプレーできるさ。

カール：自分にとっては、ただのゲームよりはるかに重いものなのさ。

《癇癪を起こす》

毎日の終わりに、カールは自分のノートで勉強し、翌日コーチに聞くための質問を準備した。彼は、もし、教えの全側面をマスターしなければ、その不足が「決定的な試合の決定的な瞬間に、自分に跳ね返ってくる」と心配していた。カールはバスケットコート上での完璧を目指して努力し、ミスをした時は、容赦なく自分を罰した。たいていの場合、コートで失敗をしたことへの癇癪は彼自身に向けられた。しかしながら、球技での技能で認められ自信をつけると、彼は時々他人に当たりだした。バスケットボールのこととなると、カールには、卓越を追求する点で、彼ほどの動機づけがない他人を理解して受け入れることが難しかった。チームの選手が練習でサボっていると彼は静かに怒り、そういう選手が逆転や得点のチャンスの喪失につながるような不注意によるエラーをした時には怒鳴りつけた。生まれつきの運動の才能でどうにかうまくこなしているがバスケットボールでの潜在能力を十分に発揮することに真剣に取り組まない選手たちのことをカールは容認できなかった。このような人間にチーム入りの権利があるとは考えず、彼らの態度は士気を損なうと感じていた。

二年生の時に高校のチームのキャプテンになると、カールの癇癪の爆発はひどくなった。彼の無慈悲な批判の結果、数人の年下の選手がチームを辞めた。退部していく一年生の一人が、涙ながらにカールに言った。「僕がミスをした時には徹底的に痛めつけるくせに、いいことをした時には絶対に何も言ってくれない」。このことは、カールの私生活や仕事を通して何度も繰り返されるテーマとなった。レフリーの誤った審判も、よくカールの苛立ちのもとになった。審判員と言い争うことは逆効果になることを十分に理解してはいたが、カールは時として自制が利かなくなった。三年生の年、大接戦の優勝決定戦で、あるレフリーが「ムービングピック」をしたとして彼に三回も疑わしいファウル判定を与えた。激怒していたが、カールは一言も発さなかった。試合の残り時間がもう数秒となりチームが二点差で負けていた時、カールが三ポイントラインの後ろからゴールを決めた。しかしながら、カールに三度のファウル判定を出したまさにそのレフリーが、そのシュートは二ポイントが得られる普通のフィールドゴールとみなされるべきだとシグナルを送り、カールの足がラインに触っていたということを示した。プレーがよく見えていたスタンドの多くの人たちにも、そして準備トレーニングの中でまさにこのショットを果てしなく練習してきていたカールにとっても、レフリーが間違っていることは明白だった。彼は自分の足がどこに位置しているかを正確に知っており、きちんと確認していて、それはラインの後ろだったのだ。長年の自己修養と自己剥奪が燃料となっていた感情を、底なしに溜め込んで堰き止めていたダムが崩壊してしまった。カールはレフリーのシャツをつかみ、彼の顔から一インチ（約三センチ）以内のところまで引き寄せると、「目が見えないのか、この間抜けで不能な大馬鹿野郎！　お前のせいで試合に負けたんだ。お前のせいで今シーズンのすべてが台無しだ！」と叫んだ。愕然としたレフリーを、彼のコーチと数人の選手がカールの強力な締めつけから何とか引き離すのにはしばらく時間がかかり、激怒で身悶えする彼を抑えてコートから引きずり出すには、さらに多くの選手が必要になった。もちろんカールは試合から放り出され、その試合は彼の爆発の結果としてのテクニカルファウルを相手チームが決めた時に敗北が決まった。試合後、自制を失い、試合に負け、公の場で見世物になってしまったことを恥じるよりも、カールは運命の三ポイントショットのビデオテープを探すことに全面的に集中した。もしテープが、彼の両足が実際にラインの後ろに位置していたことを証明すれば、彼の行為の正当性がはっきりすると、揺ぎなく信じていたのだ。執拗さのおかげで、彼は敵チームの知り合いの選手の親から、レフリーが間違っていたことをはっきりと示す数枚の静止写真とテープを手に入れた。彼がゴールを決める前も決めた後も、両足とも数インチ、ラインの後方にあったのだ。彼はコーチと校長から懲戒を受け、スポーツマンらしからぬ行為に対して一ヵ月間の放課後と週末の居残りを課されたが、自分が間違っていたとは決して認めもせず受け入れもしなかった。「意味がないのなら、どうして試合にルールがあるのだ？　能力のない人間に決定権があるというのなら、どうして上達のために練習なんかするのだ？」というのが、彼の理屈だった。カールは、自分はとうの昔に平々凡々たる高校バスケットボールからは脱皮していたのだ、メジャーな大学チームでプレーできるまで時機が来るのを待とうと結論を出した。

《最高のスポーツ選手》

カールは高校の二年次で、ゲーム当たりほぼ三十ポイントと十アシストが平均だった。彼の私立学校リーグでは前例のないことに、インディアナ大学やケンタッキー大学を含む多くの大学チームが彼に興味を示した。夏の間、彼は両校からの連絡を受けることを祈願していた。どちらの学校のコーチングスタッフからも連絡がなかった時、彼は高校の監督であるウェスト氏に、その理由を探り出すように頼んだ。以下の会話は、これに続いたものである。

ウェスト監督：やっと両方の監督と話ができたよ。カールがインディアナ大学かケンタッキー大学でプレーするという夢に向けて、いかに懸命に練習してきたか、私にはわかっているのだが、どちらも君を入れることには何らの関心も示さなかったんだ。

カール・アドラー（目に見えて動揺して）：理由は示されましたか？

ウェスト監督：まさにその質問で押してみた。君の態度や練習に取り組む真摯な姿勢はほめていたが、経験から、ベストの選手を取ることを学んだのだと言われたよ。君に、彼らのレベルでプレーするだけの身長やスピード、俊敏性、ジャンプ能力があるとは思っていないということだ。アイビーリーグ校か強い短期大学に当たってみることを提案していたよ。

カール：なんて馬鹿げたことを。アイビーリーグでプレーするような成績ではないし、それにアイビーがスポーツ奨学金を出さないことは、監督も知っているでしょう。

ウェスト監督：奨学金なんて要らないだろう。学費は家族が出してくれるはずだ。

カール：僕は「端役」なんかになるには、あまりに必死に練習し過ぎました。端役なんて、あまりにもったいない。彼らは大間違いをしています。自分は、どんな学校でもプレーできるし、貢献できるとわかっています。片田舎の短大でプレーして、雲隠れするつもりは全くありません。色々とありがとうございました。

カールはひどく失望したが、敗北を受け入れることはなかった。一流の大学バスケットボールチームでプレーできるようになるためには、自分を売り込まねばならないと理屈づけをして、彼は自分の最高のパフォーマンスにスポットを当てたビデオテープを編集した。カールはまた、自分に関する統計データを注意深く編纂した。リーグ内や夏のバスケットボールキャンプで争った、他の評価が高いポイントガードとの、大接戦ともいえる比較をメインに据えたものだ。彼は、コーチ法の質に基づいて、大学の希望リストを約十にまで絞った。全米大学体育協会（ＮＣＡＡ）の規則で、三年次にこれらの大学のうちの数校への訪問が認められていたので、彼は招待も予告もなしにキャンパスに現れた。このアプローチがあまりにも慣例から外れたものだったので、数人の大学コーチたちは話をすることさえも拒否した。しかし、三、四人がビデオを見て、統計資料を読んでくれ、彼のワークアウトやインフォーマルな小競争でのプレーを見てくれもした。ワークアウトの一つで、カールはスリーポイントラインの後ろからガードなしのシュートを三十本打って二十六本決めたが、これはプロ選手にでも稀にしか達成できない偉業だった。最終的には、トップランクのバスケットボール校二校が関心を示したが、どちらも奨学金のオファーはしなかった。カールの高校の監督と父親は、それほど卓越してはいないバスケットボールのプログラムを有する、もっと小規模な学校に入るように説得を試みた。学業面のチャンスがよりよいものになるだろうし、小規模な大学での方がスターティングメンバーになれるチャンスも大きくなるだろうと説得したのだ。しかし、カールにとって妥協などというものはなかった。彼はエリートの大学バスケットボールチームでプレーするというゴールから決して揺らぐことはなかった。彼の第二のゴールである、ＮＢＡチームへの入団を遂げるには、それが不可欠であると信じていたのだ。

◆大学

《一か八かの賭けに出て》

粘り強さによって、カールは、第一級のバスケットボールプログラムを抱える大きな中西部の大学との取り決めにこぎつけた。しかし、チームに入れる保証は一年次のみで、奨学金も受けられなかった。最初の年に、チームに貢献できるという見込みを証明できれば、二年生になってから奨学金を受けられる可能性はあった。ウェスト監督とカールの父親は感心しなかった。

ウェスト監督：率直なところ、君は大きな間違いをしていると言わざるを得ない。学業面では平凡な学校だし、チームに四年間いられるという保証すらもない。君はバスケットボールの大きな池に泳ぐ小さな魚のようになってしまうだろう。

カール・アドラー：僕は、まさに自分が望むものを得ています。優秀なコーチのいる偉大なチームで自分の真価を証明するチャンスです。

ウェスト監督：他の選択肢のことは考えたのかね？　第一に君は、リハイ大学、ライス大学、軍隊、バンダービルト大学のような、他の素晴らしい学校からの本当の意味でのオファーを辞退しているのだぞ。確実に四年間チームにいられて、プレータイムも得られる学校だ。考えたくないとしても、バスケットボールの後にも人生は続いていくのだ。今言ったような学校に行けば、必ずいい教育が受けられるのに。

カール：そういうふうには全く考えていません。自分が行こうとしている所に行けば、厳しい競争のなかで、よりよいコーチ指導を受けられ、もっと全国的にも知られる可能性があり、ＮＢＡに入れるチャンスもぐっと増えるのです。

ウェスト監督：少しの間、現実的になろうじゃないか。どの大学選手であってもＮＢＡに入れる可能性はささやかなものだ。千人に一人にも満たない。その上、六フィート（約一八三センチ）に満たない選手が何人採用されるというのだ？　この大学は君に奨学金を与えるという形での投資もしてくれないのだから、プレータイムも多く与えてくれる可能性は低いな。怪我の可能性などは言うまでもない。将来のすべてを一か八かの賭けに託しているようなものだよ。

カール：わかっています。でも自分の計画を貫きますよ。自分が何をしているのかは、自分でもわかっています。

《コンビ結成》

カールは一年生になる前の夏の間、大学のバスケットボールトレーニングキャンプに参加した。上級生たちは、練習に関しても、精神的・肉体的に準備不足な新入生に関しても、ひどく不平不満を言っていたが、カールは全くもって水を得た魚のようだった。バスケットボールでの長い経験において初めて、ワークアウトのレベルが彼自身の激しさや真面目さにマッチしたのだ。彼は、バスケットボールの技能と比類のない真摯な姿勢でコーチングスタッフに好印象を与えたが、カールは、チームの他のメンバーの迅速なリアクション、スピード、そして運動競技者としての素質に、自分自身が驚いていることに気づいた。圧倒的な差をつけて、ハリス・〝ハッピー〟・ジェファーソンは、一年生という群れの中で精鋭となっていた。しなやかだが締まりのないぬいぐるみのような体格ながら、ハッピーは自分の七フィート（約二一三・四センチ）の体格、三百ポンド（約一三六キロ）の胴体を、流れるように優美に動かすのだった。彼は複雑なオフェンスの戦略やディフェンスのフォーメーションに関して学んでこなかったことや理解できないことを、練習中、この上ない運動能力によって補うことができた。彼は教室で教わる戦略や指導セッションには、少しも注意を払っていなかった。コーチたちは、練習で優秀であることと、ＮＣＡＡのディヴィジョン1大会で同じように才能ある選手たちと対戦することは、全く別物であることを理解していた。彼は、もっている多大な潜在能力を十分に生かすためには、ゲームの込み入った側面を学ばなければならないことだろう。ジェファーソンには注意欠陥障害があるかもしれないと案じて、体育監督はチームのスポーツ心理士にハッピーをテストしてもらった。最終報告書は以下のようだった。

決定的な診断上の結論には到達できませんでした。クライアントが、査定中にたびたび寝てしまったからです。しかし、この時点で、タイプＡパーソナリティと強迫性パーソナリティ障害の可能性を排除できることは間違いありません。

夏の練習セッションの締めくくりに、監督のラリー・エヴェレットは、カールがオフィスに会いに来ることを求めた。監督は、自分の全般的なパフォーマンスをほめたいのだと確信し、シーズンが晩秋にスタートする時のプレーでの役割を知らせてくれるのだと期待して，彼は沸き立つような喜びを覚えていた。

エヴェレット監督：これからの一年，ハッピーのルームメイトになってもらうことを知らせたかったのだ。彼にいい影響を与えてほしいと思っている。困ったことをしでかさないようにしっかり見張って，行き詰まっていたら宿題も手伝ってやってほしい。君の一流の私立学校教育と優秀な成績は，我々にとって期待どおりプラスになるだろう。

カール・アドラー：もちろん，チームの役に立てるように最善を尽くします。

エヴェレット監督：ハッピーを助けて，チームを助けてくれ。一年生とはいえ，今年，彼は相当プレーすることになると思う。

カール：私は今年，試合に出られる可能性がありますか？

エヴェレット監督：いいや，あまりないな。経験豊富なポイントガードが二人，戻ってくるんだ。時が来るのを待ちなさい。

夏の練習の間，勤勉に努力し，チームメイトとの間でも自分の地位を譲らなかったと考えていたので，彼は監督のリクエストにショックを受け，士気を挫かれた。正反対の性分である人物とペアを組まされるという皮肉なめぐり合わせに，特に引きつけられるような人間ではなかったので，カールは次の結論に達した。「結局こういうことなのだ。この怠け者の薄ら馬鹿の子守をさせたいってわけだ」

彼らの寮の部屋に歩み入ったならば，何気なく観察しても，その違いには驚いたことだろう。一方の側は外科手術室の内部に存在してもよさそうだった。大きさに合わせて本棚に垂直に並べられた教科書の下方では、ベッドカバーが几帳面にマットの下に折り込まれていて、トランポリンのようにピシッと伸びていた。カールの金属製の学生机は表面が輝いていて、ちょうど中央の位置には長方形の緑色のマットがあり、これは家のように積み重ねられたスパイラルノートに対して、芝生のように見えていた。その部屋のハッピーの側といえば、上に滑空するカモメ、下に毒された鳥が存在しないこと以外は、ほとんどごみ埋立地と有害廃棄物投棄所を組み合わせたようなものだった。油染みができたおよそ十数個のピザの空き箱と床の上のスペースを取り合っているのは、散乱している潰されたコーラの缶、無数のクッキーやポテトチップスの空袋、あらゆる方向に色鮮やかなページを振りまいて噴水のようになった雑誌、十四枚のウェイトリフティングのディスクに、鉄の棒が一本だった。彼の机は、雑多なソックス、サポーター、パンツ、テントのようなスウェットシャツ、サイロ（貯蔵塔）大のスウェットパンツに埋もれていた。その横で、シーツ無しのマットの上に打ち上げられた鯨のごとく寝そべっているのは巨大なＣＤプレーヤーで、ラップ音楽がガンガンかけられていた。驚くことではないが、カールは生まれてこの方、これほど惨めだったことはなかった。部屋で勉強に集中することが不可能であったばかりか、どのような睡眠スケジュールを確立することもできなかった。平日は十時が消灯時間であるにもかかわらず、ハッピーは大勢いる友人と電話で話したり大音響の音楽を聴いたりして、午前一時二時まで起きているのだった。ハッピーは正午より前に起きることは稀で、多くの授業をさぼり、練習にも頻繁に遅刻した。カールは、ハッピーが退学になるかチームから放り出されるのは時間の問題だろうと考えた。辛抱しさえすれば、何がしかの秩序、平和、予測可能なものが、彼の人生に再び戻ってくることだろうと。

《「ネットより他には何もなし」》

成長過程で、カールは一度も親友というものをもったことがなく、兄や弟とも特別に近い関係ではなかった。兄のノーマンのことは偶像視していたが、その兄の方は、生まれた時からカールに腹を立てているように見えた。カールにとって、よりつらかったのは、ノーマンが弟の方と親しくて長く続く関係にあって、これはカールが除外された形での同盟であるという事実だった。母親が父親と密に家業で働いていたので、カールは子ども時代の多くを家政婦が世話をするという形で過ごした。彼の早い時期の記憶は、ほぼすべてが一人で遊んでいる様子で、兄弟が一緒に楽しんでいるところに加わるのは歓迎されなかったというものだった。彼は、外側にいて、覗き見しているかのように感じていた。彼はまた、兄と弟が頻繁に仕掛ける悪ふざけや、絶え間ない卑劣なコメントの矛先にされたことも覚えていた。アドラー家では、知性、特に数学や科学での知性が、最も評価されていた。兄も弟も、物理学、コンピューターサイエンス、物理化学のような計算科学での学才に恵まれていて、ノーマンは特に、弟の方がカールよりもこれらの科目でずっと先に進んでいることを指摘して楽しんでいた。その一方で、カールは兄弟たちよりも頑強で身体の動きがよく、すべてのスポーツで勝っていた。

インディアナが「州をあげて情熱を注いでいるもの」はバスケットボールだったが、カールの両親と兄弟は、バスケットボールに関心のない少数派のインディアナ州の住民に入っていた。カールは、家族が重要な優勝決定戦のようなものでも稀にしか試合に来てくれないことや、地元紙やテレビのニュースで彼のたぐいまれなパフォーマンスが紹介されても関心を示さないので失望したことを覚えていた。カール自身が、自分の素晴らしい試合にそれほど喜びを覚えるわけではなく、他人からの祝福や賞賛は居心地悪く感じた。しかしながら、チームが負けた後や個人的にまずいプレーをした後は自分自身を無慈悲なまでに批判し、間違いを反芻し、コーチからの建設的な批判的指導を卑劣な非難として受け止めるのだった。総合的な結果として、カールは孤独で不幸せだった。

《「ハッピー」な日々》

カールは意外なことが嫌いだった。彼は軍の作戦行動のごとく、人生にアプローチした。例えば、明確な目的、自分の長所や短所の現実的な査定、準備や落ち度なく執行することの重視、成功を客観的に測ること、失敗に対する継続的な査定と修正、といったことだ。感情――カールが、測定不可能で自分のシステムの中では気が散るだけの「雑音」とみなしていたもの――は、彼の壮大な構想からは意図的に除外されていた。予測可能性や制御を並外れて強調していたのにもかかわらず、カールにとってはハッピーのような人間というのは全く心の準備のなかったことで、ましてや親友になったのは想定外だった。ルームメイトになる前ですら、カールは、ハッピーの万事に対する放任主義的アプローチに絶え間ないフラストレーションを感じていた。チームの一年生メンバーとして、二人は毎日一緒に練習した。絡み合いになると、カールはいつもオフェンスでもディフェンスでも大概はポジションを外れているハッピーに、指示を叫んでいた。ハッピーが、ピックの後で正しい方向に動こうとしなかったり、簡単にスコアにつながるようなパスを待ち構えていなかったり、ディフェンスの課題をしくじって敵チームの得点につながるようなことをしたことは、数え切れないほどあったが、そういう時にカールは彼を隅に連れて行って、怠惰と無知を叱り、何が起きたのか説明を試みた。同輩からこれほど厳しく叱責され改善指導を受けた場合、他の選手ならば相手をあざ笑うかのような態度に出ただろうが、ハッピーは全くもって平然とカールに対処した。実際のところ、他の選手たちが驚いたことに、チームメイトにいつも人気があり全国的なバスケットボール選手としても認識されていたハッピーは、カールのことを尊敬しているように見えた。カールに敬意を抱き、彼のルームメイトであることを誇りにしていたのだ。カールが絶え間なく、くどくどと言うことを気にしないばかりでなく、チームのコーチよりもカールの言うことに注意を払っているようでさえあった。ハッピーは、自分が参加する数え切れないほどのパーティーや学校行事に一緒に来るようにと必ずカールを誘い、たくさんいる友人たちが彼らの部屋を訪れてふざけて浮かれ騒いだりする時も彼を仲間に入れようとした。

次第に、ハッピーの善良な性質や敬意が、カールの親密さに対しての防衛——家族からの拒絶と、彼が決して適合できなかった、階級意識の強いインディアナポリスからの拒絶によって、氷結硬化した保護バリアー——を溶かし去っていった。エヴェレット監督の命令のためではなく、ハッピーのことを心配して、カールは彼の友人の第一学期の成績を救済すべく、共に努力した。カールがハッピーと一緒に彼の教師全員を訪ねて、すべてのコースに落第しかけていることを知ったのは、学期の半ばだった。彼は、ハッピーがバスケットボールをする資格を維持できるという結果につながるような、科目での達成目標と試験やレポートに必要な成績をすべて把握した。カールは、ハッピーの学業とスポーツの両方での成果を追跡するために、正確な記録を明らかにして毎日アップデートした。どんな時でも、カールは、ハッピーのあらゆる科目での評価平均や、得点、リバウンド、アシスト、ターンオーバーの統計的な記録を出すことができた。カールはまた、ハッピーの人生の十八年間で見落とされていた、あるものを発見した。勝利を招く気質とパーソナリティを有する抜群の運動選手であるばかりでなく、とても知能が高かったのだ。ハッピーに欠けていて、カールが提供してやったのは、体系づける能力と、時間管理能力だった。生まれて初めて、ハッピーは授業の準備をし、教師に注意を払い、授業内容を身につけた。彼の成績は急上昇した。

《底に落ちる》

十月の終わりにバスケットボールシーズンが始まるまでに、ハッピーがセンターとして先発ポジションを掴み取ったことは明らかだった。とはいえ、一覧表に載っていた、多くの高ランクチームの経験豊富なセンターと比べれば、彼のパフォーマンスは失望させるものだった。常にディフェンスでは裏をかかれ、オフェンスでは得点で負けていた。

シーズンが進んでいくにしたがって、チームは最も拮抗している敵チームを相手に、多くの試合で負けていった。全くプレーをさせてもらえなかったカールは、気が気ではなかった。彼は自チームのフォーメーションやプレースタイルは流行遅れで、選手の能力を最適な形で活用していないと考えていた。ベンチからチームの不毛な格闘を見ながら、彼は新規の配置やプレーを考案することで痛みを緩和していたのだった。

試合の後、夜間、彼は考案したことをノートに図示し記録していた。特に無残に負けた後の練習日、彼はエヴェレット監督との面会を求めて、自分のアイデアを伝えた。監督は、「おいおい、一つはっきりさせるぞ。君はここにプレーをしに来ているのだし、私はコーチしに来ているのだ。私の知る限りでは、君は貴重なベンチのスペースを占有しているだけじゃないか」と言って、防衛的な反応を示した。このやりとりはカールにとって、落ちるところまで落ちたという感じを味わわせた。彼は自分のことを疑い始めた。奨学金をもらっている選手ではなかったので、誰からも注目されないようだったし、これ以上必死に努力することはできなかった。彼は、学校選択を誤ったと考え始めた。大池の中の小魚として、カールはまたしても、覗き込む部外者という、嫌悪するような感覚を覚えた。

《的を射る》

エヴェレット監督は一つの点で間違っていたことが判明した。十三勝十二敗でシーズン後のトーナメントへの招待もなしという、がっかりするような記録でその年を終えたため、チームを二十二年も監督した末に解雇されたのだ。新監督には、陸軍士官学校の一つでバスケットボールチームの監督としてある程度の成功を収めていたブロディー監督が雇われた。とても若かったのだが、彼は全く新しいコーチングスタッフを連れて来た。カールが驚いたことに、カールの二年生時の秋の最初のワークアウトの後で、ブロディー監督はチームに、「君たちのバスケットボールでの目標と人生のゴールについて聞きたいので、一人一人と話がしたいと思う。それから、練習をより面白くて効果的なものにするために、あるいはチームの競争力を高めるためにアイデアがあれば、誰のものでも歓迎する」と言ったのだった。かなり怯えながらも、カールは自分のアイデアを携えてブロディー監督にアプローチすることにした。その時点では、失うものなどほとんどないと理屈づけをして。

カール・アドラー：私と会う時間を作ってくださってありがとうございます。ディフェンスとオフェンスの両方でチームの役に立つかもしれないアイデアがあるんです。先生の時間を無駄にしないよう、提案の概略を記したノートを持参しました。

ブロディー監督：ノート四冊かね！　この件について随分と考えたらしいな、カール。目を通し終わったらまた連絡するよ。どうもありがとう。

カールが監督から一言も声をかけられないまま、一週間が過ぎた。本当のところ、カールは、監督がノートを読んでくれるという希望さえ、あまりもってはいなかった。ブロディー監督が彼に近寄って、練習の後でちょっと会いたいと言った時、カールが最初に考えたのは、チームから外すと言われるのだろうということだった。

ブロディー監督：ノートを見せてくれてありがとう。提案のすべてに賛成はできないがね、カール、そのほとんどは私にとって、とても興味深いものだ。今までにやってみたこととは大幅に違う。もっと時間をかけて考察したいし、他のコーチのために君のノートのコピーをとる許可をもらいたいのだ。コーチ陣が研究したら、一緒に君のアイデアを検討するつもりだ。そのセッションに出てもいいぞ。

カール・アドラー：僕はかまいませんが、これを他の人が読むとは考えていませんでしたので。誰かが見るとわかっていたら、もっと丁寧に仕上げたんですが。

ブロディー監督：もっと丁寧にするとしたら、カール、詩のように弱強五歩格ででも書くしかないだろうな。一週間くらいしたら、この件で集まることにしよう。

土曜日の練習は正午に終わり、ブロディー監督はカールに、他のコーチたちと彼のアイデアを話し合うために居残るように求めた。セッションは夜通し続き、コーチたちは、カールが仲間のチームメイトばかりか、そのシーズンに対戦相手となる敵チームや、その主要選手に関しても、能力や限界をよく知っているので驚愕した。カールは、チームの伝統的なオフェンスの様式に、革新的な変化をもたらすことを提案した。規則に縛られず、速攻的で、規律のないエヴェレット監督のアプローチから脱して、多くの複雑なセットプレーを伴った、より意図的で、ペースの遅い、ハーフコートオフェンスを採用するというものである。

カール・アドラー：オフェンスはハッピーを中心に据えるべきで、彼が高い位置のポストポジションでは、ほぼすべての連続プレーでボールを受けるべきでしょう。第一ガードと第二ガードが彼の周りにカットに入ってバスケットの方にカットするか、スリーポイントラインの方に斜めに動くでしょう。ハッピーは、ガードの一人にパスをするか、バスケットの方にドリブルするためにピックを使えます。

ブロディー監督：ハッピーの周りにディフェンスが殺到するのをどうやって防ぐんだね？　二人組、三人組で対抗するとでも？

カール：スリーポイントシュートが抜群にうまいガードが二人います。ハッピーは「ソフトハンド」の持ち主だし、視覚も判断もタイミングもよくて、パスもとても上手です。ガードなしの誰かを狙うこともできるし、外側をカバーしようとしてガードが落ちたなら、パスをネット下で受けることもできるでしょう。それに、この一年間、二十二フィート（約七メートル）ほど外からのスポットアップでのジャンプショットをハッピーと練習してきました。まだ、完璧ではないですが、今シーズンの終わりまでには、この基本セットから別の危険な選択肢を採ることも可能になるでしょう。もちろん、速攻や日和見的なバリエーションもありますが、制御なしにプレーする状態に戻ってしまうようなことはないでしょう。

チームは、そのシーズンを弱い対戦相手への二勝でスタートした。三試合目は勝ち目が薄く、その相手は全国三位にランクしており、前の年には彼らに大差をつけての勝利を収めていたチームだった。第一クォーターの終わりまでに、カールのチームは十一点差をつけられて負けていた。ブロディー監督は、ベンチの一番端にいたカールに声をかけた。

ブロディー監督：劣勢になってきているな。ポイントガードとして入って、ハッピーにハイポストに出てカール考案の新しいオフェンスをやってみるように言ってくれ。

これは、カールの、大学での試合への初お目見えであり、小学校三年生の時から準備していた瞬間でもあった。ハッピーはスリーポイントラインの後ろに突進しながら彼にてきぱきとパスをしたが、最初の二回は、敵チームの選手でわざわざカールをガードしようとしたものはいなかった。彼が二回ともシュートを打った。三度目のオフェンスが続いた時、二人の選手がカールのシュートをブロックしようと急いだが、彼はバスケットの下に滑り込んだハッピーに見事な高いパスを投げて、ハッピーがそれをずぶりと押し込んだ。その試合で、カールはスリーポイントを試みた十一回のうち九回を沈め、十二のアシスト（そのうち八回はハッピーへのもの）をして、七回のファウルシュートはすべて決めていた。試合には十九点差で勝ち、カールはそれより後、大学在学中の全試合で先発メンバーになった。二年生の時、ハッピーとカールはチームを最高記録の二十二勝四敗に導き、ＮＣＡＡトーナメントの「ベスト16」では延長戦での敗北を喫した。翌年には、ＮＣＡＡトーナメントの決勝戦で負け、その次の年には、トーナメントを制覇して、大学コーチによる投票とニューヨークタイムズ紙による投票の両方で全国ランキング第一位に選出された。ハッピーは二年生を終えると全米選抜の一軍に選出され、三年次と四年次のプレーには、これにカールが加わった。

ハッピーはＮＢＡのドラフトで一巡目に選ばれたが、カールはサイズ、スピード、俊敏性の欠如を懸念されて、三巡目という遅い段階で、ハッピーのチームとは北米大陸の反対側のチームによって選ばれた。

◆旅回りの生活

《すべては相対的である》

二十二歳になるまでに、カールは人生の目標を達成した。ＮＢＡでプレーすることである。大学でプレーしていたゾーンディフェンスから、プロリーグで必須の「一対一」のディフェンスに転向しなければならなかったので、カールの試合運びは深刻な犠牲を伴うこととなった。彼は当たり前のように、自分より一フィート（約三〇・五センチ）近くも背が高く、はるかに高くジャンプできる選手を相手にして、ディフェンスをしなければならなかったのだ。結果として、自分のポジションの選手をガードすることが困難になり、シュートを打つことも難しくなった。怪力無双のヘラクレス（ギリシア神話の英雄）のような身体のコンディショニングや、緻密な精神的準備を通じてそれを補おうと、彼は雄々しくも闘った。しかしながら、このレベルではハードワークだけでは不十分だった。彼のデータのいくつかは優秀なもの（リーグのトップに近いスリーポイント、フィールドゴール、フリースローの比率、チーム一番のプレー時間当たりのアシスト）に思われたが、チームを取り巻いている彼のポジションにいるほとんどの先発選手は、得点平均がもっと高かった。大学選手としては偉大だったカールは、プロとしては平凡だったのだ。控えのガードという役割で、彼の試合当たりのプレー時間は平均して十五分ほど、あるいは試合の四分の一ほどであった。同様の状況にある選手たちは、自分の役割に適応していった。愛するスポーツをして巨額の給料をもらっているのだし、各試合での出番が少ないことで、キャリアを縮める残酷な消耗からは身体を守れるのだなどと、自分を納得させたのだ。このような理屈づけを受け入れかねて、カールは、平均的であるという壁を越えようと、逆上とも言えるような努力に自分自身を容赦なく駆りたてていった。生まれてから一度も、幸福も満足も感じていなかったが、ＮＢＡ選手としてのカールは、惨めであった。

《エレン》

第一印象　内気で、親密な関係への不信があり、依存することを恐れていたカールには、高校時代には決まったガールフレンドというものが存在せず、大学でもデートをすることは稀だった。実際のところ、性的欲求や女性と近づきたいという要求は、克服すべき個人的な弱みであるとみなしていたのだった。彼は大学四年生の時にエレン・ブロフィーと出会い、その時彼女は三年生だった。彼は、大半がダウン症を抱えた、発達障害のある若い成人に対して、バスケットボールの技能を教えるという形で、卒業に必要なコミュニティーサービスの単位を取得しようとしていた。エレンは特殊教育専攻の一部として同じグループに関わっていて、初めはカールの真剣さに注目した。他の大学生たちは、ただ定期的なスーパービジョンセッションに姿を現して、愛想よく振るまうというだけのことだったが、カールは個別プログラムやトレーニングに必要なものを準備して来ていた。自分の「クライアント」が、コートの上でのポジションを見つけて憶えることを助けるために、床にカラーテープ片を付け、それとマッチする色付きリストバンドを与えたのだ。彼は、一人一人の独特な能力を見つけて、それをより発展させるために、疲れを知らないかのように共に努力を重ねたのだった。宿題としての練習課題を準備して、クライアントの親たちに忍耐強く説明もした。週ごとの各自の達成事項と進歩を具体的に示す、わかりやすいグラフも書いた。言い換えるならば、カールは自分が受けもっている者たちを、自分自身に対するのと同等の敬意、熱心さ、または真剣さをもって扱ったのである。エレンはこのすべてを観察して、感動した。彼女はまた、他の大学生たちは時間の多くをしゃべったりふざけたりして過ごすのに、カールは一瞬たりとも無駄にしないことにも気づいた。彼女は、自分の共感性や寛大な性質を彼の行為に投影し、それゆえ、カールの内に好ましいといえるものをたくさん見出した。数週間、静かに彼のことを見つめて、彼女は自己紹介するだけの勇気を蓄えた。カールが指導している若者の数人と作業をしていたので、その人たちが抱える障害の性質と、どのような援助が最善であるかについて、洞察とアイデアを求めたのだ。次の数ヵ月間、二人はクライアントのことを話し合ったが、カールはエレンに個人的な質問は決してせず、自分自身に関しても何も語らなかった。彼女は、彼が有名な運動選手で、まさにその時期、全国バスケットボール選手権での優勝を自校にもたらすことに貢献しているなどとは、全く知らなかった。

荒涼として凍てついた中西部の真冬の晩、クライアントの一人の親が、ちょっとした車の事故を起こし、息子を迎えに来るのが数時間遅くなった。エレンとカールは、親が到着するまでその若い男性と居残り、その頃にはもう暗くなっていた。エレンが驚きもし、喜びもしたことに、カールは大学のスポーツ施設で一緒に夕食をとらないかと尋ねてきた。その後、二人とも他の相手とデートすることはなく、一年後には結婚したのだ。

結婚生活　エレンはカールを敬愛して理想化しており、彼のことを成熟していて、真面目で、誠実で、信頼がおけて、野心的であるとみていた。彼女は、彼の兄弟や両親のことも愛し、親しみを感じていて、彼の両親のことは「ママ」「パパ」と呼んでいた。しかし、カールは、濃厚な関係にあり感情表現の豊かな、アイルランド系アメリカ人の労働者階級であるエレンの大家族が苦手で、素っ気ない態度だった。エレンの弟たちは、家族にプロのバスケットボール選手がいるということに大いに興奮して、彼の試合をきめ細かく追っていたが、カールは彼らにほとんど注意を払わなかった。バスケットボールのシーズン中である六ヵ月間、彼がほとんど家を空けている期間、カールはエレンの弟たちに電話もせず、近況を尋ねることもなかった。エレンの両親は、カールが自分の方が優れた人間である、と感じているのではないかという疑念を抱いたが、エレンは、彼との間に距離があるように感じられたり無関心に見えるのは、ＮＢＡでのプレーに要求されるものやプレッシャーが、彼を消耗させてしまうからで、他に理由などないと納得させた。

大学から卒業する際、エレンは、カールがドラフトを受けたプロチームが存在する都市で、公立学校組織での特殊教育教員としての職位を受けた。カールは三〇万ドル以上の年俸を稼いではいたものの、万が一怪我をして、主たる家計維持手段を失った場合に備えて、その収入は貯めておく方が賢明だと考えた。ＮＢＡのチームメイトたちの豪華で贅沢なライフスタイルとは、鮮明なほど対照的なことに、カールとエレンは、主として彼女の二万六千ドルの年収で生活した。慎ましい寝室が一つだけの賃貸住宅に住むことは、エレンにとっては嫌なことでは全くなかった。しかし、カールはいつも不満そうに見え、エレンはこれを深刻に受け止めた。夫を幸せにすることは自分の責任であると感じ、これを人生の主たる使命にしたのである。バスケットボールのシーズン中は、カールには何かがとりついているかのように見えたので、エレンは彼のエネルギーを奪いうる他のすべての責任や気の散ることから、彼を保護しようとした。こうして、彼女はすべての家事の責務——買い物から食事の支度まで、そして、税金の計算から請求書の支払いに至るまで——を引き受けた。エレンは、結婚一年目には、オフシーズンの月の間は義務から解放される期間となることを期待していたが、カールには家事を手伝う時間はほとんどないように思われ、その期間でもひどいストレスがかかっている様子だった。

当初、エレンは、夫の生活を楽で、喜ばしく、快適なものにしようという相当な彼女の努力に対して夫が感謝の気持ちを表さないことに、気がついていないようだった。むしろ彼女は、物事が完璧に進まない時に彼が自分に対して批判的になるということを意識していたのだ。一例は、小切手の口座に十分な残金がなかったために、カールの書いた小切手が却下されてしまった時に起きた。

カール・アドラー：小切手は大家に書いたものだった。こういうものは記録が残っていくということがわかっていないのか? 家賃の支払いが遅れたせいで、信頼に傷がついたばかりか、銀行も我々の口座が当てにならないと知ってしまった。いつか住宅資金を借りたいと思う時があるかもしれないというのに。

エレン・アドラー:ごめんなさい、カール。利息が低いから、小切手口座にはあまりお金を置いておかないようにって、あなたが言っていたことを守ろうとしていたのよ。

カール:正確な記録をとっておくべきだという話を、今までに聞いたことがないのかね? 君が注意していれば——つまり、君が自分のすることに少しばかり気を遣っていればってことだがね——こんな危機は回避できたのだ。

エレン:あなたを動揺させたことは本当に申し訳ないわ。チームのことで、とてもプレッシャーがかかっていることを知っているのに。もっと頑張ります。約束します。

カール:謝罪や約束では話にならないな、エレン。私の知る限りでは、努力と結果だけが意味のあるものなのだ。

エレンは、次から次へと個人的な「自己改善」キャンペーンを実施した。しかしどれほど懸命に努力しても、人生の二つの主な目標を達成できないようだった。つまり、夫を喜ばせ、幸せにすることである。バスケットボールシーズンの六ヵ月(トレーニングも含めて)の間は、カールの容赦ない激しさと緊迫感のせいで、「腫れ物に触るように」しなければならないというパターンが出来上がった。彼女は、話し合うべき大切な事柄をもちだすために、常に彼とコミュニケーションをとるのに適正なタイミングを探していた。しかし、適正なタイミングというのは、決して訪れないようだった。カールは、いつも仕事がらみの何か――プレータイムが十分ではないこと、フリースローやフィールドゴールを試みて外したこと、ターンオーバー、試合に負けたこと、ガードしていた選手のオフェンス行為を抑え込めなかったこと――に関して、物思いに耽っているようだった。このような時の彼は、自分が課した仕事を時間通りに、あるいは完璧にしなかったとして批判する以外、ほとんどエレンとは話もしなかった。エレンが、どのような問題をもちだしても、カールは怒って反応するのだった。「どうして、こんな話をもちだすのだ？　多大なプレッシャーがかかっていて集中しなければならないってことが、わからないのかい？　生活のために僕がやっていることも、毎日どれだけのことを期待されているのかも、皆目わからないのだろうな」。実際、エレンの考えていることの大半は、カールについてと、彼にとってどのようにしたら人生がもっと楽で気分を高揚させるようなものになるかということについてだった。オフの月の間、カールは他のチームにトレードされる可能性や、全面解雇になる可能性を思いめぐらした。チームが採用する一人一人の新たなガードに、控えのポイントガードというポジションを取られてしまうのではないかと心配して、その可能性が、迫り来るシーズンに向けて彼に狂人じみたトレーニングと準備をするように駆りたてるのだった。エレンとカールは、課題の達成と問題の解決に関してのみ、コミュニケーションをとっているようだった。エレンが、ディナーに行く、週末旅行に行く、夏休みの計画を立てるといった、もっと軽い話題をもちだすと、カールはくだらないとして会話をはねつけ、目標に関連したプロジェクトよりも優先順位が低いとして、後回しにするのだった。

家族計画　エレンが捨てなかった話題が一つあった。家族計画である。最初に子どもをもうけることを話題にしたのは、結婚して三年が経った、カールのオフシーズン中のことであった。

エレン・アドラー：あなたが忙しいことはわかっているわ、カール。でも、話し合いたい大切な問題があるの。

カール・アドラー：全くその通りだよ。今の時期は、たいてい忙しい。リーグへの新入り選手に関して、入念な下調べをしようとしているからな。中の一人が、僕のポジションを奪い取る可能性が高いのだ。僕らの食卓から、口から、食べるものを奪い取るというわけだ。話したいことって何かな?

エレン：子どもを作ろうとしてみるのに、いい時期だと思うの。

カール：そんなことをするのに、もっと悪い時期なんて想像できないくらいだよ。どうやって子どもを養うって言うのだい? 君は事実上、ただ働きみたいなものだし、僕の方は、いつ消えてなくなるかもしれない仕事をしているというのに。

エレン：ほぼ五十万ドルの年俸で、もう一年、契約を更改したって新聞で読んだわ。あなたのこれまでの給料の全部は、ほとんど一銭残らず貯めてきたし。私が働いている所では教員の多くに子どもがいるわ。みんな、私がもらっているのと同じ給料をもらっているのよ。

カール：まず第一に、僕の給料からは巨額の税金を払っているのだ。総額のほんの一部しか家に持ち帰れない。第二に、君の職場の教員たちの他の収入源のことは全くわからない。家族からの遺産でもあるのかもしれない。わかっているように、我々はびた一文たりとも親に頼れないのだぞ。

エレン：子どもをもつことはお金だけの話じゃないわ。

カール：ほう、違うのかい？　最初にしなければならないことは家を買うことだろう。おそらく、いい公立学校がある一帯の高価な家だ。税金、電気、ガス、水道に保険なんかで、多分、恐ろしい投資だとわかるだろう。第二に、君は仕事を辞めるか、高い家政婦を雇わなければならない。色々な手当もあるし、家政婦は君が考えているより、多分、かなり高くつくだろう。それに、予期せぬ医療費もありうる。誰でも、自分の子どもは正常で健康だろうと信じるようだが、小児科はいつだって満床で混み合っているようじゃないかい？

エレン：子どもをもつ余裕は今後もずっとないって言っているの？

カール：こんな会話をしていても、何も達成できないと思う。子どもをもつことの現実的な費用を考慮に入れた、長期的ビジネス計画を立てるべきだと思う。それが終わったら、我々の収入の実際や将来の見通しをありのままの姿で見つめながら、一緒に細かく検討するよ。その時点になれば、もしいつか子どもをもつことがあるとしたら、いつ頃その余裕ができるかが多少はわかることだろう。

エレンは、夫の要求したことを義理堅くも実行した。その課題を完了した時、カールは、エレンの「ビジネス計画」上のあらゆる事実や予測に異議を唱えて、最終的には「我々の財政状況を考えると、この時点で赤ん坊を世に招き出すことは無責任だろう。一、二年保留にして、我々の財政がもっとしっかりした時に考え直そう」と結論した。エレンはいくつかの理由で妨げられた感じがした。第一にエレンは、全く借金もなく百万ドルを超える貯蓄があるというのに、カールが子どもをもうける余裕がないと考える理由を理解できなかった。第二に、子どもに関しての話し合いが、最初から最後まで、金銭問題をめぐるものになっていることに不満を感じた。彼女が本当に大事だと考えている点、つまり子どもを生み育てるという喜びと、驚きに満ちた体験については、カールと話すチャンスを決して見つけられなかった。

赤ん坊や子どもが大好きなエレンは、幼児や小さな子どもを連れた母親に出会うたびに多大な苦悩を味わった。だから、彼女は諦めなかった。毎年、晩春になりＮＢＡシーズンが終わると、エレンは子どもをもつための「長期ビジネス計画」をアップデートして改訂した。そして毎年、カールは「予期せぬ不測の事態への注意不足」と評するものに基づいて彼女の提案を却下した。「不測の事態」には、親や子どもの高額医療費のかかる病、怪我や成績不振の結果としての彼の失業などが入っていた。

◈息子を得て一歩分を失って

カールは九年連続で同じチームでプレーしたが、これはスターの器ではないＮＢＡの選手にしては例外的な業績だった。試合当たりの平均は十二ポイント以下だったが、決してチームに害を与えず、ピンチの際には当てにできる、頼れる選手という評判を得ていた。試合で先発することは稀だったが、試合の最後に、特に大接戦の時に、プレーしていることが多かった。ターンオーバーや愚かなファウルを犯すことはほぼ全くなく、セットアッププレーとガードなしの選手にボールを回すことにかけてはリーグで最優秀の一人であった。ガードをかわすことができれば、ＮＢＡでもトップのスリーポイントシューターでもあった。加えて、ファウルを受けた場合、フリースローを決めるものと当てにできた。プレーしてきた年月の間に、彼は、チームがシーズン後のプレーオフに進むことやプレーオフで勝ち進むことを可能にした重要な数ゲームでヒーローとなった。彼にとって七回目と八回目のシーズンのとき、チームは決勝ラウンドまで進んだ。八回目のシーズンに、チャンピオンシップシリーズの試合のうち二試合で、カールの土壇場でのスリーポイントシュートが勝利をもたらした。こういったパフォーマンスでカールは全国的な注目と賞賛を受け、その年、リーグの「最も優秀な第六の男」として賞を与えられた。

その夏、彼のエージェントは、大幅な報酬増を伴う三年間の契約更新を取り決めた。当時二十九歳だったエレンは、その時点で子どもをもうけようとカールに懇願した。相当な富と三年契約の安全性という条件が整っていたので、カールは渋々と同意した。三ヵ月のうちにエレンは妊娠して、カールの十年目のＮＢＡシーズンの初めに、息子のミッチェルを出産した。

スポーツでのキャリアを通してそうしてきたように、カールは身体の剛健さが相対的に不足していることを、集中的な準備と比類ないバスケットボールの知識で補っていた。彼はもう長い間、敵に負けないプレーをする唯一の方法は思考で勝ることだけだと理解して受け入れていた。しかし、ＮＢＡでのプレー十年目までに、カールはさらに、スピードと俊敏性の増強分を失っていた。信じ難いほどのスピード、俊敏性、手と視覚のコーディネーションに恵まれた、リーグのもっと若いポイントガードたちは、この事実を見逃さなかった。彼らのプレーのビデオを見て、カールはしばしば、若手の選手たちは猫にも勝る反射神経をもっていると、一人考えたものだった。カールがドリブル中にボールを取られたりパスを盗まれたりすることが、次第に頻繁になってきていた。プレー・フロアですべきことは確実にわかっているのだが、もはや身体がそれをやり遂げることを期待できなくなっていたのだ。スポーツの世界で言うところの「一歩分を失った（ピークを過ぎて、前よりもスピードや運動能力が目減りすること)」のである。その結果、まさに彼をチームにとって価値あるものにしていた試合要素――ミスをせず、チームに害を与えない――が、加齢による自然な成り行きと長年の身体の消耗のせいで危うくなってきた。骨の髄までファイターだったので、カールは不可避のものを跳ね除け、克服しようと無慈悲に自分を駆りたて、そのためにいつの間にか、自分自身やエレンまでをも発狂しそうなまでに追いやっていた。ターンオーバーや逃したチャンスの一つ一つのことをとりつかれたように気に病んで、慢性的に怒っていて、その怒りを外にも内にも向けたのだ。間断なくいらいらし、仲間の選手とは争いになりがちで、自分自身はあらゆる分野で戦闘状態だと感じていた。彼の心の中では奮闘が激しくなっていたのだが、他人には、彼はうつ的で自分の殻に閉じこもって見えた。家庭では、エレンは、カールから放棄されて全面的に独りで息子を育てていると感じていた。カールは全く子どもから離れているのに、他の夫婦が子どもの世話と養育に一緒に参加している様子に、近所でも、教会でも、小児科医の所でさえも、エレンは注意を引かれないでいることはできなかった。一日の練習から帰ってきても、カールはエレンに彼女の一日がどうであったか、あるいは、ミッチェルがその日に何をしたのかを尋ねることはなかった。息子を抱きしめたり抱き上げたりしないばかりか、同じ部屋にいる時でも、ほとんどの場合は息子を見ようとすらもしなかったのだ。それよりも、家に戻るとすぐに、怪我や間近に迫った彼のキャリアの破局についてエレンに愚痴を言い、それから一時間はストレッチ運動をして、痛む関節を氷で冷やし、スカウティングビデオを研究して、早めに就寝するのだった。赤ん坊のもたらす喜びと奇跡に彼も参加させようというエレンの見事な努力にもかかわらず、カールは大半は無関心で、全面的に自分のことにとらわれたままであった。彼女は、長年の間、パートナーとしては不平等な二人の関係に精力を注ぐことを厭わなかったが、子どものためのこのような駆け引きは受け入れられなかった。その結果、初めてエレンは自分の結婚に疑問を感じ始めたのである。

◈外されて落ちて

ＮＢＡのカンファランスゲームでルースボールに飛びついていった時、カールは敵チームのセンターで彼の倍ほども体重がある巨漢と衝突した。巨大なすりこ木のように、そのセンターは巨体を加速させたすべての力をかけてカールの伸ばした右足にからみつくようにぶち当たり、カールの膝蓋骨はフロアにぶつかって粉砕した。後になって、膝関節を安定させるのに決定的に重要な靭帯数本も分断されていることがわかった。骨と組織へのダメージが修復されるには切開による外科手術が必要で、関節の機能を回復するために、集中的なリハビリテーション計画が処方された。チームの整形外科医がカールに、そのシーズン中はプレーに戻れないことは確実だが、プロレベルで再びバスケットボールができるのかどうかも不確実である――実際は可能性が低い――と伝えた。達成できないことを告げられるのには慣れていたので、カールは医師の悲観的な予後の見通しにはほとんど注意を払わなかった。彼は、膝の可動性と脚の強さを回復することに焦点を当てたリハビリ過程に全身全霊を捧げて没頭した。彼の計画は、初秋の練習時までにはチームの活動部隊に戻るために、春から夏までは医学的な回復に猛烈な努力をするというものだった。筋力とコーディネーションの回復は、実際、彼の医療チームにとっては目を見張るものだと考えられたが、チームのコーチングスタッフにはそれほど印象づけられはしなかった。コーチたちはすぐに、カールが、右足を拠り所となる軸足として置くことができないことに気づいた。これは、左にすばやくカットしたり左に俊敏なパスを出したりするには、必須の動きだったのだ。二週間の練習の後、監督が彼を自分のオフィスに呼び、チームの活動部隊から外すと伝えた。ＮＢＡの規定では、彼はその時点でリーグ内の他のチームに採用される資格があったが、どのチームも彼を入団させることには関心を示さなかった。カールはショックを受け屈辱を感じた。彼のエージェントがコネを使って、いくつかの組織とのトライアウトを企画したが、どの組織も、彼がチームに対して与えうる価値は怪我の影響のために否定されてしまうとカールにははっきりと伝えた。最終的に、他の人たちには明白であったことが、カールの目にも見えてきた。キャリアを終結させるほどの怪我を被っていたということだ。

子どもの時以来、初めて、カールは人生の目標や指標となる計画をもたなくなった。彼は所属チームが、彼のことを有利に解釈してはくれず、ただの一度も試合状況で自分の価値を証明するチャンスを与えてくれなかったことを、苦々しく思った。彼はエレンにも激怒していた。

カール・アドラー：ミッチェルが生まれて以来、君は僕のことを見捨てたのだ。リハビリを助けるために指一本動かしてはくれないし、僕が精神的にどんな経験をしているのか、少しも理解してくれていないと思う。

エレン・アドラー：不当な言い分だわ。あなたがどんなに苦しんでいるかはわかっているし、もうバスケットボールをできないことで打ちのめされてしまっていることも知っているわ。

カール：君の哀れみは僕の役には立たない。何か前向きな提案はないのか？

エレン：実際のところ、提案はあるわ。多分、怪我は祝福が姿を変えたものなのよ。やっと、仕事で急きたてられることも悩まされることもなしに、家族と共に過ごす時間がもてるのよ。ミッチェルはもうすぐ二歳になるけれど、あなたは一時間だって途切れることなしに息子と過ごしたことはないでしょう。これまではほとんど、彼が生まれてから一緒にいることはなかったわ。

カール：それで僕の気分がよくなるとでも？　言いたいことはわかったよ、エレン。僕はプロスポーツ選手として落伍者であるばかりか、父親としても失敗ということだな。夫としても失敗と君が思っていることはわかっているよ。

次の数ヵ月、カールはどんどんひきこもり、孤立していった。以前の彼の習慣は、夜明けに起きて、一日の仕事に備え、体力調整とメンタル面の準備をするためにジムに急行するというものだった。チームから外された後、彼は次第に、ほぼ一晩中衛星テレビでスポーツを見て、日中は眠ってベッドの中にいるというパターンを形成していった。書斎付きの寝室から出ることも稀になった。（ミッチェルの誕生以来、赤ん坊が夜泣きしても、エレンが彼の睡眠を妨げることがないように、カールは別々の寝室で寝ることを求めていた）。彼はほとんどあらゆることへの関心を失っているように見えた。エレンが寝室に食事を運び、彼は郵便やメールを読んだり返事を書いたりすることも、電話に出ることもやめてしまった。エレンは、カールがうつ状態になってしまったと確信したが、心理士か精神科医に診てもらうように夫を説得することはできなかった。エレン自身が、それまでになく幻滅を感じ始めていて、自分もうつになってしまうのではないかと恐れていたのだった。結婚初年から、彼女は、プロスポーツ選手としての過酷なキャリアが終わったら、彼も夫婦関係を築くことに参加してそれを享受するような時間と心の平和をより多くもてるだろうという希望を、心に抱いていたのだ。今や、あえて言えば、勘違いでもしていたのだということがわかっていた。カールは、仕事をやめて以来、より自分のことでいっぱいになり、気もそぞろで、情緒的に手の届かないところにいた。
絶望の中、エレンはカールの友人で大学のチームメイトだったハッピー・ジェファーソンに電話をし、夫のことで助けを求めた。当時ハッピーは、まだＮＢＡで活躍中の選手で、リーグの花形センターの一人とみなされていた。ハッピーのバスケットボールチームは、エレンとカールが住んでいたのとは北米大陸の反対岸にあったが、そのチームの総支配人を通して、私がカールを評価する臨床家として選ばれ、予約が組まれた。

エレン・アドラー：ハッピー、私には、どうしたって、夫を医者のもとに行かせることはできないわ。専門家の援助を受けるように言うたびに、気分を害して怒るのよ。最近では寝室から出すこともできないほどなの。

ハッピー・ジェファーソン：じゃあ、予約のことも俺に電話したことも言わないで。予約の日に飛行機で駆けつけるように手配して、やつを引っ張り出して医者のところに連れて行くさ。

指定されていた日に、ハッピーはカールの家に現れて、医者に診てもらうために連れて行くと言った。

カール・アドラー：会えて嬉しいよ、ハッピー。でも、今日は医者と話ができる気分じゃないんだ。エレンに電話をさせて、他の日にスケジュールを組み直してもらうよ。

ハッピー・ジェファーソン：宿題について大学時代に俺に教えてくれたことを覚えているかい？　主な原則は「今やる」ってことだって，教えてくれたよな。締め切り前になると，カールは自分の机を俺たちの部屋のドアの前に置いて，宿題をやるまで出してくれなかったよな。カール，ひどい姿になってるぜ。助けが必要なんだよ。わざわざカリフォルニアから，先延ばしさせるために来たんじゃないぞ。

ハッピーはエレンをお供にして，カールを待っていたリムジンに，ほぼ物理的に「エスコート」し，そのまま私のオフィスに乗りつけた。私は二時間のセッションで，彼らに同時に会った。私が提案したのは以下のようなことだった。

Y医師：あなたやエレンとハッピーが寛大にも伝えてくれた情報から，あなたは二つの精神障害にかかっていると思います。初めに，米国精神医学会のDSMによる大うつ病に対する診断基準を十分に満たしています。うつ病というのは，気分，行動，仕事，人間関係に——普通は悪い方向に——影響を与えてしまう深刻な脳の疾患です。幸いなことに，これは薬物と精神療法での治療にとても反応がよく，治療に取り組む前向きな姿勢があれば，すぐによくなることでしょう。

カール・アドラー：先生がおっしゃった，うつの診断基準に合うということには同意します。それは脳の疾患だとおっしゃるのですね。どうしてわかるのですか？

Y医師：素晴らしい質問です、カール。今日、このオフィスからお帰りになる前に、うつの脳生物学に関して、遺伝研究や疫学研究、脳イメージング研究、その他の研究結果から発見されたことを概括する科学論文を、一通り差し上げましょう。この病状の治療における、抗うつ薬の重要性を実証する情報も、十分に提供しますよ。

カール：自分の脳に影響を与えるような薬を飲む前に、必ず、そのような情報は全部注意深く読みますよ。それから、先生、二つ病気があると言われましたね。うつ病だということには同意しますが、私が抱えていると考えられている、もう一つの病状とは何なのですか？

Y医師：パーソナリティ障害といわれているものです。けれども、あなたの許可があれば、この診断上の疑いを確認するために一緒に作業するのは、うつ病が改善するまで待ちたいと考えています。

カール：私がコーチや専門家を強く信頼することが、おわかりになると思いますよ、先生。ひとたび、いい人が見つかれば、ですがね。先生のおっしゃることが、筋が通っていて役に立つことだと思えれば、先生のこれまでのどの患者よりも懸命に努力します。

Y医師：結構です。それでは、うつ病のこととあなたが服用する薬について、もう少し説明することから始めましょう。そして、少なくともあなたのうつ状態が和らぐまでは、週に二回会いたいと思います。あなたの許可が得られれば、エレンにも数回、参加していただきたいと思います。

私は次の六週間、定期的にカールを診た。その間に、彼とエレンから、それまでの経緯を注意深く聞き出した。治療の第二週には、私は彼のスケジュールに、集中的な身体活動を加えることを提案した。彼は、ほぼ全人生にわたって，精力的にワークアウトしてきたので，気分障害になってしまった理由の一部は，過去三ヵ月の身体的不活動かもしれない，と患者は私に同意した。私は，彼が強迫性パーソナリティ障害のDSM診断基準（American Psychiatric Association 2000）を満たしていると確信するに至ったことも伝えた。これは，この章の後に続くセクションで検討し，表8-1に概要が示されているものである。

強迫性パーソナリティ障害について

◆強迫性パーソナリティ障害の診断的特性（DSM-Ⅳ-TRを若干修正したもの）

強迫性パーソナリティ障害を抱えた人たちは，活動の主要点が見失われてしまう程度にまで，規則，とるに足らない詳細，手順，一覧表，スケジュール，形式などに痛々しいほどの注意を払うことを通じて，コントロール感覚を維持しようと試みる。そのような人たちは，過剰に注意深く，反復傾向があり，細目に異常なほどの注目を払い，ミスの可能性を考えて繰り返し確認を行う。このような人たちは，この行動の結果生じる遅れや不都合で，他の人たちがとても迷惑しがちだという事実は忘れている。例えば，このような人たちは，すべきことのリストを紛失してしまった場合，記憶に従ってリストを作り直すことに少しばかりの時間を費やして課題の達成に進むのではなく，法外な量の時間を失くしたリストを探すことに費やしてしまうのだ。時間の配分が下手で，最も重要な仕事が最後の瞬間まで残ってしまう。完全主義と自分に課している高い基準が，こういう人たちに多大な機能不全や苦悩を引き起こす。あるプロジェクトのあらゆる細目を完璧にしようと夢中になるために，プロジェクトが決して終わらないこともある。例えば，幾度となく，時間

表8-1　強迫性パーソナリティ障害の診断基準
(DSM-IV-TRを若干修正したもの)

柔軟性，開放性，効率性を犠牲にして，秩序，完全主義，精神的および対人的なコントロールにとらわれる広範な様式で，成人早期までに始まり，以下の4つ（あるいはそれ以上）に示される種々の状況で現れる。

1. その人は，活動の主眼点が見失われるほどに，細目，規則，一覧表，順序，準備，スケジュールにとらわれている。
2. その人は，課題の完遂を妨害するような完全主義を呈する（例：その人の厳しい基準が満たされないために，プロジェクトを完成できない）。
3. その人は，娯楽活動や友情を除外するほどに，過度に仕事や生産性に身を捧げている（明白な経済的必要性では説明されない）。
4. その人は，道徳性，倫理，価値観の問題に関して，過度に良心的，実直，そして融通が利かない（文化的あるいは宗教的同一化では説明ができない）。
5. その人は，感傷的な価値が備わっていなくても，使い古した，あるいは，無価値のものを捨てることができない。
6. その人は，自分の物事のやり方に正確に従わない限り，仕事を他人に任せたり，一緒に作業したりすることができない。
7. その人は，自己のためにも他人のためにも，けちな金銭の使い方をする。金銭は，将来の破局的な状況のために，貯えておくものとみなされる。
8. その人は，硬直性や頑固さを呈する。

出典：American Psychiatric Association: *Diagnostic and Statistical Manual of Mental Disorders*, 4th Edition, Text Revision. Washington, DC, American Psychiatric Association, 2000, p.729.

のかかる書き直しをしても、書き手の心の中ではどれも完璧とはいえないために、報告書の執筆完了が遅れてしまうかもしれないのだ。締め切りは守られず、その個人の生活で現在の活動の焦点になっていない側面は、めちゃくちゃになってしまうこともある。

強迫性パーソナリティ障害の人は、家族への義務、娯楽活動、友情を排除するほどに、仕事や生産性への過度の献身を示す。この振る舞いは、経済的な必要性では説明ができない。むしろ、外出したりただ休んだりするために、一晩なり週末の一日を休みにできるほどの時間はないと感じるのだ。長期休暇のような歓びをもたらす活動は延期し続けるので、決して実行されないこともある。実際に娯楽活動や休暇のために時間をとる時は、時間を無駄にしないように何か仕事を持参していないと落ち着かない。友人と時間を過ごすとすれば、ある種の正式に企画されたイベント（例：スポーツ）においてである可能性が高い。趣味やレクリエーション活動は、マスターするために注意深い準備、極端な努力、ハードワークを必要とする真剣な課題としてアプローチされる。強調されるのは完璧なパフォーマンスである。遊びを構造化された課題に転換してしまうのだ（例：玩具の支柱に正しい順序でプラスティックの輪を並べていないと幼児を叱る、幼児に三輪車で真っ直ぐ走るように指導する、ゲームをスポーツの根本的な技能を習得するための厳しいレッスンに変えてしまう）。

強迫性パーソナリティ障害の人たちは、道徳、倫理、価値観の件に関しては、過度に良心的、誠実で、柔軟性がない。自分自身にも他人にも、厳格な道徳原則やとても厳しい遂行基準に従うように、強要するのだ。また、無慈悲なほどに、自分自身のミスに対して自己批判的である。この障害を抱えた人は、権威や規則に厳格なほどに敬意を払い、酌量の余地がある状況にも規則を曲げることなく、きっちりと文字通りの遵守を主張する。一例は、電話をするために二十五セント硬貨を必要としている友人に、その人物にとってよくないとして、それを貸そうとしない人である――「借り手にも貸し手にもなろうとはしない」のだ。この病状を有する人たちは、思い出があるわけではなくても、使い古した物や価値のない物を捨てることができない。物を捨て去ることは浪費的で危険であると考えるのだ。「いつ、何が必要になるかは、決してわからない」というわけだ。このような人は、とっておいた物を、誰かが捨てようとすると動揺してしまう。配偶者やルームメイトは、古い道具、時代遅れの雑誌、壊れた器具などで占領されたスペースに関して、不満を言う。このパーソナリティ障害を有する人たちは、仕事を人に任せることや他人と仕事をすることを嫌がる。頑固かつ理不尽にも、他人が自分の物事のやり方に合わせることを主張し、どのようになされるべきかについて非常に詳細な指示を与えるのだ。例えば、芝を刈る方法、皿を洗う方法、自転車の部品を組み立てる方法などは、一通りしかないと信じて、他の人が創造的な別の方法を提案すると苛立ちを示す。他の時には、スケジュールに遅れていても、仕事の達成の仕方を知らなくても、他人が申し出る援助を拒むかもしれない。他の誰一人として、正しく実行できはしないと考えているのだ。

この病態を有する人たちは、守銭奴的でけちであり、実際に可能であるよりも、はるかに低い生活水準を維持する。出費というものは、将来の破局への準備をし、それに備えるためにはしっかりとコントロールしなければならないと信じているのだ。こういう人たちはまた、厳格で頑固である。唯一の「正しい」やり方で物事を成し遂げることを気にかけて、他人のアイデアに沿うことには前向きではない。几帳面に詳細にわたって計画を立てているので、変更を考えることには消極的なのだ。自分自身の展望を過大評価していて、他人の視点を承認することは難しい。友人や同僚は、このような変わることのない柔軟性のなさに欲求不満が溜まることもあるだろう。強迫性パーソナリティ障害の人は、妥協することが自分のためになると認識する時でも、「ものの原理」と論じて、しばしば頑固にそうすることを拒むのである。

◈強迫性パーソナリティ障害の心理学

ジークムント・フロイトと他の多数の精神分析のパイオニアたちが、現在、強迫性パーソナリティ障害の尺度を構成している特徴的な性質——反抗性、完全主義、秩序重視、非柔軟性、倹約性など——は、非常に重要な成長段階の間の、幼い子どもの問題に遡ることができるという仮説を立てた。この理論によれば、幼児は自体愛と呼ばれる自己愛着と自己没頭の状態で生まれる。幼児は、約一歳半になるまでには、口唇相を通じて世界を探索、体験し始める。この時期に万事がうまくいっていて、子どもがトラウマや深刻な欲求不満を経験することがなければ、発育において口唇期と名づけられているものから、肛門期と呼ばれるものに移行することだろう。しかしながら、ネグレクトや虐待のような問題が存在すると、子どもはスムーズには**口唇期**から**肛門期**に移れないかもしれず、口唇期発育阻害といわれるものが発生してしまう（Freud 1908/1959）。成人期に現れる口唇期での発育阻害の結果には、他人への過度の依存、信頼に対しての問題、パラノイア、自己愛、うつが含まれる。**発育過程の肛門期**（およそ一歳半から二歳半）には、子どもは身体機能、特に老廃物の排除に関する機能に没頭する。子どもが排泄過程をコントロールできるということを学ぶにつれて、トイレット・トレーニングに関する問題が次第に重要になってくる。子どもはまた、排泄のコントロールができた場合には親が喜び、そうでない時には心配することも意識する。この時期には親子の間で意思の競争が生じることがあり、子どもは「イヤ」の意味と効力感を学習する。この過程の社会的意味合いには、権威との将来の関係、「善良な」人あるいは「悪い」人であるといった概念の発達が含まれている。この段階で子どもに問題が起こると、その子は、**肛門期発育阻害**あるいは**肛門期固着**が起こったといわれる。強迫性パーソナリティ障害の特徴的な特性――権威には厳格に服従する態度をとる一方で他人への反発、完全主義、非柔軟性、極度の倹約、他人をコントロールする過剰な欲求――は、肛門期発育阻害に由来するという仮説が存在している。自分自身と他人をコントロールすることを通して、この病状をもつ人たちは他人の支持を得ようとし、逆の結果が出ると混乱し、フラストレーションを感じ、激怒するのだ。フロイトはまた、肛門の敏感で柔らかい組織を媒介することで快楽の感覚刺激を伴うので、糞便の排泄と保持には性愛的な側面があると考えた。彼は、この成育段階で起こった問題は、いわゆる肛門期サディズムにつながることがあるという仮説を立てた。これは、他人に苦痛を被らせ快楽を与えないことによる性的興奮と、しばしば結びつけられるものである。後の思想家の仕事だけではなく、フロイトの発達心理学に関する二つの卓越した批評を教科書の章の中で見ることができる。才能に恵まれた精神分析家であるグレン・ギャバード（1999）とステファン・マーマー（2003）の著したものだ。

◆強迫性パーソナリティ障害と強迫性障害の鑑別

ＤＳＭ‐Ⅳ‐ＴＲでは、強迫性パーソナリティ障害と強迫性障害（ＯＣＤ）の間に、診断上の区分が引かれている。名称の類似性と症状の重なり合いから、この命名法は患者の間にはかなりの混乱を、専門家の間には論争を引き起こしてきた。ＯＣＤの患者のおよそ三分の一が、強迫性パーソナリティ障害の基準も満たす（Bejerot et al. 1998）。これら二つの障害には多くの類似性があるにもかかわらず、ＯＣＤと強迫性パーソナリティ障害の間には、表出、臨床経過、治療において、重要な差異が存在する。要約すると、その名称が示すように強迫性パーソナリティ障害は**パーソナリティ**障害であるが、ＯＣＤの方は**不安**障害として分類され、パニック障害、恐怖症、全般性不安障害、外傷後ストレス障害のような病状を含む疾患のグループに入るものなのだ。確かに不安は強迫性パーソナリティ障害の人たちにもよくある特性だが、その激しさと執拗さがＯＣＤに特徴的な症状を形成する。この他にＯＣＤを強迫性パーソナリティ障害と鑑別する点は、前者に典型的な症状が、「治す」必要のある厄介な問題（**自我異和的**）として経験されているのに対して、強迫性パーソナリティ障害の人たちは通常、自分たちの特徴的な行動パターンを、受け入れられるもの、さらには望ましいもの（**自我親和的**）とまで考えていることである。したがって、このパーソナリティ障害を有する人たちは、自分のパーソナリティ特性によって特に悩まされることはなく、他人にとってはとても厄介であるということに、しばしば当惑させられてしまうのだ。

ＯＣＤの本質は、侵入的で、注意を逸らし、苦悩を与え、時間を食うような精神的な没頭である**強迫観念**と呼ばれるものと、それによるストレスの緩和と、まつわる不安や恐怖の回避が目的となっている反復的行為である**強迫行為**である。このように、強迫観念は思考であり、強迫行為は振る舞いである。強迫観念の一例となるのは、自分の環境から危険なほどに汚染されているという思い込みである。どこへ行っても、潜在的に致命的な感染源を目にするのだ。ドアノブ、階段の手すり、食器、洗面所の設備、そしてバス、タクシー、飛行機といった公の交通手段などである。感染を案じ、回避方法を考え出そうとして、一日の多くの時間を費やすのだ。恐れていたり思いめぐらせているものを心の外に追いやろうと大いに試みるのだが、うまくいかない。苦しくとらわれている考えを鎮めようという実を結ばない努力の中で、このような人は、多くの反復的行為、言い換えれば、強迫行為を行う。例としては、毎日何百回も手を洗う、他の人が触るたびに部屋のドアノブを殺菌剤で磨く、他人が使用したタオルやシーツを捨てるといったことがある。強迫行為に抵抗しようとすると、強烈な不安を体験するが、その不安は当該の強迫行為に寛容になることでのみ緩和しうるものなのだ。

かつては、稀な病状と考えられていたが、今では人口のおよそ二・五％が生涯の間にＯＣＤに罹患すると推定されている(Regier et al. 1988)。この病状は、男性よりも女性の方に起きる可能性がわずかに高いとわ

表8-2　強迫性障害の診断基準（DSM-IV-TR に若干の修正を加えたもの）

A. 強迫観念か強迫行為のどちらかが存在する。
   1. その人は，侵入的かつ不適切と知覚され，顕著な不安や苦悩を引き起こすような，反復的で執拗な思考，衝動，あるいは心像を経験している。
   2. その思考，衝動，あるいは心像は，現実生活での問題に関しての，単に過剰な心配ではない。
   3. その人は，こういった思考，衝動，心像を無視あるいは抑制するか，または，他の思考や何らかの行為を実行することで，中和しようと試みる。
   4. その人は，その執拗な思考，衝動，あるいは心像が，自分の心の産物であり，何らかの魔術的な力で外から課されたものではないことを認識している。
   5. その人は，反復的な行為（例：手を洗う，順番に並べる，確認する）あるいは精神的な行為（例：祈る，数える，声に出さずに言葉を繰り返す）を表出し，強迫観念への反応として，これらの行為を，厳密に当てはめなければならない規則に従って，行うように駆りたてられていると感じている。
   6. その行為あるいは精神的行為は，恐れている出来事や状況を予防するとともに，不安や苦悩を緩和することが目的になっている。こういった行為や精神的行為は過剰であり，緩和や予防を意図している対象と，現実的な形では関連していない。

B. この障害の経過におけるある時点で，強迫観念あるいは強迫行為，場合によっては，その両者が，過剰あるいは非合理的であると*認識する*。注：これは子どもには適用されない。

C. その強迫観念や強迫行為は，顕著な苦悩を引き起こし，時間を消耗（1日に1時間以上）したり，その人の通常の日常生活上の必要事項，職業（あるいは学業）上の機能性，または通常の社交活動や人間関係を妨げている。

出典：American Psychiatric Association: *Diagnostic and Statistical Manual of Mental Disorders*, 4th Edition, Text Revision. Washington, DC, American Psychiatric Association, 2000, p.462-463.

かってきた。しかしながら、ＯＣＤの症状は、女性よりも男性において、早く——しばしば、思春期までに——現れる。女性の場合、発症は二十代が一般的である（Weissman et al. 1994）。ＯＣＤを抱える人たちのおよそ九〇％が強迫観念と強迫行為の両方を有し、このグループの二八％が強迫観念に最も苦しみ、二〇％は強迫行為で、五〇％は両方で苦しんでいる（Foa et al. 1995）。表８‐２に示したのは、ＯＣＤに対するＤＳＭ‐IV‐ＴＲの診断基準を要約したものである（American Psychiatric Association 2000）。

◈強迫性パーソナリティ障害の生物学

強迫性パーソナリティ障害は人口の一％ほどに広がっており、外来での精神科ケアを受けている人たちの三〜一〇％に診断される。この病態は女性より男性に、二倍多くみられる。不運にも、強迫性パーソナリティ障害の生物学に関しては信頼できる有効な研究がほとんど行われておらず、この病態の発生に寄与しているかもしれない遺伝学に関しても、有効な研究が手に入らない。非常に高い比率（およそ三分の一）のＯＣＤ患者が、強迫性パーソナリティ障害の診断基準も満たし、ＯＣＤの神経生物学と遺伝学に関しての方が、はるかに多くのことが発見されてきているので、ＯＣＤの生物学に関して知られていることを簡潔に振り返ってみるのは有用だろうと思われる。ＯＣＤに関する事実の一部が、強迫性パーソナリティ障害にも適用できる可能性は高い。

◈強迫性障害の生物学

決定的な証明にはなっていないが、双生児研究からのエビデンスが、ＯＣＤには遺伝的要素があることを示している。二卵性双生児よりも一卵性双生児の方に、より一致が多いようである（Andrews et al. 1990; Carey and Gottesman 1981）。家族研究では、この障害のない人たちの親族よりも、この病状をもつ人たちに近い親族では、ＯＣＤが四倍も頻繁に生じることが示されている（Nestadt et al. 2000）。しかしＯＣＤにおける遺伝継承の役割を決定するような養子研究は、ただの一つも発見できなかった。ＯＣＤの人たちの下位集合では、ＯＣＤと運動障害、特にトゥレット障害のようなチック型の症候群との間には、関連がみられる可能性がある。統制群よりも、トゥレット障害の人たちの親族に、ＯＣＤが高い割合で存在するのだ。加えて、ＯＣＤの人たちのいくつかのカテゴリーでは、トゥレット障害と他のタイプの運動障害が、より高い割合で生じている（Fyer 1999）。

　脳機能イメージングを伴う最近の研究が示す、ＯＣＤの人たちの脳における機能異常には説得力がある。腹側正中皮質の一部、脳幹神経節、視床を含んだ脳組織の活動が、ＯＣＤの人たちでは増加していることが示されている（Rauch and Baxter 1998）。他の研究は、統制群に比べるとＯＣＤの人たちには、白質総量の減少と皮質量の増加がみられることを示している。このテーマに関する、より多くの情報に関心のある読者は、スタイン博士とヒューゴ博士による素晴らしい論文（2003）と、フィッツジェラルドと同僚たちによる批評論文（1999）を参照されたい。

　脳内の生化学的異常も、ＯＣＤの人たちにおいて記録されていて、これらの異常は、セロトニン作用性、ドーパミン作用性、そして他の脳内伝達システムに関係するものが顕著である（Russell et al. 2003; Stein and Hugo 2003, p.1054-1055）。脳のセロトニンシステムに影響を与える抗うつ薬（選択的セロトニン再取り込み阻害薬）による治療にＯＣＤの多くの人たちが示す強力な反応と、その他の発見から、この障害には

表８-３　カール・アドラーのケースで示された強迫性パーソナリティ障害の鍵となる原則，パート１：精神科的ヒストリー

ヒストリーとしての事実	鍵となる原則	解釈
カールの両親は，彼に物質的な快適さは提供しながらも，情緒的には剥奪した。	強迫性パーソナリティ障害の人たちは，しばしば，人間関係よりも物に価値を見出す。	子ども時代における，現実の拒絶や知覚された拒絶にからむ傷心や怒りは，親密な成人との関係を形成することを阻害する。
カールは，スポーツにおけるパフォーマンスのことで頭がいっぱいだった。	強迫性パーソナリティ障害の人たちは，量で表すことのできる物事を過大評価する。	強迫性パーソナリティ障害の人たちは，自分そのものとして愛されることを断念し，自分が達成したことに対しての愛を探し求める。
カールは，群を抜くバスケットボール選手になった。	強迫性パーソナリティ障害の人たちは，しばしば，学業，スポーツ，職業において，成功を成し遂げる。	ゴール，課題，準備，組織化，生産性へ強烈に焦点を当てることは，強迫性パーソナリティ障害の人たちの一部では，成功という結果——代償を払ってだが——につながる。
カールは，スポーツでの業績で喜びや満足を体験しなかった。	強迫性パーソナリティ障害の人たちは，非常に多くの場合，不安に思っていて，不幸せで，満たされていない。	根本的に，人というものは，自分が行ったことに対してよりも，自分そのものとして愛されていると感じたいものだ。
カールは，意欲がないように見える人や，失敗を犯した人に激怒した。	強迫性パーソナリティ障害の人たちは，自分自身にも他人にも厳しい。	自制する人間は，他人に気前よくすることが難しい。
カールは大学でもプロでも抜群の選手になったが，それにもかかわらず，失敗や拒絶に弱いといつも感じていた。	強迫性パーソナリティ障害の人たちは，自分自身と他人に対して，高遠で達成困難なゴールを設定する。	強迫性パーソナリティ障害の人の誤った前提は，「目標を達成すれば，安全で幸せだと感じられるだろう」というものだ。そして，このような人は不可能なゴールを設定するが，そのため，この誤った前提は，決して間違っていると証明されることはない。

表8-3　つづき

ヒストリーとしての事実	鍵となる原則	解釈
エレンは，知性，謙虚さ，厳しい職業倫理，誠実さといった，カールの多くのよい性質に魅力を感じた。	強迫性パーソナリティ障害の人たちは，多くの場合，ポジティブで魅力的なパーソナリティ特性を有している。	エレンが初めてカールに出会った際，彼女はコップの「半分が満たされている」ととらえた。結婚生活の間に，彼女はコップの「空の部分」がもつ，不幸な含意を理解するようになった。
エレンは，思いやりがあって支えてくれる妻であり，カールの家族とは，カール自身よりも親しい関係をもつに至った。	強迫性パーソナリティ障害の人たちは，しばしば，素晴らしい人物を配偶者として選ぶ。	詳細に対しての注意深い注目や周到さは，強迫性パーソナリティ障害の人たちが，立派な人格，成熟した価値観，人を惹きつけるパーソナリティ特性を有する人と結婚するという結果につながりうる。
カールは，温かい感情や感謝の気持ちをエレンに対して表現することが稀だった。	強迫性パーソナリティ障害の人たちは，しばしば，自分を愛してくれる人に対し，冷淡で，鈍感で，感謝の気持ちを示さない。	愛されていると感じていない人は，自分自身や他人を愛することに問題を抱えている。
カールは，レクリエーション，くつろぎ，社交，休暇，その他の娯楽活動に価値を見出さなかった。	強迫性パーソナリティ障害の人たちは，自分自身や他人に褒美を与えることに問題を抱えている。	報酬のない重労働は，結果的に，怒り，不安，自己や他者の懲罰という悪循環につながる。
ほぼ10年間，カールは，子どもが欲しいというエレンの嘆願に抵抗した。	強迫性パーソナリティ障害の人たちは，剛直で，対立的で，抑制的である。	「ノー」と言うことで，強迫性パーソナリティ障害の人たちは，コントロールを維持し，リスクを回避し，サディスティックに他人を罰する。
カールは，幼い息子と情緒的に分離していて，関わりをもとうとはしなかった。	強迫性パーソナリティ障害の人たちは，残酷なほどに自己中心的で，自分に依存する人に対して鈍感である。	懸命の努力，間断なしの苦しみ，ゼロに近い褒美というのは，自己中心性を隠す煙幕となりうる。

表8-3　つづき

ヒストリーとしての事実	鍵となる原則	解釈
カールは，プロバスケットボールチームから外された時，うつ状態になった。	強迫性パーソナリティ障害の人は，しばしば大うつ病を発症する。	不完全であることを受け入れなければならない時や野望が満たされない時に，強迫性パーソナリティ障害の人たちは，しばしば，うつ状態になる。

脳内セロトニンレベルの変化が関係していると考えられている。以下に検討するように（「強迫性パーソナリティ障害の人たちのエビデンスに基づいた治療」を参照）、ＯＣＤ患者の治療は、非常に多くの場合、セロトニン作用性の抗うつ薬の使用と精神療法の一形態――しばしば、認知行動療法――を組み合わせることになる。

表８・３は、カール・アドラーのケースで示された、強迫性パーソナリティ障害に関する鍵となる原則を要約したものである。

強迫性パーソナリティ障害の人たちの治療

◆治療を受け入れることへの抵抗

多くの理由のため、強迫性パーソナリティ障害の人たちは、自分の病状に対して専門家の助けを求めたり受け入れたりすることを躊躇する。第一にそして何よりも、精神療法を、自分の人生のコントロールを他人に預けることとみなすので、治療をコントロールの喪失と等しいものであると考えるのだ。また精神科治療を、階層システムになっていると捉え、専門家には全面的に権力が与えられていて、患者には力がないものと考える。こういった理由で、強迫性パーソナリティ障害の人たちの治療の早期では、セラピーが協同的で支持的な

表８‐４　専門家のケアを求めることに抵抗するために，
強迫性パーソナリティ障害の人たちがよく使う言い訳

1.「精神科治療または心理学的治療は，金がかかり過ぎる」
2.「セラピーなどで無駄にする時間はない」
3.「精神医学は不正確な科学だ」
4.「私におかしなところがあるなどと，誰が言うのだ？」
5.「私自身に関することで，私がすでにわかっていること以外に，何を伝えられると言うのだ？」
6.「精神科医は皆，感情の方が論理よりも大事だと思っているのだ」
7.「精神科医がやっているのは，自分の問題に関して言い訳をする方法と，他人を責める方法を患者に教えることだけだ」
8.「セラピストなんて，彼ら自身が完璧にはほど遠い。そういう人間に，どうして力を貸してもらうことなど期待できようか？」
9.「話を聞くだけの治療者にお金を払うくらいなら，犬を購入した方がましだ」
10.「私には誰の助けもいらない。自分の問題は自分で解決できる」
11.「どこかの精神科医に依存するようになって，出される薬の中毒になるなんて，私にとっては最も不要なことだ」
12.「私の人生は，誰にもコントロールさせはしない」

プロセスであり、患者がコントロールの大半を握るものだということを、臨床家が説明することが必須である。完全なコントロールを握りたいという欲求の土台となっているのは、深くて、探索されたことのない、痛みを伴う感情の貯蔵庫である。この障害をもつ人たちは、このような抑圧された感情へ接近することにつながる状況や、やりとり——例えば、精神療法——もまた、直感的に回避する。表８‐４に示されているのは、自分の病状に対して専門家の助けを求めることに抵抗するために、強迫性パーソナリティ障害の人たちが一般的に用いる言い訳をまとめたものである。

◆カール・アドラーの治療

《ケアの要素に優先順位をつける》

治療を始めた時、カール・アドラーは、ほとんど機能しておらず、これは、以前のほとんど常軌を逸したレベルの活動や高い達成度とは、著しい対比をなしていた。夜間に三、四時間も寝ておらず、空腹を感じず、選手の頃よりもおよそ二十五ポンド（約十一キロ）も体重が減り、将来に関してひどく悲観的だった。自分の衛生状態にほとんど注意を払わず、実際、数週間も入浴していなかった。アドラー氏は、将来にほとんど希望がなく、過去一ヵ月の間に何度も自殺を考えたと打ち明けた。彼は二つの精神科的病態のＤＳＭ‐Ⅳ‐ＴＲ基準を十分に満たしていた。大うつ病と強迫性パーソナリティ障害である。私の予備的な治療プランは、抗うつ薬の使用、支持的精神療法を受けるための頻繁な来院、運動、適切な栄養により、うつ病の治療を優先させることだった。希望をもつことができ、治療の選択肢全般を評価する動機づけがあるほどに、うつ病から十分に回復するまでは、パーソナリティ障害に働きかける有意義な治療プランを考案できないと考えたのだ。つまり、彼はうつ病によって効果的な治療の選択に参加する能力が著しく制限されていたばかりでなく、選択肢に関する、情報を得た上での決断をする能力もまた、損なわれていたということだろう。**一般的で賢明な、うつ病の人の治療原則は、うつ状態が和らぐまでは重要な人生の決断をするのは控えさせることである。**この期間の各セッションでは、ある時点で、彼に自殺を考えたり意図したりしていることについての質問をした。治療の四週目に、アドラー氏はこの質問に以下のように答えた。

カール・アドラー：自分を葬るべきでないのはなぜですか？　バスケットボール選手としてはもうおしまいで、他のことについてはやり方もわかりません。みんなの重荷になってただモタモタしていても、何の意味があるというのですか？

Ｙ医師：うつ状態が晴れたら、考えるべき職業での選択肢や趣味での選択肢がたっぷりあることに気づかれると思いますよ。

カール：私が相当一次元的な人間だということが、いまだにわからないのですか？　全人生を、バスケットボールのプレーの仕方を学ぶことに費やしてきたのです。他のことはどのようにすべきなのか、本当にわかりません。それすらも、もはやできないのですから。

Ｙ医師：私はあなたのことを、全くそんなふうには受け取っていませんよ、アドラーさん。自分自身を理解して、自分の能力や選択肢の全域を発見するチャンスが、これまで全くなかったのだろうと思います。

カール：先生に二つ、質問があります。このすべては、どのくらい時間がかかるのですか？　それから、どのくらい費用がかかるのですか？

Ｙ医師：現時点では、どちらの質問にも答えられません。あなたが何を治療に望むか、ということ次第です。でも、金額の心配を再びされるようになったことは、嬉しく思います。薬が役に立ち始めている兆候に違いありません。

カール（微笑して）：それは当たっています。治療費を払って破産するのではないかと心配しています。薬のせいでしょう。先生は、私が前もって知らなかったようなことは、あまりおっしゃっていませんからね。生まれてこの方、精神科医と話をする羽目になるとは、想像だにしていませんでしたよ。

Ｙ医師：あなたの想像力をグレードアップする点では、かなり努力しなくてはいけないようですね。これは、かなり費用がかさみますよ。

アドラー氏の最初の治療養生プランへの反応は、優秀なものだった。彼の睡眠と摂食のパターンは正常に戻り、エネルギーとやる気も増し、自殺のことは、それ以上は考えなくなった。その時点で、彼は将来の治療選択肢について話し合い、考えることができるようになった。

カール・アドラー：先生は専門家ということになっています。これからどのようにすることを勧めますか？

Y医師：あなたの生活史を少しは知っていますので、私が何よりも懸念するのは、あなたが、自分自身をよりよく理解する時間をとって、より多岐にわたる選択肢のメニューを考慮することなしに、別の厳しい仕事がらみの活動に飛び込んでいってしまうことです。

カール：頭が空っぽのスポーツ選手と話していることをお忘れなく、先生。今おっしゃったことを、わかりやすい英語で繰り返していただけますか？

Y医師：「頭が悪いふり」には引っかかりませんよ、アドラーさん。あなたはとても賢くて、私の意味することはきっちりわかっておられる。バスケットボールは、自分を定義して価値を証明する手段だと信じてこられたのでしょうが、自分の感情や基本的な葛藤から逃げ出す方法でもあったのです。

カール：どのような？

Y医師：根深い不安感、大半の人たちへの嫌悪感や不信感、親密さに関する困難さ、リラックスして楽しむ能力の欠如、妻や息子の愛を受け入れたり彼らに愛を返したりする点での問題などです。

カール：手加減はしないのですね？　先生に対して二度と頭が悪いふりなどしないよう私に忠告してください。とはいえ、元々の質問に返りますが、この件全般に関して、どのようにすることを勧められますか？

Y医師：人生のバランスをとるために、一年ほど仕事を休まれることを勧めます。この期間に、自己理解を深め、妻子との有意義な関係を創り上げる方法を学ぶために、精神療法と家族カウンセリングに積極的な取り組みをするといった、この時点までできていなかったことをすべきだと思います。

カール：本題に入ってきたので、私も肝心なことを言いましょう。精神療法というのが、どのように機能することになっているのか、何も知らないのです。色々なタイプの治療とその理論的な根拠に関して、情報を提供していただきたいです。次回お目にかかる時に、何を話しているのかがわかるように。

Y医師：あなたの状態に関する診断や、治療の選択肢の情報を一まとめにして、今日中にお渡しできるように準備しましょう。

《カール・アドラーのための長期的治療プランを展開する》

個人精神療法　カール・アドラーは、うつ病とパーソナリティ障害の治療選択肢に関して、公表されている内容を注意深く読んだ。彼は、自分の気分障害の治療における抗うつ薬の使用に関して、その正当性の裏づけと科学的有効性を理解して受け入れた。しかしながら，強迫性パーソナリティ障害とその治療に関しては多くの質問があった。

カール・アドラー：エレンにも強迫性パーソナリティ障害の資料を見せたのですが，ひどく驚いていました。彼女は全部が私に該当すると考えて，先生がビデオカメラを持って私を追跡していたのではないかと思っています。

Y医師：他のどの身体的な病態とも同じで，このパーソナリティ障害を有する大半の人に関しては，根本的な兆候や症状が認識可能なパターンで集結するのです。それでもやはり，パーソナリティ障害というものは，各個人とその家族に異なった形で影響します。各個人と状況が独特なものだからです。私自身の哲学は，治療プランということになると，「万人向けのフリーサイズ」処方は存在しないというものです。

カール：私は，認知行動療法に魅力を感じました。問題解決に対して，より直接的なアプローチに思われますし，より早く効果が出るようです。エレンは，精神力動的な情報に基づく精神療法の方が，私にはより効果的だと考えています。私の問題はすべて，不幸な子ども時代や非機能的な家族状況に由来すると思っているのです。

Y医師：どちらか一方だけを選択する必要はないのです。必要に応じて，両形態のセラピーを使うことができるのです。

大うつ病がよくなった後も、私はアドラー氏に抗うつ薬の継続を勧めた。この気分障害を深刻な形で経験した人は、薬物服用を継続した場合の方が、うつの再発が少ないのだ。加えて、彼も妻のエレンも、抗うつ薬を服用し始めてから、彼が些細な問題をそれほどまでに心配したり、いつまでも考えたりはしなくなったことに気づいていた。

治療で迅速な進歩を遂げたいと希望して、アドラー氏は週三回の精神療法という治療スケジュールを選んだ。彼が、新居を購入するかどうかを熟慮している時に、**認知行動療法**と**精神力動的な情報に基づく精神療法**との組み合わせの一例が生じることとなった。

カール・アドラー：家を買う件で、エレンが私を大いに悩ませています。すでに、寝室が二つある素晴らしい賃貸タウンハウスがあって、月に千五百ドルもかかるのです。新居にかかる初期支出や、その金が投資としてはどの程度の儲けになるのかを考慮に入れなくても、税金だけで月に七百ドル近く払わなければならなくなるのです。公共料金や管理費でさらに毎月七百ドルかかると見積もっています。私にとってこれは、金を燃やしているようなものです。このような支出からは何も戻ってこないのですから。

Y医師：一番の懸念は何ですか？　家を購入したらお金が足りなくなると恐れているのですか？

カール：何が怖いのか、本当はわかりません。家を買っても、一文無しになるわけではないことはわかっています。浪費をしたくないというのは、単に自分の性分なのだと思います。

Y医師：もし家を購入したとしたら財政的にどのようなことが起こるのかを、詳細なところまで明白にして探究してみる価値があるだろうと思います。あなたがなぜ、それほどまでに金銭に関して心配するのか、私たちがもっとよく理解するのに役立つかもしれません。

認知行動的精神療法のテクニックを用いて、私はアドラー氏に、家族のために家を購入することに関わる「可能なかぎり最悪の財政的な結果」を想像してみるように求めた。彼は長い話し合いの末、家の購入が、彼の総体的な財政状況に関してほとんどリスクのないものであることを認識した。実際、彼はやっと、プロバスケットボール選手としての長年に及ぶ高給、優れた投資、倹約の結果として、自分が億万長者であることを告白できるほどに、私を信頼するようになった。興味深いことに、彼はまた、エレンが裕福さを意識すると倹約しなくなるのではないかと恐れていたので、彼女には一家の全財産が高額であるとは全く知らせてはいないことも告白した。彼は、家の購入がもたらす影響に対する自分の情緒的な反応が、財政的破綻の可能性が現実にはほとんどないのに、破局的なレベルのものであることも理解した。アドラー氏は、非常に明晰な思考をするとして自分に誇りをもっていたが、家の所有に関する財政的な懸念と、他の危険の可能性を混同していた。例えば、彼の恐れていることの一つは、家で火災が発生して家族や他の人たちを負傷させるかもしれず、これは財政的な惨事につながるだろうというものだった。より精密に検討すると、家を所有している場合の火事や負傷への負担責任は、賃貸住宅に住んでいる間に負っているものと同等で、この懸念には保険によって合理的な対処ができることも認識した。彼はまた、賃貸住宅に住んでいる場合と比べて、持ち家に住んでいる場合の方が極端に火災の危険にさらされると、誤った思い込みもしていた。私は彼に、この想定を有効なデータで確認するように求めたが、彼にはこれができなかった。最終的には、認知行動療法の技法を通じて、アドラー氏は、家の購入にからむ心配や不安の大半は、度が過ぎているか、正当化できないものであることを認識したのだ。

精神力動的なアプローチを用いて、アドラー氏は、子ども時代に両親から情緒的に無視され、兄によって心理的虐待を受けていたことに気づいた。両親は彼と多くの時間を共に過ごすこともなく、彼の日々の生活にあまり関心も関与も示すことはなかったが、金銭やプレゼントの面ではかなり気前がよかった。時間の経過とともに彼は、金と愛、自尊心、情緒的安全性を同等視し始めたのだ。結果として、彼は自分の金を使うことに躊躇するようになった。彼の所有総額が、彼の重要性や自己価値を測るものさしになっていたからだ。自分より裕福であると考える者には劣等感を感じ、自分より所有額が少ない者には優越感を感じたのである。

精神療法と変化　私はアドラー氏と、「個人精神療法」の見出しで上述された支持的精神療法を十八ヵ月間継続した。彼と妻は、定期的なカップルカウンセリングにも参加した。彼は、エレンと息子の生活にはるかに多く関わるようになり、より柔軟になり、過度の用心深さや不安なしに重要な決断を下せるようになった。新居を購入し、二人目の子どもを授かろうと試みることに同意し、新たな職業を考慮し始めた。最終的に彼は、地元の大学のバスケットボールチームでアシスタントコーチをするというオファーを受諾することに決めた。全人生にわたって、バスケットボールの科学を学び、実践してきた者として、アドラー氏は新しい職位の多くの面で、たぐいまれなほどに適していた。しかしながら、彼はまた、初めて、若い運動選手、同輩である他のコーチたち、高校のコーチやリクルートしようとしている選手の家族などとの、複雑な対人的、社会的な網状組織の中で働くことになった。さらに、熱烈なバスケットボールファンである大学同窓会との調整役という仕事も割り当てられた。アドラー氏は、自分のバスケットボールの根本原理や戦術に関する比類ない知識が、仕事の一要素に過ぎないことを理解するに至った。他の部分は、個人や集団のやる気を引き出して、効果的に共同作業をすることだった。対人技能を改善することが、精神科ケア三年目での中心的な目標になった。

セラピーセッションで、アドラー氏は、人への対処方法で特定の困難さを経験した仕事上の具体例を語った。ほどなく私たちは、彼が繰り返し困難さを経験している人たちのパーソナリティのタイプに、二つのパターンを発見した。逆説的なことに、アドラーコーチは、好成績を挙げるが傲慢で自信過剰で知ったかぶりをするタイプだけではなく、努力が不足しているか一貫していないために十分な成果を挙げられない選手にも、頻繁に怒りを感じて忍耐が続かなかったのだ。彼の反射的反応は、「努力しないことで、私を失望させ、チームの期待を裏切っているのだぞ」とか、「もっと努力が見られなければ、プレー時間はないものと思え。奨学金を失う危険があることは、いやと言うほどわかっているだろう」などと言って、成績不振の選手を脱価値化し、脅かし、おどすことだった。彼は私たちとの話し合いから、大学環境でコーチをする者が負う重要な責任とは、潜在的な可能性を実現していない者たちにとっての模範的な教育者になることであると認識するようになった。アドラーコーチは、時間と努力の大半を、彼のチームの才能とやる気のある選手に捧げてきていた。私たちは、成績不振な選手への彼の極端な反応を、彼が幼かった時の彼の兄の残酷さへとたどっていった。小さくて年長の少年たちのレベルでは競争ができないとして、彼は兄たちから馬鹿にされ、からかわれていたのだ。カールは、優れた運動選手になることで適応したが、自分の成し遂げたことに対して兄や両親からは注目も評価もほとんど受けなかった時には、フラストレーションを覚え、裏切られたと感じたのだった。精神療法で彼は、自分が兄にされたのと似たやり方で成績不良な選手を扱っていること、自分の家族への表現されなかった怒りを、最も攻撃しやすい選手たちに置き換えていることを理解するようになった。この理解は、指導しているバスケットボール選手への非支持的で脅迫的な待遇ばかりではなく、息子のミッチェルに対する同じような扱いを変えることにも役立った。

傲慢な選手に対する、アドラーコーチの極端な情緒的反応を探究してみることからも、価値ある洞察が浮かび上がった。私たちの精神療法作業で、彼が自己中心的な選手を強烈に嫌うばかりでなく、権威があるかのように振る舞う人たちや実際に権威者である人たちには、ほぼ全員に不信感をもっていることがわかった。こうした感情の起源は不明瞭なものではなく、明らかに彼の父親との関係に関連していた。ビジネスで成功しており、インディアナポリスのコミュニティでは有名でとても尊敬されていたが、カール・アドラーの父親は、子どもの誰ともほとんど共に時間を過ごすことはなかった。子ども時代も若い成人の頃も、カールは父親の注目や承認を得ようとして、英雄ともいえるほどに奮闘をしたのだが、無駄であった。彼の父親は、高校、大学、プロでの息子の重要なバスケットボールの試合を観戦することは稀で、州の優勝決定戦やＮＣＡＡの決勝シリーズ、ＮＢＡファイナルなどでも同じだった。カールは、ＮＣＡＡの優勝決定戦勝利に続く溢れるような祝福の場で、すべてのチームメイトが親と抱擁しているのに、彼の家族は誰一人として来ておらず、たった一人で立ち尽くしていたことを、痛烈に記憶していた。長年にわたってカールは、彼のことを小さ過ぎるとか遅過ぎると言った、いわゆる専門家や権威者に挑戦して彼らの誤りを証明するために、運動選手としてのゴールを達成するべく自分を動機づけしていたのだ。しかし、遠くて手の届きそうもない目標を達成した時、その達成からは、喜びも満足も、自尊心の高まりも引き出せなかった。彼は治療で、自分が本当に欲していたのは、父親に承認され、優先順位を上げてもらうことだったのだが、感動的なほどの業績にもかかわらず、それは決して叶わなかったのだと、理解するに至った。治療での努力を通じて、カールは他にも二つの重要な洞察を得た。①父親との満たされない体験のために、彼はほとんどの権威ある人物に怒りを感じるようになったばかりでなく、彼自身の成人指導者としての役割を引き受けようとはしなくなってしまった。彼は、複雑でかなり政治的な側面のある大学という環境で、バスケットボールのコーチという仕事をする上での、多様な自滅的振る舞いを同定し、変えることができるようになった。②彼は親の愛を得るためには、努力して成果を出さなければならないと、全人生を通じて信じてきたので、妻や息子が寄せる愛情や親密さの心からの表現を、信じることも受け入れることもできなかった。彼は、妻子の愛情を受け入れて、自分からも返す方法、そして彼の人生において妻子のことをより重要なこととして捉える方法を習得するために、懸命に努力した。

◆強迫性パーソナリティ障害の人たちのエビデンスに基づいた治療

医学の歴史は、究極のところ、無効であるばかりか、患者に対して危険であるということが判明した治療の例で満ちている。このため、医学のあらゆる専門領域の医師たちは、厳正に統制された臨床試験で、効果的かつ安全であると示されたような治療を薦めるべく、大いに努力している。現在、このアプローチは、**エビデンス（証拠）に基づく医療**（evidence-based medicine）と呼ばれている。不運にも、痛みを伴い、能力を麻痺させ、個人の私生活や職業生活を妨害する可能性があるが、それに対して効果的であると証明された治療がないような、多数の医学的障害が存在している。それにもかかわらず、臨床研究が、ケアの指標となるような新たな知識――エビデンスに裏づけされたもの――を発見するまで、ヘルスケアの専門家は、実証された治療がなくても、こういった人たちを助けるために最善を尽くさなければならない。

精神医学では頻繁に、一つのタイプの障害に対して効果的だと証明された治療法を、エビデンスに基づく治療法が存在していない関連病状を抱えている人たちに対して用いる。一例は、パニック障害の治療のための、抗うつ薬の早期使用である。一九七〇年代と一九八〇年代、抗うつ薬は大うつ病の治療において、安全で非常に効果的だという、注意深く統制された臨床調査研究で得られた、説得力のあるデータが存在していた。ドナルド・クラインと他の精神科医が、うつ病とパニック障害の兆候や症状には重複があることに注目し、さらには、この二つの病態の基盤に存在する神経生物学も互いに関連しているかもしれないと考えた。このような理由と、その当時パニック障害に対しては、有効とされた治療が存在していなかったという理由で、クライン医師と他の医師たちは、この例外的なほどに苦しく、能力を阻害する病状を抱えた患者の治療に、抗うつ薬を使用し始めた（Klein and Fink 1962）。早期の結果が肯定的なものであることが判明した後、私も他の多くの精神科医も、パニック障害の治療を目的とする抗うつ薬の使用に対して、統制された試験が実行されている間に、多くの患者に処方を始めた。パニック障害の多くの患者が抗うつ薬に対して劇的な反応を示したものの、米国食品医薬品局（ＦＤＡ）が、抗うつ薬がこの目的で使用されることを認可するまでには十年以上かかった。ＦＤＡによって一つの病の治療用に認可された薬物を、別の病状の治療に使用することは、**オフラベル**（off-label）処方といわれている。この医療行為は合法であるが、患者に対する全面的な情報公開と、最高レベルの用心や安全性のモニタリングを伴って、実行されなければならない。神経精神医学者かつ薬理学者として、私は、従来のエビデンスに基づく治療に反応しなかった患者や、ＦＤＡ認可の薬物治療が存在しないような病状を抱える患者には、一般に、コンサルテーションを提供する。結果的に、私が治療するほとんどの患者が、オフラベル目的で薬物を使用している。

残念ながら、現在のところ、強迫性パーソナリティ障害を専門とするような、エビデンスに基づく治療は存在していない。しかしながら、研究により、ＯＣＤの人たちには、二タイプの治療が有効であることが証明されている。これは抗うつ薬カテゴリーの投薬と認知行動療法である。したがって、現在、多くの臨床家が強迫性パーソナリティ障害の患者を治療するために抗うつ薬と認知行動療法の双方を用いており、素晴らしい成果を挙げている。

《精神療法的治療》

認知行動療法　この形態の精神療法は、患者が差し迫った破局や他の不安の源に対して傷つきやすいという知覚を再構成することに役立つ。多くの場合、決断を下すといった行為や、強迫的儀式のような振る舞いを行う直前、最中、そして事後の思考や感情を、患者が探索するのを援助することからセラピストは始める。通常、患者は決断の——過去と未来の——波及的影響を思いめぐらし、臨床家は、患者が自分の先入観の結果がもたらす極端さを探索することを援助する。非論理的な思考や過度の責任というのが、よく探索される問題である。この形態の治療は、適切な調査研究によって、ＯＣＤの治療では効果的であるとわかってきたが、強迫性パーソナリティ障害の患者の治療での有効性に関してはデータがない。それにもかかわらず、認知行動療法は、現在、効果を有望視されつつ、強迫性パーソナリティ障害の患者の治療に用いられている。

洞察志向型精神療法　この形態での強迫性パーソナリティ障害の人たちの治療は、ほとんど科学的エビデンスに裏づけられてはいないが、精神力動的情報に基づく精神療法は、この病状に対して最も一般的に活用されているセラピー形態である可能性が高い。**精神力動的情報を取り入れた治療の根底にある理論は、患者に知覚あるいは認識されていない感情は症状という形をとり、患者が自分の感情に接近すればパーソナリティ障害の症状群が減少するというものである。**フロイトの観察記録と著作が、この形態の治療の理論的基盤を形成していて、患者のセラピストへの転移と防衛機制に特に注意を払っている。この病状の患者によくみられる防衛機制には、感情が厄介な思考から分離あるいは除去されてしまう**情動隔離**、患者が動揺をもたらすような思考や行為を象徴的な行為によって除去できると考える**打ち消し**、受け入れ難い思考、願望、感情が、反対のアイデア、思考、感情または性格特性によって迎撃される**反動形成**がある。

これらの防衛機制は、定義よりも例を示すことによって、より容易に理解されるだろう。情動隔離という防衛の治療環境での一例は、強迫性パーソナリティ障害を抱えた患者が、過去の心をかき乱すような出来事――親に虐待されたりネグレクトを受けたりなど――を、それにまつわる悲しみや怒りの感情表現抜きで描写する場合である。この状況では、患者が生活史上の出来事を描写する間に、感情と結びつくようにセラピストは患者を促して支援する。打ち消しの一例は、患者が恐れている出来事を回避するために、何らかの儀式――例えば、父親の無事を確保するために、決して歩道の割れ目を踏まないこと――を行おうとしているというものだ。セラピストは、この振る舞いを、父親を害したいという患者の無意識の欲動への反応とみるかもしれない。この場合、精神療法家は、患者の父親への根深い怒りの感情と、割れ目を踏まないという儀式化された振る舞いを、患者が結びつけられるように導くことだろう。

強迫性パーソナリティ障害の患者の治療における転移の問題は，しばしば，患者が治療の方向性を過度にコントロールしようとし，セラピストの介入を限定することを引き起こす。よくあることだが，患者は臨床家が，敵対的で，審判的で，搾取的で，懲罰的であると感じる。例えば，セラピストは，患者が抑圧された感情に接近することを覚え，自分の症状の他の起源や意味合いへの洞察を得られるように努力するが，患者はその努力を脱線させたり阻止したりしようと，請求書への支払いを「忘れ」たり予約時間を「間違えたり」して，無意識のうちに権力闘争を生み出すかもしれない。あるいは患者は，「過去を生き直し続けたくはありません。そのようなことをしてもただ気持ちが乱れるだけで，何も変わらないのです」と言って，子ども時代の出来事を振り返ることに率直に抵抗するかもしれない。患者の私生活においてそうであるように，治療においても「ノー」の威力が出来事の経過を制御する。以下の衝突はカール・アドラーの治療で起きたもので，彼の私への転移に私たちがどのように働きかけたのかを具体的に説明するものだ。

カール・アドラー：なぜ，腕時計を見たのです？　私をここから追い出したくて，待ちきれないのですか？

Y医師：どうして，私があなたを厄介払いしたいと思っているなどと考えるのです？

カール：それが，先生がやっている商売の一番嫌いなところですよ。誰に対しても決して率直な回答をしない。質問に質問で答えるだけだ。

Y医師：時計を見たのは，何時なのかということとセッションの時間がどのくらい残っているのかを確認するためです。どうして，私があなたから逃れたいと思っているという結論に達されたのか，まだわかりません。あなたと過ごす時間が、もっとたくさんあればいいのにと望んでいるという結論も、同じくらい容易に出せたはずです。

カール：いい加減にしてください、先生。同じ部屋にいてもらうために、大枚をはたいているんです。金のためでなければ、先生は一秒だって私に我慢ならないことは、お互いにわかっているでしょう。

Y医師：そのようなことは全くわかってなどいませんよ。単に私が自分の腕時計を見たからといって、あなたは私の価値性をひどく非難して、あなたへの献身を疑っているようですね。

カール：セッション中に先生が時計を見つめている時、他のどのような結論を引き出せると思いますか？

Y医師：何を感じろとか、どういう結論を出せというのは、明らかに私のすべきことではありません。私に拒絶され、搾取されたというあなたの感情を探究して、可能であれば、私がしたことなり、しなかったことの何が、あなたにそのように感じさせたのかを示してほしいと思います。

カール：そうするように努力しましょう、先生。しかし、本当のところ、先生が自分のことを搾取しているとか、嫌っているとさえ、考えてはいません。自分自身の母親や父親が関心をもってくれていたように思えなければ、赤の他人が非常に心を砕いてくれるということを信じることは難しいのです。

最終的に、アドラー氏の私に対する強力な転移感情に由来する、この時の話し合いや多くの似たような話し合いが、彼が洞察を獲得することにつながった。親が自分のことを無視し、無関心であった結果、親への激しい憤慨を感じてきたという洞察である。強迫性パーソナリティ障害の患者の治療において、精神力動情報による精神療法を用いることに関して、素晴らしい概括を読みたいという読者は、フィリップ・K・マックローとジョン・T・マルツバーガー両博士の書いた、教科書の一章（2001）を参照されたい。

《薬物治療》

強迫性パーソナリティ障害の人たちの精神療法と同じように、この病状の治療での薬物使用に関するエビデンスに基づく知識は、ＯＣＤの患者との経験に由来している。強迫性パーソナリティ障害の患者の治療に対してＦＤＡが認可した薬物はないが、抗うつ薬の範疇にあるいくつかの薬物が、ＯＣＤの人たちの治療に有効であると示され、認可されている。セロトニン作用性の性質を有する抗うつ薬が、最も一般的に使用されているものだ。三環系抗うつ薬クロミプラミン（アナフラニール®）は、有効な臨床試験で、最初に効果的であると証明されたものだ。現在、うつ病治療よりもはるかに多い服用量で処方されたＳＳＲＩ範疇の抗うつ薬が、ＯＣＤあるいは強迫性パーソナリティ障害の人たちに対して、最も一般的に使われている。ＯＣＤの急性症状の治療には多量のＳＳＲＩが推奨されているが、この病状からの小康状態を維持するには、より少ない量で効果があるようだ（Mundo et al. 1997）。他のパーソナリティ障害と同様に、大うつ病と全般性不安障害——これら二つの病状は強迫性パーソナリティ障害の患者にしばしば現れる——に対しては薬物療法が何よりも大事である。薬物はまた、併存しているアルコール依存やその他の中毒性の病状など、他に診断される可能性のある病の治療においても有用であるかもしれない。

◆カール・アドラーの十五年にわたる追跡記録

アドラーコーチは、当初、私の治療をおよそ二年間受けるプランで、その間、大体平均で週二回来院した。彼も大いに驚いたことに、彼は精神科治療を、興味深く、楽しめて、個人的にも職業上も役に立つものだと感じた。彼は、二年を超過して精神療法を受けることを決め、以前は、バスケットボールのキャリアのためにのみ保持していたような激しさとエネルギーをもって、セラピーにアプローチするようになった。彼は、治療の間に生じた洞察や発見が、他人、特に家族、コーチしている選手、大学での同僚への理解・対処の仕方における、有意味な変化に結びつくように、根気強く努力をした。結果として、彼の生活はほぼあらゆる面で変わった。彼は、エレンと二人の子どもたちを愛するという感情を受け入れて、彼女らに応じることができるようになった。家族と共に過ごすために十分な時間を割り当てるようになり、リラックスして、ゴルフのような娯楽活動を楽しむこと、休暇をとることを学んだ。仕事においては、コーチしている選手に対し、より寛容、養育的、支持的になった。パーソナリティの固いエッジが軟化するにつれて、彼は、バスケットボールの技術、戦略に関する比類ない理解を選手たちに発信することに、より成功するようになった。カール・アドラーは監督になり、次の十年間に、勝利と優勝の稀な記録を築いた。選手としてよりもコーチとしての方が、はるかによく知られて、尊敬されるようになったのだ。自分のチームが恒常的に高位にランクづけされることよりも、彼にとって大事なのは、選手の人生における個人的な成長、成熟、長期的な成功だった。全国的にも「コーチの中のコーチ」として認められるようになったが、彼は自分自身を若者のためのよき教師とみなす方を好んだ。表8-5に要約されているのは、カール・アドラーのケースで示されたような、

表8-5　カール・アドラーのケースで示された強迫性パーソナリティ障害の鍵となる原則，パート2：治療

ヒストリーとしての事実	鍵となる原則	解釈
当初，カール・アドラーは，深刻なうつを治療するために専門家の助けを求めることに抵抗した。	強迫性パーソナリティ障害の人たちにとって，精神科治療は，コントロールの喪失や不完全であると認めることと同じ意味である。	抑圧された感情へ接近する恐怖と，セラピストに依存するようになる恐怖は，強迫性パーソナリティ障害の人たちに，メンタルヘルスの専門家からのケアを求めたり，受け入れたりすることを，思いとどまらせてしまう。
カール・アドラーの精神科ケアでの最初の焦点は，うつの治療だった。	強迫性パーソナリティ障害の人たちは，うつ病と不安障害に対して，ひどく脆弱である。	カール・アドラーのうつ病で「怪我の功名」になったのは，パーソナリティ障害治療への門戸を開いたことだった。
Y医師は，カール・アドラーが精神科ケアに集中できるように，1年間は新しい仕事を引き受けないことを勧めた。	深刻な強迫性パーソナリティ障害の人たちの多くにとって，仕事が私生活や自分自身からの逃避になっている。	カール・アドラーにとって，「落馬後すぐに馬に跳び乗る」ことは，パーソナリティや振る舞いを決して変容できないことを意味したことだろう。
Y医師はカール・アドラーに，治療の選択肢に関して全幅の情報を与え，治療タイプの選択への積極的な参加を促した。	信頼，依存，コントロールの問題は，強迫性パーソナリティ障害の人たちの治療において，早期に対処されなければならない。	効果的な精神療法は，セラピストにコントロールを委譲することよりも，むしろ患者がコントロールを引き受けること（すなわち，自己理解，思考や感情の自由，非機能的な行動の克服）を伴う。
カール・アドラーは，権威者に不信を抱き，反発した。	強迫性パーソナリティ障害の人たちは，頻繁に，権威や権力のある地位の人たちに，自滅的で反抗的な振る舞いをする。	カール・アドラーは，あまりにも権威者を憎悪して，信頼してもいなかったので，献身的な夫かつ親になることも含めて，大人としての指導者的な役割を引き受けることを，自分自身に認めなかった。

表8-5　つづき

ヒストリーとしての事実	鍵となる原則	解釈
抗うつ薬治療は，カール・アドラーの大うつ病を改善し，強迫性パーソナリティ障害の治療にも役立ったかもしれない。	抗うつ薬は，大うつ病と強迫性パーソナリティ障害の治療において，有効であることが証明されてきている。	証明されてはいないが，抗うつ薬が強迫性パーソナリティ障害の治療において，有効な可能性がある。最低でも，併存する抑うつを治療することで，抗うつ薬はこの病状の精神療法治療の効果を高める。
ひとたび精神療法に本腰を入れると，カール・アドラーは懸命に努力して，私生活でもキャリアでも前向きな変化を成し遂げた。	強迫性パーソナリティ障害の多くの人たちの資質——高い知性，強固な労働倫理，詳細への注意，誠実さ——は，精神療法のプロセスと有益な結果に貢献する。	精神療法の醍醐味は，患者が自分自身を理解して改善するために——自分自身を騙し，打ち負かすためではなく——もてる知的資質やエネルギーを用いることを学ぶように，援助することである。
カール・アドラーは，長年，治療に留まることを選択した。	深刻な強迫性パーソナリティ障害を抱える人たちの一部は，人生を通じての建設的な道具として，治療を活用することを学ぶ。	精神療法に長い年月を費やすことは，必ずしも，治療への依存やセラピーの「支え」としての利用を示すものではない。全く逆を意味することもある。厳しい努力をしながら，問題に直面してそれを解決する前向きな態度である。

強迫性パーソナリティ障害の人たちの治療における鍵となる原則である。

強迫性パーソナリティ障害に関しての特別な問題

強迫性パーソナリティ障害の人たちは、多くの特別な状況や種々の関係を特別に難しいものにしてしまう。このセクションでの私たちの目的は、この病態を有する人たちが関係することの多い人間関係での問題やパターンを、読者が認識、注意できるように助けることである。

◆強迫性パーソナリティ障害の人と婚姻関係にあるということ

強迫性パーソナリティ障害の人物と結婚している人たちは、しばしば、その人と厄介で面倒な関係にある。表8－6には、この病態を有する人の配偶者の視点から、結婚でのパターンが具体的に描写されている。

◆強迫性パーソナリティ障害の上司あるいはビジネスリーダー

強迫性パーソナリティ障害の人たちは、職場のあらゆるレベルで特別な問題を生み出す。従業員としても、監督者としても、客や依頼人としてさえも。表8－7に示されているのは、強迫性パーソナリティ障害の人に仕えることにまつわる、ありがちな問題である。

表8－7を検討すれば、なぜ、強迫性パーソナリティ障害の人たちは、組織やビジネスの指導者として非効率的で、上司としての能力が不足しているのかが、明白になることだろう。優柔不断、悲観主義、非柔軟性、展望の欠如が、会社の創造的な発展や拡張を阻害し、また、統制的で気難しく、非養育的で感謝の気持ちに欠けた性質は、チームワークにとっても労働者の士気にとっても破壊的なものである。

◆強迫性パーソナリティ障害の客や依頼人

表8－8に示されているのは、強迫性パーソナリティ障害の客や依頼人に関連する、よくある仕事上の問題を要約したものである。

表8－8で明白なように、強迫性パーソナリティ障害の人たちとのビジネス上でのやりとりは、一般的にフラストレーションのたまる、金銭を失ってしまうような仕事になる。この病状を有する人たちの特徴的な

表８-６　強迫性パーソナリティ障害の人との結婚の３段階

A. 理想化／求愛段階
- 知性，誠実さ，野心，努力，組織化技能など，配偶者の敬意に値する個人的性質を認める。
- 配偶者の成果志向性と職業上の業績を十分に評価する。
- 配偶者の物堅い価値観と将来に向けての高遠なゴールを共有する。

B. 自己懐疑段階
- 配偶者の非現実的な期待に，難題を課されたように感じ，落ち着かなくなる。
- 配偶者が容赦なく批判し，感謝・評価を表現しないので，結果的に不安や不安定感が深まる。
- 配偶者が夫婦関係，家族関係よりも，仕事，富の蓄積，生産性を優先する結果，孤立して孤独になる。
- 意見の相違があるたびに配偶者に服従しなければならない結果，自尊心が低下する。
- 配偶者が，際限なく課題を与えるような形で要求を出し，楽しみや娯楽を許容しないため，疲弊して士気が落ちる。
- 感謝されていない，愛されていないと感じる結果，意気消沈し，抑うつ的になる。

C. 啓蒙／失望段階
- 配偶者が，自分自身にもパートナーにも決して満足しないだろうと認識する。
- 配偶者が，剛直で，対抗的で，コントロールを握りたがり，許可を与えようとはしないことを認識する。
- 配偶者が冷たく，鈍感で，サディスティックで，愛情を与えないことに気づく。
- 配偶者が個人的な問題を認めること，変わろうと試みること，専門家の助けを受け入れることを拒むので，フラストレーションを感じる。
- 配偶者が利己的で自己中心的であることを理解して受け入れる。
- 配偶者と結婚するという決断が大きな間違いだったと懸念し，不安を強める。

表8-7　強迫性パーソナリティ障害の上司の非機能的なパーソナリティ特性

1. コントロール好き：作業を委ねることがないがゆえに，非効率的である。
2. 完全主義的：組織や従業員にとって，非現実的で達成不可能なゴールを定める。
3. 柔軟性がない：人の話を聞いたり，助言を受け入れたり，計画を修正することを嫌がる。
4. 優柔不断：決断するまでに際限なく熟慮し，それから気が変わる。
5. 近視眼的：詳細かつ過度に注目する。全体像を見逃す。
6. 想像力がない：創造的なものを犠牲にして，量的なものを強調する。
7. けち：資産をため込む。従業員に気前がよくない，あるいは，共同体に慈善行為を施さない。
8. 頑固：他人のイニシアティブに反対する。
9. 保持する：情報，資源，報酬を分かち合わない。
10. 思いやりがない：従業員には私生活があり，仕事外での責任があることを受け入れない。
11. 感謝・評価の気持ちがない：稀にしか賛辞を与えない。意味があるのは，自分が行った作業のみであると考える。
12. 批判的：他人の欠点を見つけたり，ミスを指摘したりするのが速い。
13. 憤慨しやすい：従業員が怠惰で，十分に仕事に献身的ではないと考える。
14. 非生産的：精神的指導者としては不適格である。従業員のキャリアを前進させることに無関心である。
15. 自己中心的：従業員のニーズに関心がなく，従業員の功績を自分のものにしてしまう。
16. 悲観的：リスクや破局的結末のことで頭がいっぱいである。チャンスのよい面について考え損ねてしまう。
17. 満たされない：目標や結果で頭がいっぱいだが，達成できた際には，満足を引き出すことも，（他人に）表現することもない。
18. 不幸せ：自己のためのものでも，他人のためのものでも，楽しみや喜びに無関心である。
19. 孤立的：チームアプローチを理解しない。他人を押しやる。
20. 非効率的：これは1～19のような特性を有する指導者の究極の結末である。

表8-8　強迫性パーソナリティ障害の客や依頼人によくみられる特徴

1. 時間がかかる：与えられる製品やサービスの，微小で関連性のない詳細について，販売員に際限なく質問する。発生しうるあらゆる潜在的な問題に関して，安全保証を要求する。購入に関する決断を進展させられない。
2. けち：与えられる品やサービスに，妥当な対価を支払うことに憤慨する。標準価格に関して口論し，不満をもつ。特別な配慮を期待し，ビジネスが利益を生まなければならないということを理解しない。請求書の支払いが遅れる。
3. 喜ばせることが不可能：購入した製品や提供されたサービスに関して，非現実的な期待をしている。完璧が可能ではないところでも，完璧を期待する。注文を変更したり製品を返品したりする。
4. 争い好き：（どれほど非現実的で非合理的であっても）期待が満たされなかったと結論して怒り，柔軟ではない。妥協を考えようとはせず，すぐにいじめたり，強迫，提訴に出る。
5. 復讐心をもつ：不当に扱われ，搾取されたと考えて，ビジネスを害するような行為に出る。現在あるいは将来の顧客に警戒を促したり，消費者保護団体に「問題」を報告するといった具合にである。

性質を理解すれば、こういう人たちと仕事上の関係をもつことを回避するのに役立つことだろう。客が常に正しい、という状況を避けるには――あなたを犠牲にしてまでそうしないためには――予防が最善の策である。

◈強迫性パーソナリティ障害の人たちに対処する最善の指標

職業生活でも私生活でも、私たちは皆、強迫性パーソナリティ障害の人たちに出会うことだろう。時には、こうした出会いが重要な関係に発展し、必ずや問題が生じるだろう。このような状況にあると思う人たちに向けて、表8-9は、この病状を抱えた人たちへの対処方法のアドバイスを示したものである。

表8-9　強迫性パーソナリティ障害の人たちに対処するためのヒント

1. 権力闘争を避ける。
強迫性パーソナリティ障害の人と何らかの企画に踏み出す前には，期待されるものを明確にし，数量化して，正面衝突を回避するように努めなさい。数量化できる測定方法を伴う明白な制限範囲——詳細で特定の作業に関する仕事の記述——を書面の形で準備しておくと，長い目で見て誤解や論争を避けられる。さもないと，こういう人たちの剛直性，非柔軟性，頑迷さが，意見の不一致を乱闘に，対立を戦争に変身させてしまうことだろう。この病状の人たちには，妥協という選択肢はない。妥協はコントロールの喪失と誤解され，敗北として体験されてしまうのだ。
2. 感情的期待を低めなさい。
強迫性パーソナリティ障害の人たちは，共感的ではなく，感謝の念が少なく，愛情豊かでもない。金銭の場合と同様に，愛情も出し惜しみするのだ。あなたの感情投資に対して，相互利益を期待しないように。さもないと，分け前をめぐって恒久的に失望することになる。
3. 自分自身を定義づけし，等級づけをしなさい。
強迫性パーソナリティ障害の人たちは，自分の資質と能力——しばしば，詳細，数量化，組織化を含んで——を過大評価し，創造性，視野，対人技能を含めて，他者の貢献を過小評価する。あなたに，完璧であることや，自分のすべてのニーズを予期して満たすことを期待することだろう。あなたが不完全であり，自分のすべてのニーズやあなたに期待することを，予期または充足できないと知れば，批判され，叱責され，価値下げされるだろう。あなたの自尊心，自己価値感，自己定義が，別の人の非現実的な期待に基盤をもつような関係や状況に，おびき寄せられないようにしなさい。
4. 親やセラピストにならないように。
強迫性パーソナリティ障害を抱える人との長期にわたる関係では，その人の問題の多くが，子ども時代の世話役から受けたトラウマや満たされなかったニーズに由来することを感知するかもしれない。育ての親なり精神療法家のような「修繕役」を引き受けることには注意した方がよい。「穴を埋める」ことができないために，そして，その人があなたに依存して幼児化してしまうので，憤慨することになるだろう。それよりも，経験ある臨床家に精神療法を求めるように促しなさい。その人が，洞察，依存，意味のある変化と，解き難くつながっている強力な転移感情に対処し，そこから学ぶことを援助できるような人物である。

あとがき

強迫性パーソナリティ障害の人との関係は、困難で喜びが欠けたものになるだろう。その人の柔軟性のなさや頑固さのために、二つの負の選択肢からの選択をしなければならなくなるだろう。つまり、関係において言い分を聞いてもらい主張するために常時闘わねばならないか、その別の人間にあなたの力を全面的に委譲するか、である。もしも、意見を聞いてもらい、一個人として存在する権利のために主張することを選べば、恒久的に闘争状態に陥るだろう。その人と意見が食い違うたびに、権力闘争が続くだろう。あなたの生活は、T・S・エリオットの「J. Alfred Prufrock の愛の歌」にある、短くも優美な句のようなものになってしまう。「良からぬ意図をもった飽き飽きする口論」である。譲歩という道を選んだとしても、なお、批判され、低く評価され、感謝されないであろう。最終的には、どうでもいい細目、際限ない労働、金銭のため込み、完全でありたいという野望で頭がいっぱいになっている人の傍にいることに、疲れてしまうことだろう。人生の中の自然な成り行き、楽しみ、創造性、楽観といったものに、何が起こってしまったのかと、不思議に思うだろう。二人の関係を終結するという考えは、苦くもあり甘くもある。その人のパーソナリティの欠陥のために、埋没はしていないにしても、ぼかされてしまった多くのよい性質があることもわかっているからだ。

カール・アドラーのケースは、もし強迫性パーソナリティ障害の人が誠実で、治療を受けることに前向きであれば、目を見張るような変化が可能であることを示している。しかしながら、あなたが生活の中で関わっている人が、事実上「今のままの私をとるか、全くとらないかにしてくれ」と言うのであれば、その人は「致命的な欠陥」を抱えているといえる。あなたの幸せと希望の種は、実を結ぶことはなく、その人によって粉砕され、あなたの未来を毒するどんよりとした苦しみの粉となってしまうことだろう。この時こそ、あなたが先に進むことを考えるべき時なのかもしれない。

第9章 妄想性パーソナリティ障害

向こうにいるカシアスは、痩せて空腹の様子だ。
彼は考え過ぎるのだ……そういう人間は危ない。

—William Shakespeare, *Julius Caesar*

エッセンス

唐突に彼はあなたに言う。「私の妻との間で何が起こっているのか、知っているぞ。二人がこのまま逃げおおせると思っているのなら、ひどい思い違いだ。君が思っているほど私は馬鹿じゃないぞ」。一瞬、彼が何かの冗談を仕掛けているのだろうかと考える。彼の真剣さを何かの間違いだろうと思うが、彼が怒って睨むので、そのような思いも蒸発して消えてしまう。あなたは半狂乱気味に、当惑せざるを得ないような彼の結論につながった可能性のあることについて、正確なところ、何かを言ったり行ったりしたのだろうかと、記憶を洗いざらい調べてみる。彼の妻が肉体的な魅力と、好感のもてるパーソナリティの持ち主であるという事実を除いては、何も特別なことは思いつかない。渋々ではあるが、あなたは、ずっと彼女のことが気に入っていたことを自分自身に認めるが、あなた方二人の間では何ら不適切なことが起きたことはない。こうなると、単に彼女に好意があり、美しいと思っているだけで、落ち着けなくなり、気が引けてしまう。あなたは、「何のことを言っているのか、本当にわからないよ」と、何とか、しどろもどろで答える。この対応が彼をさらに激怒させる。彼は「おまえが知っているのにしらをきっていることを、なんでわざわざ馬鹿みたいに俺が言わなきゃならないんだ。俺をまぬけ扱いするんじゃないって言っただろう。俺を見くびるなよ。簡単に騙せる奴だなんて思うなよ。妻に近づくな。さもないと、この次に会う時は、きれいごとではすまないぞ」と答える。そう言うと彼は、突然向きを変えて歩き去る。当惑し、ひどく動揺し、あなたは妻にこのやりとりについて話すことを考えてみるが、何もせず、この一件が消えてしまうように期待する。だが消えてはくれない。一週間後、彼は配達証明書簡を送ってきて、彼と彼の妻もメンバーになっているヘルス・フィットネスクラブでの家族会員権を手放すように要求してくる。弁護士である友人の一人に、どうすべきかを尋ねる。「何もするな。そいつは頭が狂っている。放っておけば、おとなしくなるさ」と、弁護士は言う。彼はおとなしくなどならない。ある晩、帰宅すると、妻が青ざめて取り乱した様子であることに気づく。何が気がかりなのかと聞くと、妻は「何でもないわ」と答える。最終的には、彼女の心労の理由を強引に聞き出す。彼が妻に電話をして、「おたくのご主人が、うちの家内と関係をもっているのを知っていましたか？」と聞いたのだ。妻を安心させようと数日を費やすが、薄氷を踏む思いだ。彼女は指摘する。「あなたが彼女のことを魅力的だと思っているなんて、前に言ったことがなかったわ。だから、彼女のご主人があなたに突きつけてきたことを、黙っていたの？　他に私に言っていないことは何なの？」。後になって、あなたは見通しをつかもうとする。そもそもなぜこのような泥沼に落ちたのか、自分に問いかける。そして、この件はどこに行き着くのだろう？　悲しいことに、これは始まりに過ぎないのだ。

ウィルマ・ウォーレンのケース

◆エディス・ブルック教授からの援助

大いに説得力のある理由で、エディス・ブルックはアメリカで最も尊敬されている女性の一人だった。キャリアのほぼすべてを、最高の学究水準を誇る北東部の大学の教員として過ごしてきて、遺伝学での重要な数々の発見を行っていたのだ。努力家で、革新的で、生産的で、建設的で、同僚と対等に振る舞い、愛想もよい人物だったので、ブルック教授は学生にも仲間の教員たちにも愛されていた。彼女の大学で主要な科学学部の長となった最初の女性であり、科学者としてだけでなく、リーダーとしても素晴らしいということが判明した。彼女は、自分の学部に秀でた教員を招聘して、その学部はすぐに、米国の中でも最高のものの一つであると認められるようになった。ブルック教授は、彼女の学部教員たちが、お互いの間でも、大学内や世界中の他の科学者とも、よい協力体制をとっていることに、正当なものと認められるだけのプライドを感じていた。リサーチ科学者としての彼女の一流の業績と肩を並べているのは、大学院生と教員に対する精神的指導者としての才能だった。彼女は、自分の責任下にあるすべての者たちのキャリアを前進させることに、個人的に持続的な関心を寄せていて、皆の心配をし、研究者としての進歩を妨害しうる個人的な問題や仕事上の問題の解決を助けるために、共に努力した。驚くことではないが、ブルック教授は、科学部門と人文部門の両方で、大学院生と学部の若い女性にとって、ロールモデル（憧れ、目標となる手本）になった。このような大学教員の一人がウィルマ・ウォーレン博士で、初めてブルック教授を訪ねた時には二十七歳の物理学部講師だった。最初の会話は以下のように進行した。

ウォーレン博士：面会に応じてくださって、ありがとうございます。学部長がいかにご多忙か、わかっています。手短に致します。

ブルック教授：お会いするのは光栄なことですし、慌てる必要など少しもありませんよ。必要なだけ時間をとってください。あなたのような優秀な若手の教員と会うといつも、自分が与えることができるものよりも、はるかに多くのことを学ばせてもらえるのですから。

ウォーレン博士：キャリアの面で、私の私的なアドバイザーになっていただけないかと思いまして、尋ねに参りました。ご存知のように、物理学部にはほとんど女性教員がいませんし、率直に言ってしまうと、その方たちはキャリア的には一流とは言えません。私には、女性の指導者が是非とも必要なのです。

ブルック教授：私だったら、エリザベス・コスターのキャリアを「一流とは言えない」などと、言ったりはしませんが。終身在職権をもった正教授ですから。もっと重要なことに、彼女は優秀な教師です。長年、彼女の物理学の概説コースは学部で最も人気があって、高い評価を得ているもののの一つです。彼女の教科書は世界中で使われています。大学院生への学部アドバイザーとしても、素晴らしい経歴をもっています。

ウォーレン博士：私には同意できません。けれども、私には研究での大きな志があって、これはエリザベスが成功していない領域です。私は小さな娘をもつシングル・マザーなのです。家庭生活と研究者としてのキャリアのバランスをとる方法に関して、ブルック教授のアドバイスが必要なのです。教授は大学で一番成功している女性科学者ですし、時々、キャリアに関連して、教授の助けが必要になることでしょう。もし、ご多忙過ぎるのでしたら、もちろん理解を示します。

ブルック教授：正直なところ、物理学のことはあまりわかりませんが、研究助成金の申請書の書き方はわかります。最初に、あなたの学部の学部長であるレスターに、異存はないか、聞いてみましょう。彼が、私の関与を支持すれば、アドバイザーの一人を喜んで務めましょう。

ウォーレン博士：すでにレスターには、学部長にお話ししていいかどうかを、尋ねました。彼は承認してくれています。

ブルック教授：それでも、全員が同じ認識に立っていることを確認するために彼の了承を得たいと思います。今週末までには、連絡します。

約束したように、ブルック教授はその週、物理学部長のレスター・バラード博士と話をした。

ブルック教授：知っていると思いますが、レスター、あなたの学部のウィルマ・ウォーレン博士が、アドバイザーになってほしいと言ってきました。

バラード教授：面会の許可を求めると言っていました。彼女をどう思いますか、エディス？

ブルック教授：二、三分会っただけですから。物理学で生産的な研究をすることに関して、かなり真剣であるように見えました。

バラード教授：確かに、ウィルマは、この数年に私たちのプログラムを修了した中で、最も優秀な大学院生の中に入ります。ひも理論の数学的な論破という素晴らしい博士論文を書いたのですが、かなり好評を得たものです。いくつかの非常によい他学からも、随分と誘われましたが、最終的にはここに残るようにという、私たちのオファーを受け入れることに決めたのです。その一方で、少々、棘のあるところが気になります。

ブルック教授：「棘がある」とは正確には、どのような意味ですか？

バラード教授：最初に、いい話から。彼女は、我々の学部や全米にある他の物理学部の長老の多くに可愛がられています。彼女が自分たちの研究や思想をよく知っているので、夢中になるのです。けれども、他の人たちには、とげとげしいと映るようです。自分よりも知性の劣る人間には、彼女が学生助手であった時に彼女の研究部会にいた大学生の何人かも含めてですが、あまり忍耐力がないのです。それに、他の優秀な女性たちともうまくいかないようです。実際、彼女は物理学部で同じ職位にある、別の優秀な女性教員と、口も利いていないのです。実験室がピリピリしてしまい、嘆かわしいことです。考えてみれば、エディス、他の人とうまくやっていく方法を学ぶという点で、あなたに助けてもらうことは彼女のためになるでしょう。

ブルック教授：許可をくださるなら、レスター、私の方でウィルマの面倒をみましょう。ご存知のように、大学には十分な女性科学者がいるとは思えません。特に、高い職位になると。キャリアの早い段階で女性を支援すれば、私たちの組織のややこしくて、少々つかみどころのない昇進システムに対しても、体制を整えてあげられるでしょう。ウィルマ・ウォーレンとは、まさにこの点に取り組んでみましょう。

ブルック教授は、ウィルマ・ウォーレンを庇護下に入れた。彼女は、ウォーレン博士の科学的研究を検討し、進行するのを手伝うために、隔週の面談を組んだ。大学内と広い研究のコミュニティの中の、大切な同僚たちに彼女を紹介し、重要な委員会でのポジションに推薦した。ブルック教授は、ウォーレン博士の国立科学財団への初めての助成金応募を促し、申請書を書いては書き直すのを手伝うことに多大な時間を費やし、そのプロジェクトの上級科学アドバイザーを務めることに同意した。その計画書が資金提供を受けた時、若い科学者からの初の提出にしては非常に稀な偉業であるため、二人は共にそれを祝した。ブルック教授は何度も科学学会でのウォーレン博士の発表に出席した——費やした時間と、物理学が彼女の主たる関心領域でないことを考えれば、相当な犠牲を払ったのだ。ブルック教授の後見を受け、ウィルマ・ウォーレンのキャリアは花開き、彼女も科学の世界での輝かしい新星としての役を大いに楽しんだ。まもなく、ウォーレン博士は講師から准教授への昇進が提案され、大学の悪名高いほどに厳格な昇任人事委員会から、制限を受けることなしに、この職位を与えられた。ウォーレン博士が次にブルック教授と会った時に、以下のやりとりがあった。

ウォーレン博士：准教授になれたことに、とても感激しています。先生のご指導と援助への感謝の気持ちは、言葉で表しきれるものではありません。先生が助けてくださらなかったら、こんなに早くここまで進んでくることなど、決してできませんでした。

ブルック教授：自分で自分を祝福して、流されてしまわないようにね。次の段階が一番困難なのです。大学の規則によれば、終身在職権のある准教授に進むまで、最長で七年です。この昇進に関する基準はずっと高くなるので、ここでほとんどの人が落ちてしまうのです。ウィルマ、よく知っているように、私たちには「上か外か」というポリシーがあります。次の段階に昇進できなければ、大学を辞めねばならないということです。先に進みましょう。無駄にすべき時間は一瞬たりともないわ。

ウォーレン博士：七年間あることを考えれば、少なくとも、お祝いのランチの時間はあると思います。

◆事態の悪転

次の五年間、ブルック教授はウォーレン博士を支援し続け、博士は大学の委員会や物理学の全国レベルの協会に、どんどん関わるようになっていた。ウォーレン博士は、指導者的な責任ある立場の研究者と特別な関係を発展させることに、特に巧みだった。ある面談の中で、ブルック教授はウォーレン博士に、彼女の研究や学究的生産性が、多くの出張や「重要な交際」によって、損なわれているのではないかという懸念を示した。

ブルック教授：ウィルマ、研究上の計画から遅れてきているようで心配しています。終身在職権が検討されるまでに、あと二年しかありません。長いとはいえない期間ですよ。

ウォーレン博士：先生がそのようなことを私におっしゃるなんて、信じられません。私ほど熱心に長時間働いている人間はいないということは、先生もよくご存知のはずです。

ブルック教授：終身在職権と昇任人事の委員会は、勤務時間を計算もしなければ、勤務表を気にもかけません。大切なのは結果なのです。非常に単純なことです。優れた査読つきの学会誌に載った、第一著者である論文の数、それらの論文の質と全国的な影響力、研究資金面での成功だけが、委員会の採点方法です。私の知る限りでは、ウィルマ、こういう基準では、あまりうまくいっているとはいえません。あなたの最初にして唯一の研究助成金を更新するための応募書類を提出してはいないし、三本しか論文を発表していません。少なくとも年に三本は発表しているべきなのです。他の活動や責任を引き受けているために、横道に逸れているのではないかと心配なのです。

ウォーレン博士（激怒して）：エディス、今回は本当に、あなたは境界線を侵しました。心底、気分を害されました。私が何本論文を出したかを確認するために、私のプライベートなファイルを調査する許可など、誰が与えたのですか？

ブルック教授：五年以上も付き合いがあるのです。助成金や業績に関して知るために調べ上げる必要などありません。検索機能を使えば、誰もがインターネットで入手できる、公の記録でもあります。手遅れになるまで放っておかずに、学究的昇進への基本条件に関して遅れを取り戻さなければ。常軌を逸しているように思われたのなら謝りますが、ウィルマ、あなたの役に立とうとしているだけです。

ウォーレン博士：今度は、私に隠れて私のことを調べたというのですか？　面と向かって助成金や論文について尋ねてみるということは考えましたか？　それに、よりによって先生が、科学シンポジウムに行くとか大学の重要な委員会に入っているという理由で攻撃するなんて。先生はあらゆる人を知っていて、大学の重要な委員会にはすべて入っているように見えます。

ブルック教授：重要なことを優先させなくてはなりません、ウィルマ。キャリアの核は、研究者としての生産性でなければなりません。あなたの場合は、リサーチ、論文発表、教職です。委員会の会議に出ることや有名な人たちと知り合いになることは二次的なことで、キャリアの中でもっと後から出てくることです。私が准教授の時には三件の大きな研究助成金を得ていて、それが最優先事項でした。それ以外は、単なるケーキの上の飾りのようなものです。

ウォーレン博士：今すぐに知りたいのは、私の学部の人間と、この話をしたかということです。レスターに何か言いましたか？

ブルック教授：いいえ、彼とは話していません。けれども、真面目な科学者で経験豊かな学部長ですから、きっと問題を理解して、私の懸念に同意してくれるでしょう。

ウォーレン博士：あまり確信しない方がいいですよ。うちの大学と全米の大学の有名な物理学の教官から、私のキャリアに関して私がもらっているフィードバックは、先生の非難とは全く違うものです。多分、先生は私たちの分野のことを一つもわかっていないので、ハンディがあるのでしょう。さて、私を叱り終えられたのでしたら、もう失礼します。

残ったブルック教授は、混乱し、フラストレーションを感じ、動揺した。大学教授としてのすべての経験の中で、他の教員とのこれほどまでの苦々しいやりとりは一つも記憶になかった。ウォーレン博士の研究の進展に関する懸念をバラード教授に知らせるのは自分の責任であると信じて、彼女はその日のうちに電話をした。

ブルック教授：ウィルマ・ウォーレンと、かなり動揺させられるような面談をしたところです。あなたもご存知で認めてくださったように、この五年間、彼女の精神的な指導者役と学部アドバイザーを務めてきました。今日、会った時に、これまでの彼女の研究の進展に関する懸念を伝えたのですが、好ましい受け止め方ではありませんでした。

バラード教授：彼女が一件の初心者レベルの助成金しか得ていなくて、実質的には一本も第一著者の論文を書いていないという事実にあなたが触れているのでしたら、私は二年も前に、終身在職権を得るにはスケジュールにだいぶ遅れていると話しています。

ブルック教授：教授の批判を彼女はどう受け取りましたか？

バラード教授：いい態度ではなかったですね、全く。実際のところ、ひどく自己防衛的で、攻撃的でもありました。物理学部は、まあ、もちろん私を指しているのですが、研究の進行手順の基準を明らかにしないし、彼女の研究を十分に支援しないので、失望させられたと言いました。馬鹿げた話だと私は答えましたよ。この大学でもよその厳格な大学でも、終身在職権のある教授に昇進するためには助成金と論文が必要なことは、どの大学院生だって知っています。具体的な必要条件は学部長のウェブサイトにも載っています。単に頭がよくて大勢の重要な人たちに好印象を与えたというだけの理由で終身在職権を授けてもらえると思っているのなら、愚か者の楽園に住んでいるようなものだとも言いました。終身在職権と昇任人事の委員会は、何を世に出したかということを基盤に審査するとも言いました。業績がなければ、終身在職権もありえない、と。

ブルック教授：残念ながら、どちらの話も聞いていないようですね。

バラード教授：私の話を聞いていないことは保証できますよ。何しろ、もうほとんど私に口も利こうとしませんからね。どうしても話さないといけない時には、疑い深く、怒っていて、皮肉っぽい態度です。

数日後、ブルック教授はウォーレン博士から、以下のような電子メールを受け取った。

先週の私との面談は、ハラスメントに当たるということを通告します。さらに、私の学部長であるバラード教授とは話さないようにという、私の忠告を聞かなかったと、名前は伏せますがある筋から聞きました。私の能力と仕事に関して、同氏に偏見をもたせるような悪意ある行為をしたという、信頼できる情報も握っています。これは、誹謗中傷に当たります。言うまでもないことですが、これから先に予定されていた先生とのすべての面談は、ここにキャンセルいたしますし、私に電話、あるいは、いかなる形でも接触を図らないようにお願いいたします。また、私の業績なり私のことを誰かと話して、これ以上私の情報守秘権を侵害することを禁じます。先生はすでに、私から深刻な搾取を行い、私のキャリアに傷をつけているのです。

ブルック教授は、すぐに大学の危機管理の責任者に電話をした。危機管理マネージャーは弁護士で、ブルック教授に、ウォーレン博士との一番最近の話し合いの記録を書類の形にまとめ、それ以前の面談からの、他のあらゆる関係情報も含めるようにと助言した。彼は、正式な苦情申し立てを正当化するものは何も見当たらないと言ったが、ブルック教授は安心できなかった。この状況では、事実が窮地から救ってくれるわけではないことを、十分に理解していたのだ。次の一年、彼女はウォーレン博士とは一切連絡をとらなかった。

を受けた。

◈ブルック教授が断れなかったオファー

一年後、ブルック教授は、大学の理事会長であるクライド・フォスター氏と会うように、という呼び出しを受けた。

フォスター氏：エディス、お願いがあるのです。知っているように、バトラー学長は、私たちの大学の指導者として輝かしいキャリアを送った末、もうすぐ引退することになっています。新学長を決めるために人選委員会を設立しました。この教員と理事会メンバーから成る委員会は私への助言役になっています。理事会と大学の方針で、私に最終決定の権限が与えられていますから。人選委員会は、候補者の推薦を求めて、全米の大学関係者に手紙を送りました。どうなったと思います？　キャンパスの中からも外からも、頻繁にかつ強力に推薦された人たちに大差をつけて、あなたの名前がリストのトップになったのです。皆が私たちに、最善の選択肢は目の前にいると言っているようなものでした。あなたのことですよ。それに、「外部」から、うちの大学の学長になってくれるように誘いかけたけれども駄目だった、という反応も多数得たのです。こういう懇請を受けていたことを全然話してくれませんでしたね、エディス。

ブルック教授：クライド、どれも全く本気で受け取らなかったので、オファーのことは言わなかったのです。ここで、とても満足しているのです。私たちの大学を辞めたくはありませんし、他の何と引き換えでも、研究は諦めません。自分は完璧な仕事に就いていると、いつも言ってきたのです。

フォスター氏：それで、今日会いに来てくれるようにお願いした理由に、ちょうどつながりました。人選委員会は、あなたを大学の学長候補の一人として検討したいということです。委員会は、教授が研究と教育に、全身全霊で取り組んでいることを理解していますし、それこそが私たちが一番尊敬している価値であり、あなたが有力候補である理由でもあります。あなたがわが大学の使命と理想を体現しているのです。

ブルック教授：この大学の学長になることは、管理者やリーダーとして最も有能な人材にとってでさえ、フルタイムの仕事になるでしょう。科学者や教育者として真剣に取り組むことも、フルタイムの職務です。

フォスター氏：明らかに、何らかの「ギブ・アンド・テイク」はあることでしょう。とはいえ、私たちは先走りし過ぎです。お願いしているのは、そのポジションに就く候補者になることを考えてみてほしいということだけです。

ブルック教授：おっしゃられたことを忠実に実行しましょう――この非常に光栄な要請について考えてみるということですね。自分にはおよそ、このポジションの資格があるとは思っていないということを、あらかじめご理解ください。明日、電話で決断をお知らせします。

フォスター氏：エディス、この件は、一日と言わず、もう少し長い時間考えてくれるようにお願いしたい。一週間後に連絡をくれるというのはどうですか？

ブルック教授は、このオファーは断ろうという確信をもってフォスター氏のオフィスを去った。しかしながら、次の一週間に、人選委員会のほぼすべてのメンバーから、候補者になってほしいという申し出を受け入れるように促す電話を受けた。謙虚な人柄なので、ブルック教授は、彼女がその役にふさわしいという委員たちによる主張と、深いところに秘められている彼女への好感に驚きもしたし、感動もした。彼女の優れた知性、豊かなエネルギー、科学者としての一流の評判、大学への奉仕における群を抜いた記録を指し示すのに加えて、委員たちは皆、彼女の価値観、高潔さ、そして同僚への平等な対応を、この職位への資格証明として強調した。ブルック教授は特に、大学の人文系学部の人選委員からの強い支援が表明されたことに心が動き、そのポジションは新たな分野の知識を学び、成長するチャンスを与えてくれるだろうということを認識し始めた。翌週、彼女はフォスター氏に電話をして、大学の学長候補になってほしいという氏からの申し出を受け入れた。

◆告発

大学学長人選委員会の活動は秘密厳守で実行されることになっていたが、程なく教員の間では、エディス・ブルック教授がその職位への最有力候補であるという噂が流れ出た。教員の共通見解は、もしブルック教授を学長になるように実験室から首尾よく誘い出すことができれば、大学にとっては幸運で、十分に必要が満たされるだろうというものだった。人選委員会がフォスター氏に、まさにそういう内容の推薦をしようというところまで行程を進めていた時期に、委員会の長であるアニタ・ワイス教授が、以下の短い手紙を受け取った。

親愛なるワイス教授

私は、エディス・ブルックは大学の学長役を務めるには不適格であるという、多くの教員が共有している確信を、代表してお伝えするように要請されました。最終決定が下されるに先立って、ご承知おきになり、ご考慮なさるべき事実をお知らせするために、秘密厳守の面談を正式に要求いたします。

敬意をこめて

物理科学学部　准教授

ウィルマ・ウォーレン（博士）

この手紙の多くの点が、ワイス教授には気にかかった。第一に、その手紙は、嫌疑の性質に関してと、教員の他の誰が、この懸念を共有しているのかという点に関して、曖昧だった。それでも、ワイス教授はフォスター氏にこの情報に関して電話をし、フォスター氏はこう言った。「この若い女性の教員が、大学に二十五年近くも勤めていて尊敬されている教授に関して多くのことを語れる可能性はあまり高くはないと思われますが、いずれにしても話は聞いてやるべきです。この選考での全過程で、エディスに関して否定的なことを述べる最初の人物になるでしょう」。ワイス教授は、その日のうちに面談を組んだ。

ワイス教授：二日前に手紙を受け取りましたが、あなたが話したいという内容には大いに関心をもっています。

ウォーレン博士：まず初めに、私が大学にとっての最大の利益のみを考えて行動していることを理解してほしいのです。この面談では得るものはなく、すべてを失うかもしれないのです。私が言うことはすべて完全に秘密が保たれるという保証をいただけますか？

ワイス教授：そういう保証は、到底与えかねます。あなたが言うこと、言われないことは、想像もつきません。あなたが開示することが人選委員会のメンバーの思案に十分に関係するものであれば、その情報を伝えることは私の義務です。

ウォーレン博士：わかります。けれども、話をする場合に私の名前は出さないでいただきたいのです。おわかりでしょうが、仕返しされるかもしれないのです。

ワイス教授：はっきり言わせてもらいます。私に伝えることに関して、何らの約束もしません。私に連絡してきたのはあなたの方ですから。もしブルック教授に関して何か言いたいことがあるのなら、お聞きしましょう。

ウォーレン博士：委員長と敵対的な対話をするために、ここに来たわけではありません。単に、委員会と大学に対して役に立ちたいのです。これは私にとって、とても困難なことだということを理解してください。最初にこの質問をさせてください。エディスの性的趣味についてお気づきになっていますか？

ワイス教授：ブルック教授の私生活には、知識も関心ももっていません。それが、あなたが漏洩したいことならば、話し合うことは何もありません。

ウォーレン博士：職位の高い教員が、職位の低い教員を搾取するために、権力と影響力を乱用する場合、それは話し合う価値がある一件だと理解しています。エディス・ブルックは、科学における私のキャリアの前進を援助するという見せかけの下で、私のことを求めてきたのです。私を助けるというよりも、あらゆる機会に私に性的な誘いかけをしてきました。彼女からの誘いを受け入れることを拒むと、私への態度を変えて、脅迫し、大学を辞めさせようとしたのです。

ワイス教授：どのように脅迫したのです？

ウォーレン博士：私の終身在職権への応募に反対すると、直接的に言いました。私の学部の長であるバラード教授に電話をして、私に不利な影響を与えようともしました。これは度を越して悪意に満ちたものです。バラード教授との関係はもともとこじれていると、彼女に打ち明けていたからです。さらに、全米的に私の評判を落とそうとしたと、秘密裡（ひみつり）に言われもしました。

ワイス教授：ブルック教授に対して、正式な苦情を提出しましたか？

ウォーレン博士：まだですが、現在、真剣に考慮しています。今では、エディが大学学長への本命候補のようですから、歩を進めるのが私の義務だと思います。彼女が私のキャリアを妨害し続けるという恐れは、大学の益のために、今は棚上げにしなければなりません。

ワイス教授：ご存知のように、ウォーレン博士、どの話にも常に二面性があります。大学の苦情委員会に正式な申し立てをしていないということであれば、人選委員会にあなたの告発をもちこむのは、妥当とは言えません。全面的に実体がない容疑だということは、おわかりでしょう。

ウォーレン博士：エディスに対して正式な苦情を提出することを促されているようなので、その選択肢を考えてから、また連絡します。

ワイス教授：私の言ったことを誤解しています。その類のことをしろと勧めてなどいません。私は、実体のない嫌疑を、我々の人選委員会にもちこんだりはしないと言っただけです。このような告発の真実性を審判するのは委員会の役割ではありません。

ウォーレン博士：委員長がこんなふうにエディスを擁護するのも無理はないと告白しなければなりません。実際、終身在職権のある教授たちと、他の利益団体、内部者は、仲間内でかばい合うために結束を固めると、他の人たちは私に警告しました。正しいことをしようとしたばかりに攻撃される恐怖を感じてしまう結果になりました。

ワイス教授：正直なところ、何を言っているのか、ついていくことができません。けれども、私の言いたいことは、はっきりさせたと思いますし、この時点で、この件をこれ以上進展させるだけの理由はないと思います。フォスター氏と人選委員会に、あなたがブルック教授に対して証拠のない苦情を申し立てたことを伝え、この苦情が正式に検証されるまでは、ブルック教授も含めて誰とも、この件やこの件の性質に関して話をしないということを報告します。

数日後、バトラー学長はブルック教授を自分のオフィスに招き、ウォーレン博士が彼女に対する正式な苦情を提出したことを伝えた。バトラー学長は、彼女にセクシュアル・ハラスメントと、下職位の教員に対する不当で報復的な行いがあったのではないかという嫌疑がかけられていると説明した。

バトラー学長：この嫌疑の深刻さや潜在的な影響に関しては、エディス、言うまでもないことだろう。

この件を詳細に調べるために、教員の臨時委員会を発足させた。倫理学者のマーシャル・キングが、委員長をすることになっている。

ブルック教授：リチャード、このような嫌疑をかけられるなんてショックです。この場で、何の事実基盤もないことを保証します。ウィルマ・ウォーレンは、情緒的に不安定であるに違いありません。

バトラー学長：多分、そうなのだろう、エディス。しかし、一つ助言させてもらおう。こうなったからには、正式な苦情に対応して調査に参加しなければならない。ウォーレン博士が情緒的な問題を抱えていると責めるような不注意な発言をして、事態をこじらせないように気をつけなさい。二つ目のアドバイスは、この調査に対する準備を助けてもらい、自分の権利がすべて守られるようにするために、法的相談役を確保するということだ。

ブルック教授は、長年の同僚であり友人でもある彼の、尋常ではない形式ばった態度と苛立ちに気づかざるを得なかった。彼女のショックと不信の状態は、急速に恐怖と怒りの状態へと変わっていた。

ブルック教授：この件が、学長候補になる可能性に、どのような影響を与えると思いますか？

バトラー学長：今日、ワイス教授ともフォスター氏とも話した。候補者指名は、この嫌疑が晴れるまでは、保留にしておくのが、大学にとっても関係者全員にとっても最善だろうということで合意した。もし、臨時委員会がウォーレン博士の告発を根拠のないものと判断して、その時点までに人選委員会が他の候補者をフォスター氏に推薦していなければ、エディスの候補者資格は再発効されることになる。

ブルック教授：言い換えれば、私の個人的評判や職業上の評価、キャリアに関しても、無実を証明されるまでは有罪とみなされうるということですね。

バトラー学長：臨時委員会には、事実確認、面接、勧告を迅速にこなすように命じてある。二つの委員会に関係している者以外にはエディスの状況を知らされる必要もない。

ブルック教授：最後に、リチャード、見解の一致点が見つかりましたね。私が「起訴されている」ことを教員は知らされる必要がない、そして、学長候補になる可能性を私が考慮することは、この起訴のために保留になったと。なぜなら、教員たちはおそらくすでに知っているからです。ご存知のように、どの大学でも——私たちの大学も含めて——教員の委員会は、守秘義務の維持記録については百パーセントとはいえません。それに、ウォーレン博士が、こうして話している間にも噂をばらまいているとは思いませんか？　これは、魔女狩りに化ける可能性がとても高いことでしょう。

◆エディス・ブルックについて

《最初の性体験》

このバトラー学長との会話の時点で、エディス・ブルックは五十二歳だった。一人っ子として、彼女は、形式張っていて堅苦しく、他のことに関心が向いているような親のもとに生まれた。両親はともに深刻な健康上の問題を抱えていた。父親はエディスが七歳の時に早発性のパーキンソン病で亡くなり、母親はエディスがティーンエイジャーの時に不治の乳癌を患った。エディスは十七歳の時に大学にやって来て、人生で初めて家庭を見つけたように感じた。細胞生物学の大学院生としてイギリスのケンブリッジ大学で過ごした四年間以外、彼女は、この大学で成人期の全人生を過ごしていた。学問に没頭して、彼女は自分の個人的な人間関係の基盤を、性ではなく、大学教官と学問的知識に置いていた。ティーンエイジャーの時、彼女は女性に魅力を感じることに気づいていたが、エディスは、何年も後まで、こういった感情が何を意味するのかを理解しなかった。彼女が大学に在籍していた時代、同性愛関係は稀にしか公に表現されることはなかった。大学という環境でも、同性愛指向の人たちへの受容と信頼は、一貫性のないものだったのだ。エディスは、ケンブリッジで大学院の学位を追い求めていた二十二歳の時、初めての性的な出会いを得た。二年以上、彼女は、既婚で二人の幼い子どもがいる自分の教授の一人と、強烈な性的、情緒的関係をもった。最終的に、彼女の恋人の夫が情事を知り、妻に最後通牒を出した。「関係を清算するか、離婚するか」である。何ヵ月もの間、エディスの恋人はエディスと暮らすためにアメリカに移住することを考えたが、最終的には、主に子どもが理由で、夫とイギリスに留まることを決めた。

《最初の性体験の余波》

エディスは、恋人との二年間の関係を終わりにして、イギリスを去るということの心理学的影響に対して、準備ができていなかった。彼女の激しい悲嘆反応は、麻痺的な度合いの、臨床的うつ病に発展してしまった。悲しみ、孤独、元恋人への耐え難い思慕よりもひどかったのは、空虚感と自己嫌悪感であった。彼女は希望を感じられなくなり、本気で自殺を考えた。准教授として大学に戻ると、彼女は仕事に集中できず、同僚との関わり合いを回避していた。彼女の学部の学部長が、エディスの重大な変化に気づいて、精神状態の評価のために彼女を私のところに紹介してきた。私たちの最初の面接の時、エディス・ブルックは二十五歳だった。

ブルック教授：先生、私と会うことを承知していただいて感謝していますが、先生が私の力になってくださるとは思えません。本当のことを言えば、助けてもらいたくないし、助けていただく価値もないのです。

Y医師：多分、どうして助けられたくないのかを話してもらうことから始められるでしょう。

ブルック教授：私に生き続けたいと思わせてくれるものは、たった一つしかなくて、それは決してありえないことなのです。この件を話しても無意味です。話せば、話すほど痛みが増すばかりです。それに、先生にしろ、他の誰にしろ、何もできることはないのです。

Y医師：誰か、とても大切な人を失ったのですか？　そうであれば、その喪失のことを誰かと話すのはプラスになりえますよ。

ブルック教授：それが何も変えないのだとしても？

Y医師：その人間関係の究極の結末は変わらないとしても、喪失に対するあなたの感じ方は変わる可能性があります。あなた自身が変わることができるのです。

ブルック教授：正直に言えば、先生を信じることができません。でも、Y先生、私にはあまり選択肢がありません。先生の治療を試すか、自殺するかの、どちらかです。この痛みにはもう長くは耐えられません。

ブルック教授は、自殺願望を感じている限り、週三回私に会うことを承諾した。私は、治療セッションのない日々には、どのように感じているのかを伝えてもらうために、彼女が私に電話をするように求めた。私はまた、抗うつ薬の服用開始を助言したが、この勧めを彼女は受け入れなかった。

ブルック教授：いかに痛みを伴うものでも、私の感情は私に属するものです。私そのものなのです！自分がどう感じるかということを、薬物という毛布を被せて覆い隠したくはありません。

Y医師：感情を覆い隠したり殺したりする薬物があるというのは当たっています、ブルック博士。私はそのような薬は処方しません。通常、依存性があって、うつをますます悪くしてしまいますから。抗うつ薬は大うつ病と呼ばれる、基盤にある脳の障害を治療するもので、この病は、あなたがあなた自身であることを妨げるような病なのです。

ブルック教授：私の「脳が病気だ」とおっしゃっているのですね。けれども、私にとっては、薬を服用するかどうかの理性的な決断をするのに十分なほど、自分自身の心配ができるようになるには、脳が元気でなければならない。そして、もし薬を飲まなければよくはならないというわけですね。先生のお仕事はとてもハードですね、Y先生。

Y医師：薬を使うと決断されるにしても、決断されないにしても、一緒に努力できることを嬉しく思っていますよ。

抗うつ薬を服用しなくても、ブルック教授は次第に気分が改善し始めた。自分自身への新たな理解と、終わってしまった関係に対しての新たな見方を得ることができたのだ。彼女は、現在感じている絶望や自暴自棄が、彼女の個人的な人間関係が希薄で貧弱であることに源をたどれるものであると理解するに至った。彼女は溺死しかけていると感じ、恋人は親密感に乏しい大海原で、彼女にとっては救命いかだの役割をしていたのだと感じた。ブルック教授は、親しい人間関係を構築する方法を知らなかったので、やけ気味になっていたのであり、この技能が彼女の治療で優先される目標になった。治療が数ヵ月に及んだ時、彼女は自分の性的指向性に関して、以下のような質問をした。

ブルック教授：私の問題はどの程度、私の性的指向性に関係しているのでしょう？

Y医師：あなたは内気で、すべての親しい関係に関して、自信のレベルが低いですね。

ブルック教授：もし私が同性愛指向をもっていることに気づいたら、知人の多くが私のことを好ましくは思わず、受け入れてもくれないだろうとわかっても、そのことは自信にも自尊心にもプラスにはなりません。社会を変えるよりは、私の性的指向性を変える方が容易ではないですか？

Y医師：社会を変えることに関しては、あまり知識がありません。本当に性的指向性を変えたいのですか？

ブルック教授：先生を試していたことに気づかれましたね？　先生が、私は性的志向性を変えるべきだとお考えなのかどうかを、確認したかっただけなのです。

Ｙ医師：あなたの性的指向性は、あなたの問題であって、私の関わることではありません。もし、あなたが私に、まさにありのままのあなたを受け入れるのかと聞かれるのなら、答えは「イエス」です。けれども、ここで関連性のある唯一の質問は、あなたがあなた自身を受け入れるのかということです。

ブルック教授：Ｙ先生、私は自分自身のことが、あまりよくわからないのです。でも、一つだけ確実にわかっていることがあります。私が女性に対する性的感情を変える方法など、決して存在しないということです。

ブルック教授はセラピーで着実な前進を遂げ、これは学究生活での多くの成功と、個人的な人間関係での自信の高まりに反映された。彼女はもはや、最初の恋愛関係の破局とともに彼女の世界が終焉を迎えたなどとは考えていなかった。実際、彼女はこの経験から、いくつかの価値ある教訓を学習したと受け入れるに至った。別の女性を愛することで、幸福、充足感、自己価値の高まりを獲得できると理解したことが、彼女にとっては一番大事だった。この感情は、別の自己定義と満足の源である学究的仕事とは、かなり異なって――おそらく優れてさえ――いた。第二の価値ある教訓は、一つの関係が終わった時、彼女がどれほど深く傷つきうるかということだった。彼女は、どのような理由にせよ、長期的な関係の維持が不可能な女性とは、関係することを二度と自分自身に許さないと誓った。三番目に、当時の慣習的に標準とされるものを考慮して、将来の関係においては分別をもとうと心に決めた。ブルック教授にとって、分別があるということは、職業生活と私生活を混同したり、学究生活での同僚とは私生活の話をしたりはしないということを意味した。これらの三原則が、彼女の成人期の人生行路で道案内をし、クリスティン・ノーランとの関係を含む、多くの満足できる関係につながった。

《ブルック教授、家族を見つける》

ウォーレン博士の告発を受けた当時、ブルック教授はクリスティン・ノーランと、長年にわたり頼り合う充実した恋愛関係にあった。エディスとは違い、クリスティンは関係が密な大家族の出身で、エディスはそこに加わることを歓迎された。エディスとクリスティンは、クリスティンの両親が存命中、宗教的な祭日の大半を共に過ごした。エディスは、クリスティンの三人の姪や甥と親密な関係を築き、まるで自分たちの子どもであるかのように考えていた。クリスティン・ノーランは、家族経営のビジネスである不動産開発・管理会社の社長であり、弟と一緒に仕事をしていた。この会社は、ノーラン家三世代の下で成長し、繁盛していて、クリスティンは、エディスが研究の世界で成功しているのと同様、ビジネスの世界で成功していた。エディスが、ウォーレン博士の彼女への嫌疑と大学の対応に関してクリスティンに話した後、以下の会話があった。

クリスティン・ノーラン：この時点では、どのようなことになるのか、知る術もないわ。

エディス・ブルック：私の一番の心配は、クリスティンが、この泥沼に引きずり込まれてしまうのではないかということよ。

クリスティン：そのような心配は理解できないわ、エディス。私は私たちの関係を友人や仕事仲間に隠したことは全くないのよ。相手がそれに対応できなくても、自分の問題だとはみなさないの。でも私たちの関係は、あなたの同僚には公表していないでしょう。まるで、二つの別々の人生を送っているようだわ。本当の問題は、私生活にスポットライトが当てられることにエディスがどう対応するかってことよ。私はあなたのことを愛しているし、信頼しているし、どのような方向にこの一件が進んでいってもサポートするわ。

エディス：この問題が進行している間に、また精神科の医師に会うことにしたら、あなたの気分を害するかしら？　不安だし、ちょっと落ち込んでいるし、また病気にはなりたくないもの。何年も会っていないけれど、先生は私をよくご存知だから。

クリスティン：彼のことも信頼しているのよね。また、診てもらうことに関しては強く支持するわ。

ブルック教授は予約を入れ、クリスティン・ノーランとの関係と、ウォーレン博士が関わる現在の状況について、これまでの経過を話すことに数時間を費やした。ウォーレン博士について、彼女は以下の質問をした。

ブルック教授：彼女は、心理学的に何がおかしいのだと思いますか？

Ｙ医師：診断を尋ねているのであれば、実際に評価することなしには確信はもてません。とはいえ、パラノイア的な特性をもっているように思われますし、妄想性パーソナリティ障害を抱えている可能性もありますね。これは単に推測であることをご理解ください。彼女に対処する上での私の最善策は何でしょう?

ブルック教授：彼女がパラノイアをもっていると仮定してみましょう。彼女に対処する上での私の最善策は何でしょう?

Y医師：もし彼女が妄想性パーソナリティ障害を抱えているのなら、論理にはあまり反応しないでしょう。自分で起こったと信じていることは実際に発生したことなのだという確信を彼女はもっていることでしょう。この病態の人にはグレーゾーンがないのです。もし、これが彼女の診断であれば、論理的説得というのはありえません。

ブルック教授：彼女が自分自身の空想を信じ込んでいるのなら、私が彼女の告発から自分自身を守る最善の方法はどのようなものになるのでしょう?

Y医師：私がこれから言うことには驚かれるかもしれません。長年の共同作業において、私は抗うつ薬を服用するようにと言った以外に、あまり単刀直入な助言はしてこなかったと思います。そして、その時には、私の言うことを聞かれませんでしたが、いずれにしても回復しましたよね。今、単刀直入な助言をしたら、お気に触りますか?

ブルック教授：心配しないでください、スチュアート。私はもういいと思わなければ、先生の助言を拒むのには十分なくらいに、自信をもっています。思いっきり言ってください!

Y医師：私は、委員会の公聴会で代理人を務めてくれるような弁護士を手配するというバトラー学長の提案に、全面的に賛同します。あなた自身を守る最善の方法は、ロバート・ケリーを雇うことだと思います。頭脳明晰で、経験豊富、かつ自信に満ちた弁護士ですから。臨時委員会とやらの教授陣にも萎縮などしないでしょう。

ブルック教授：どんな人かは知っています。尊敬されている弁護士ですね。彼の法律関係の業務での共同経営者は、うちの大学の卒業生だったと記憶しています。その人が大学の理事会のメンバーであることもほぼ間違いありません。このつながりは、万が一、大学の政争が醜い部分をむき出しにして、不公正な事態になった場合に、役立つかもしれません。

Y医師：あなたの私生活が、もうすぐ、とても公なものになってしまうでしょう。この変化がもたらす可能性のある波及的な意味合いを探究するために、数回会うことにしましょう。最初に共同作業をした何年も前と比べると、多くの人たちの気持ちが変わったと思います。多分、この忌まわしい事態がもちあわせる希望の兆しは、職場での親しい友人に私生活を隠すというあなたの決断を再考してみることかもしれません。

《ウォーレン博士、臨時委員会に出席する》

ウォーレン博士は初めて委員会に出席し、エディス・ブルックとの関係を時間軸に沿って三十ページにわたり記録したものを提出した。この書類において、彼女は二者間での出来事や会話を詳述し、どのようにブルック教授が、彼女との性的関係をもち始める目的で、その関係を構築したのかということに関して、自分の解釈を加えた。彼女はまた、五年間のこういった面談に関して作成していた、ファイル化された詳細なメモと、他大学にいる友人との間での一連の電子メールのやりとりを印刷したものを提出した。これらの電子メールにおいて、彼女はブルック教授の彼女に対する真意を疑っていると書いていた。ウォーレン博士は委員会に、性的な誘いかけを拒んだ結果、ブルック教授が彼女のキャリアを台無しにした手法であると彼女が考えているものを提出したのだ。彼女は、ブルック教授を調べ上げるために雇った私立探偵の報告書も提供した。その調査者は、徹底した仕事をしており、ブルック教授とクリスティン・ノーランの関係に関して詳細な説明も与えていた。キング教授は、ウォーレン博士のブルック教授に対する告発を調査する臨時委員会の委員長であったが、彼とウォーレン博士の間で、以下のようなやりとりがあった。

キング教授：委員会は、あなたが提出した内容を読み、討議もしました。たった今、あなたがされた言明も、注意深く聞きました。ブルック教授は、弁護人のロバート・ケリー氏がこのミーティングに出席することを求められました。氏は、話を聞いてメモをとるだけで、今回は質問することもコメントすることも許されていません。私の第一の質問です。あなた方二人の間で何らかの性的な行為が一度でも起こりましたか？

ウォーレン博士：もちろん起こってはいません。ただし、私がそうさせなかったからに過ぎませんが。

キング教授：ブルック教授は一度でも明確にあなたに誘いかけをしたのですか？

ウォーレン博士：何度もしました。

キング教授：一例を挙げてください。

ウォーレン博士：彼女はいつも、私たちが一緒に科学関係の会議に行くように手はずを整えようと試みていました。そして彼女と同じ部屋をシェアすることで出費を減らしたいかと聞いてきたのです。この人が、大学外では、完全に同性愛者としてのライフスタイルで生きている女性だということを、ご理解ください。もしブルック教授が男性の上司に当たる教員であって、一緒に出張に行き、部屋を共同使用することを提案したのなら、委員会はそれが適切なことだとお考えになりますか？

キング教授：ブルック教授は何かしらの肉体的な誘いかけをしてきましたか？

ウォーレン博士：ほとんど会うたびにされました。いつも私の身体に手を当てようとしていました。しばしば密室状態で。私が離れると、激怒して脅かすのです。

キング教授：どのように脅かしたのか、例を挙げてください。

ウォーレン博士：私がよい科学者ではないと言いました。准教授になれる見込みはないとか、終身在職権が得られるように支援など決してしない、などとも言いました。信じていただきたいのですが、私は総合して正しく判断ができる人間です。

臨時委員会は、一時間を超えて、ウォーレン博士に質問した。彼女は落ち着いた態度を保ち、説得力のある訴えをした。それに、かなり理性的で著しく知性的であるように見えた。彼女の証言が終わる頃には、ブルック教授にとって情勢が険しいように思われた。大学は最近、学部メンバーによる性的虐待に関する出来事では、無寛容（ゼロ・トレランス）方針を採用していた。その意味するところは、もし臨時委員会がブルック教授を性的搾取かセクシュアル・ハラスメントで有罪と考えれば、彼女は仕事を失い、キャリアも失う可能性が高いということだった。

◈ブルック教授の弁護

《ウィルマ・ウォーレンについて》

ロバート・ケリー弁護士は、きちんと下調べをするプロであり、とてもタフでもあった。手始めに彼はウォーレン博士の徹底した背景調査を行い、非常に興味深いことを発見した。ウィルマ・ウォーレンが職業上の関係者との敵対的な関係に立ったのは、ブルック教授に対する告発が初めてではなかったのだ。別の大学で修士課程を修めている間に、彼女は論文の著作権に関して、指導教授と険悪な闘争を起こしていた。彼女は指導教授を、盗用と彼女の行った研究成果を自分の功績にした件で、告発していたのだ。学部の長は、シニアの研究者を、大学院生の論文に著者として含めることは認められている標準的行為であると指摘して、仲裁を試みた。ウィルマ・ウォーレンは、自分が論文で報告されている研究作業をすべて行ったし、論文の大半も書いたと主張して、反撃した。彼女は、もし教授の名前が論文に含められるのなら、大学院生の彼女を搾取したとして苦情を申し立てるために、リーダー的地位を誇る物理学の学会誌に手紙を書くと脅迫した。最終的には、教授が折れた。多くの著作があり、資金を得ていて、終身在職権もあったので、一本の論文に名前を掲載するだけのために争うのは、それにかかる時間や労力に見合うものではないと判断したのだ。さらに、ケリー氏は、大学院生の時、ウィルマ・ウォーレンが、実験室のスペースや、実験機材を使用できる時間に関して、数名の同僚ともめ事を起こしていたことも知った。これは、大学における現在の職位に就いた時にも、継続したパターンであった。

《電子メールの証拠》

ウォーレン博士がブルック教授の私生活に関する情報を導入したので、ケリー氏は、ウィルマ・ウォーレンの私生活に関してできる限り知っておくことも公正な活動であろうと考えた。彼女が多くの人たちにより、多くの場において、とても好かれていて、大いに尊敬されていることがわかった。若手の教員にしては尋常でないほど、高位者に多くの友人がいた。彼女は、知性と溢れるほどのエネルギーを、多くの専門組織や市民組織で指導者的な立場を築き上げることに使っていた。こういった組織のために、彼女が革新的で貢献度の高い仕事を完遂したという例が、豊富に存在していた。彼はまた、ウォーレン博士が多数の争いにも参戦し、そのすべてで勝利を収めていたことも知った。ケリー氏は、裁判所の記録で、彼女の離婚が特に凄まじいものであったことを知った。五年の結婚生活を通じて不貞を働き続けていたとして、夫を責めたてていたのだ。確固たる証拠を出すことはできなかったが、夫に関して、もっと深刻な嫌疑をもちだしてもいた。「彼はいつも私の娘に触っていた変質者で、彼女が服を脱いだ時にはジロジロとながめることを好んだのです。見張っていないと娘は、彼のいる場所では安全ではないのです」。ウォーレン博士の夫は、決して不貞を働いたことなどなかったが、自分の友人や他の人たちと自分が浮気をしているとして妻が執拗に糾弾してきたと反論した。彼は、裁判所や妻に、彼の不貞の証拠をほんの一かけらでも提供するようにと挑んだ。決して何も出てはこなかった。彼は「ウィルマと生活をすることは、私がまさにこの瞬間に体験していることと全く同じです。年中、何かの罪を犯しているとして私のことを責めたてるのです。私はいつも防護体制です。自分が証人席で生活していて、彼女が検察官、裁判官、陪審員を兼任しているかのようです。彼女は結婚生活のすべてにおいて、何に関しても、ただの一度でも間違いを認めたことがありませんでした。一方、彼女によれば、私はほとんど全く、正しいということがないのです」。離婚公聴会の結果は、ウォーレン博士の全面勝利だった。彼女は娘の単独養育権を勝ち取り、また父親の訪問権利に対しても絶対的なコントロールをもつことになり、子どもの養育費や慰謝料としては通例にないほどの高額の報酬を得たのだ。

ケリー氏は、ウィルマ・ウォーレンが争いから尻込みなどしないことも理解した。彼女の郡の洪水抑制委員会が、彼女の所有地に新しい排水パイプを走らせようとした際に、彼女はコミュニティによる大規模な反対活動を組織した。排水システムのルートを変更させることに成功したばかりか、その後、その争いで彼女の立場に異議を唱えた郡の行政官に対して、容赦ない復讐を開始したのだ。地元の新聞やテレビのニュースメディアと緊密に動いて、彼女はこの行政官を、高額の契約関係授与に当たっての利害関係と自己取引の嫌疑で告発した。こういった告発はどれも決して実証はされなかったが、マスコミでの悪評判は彼の再選失敗につながった。最後に、ウォーレン博士は、請求書の支払いに関して、異常に多い回数の論争を起こしていた。多数の機会に、契約業者が請求している額以上に彼女の家財産に害をもたらしたと論じて、請求書に異議を唱えていたのだった。結末はいつも同じであった。彼女は奉仕されたサービスに対して支払いをしなかったのだ。二度にわたり、彼女は「欠陥車」を買わされた件で、車のディーラーと共に裁判所行きになっていた。どちらの場合もディーラーは、何マイルも使われた後で車を交換しなければならなかった。ケリー弁護士は、ウォーレン博士には論争傾向のヒストリーがあることを立証できると考えたが、この情報はブルック教授を無罪放免とするのに十分なほどには、現在の告発に関連性があるものとは感じられなかった。彼は、大胆なステップが要求されていると考え、先に進む許可を得るためにブルック教授に会った。

ロバート・ケリー：ウォーレン博士は、証言の中で、彼女の主張をサポートするために電子メールの記録を出しました。彼女は、これらのすべての通信に大学の電子メールシステムを使っていました。大学のシステムで作成された電子メールに関する大学の方針を注意深くチェックしたのですが、私が発見したことは、とても興味深いものです。大学がこの情報を所有しているのです。そうすることが大学にとって最も有益であると判断すれば、大学側はいつでもメールを読む権利があるのです。大学が学部教員のメールを許可なく（教員が知らないうちにという場合さえあり）検閲した前例は多数ありました。ウォーレン博士は、紙に書いた手紙は燃やせるけれども、電子メールの破壊はほとんど不可能であることを知らなかったのかもしれません。私のあなたへの質問は、エディス、あなたは自分の電子メールの通信で何か隠すものがあるのかということです。

ブルック教授：あなたが何をしようとしているのかわかりません、ロバート。けれども、私は大学の電子メールを学究関係の内容にのみ使用しています。自分の電子メールに、他の誰かが読んではならないものがあるとは思えません。

ケリー氏：エディス、ウォーレン博士に関して自分のメールに書いたことで、自らの弁護に有害であるようなことは、何かありますか？

ブルック教授：逆ですよ。彼女への通信や彼女に関する通信は、私が彼女のキャリアの前進に貢献するためにどんなに懸命に努力したかを示してくれることと思います。敬意ある建設的な方法で、どれほど私が彼女のことを心配していたのかを、それらははっきりさせてくれることでしょう。それに、最後の私に対しての糾弾的な信書は例外としても、ウィルマの私への多数のメールは、どれもこれも友好的でポジティブなものでした。

ケリー氏：ウォーレン博士が委員会に提出した電子メールのコピーは、すべて昨年送られたものであることに私は注目したのです。私は臨時委員会が、ウォーレン博士があなたのことに言及したすべてのメールを手に入れるべきだと考えます。この情報は大学のデータベースから掘り出すことができるので、先に進む許可をもらいたいのです。

ブルック教授：そういうことに同意していいのかどうかはわかりません。研究仲間たちは、そのような侵害をとても不愉快に感じるでしょう。表面的には、彼女のプライバシーや学究的な自由を侵しているように見えますから。

ケリー氏：あなたがとても節度のある方であることはわかっています、エディス。けれども、今はこのウォーレン博士からの苦情で有罪にされてしまう危険性が高いのです。そうなれば、あなたのキャリアはおしまいです。この論争におけるあなたの敵を甘く見てはいけません。火をもって火を制することが必要です。

クリスティン・ノーランの助けを得て、ケリー氏は、あらゆる関連メールへのアクセスを得ようとすることを自分に許すようにブルック教授を説得した。彼が臨時委員会に彼の意図を知らせた時、抗議の嵐が吹き荒れた。ほとんど一人残らず委員会のメンバーは、ブルック教授の予期した理由により、反対したのだ。委員会は、ロバート・ケリーがこの方策をとらないように説得するために、キング教授をロバート・ケリーのもとに送り込んで個人的に会うようにした。

キング教授：ウォーレン博士の電子メールを求める大学への要請を考え直してもらいたいのです。確かに、ブルック教授が私たちに自由意思で提供してくださるメールはどれもすべて、委員会が謹んで注意深く検討いたします。我々は、彼女のすべての通信を求めて彼女のプライバシーを侵害することなどは夢にも考えていません。

ケリー氏：重々ご承知でしょうが、教授、大学の方針によれば、大学のコンピューターシステムを使っている教員は、誰もそんな権利をもっていないのです。

キング教授：法的にはおっしゃる通りです。けれども、あなたが提案されていることは委員会を怒らせてしまい、この方向に固執されると、ブルック教授の立場を悪くしてしまうことでしょう。

ケリー氏：非常にはっきりと言わせていただきます。ウォーレン博士は自分の言い分をサポートするために電子メールを提出しました。私には、彼女が委員会に全体像を示したのかどうかを確認する全面的な権利があるのです。この情報を大学が私に提供するか、この一件が内輪での争議でなくなるかのどちらかです。私の要求が却下されれば、当然の手続きをとるブルック教授の権利を侵害したという理由で、大学を法廷の場に連れ出しますよ。裁判官に当該の電子メールを引き出させるのにかかる時間は、およそ五分でしょう。ご存知だと思いますがね。

キング教授：ブルック教授は、公に汚点をさらすような真似をしたがっているのですか？

ケリー氏：お言葉を返すようですが、委員長、ブルック教授にはさらすべき汚点などはございません。彼女の私生活や個人的選択に、あなたが言及されているわけではないと思います。それから、この審議過程が——今のところはですが——大学内で起きているものの、私たちがアメリカに住んでいることに変わりはないということを思い出していただきたいと思います。あらゆる一個人とその市民や組織と同じように、大学は国家の法を守らねばなりません。現在、海風のように爽快ではないことは、大学の汚点であると公には映るのです。四十八時間以内に当該の記録を入手できなければ、大学を法廷に訴える準備があります。

キング教授は、ケリー氏の要求の件を即座に大学の顧問弁護士に相談した。顧問弁護士はケリー氏をよく知っていて、彼が虚勢を張っているわけではないことを理解した。ウォーレン博士の電子メールを入手する訴訟では、ケリー氏が圧勝するだろうということも、すぐに把握した。このような行為が制御不能になって大学に害を与えることを防ぐために、彼はキング教授に、関連するメールを関係者双方に放出して委員会の裁定をできるだけ迅速に前進させるようにと助言した。バトラー学長と相談後、キング教授は、大学がそれぞれの側のメールで相手側の名前が言及されているものすべてを放出することは正当であると認めた。あるコンピュータープログラムが、この作業をほとんど瞬時に達成し、電子メールはブルック教授、ウォーレン博士、そして臨時委員会の全メンバーにとって、入手可能なものとなったのだ。ブルック教授に関する彼女のメールの完全な記録が配布されたことを知った時、ウォーレン博士は怒りを抑えきれなかった。最初、彼女は、自分の送った電子メールが彼女自身の所有物ではなく、大学の物であるという事実を理解しかねたようだった。次に、自分のパソコンから削除したメールが大学によって中央から取り出しが可能であるということがわかり、完全に意表をつかれてしまった。さらに、彼女の弁護人がこの可能性を見通せなかったことに激怒して、即刻解雇してしまった。

ロバート・ケリーは、ウォーレン博士とブルック教授の双方のメールを注意深く検討した。ウォーレン博士の書いた通信で、ブルック教授の名前に言及しているものは、まず、その量の多さだけでも弁護士と委員会を驚かせた。ケリー氏は、ウォーレン博士のメールで、二人の仕事上の関係における最初の五年間に書かれたものは、すべてが教授を好意的に表現していることを発見した。メールの大半は事実上、仕事関係のもので、ウォーレン博士が研究を概念化し実行することを援助するに当たっての、ブルック教授の精励を明らかにするものだった。個人的なことは稀にしか表現されず、境界線侵犯を臭わせるものは全くなかった。ケリー氏はまた、ウォーレン博士がこういった好意的なメールを、最近になって初めて、自分のコンピューターから削除したことも発見した。同時期に彼女が書いた他のメールは、どれも削除されていなかった。ブルック教授を糾弾するようなメールは、みな過去一年の間に書かれていて、ウォーレン博士は、これらのすべてを臨時委員会に配布していたのだ。ウォーレン博士がいかに故意に、そして注意深く、ブルック教授への攻撃を計画したかを伝える、覗き穴を提供するような通信もあった。インターネット上で、彼女は他大学で教員に対して起こされた、類似の告発の段取りと結末を精査しており、別都市に在住の信頼している友人と戦略を論じていたのだ。これらの通信から、ウォーレン博士は他の複数の大学で起きた訴えで成功したものを、ブルック教授への告発のモデルにしていたと、ケリー氏には思われた。最も不穏当なのは、彼女と、大学の理事会メンバーで保守的な政治見解で有名な人物とのやりとりだった。ウォーレン博士はその理事にブルック教授の性的指向性を伝え、「私たちの大学でただ一人の最も目立つ代表者としての、そして、女子学生に対する主要なロールモデルとしての適切性」に関する疑問をもちかけていたのだった。ウォーレン博士へのメールで、この理事は「ブルック教授のライフスタイルに関してバトラー学長と長時間の歯に衣着せぬ話し合いをし、理事会が彼女の任命裁可を考える事態に及んだら、猛烈な反対をすると、不明瞭とは決していえない用語を使って警告しておきました」と書いていた。

一方、ブルック教授のウォーレン博士への電子メールは、短く、要領を得ていて、明らかに非常に多忙な人物からの「用件のみ」の内容だった。彼女のメールは友好的かつ支持的であり、不適切なところは微塵もなかった。重要なことに、六年間にわたる二人の関係において、ウォーレン博士の方が何度も、遠方でのシンポジウムに同行してくれるようブルック教授を誘っていた。たいていの場合、ブルック教授は、他の急を要する責任事項のため、丁重に断っていた。ウォーレン博士がブルック教授に、ハワイでの学会に一緒に参加するように誘ったメールが、特にケリー氏の注意を引いた。それは、ウォーレン博士が友人に宛てた「ブルック教授が私に性的関心を示している」件でのメールの多くよりも、後に書かれたものだったのだ。ブルック教授は、その時期には出かけられないと返事をし、ウォーレン博士はハワイでの学会に全く登録しなかった。ケリー氏は、ウォーレン博士が何らかの形でブルック教授を罠に嵌めようとしていたのだと、強い疑惑を抱いた。臨時委員会の前で話すことは許されていなかったので、ケリー氏は委員会に宛てて、自分の収集した重要な証拠の要約と、メールから引き出した結論を準備した。

《ブルック教授、委員会に出席する》

キング教授：委員会は、あなたがウォーレン博士の告発に対して、本質的には彼女の言い分には根拠がないと言って、非常に短い応答しかしていないことに注目しています。質問を始める前に、前置きとなるようなコメントはありますか？

ブルック教授：いいえ。

キング教授：それでは始めましょう。ウォーレン博士は、あなたの彼女に対する関心は私的なものであり、職業上のものではないと主張しています。これは真実ですか？

ブルック教授：関心はその両方でした。私は彼女の知的能力を素晴らしいものと考えていますし、科学とキャリアの面で援助したいと望んでいました。

キング教授：彼女は、あなたの彼女への個人的な関心は不適切なものであったと告発しています。この点に何らかの真実性はありますか？

ブルック教授：控えめな言葉を使ったり、貴重な時間を浪費したりするのはやめましょう、マーシャル。リチャード・バトラーが、ウォーレン博士が私をどのような件で告発したのかを話してくれましたが、全面的に根拠のないものです。それ以上はほとんどお話しすることはありません。私は成人してからの大半の時間をこの大学で働いて過ごしてきましたし、私の記録自体が語るべきことを物語っているでしょう。けれども、委員会に対して、質問が一つあります。彼女の告発を裏づける証拠を一点でも出していただけますか？　できるのなら、伺いたいと思います。さもなければ、自分の実験室に戻って仕事を続けたいと思います。

キング教授：あなたが暗に言っているのは、究極のところ、彼女の言い分対あなたの言い分の争いだということですね。ウォーレン博士が、一体どうして、このような話をでっちあげたと考えますか？

公聴の過程で初めて、工学部の教授、ノーマ・パーソンが発言した。

パーソン教授：私は賛同できません、マーシャル。本当の、究極のところというのは、ブルック教授の業績対ウォーレン博士の業績不在という争いです！　エディスは謙虚で人間ができているので、自画自賛などしません。私が彼女に代わって話しましょう。三百以上も科学論文を書いていて、六冊の本の著者なのです。自分の学問分野で真の発見をしてきています。それに、四十人を超える博士号取得者の第一指導教官を務めてきて、その皆が彼女を敬愛しています。ウォーレン博士は大量のメールを書いて、重要人物を多数知っているようですが、助成金を申請したり、本はおろか、論文を発表したりする時間は見つけられないようです。七ヵ月の内に、彼女は終身在職権のある准教授への昇進審査を受けることになっています。業績がないことに基づけば、成功する可能性はありません。皆さんがご存知のように、「上か外か」なのです。承認されなければ、大学を去らなければなりません。唯一の儚い望みは、この捏造したブルック教授への嫌疑を基に、審査日程の延期を獲得することなのです。保証してもいいですが、もし私たちの委員会が、ウォーレン博士のエディスに対しての抗議に価値があると裁定したとすると、彼女の次の動きは大学を訴えることでしょう。なぜでしょうか？　終身在職権の検討が延期されたとしても、取り戻せないほどに遅れているからです。私たちはこの時点で、決断するのに十分なことがわかったと思います。私は、少なくとも私は、私たちの——あるいはエディスの——時間を、これ以上この茶番劇で浪費したくはありません。

《結末》

パーソン教授のコメントの後では、ブルック教授にそれ以上の質問は出ず、ブルック教授とロバート・ケリーは会議からの退出を許された。短い討論の末、委員会は、実体性のある証拠が欠けているという理由で、ウォーレン博士のブルック教授に対する抗議申し立てを却下するよう、全員一致で投票した。四週間後、人選委員会はエディス・ブルックを唯一の大学学長候補者として推薦し、理事会は全員一致で彼女を承認した。彼女の生涯のパートナーであるクリスティン・ノーランは就任式で彼女に同伴し、彼女が見事に学長を務めた長い任期の間、他のすべての社交行事にも同行した。

ウォーレン博士は、性差別、ブルック教授を保護するための証拠隠蔽を含む多数の争点で、大学に対して一千万ドルの訴訟を起こすという形で、臨時委員会の裁定に対応した。この訴えに、法廷での闘争を許すのに十分なほどの審議価値がある、と考えた判事は誰もいなかった。ウォーレン博士は終身在職権審査を受ける前に辞職した。大学を辞める決意をバトラー学長に知らせた手紙の中で、彼女は以下のように記した。

　私は苦痛な経験を通して、この大学が現在のところ腐敗しており、学生と苦闘する若い教員を犠牲にし、数少ない特権ある正教授の特別な権利に奉仕していることを、理解しています。私に不利な偏見があることも、虐待的で搾取的な教員に対して警鐘を鳴らしたせいで私への報復を図ることもわかっているので、学究審査を受けることは拒否いたします。私の評判、キャリア、健康を害したことに対し、大

表9-1　妄想性パーソナリティ障害の診断基準
(DSM-IV-TR を若干修正したもの)

A. 動機が悪意あるものだと解釈するなど，広範な他人への不信と疑い深さ。この障害は，成人早期に始まって，以下の4つ（あるいはそれ以上）によって示される多様な状況で表出する。
1. 十分な根拠も無しに，他人が自分のことを搾取する，害を加える，騙すなどと疑う。
2. 友人や仕事仲間の忠誠心や信頼性に関する，正当化できないような疑惑で頭がいっぱいである。
3. 情報が自分に不利なように用いられるという，裏づけのない恐怖のせいで，他人に秘密を告白することをためらう。
4. 善良なコメントや出来事に，自分を卑しめる，脅かすといった隠された意味を読み込む。
5. 侮辱されたこと，傷つけられたこと，軽蔑されたことに関して，執拗に恨みを抱き，許そうとはしない。
6. 自分の性格や評判に対する，他人にはわからないような攻撃を感知して，怒りの反応を示すか，反撃する。
7. 配偶者や性的なパートナーの貞節に関して，正当な理由なしに，繰り返し疑惑を抱く。

B. 症状は，統合失調症，精神病性の特性を伴う気分障害，他の精神病性障害の経過中に限定して発生するものではなく，全般的な身体疾患の状態の直接的な生理学的影響によるものでもない。

出典：American Psychiatric Association: *Diagnostic and Statistical Manual of Mental Disorders*, 4th Edition, Text Revision. Washington, DC, American Psychiatric Association, 2000, p.694.

学を訴える権利を保持していることを理解した上で、ここに辞職届を提出いたします。

ウォーレン博士は西海岸に移住し、他の大学での職位を得ようと試みたが、成功はしなかった。不可避である背景調査と、大学への推薦願いには、報告すべき前向きな内容がほとんどなかったのだ。ウォーレン博士は、陰謀的で腐敗した研究者の世界を敵に回した彼女の高潔さのせいで自分の評判が台無しになったと、本気で信じているということも推測できる。ウォーレン博士が一度でも治療を求めたという証拠はないが、求めていれば、表9-1に要約されたDSM-IV-TRの妄想性パーソナリティ障害の診断基準を満たしていることが明らかになったであろう（American Psychiatric Association 2000, p.690-694）。

妄想性パーソナリティ障害の特性（DSM-IV-TRを若干修正したもの）

◆診断特性

妄想性パーソナリティ障害の本質的な特性は、動機を悪意によるものと解釈するなど、広範な不信と疑惑のパターンである。このパターンは成人早期までに始まり、様々な状況で現れる。この病態を有する個人は、その疑惑を裏づける証拠が存在していなくても、他人は自分のことを搾取し、害し、騙すと想定している。ほとんどゼロに近い証拠しかなくても、あるいは全く証拠がなくても、他人が自分に対して陰謀を企んでいて、いつでも理由もなしに突然攻撃してくるかもしれないと疑う。このような人たちは、しばしば、客観的な証拠がなくても、他人が自分に深い不治の損傷を負わせたと感じる。人の忠誠心や信頼性に関しての正当化できないような疑念で頭がいっぱいなので、敵対的意図の証拠を探して、友人や同僚の行為を細かく精密に調査する。信頼性や忠誠心からどれほどまでに逸脱しているのかということがわかると、このような人たちは根底にある前提をますます強めることになる。友人や同僚が忠誠を示すと、驚きのあまり、それを信頼したり信じたりはできない。困った状況に陥ると、こういう人たちは、友人や同僚が、自分が弱くなっている時に、攻撃したり、無視したりしてくると予測をする。

この病状を有する人たちは、伝えた情報が自分に不利な形で使われるだろうと恐れるので、他人に秘密を打ち明けたり、親密になったりはしたがらない。しばしば、個人的な質問に答えることを、その情報が「他人の口出しすることではない」からと言って拒む。悪意のないコメントや出来事に、侮蔑や脅迫といった隠れた意味合いを読み込む。例えば、この障害がある人たちは、店員によるミスを、自分からつり銭を騙し取ろうという、故意の試みであると誤解するかもしれないし、同僚による何気ないユーモアあるコメントを、悪意ある性格への攻撃と見るかもしれない。ほめ言葉も、しばしば曲解される（例：新たに獲得したものへの賛辞は、自己中心性への批判と曲解される。業績への賛辞は、より多くより優れた成果を強制する試みと曲解される）。援助の申し出を、独力では十分にうまくこなしていないという批判とみるかもしれない。

この障害を抱える人たちは、執拗に怨念を抱き、自分が受けたと考える侮辱、傷つき、軽蔑を許そうとはしない。些細な軽侮がとてつもない敵意を喚起し、敵対的感情は長期間持続する。一貫して他人の有害な意図に警戒しているので、非常にしばしば、性格や評判が攻撃されたとか、何か他の形で軽侮されたと感じる。反撃に出るのが速く、知覚された侮蔑に怒って反応する。

この病態を有する個人は、病的に嫉妬深いかもしれない。しばしば、正当な根拠もなしに、配偶者や性的パートナーが不貞を働いていると疑うのだ。嫉妬深い信念を支持するために、取るに足らない状況「証拠」を収集することもあるだろう。彼らは、裏切られることを回避するために親密な関係の全面的な制御を維持したがり、配偶者やパートナーの行為、意図、貞節を間断なく疑って、厳しく試してくるのだ。

◆随伴する特性

一般的に、妄想性パーソナリティ障害の人たちとうまく付き合っていくことは難しく、こういう人たちは親しい関係で、しばしば問題を抱えている。度を越して疑い深く、敵対的で、論争的で、打ち解けない。潜在的脅威に対し過度の警戒をしているので、ガードを固め、こそこそした、あるいは常軌を逸した態度で振る舞うかもしれず、「冷たく」、温情に欠けるように見える。客観的、論理的、非感情的になることはできるが、自己中心的で、頑固で、皮肉っぽいことの方が多い。戦闘的で疑い深い性分は、他人から敵対的な反応を引き出すだろうし、それが今度は、嫌われていて不当に扱われているという予想を裏打ちする結果になってしまう。

妄想性パーソナリティ障害の人は他人のことを信頼していないので、自己充足的かつ自律的であることを過度に必要とする。また、周囲の人間に対して高い度合いのコントロールを掌握することを必要とする。彼らは自分自身に対する批判を受け入れることに大きな困難を抱えており、しばしば、融通が利かず、批判的で、他人と共同作業ができない。自分自身の欠点に対して、他人を責める。知覚した脅威に対して反撃に出るのが速いので、訴訟好きで、頻繁に法廷闘争に関与する。このパーソナリティ障害の人たちは、先入見としての他人に関する否定的な考えを、悪意ある動機を相手に帰属させることで確認しようと努力する。こういった押しつけは、自分自身の感情、特に怒りや恐怖の投影の一部を成している。薄いベールで隠されて透けて見える誇大な空想を示し、しばしば権力とランクの問題に関心が向いており、他人に関しては、特に自分自身とは異なる集団に属する人たちに関しては、否定的な固定観念を展開しがちである。中には、極度に単純化された世界の定式化に魅了される人たちもいる。他人から「狂信的」と感知されることもあり、緊密に結ばれた「カルト」や、妄想的信念体系を共有する他の人たちとの集団を形成する可能性もある。

表9-2　パラノイアを抱えているとは，どのような感じであるのか

1. まさにこの瞬間，私は自分の生命が危うくなっていると感じる。
2. 私に楽しむための時間はない。なぜなら，差し迫った攻撃から自分自身を防護するために常に警戒していなければならないからだ。
3. 見かけ通りのものなど何もない。すべての重要なことは，隠れて目に見えないところで進行する。
4. 私の敵たちは，全面的に欺瞞に満ちている。彼らは動機を偽り，意図を隠し，行動の真の意味を隠蔽し，全くの秘密裡に操作を行う。
5. 私には多数の敵がいるが，最も嫌いなのは，友人であるふりをする敵である。
6. あらゆる面で危険にさらされて戦闘中であるが，私は脅かされたり受身になったりはしない。
7. 敵たちは私のことを甘く見ている。私の方が賢いのだ。必ず，知恵で勝ってやる。
8. 最後には，やつらか私のどちらかが滅ぼされることになる。
9. 火をもって火と闘うのみで，他に選択肢はない。私は敵を打ち負かすし，やつらはそうされるに値するし，もっとひどい目に遭ってもいいのだ。
10. 私は，この戦いにただ一人で参戦している事実を受け入れなければならない。自分を助けてくれると，他の誰かのことを当てにしたりはしない。

出典：Cooper 1994 より引用。

ストレスへの反応として，妄想性パーソナリティ障害の人たちは，短期間の精神病的エピソードを経験することもある。この病態を有する人たちは，一般的に，アルコールや他の物質の乱用や依存のような，併存する病状を抱えている。統合失調型，自己愛性，境界性のパーソナリティ障害も，妄想性パーソナリティ障害の人たちにおいて，頻繁に診断されている。

パラノイアについて

◈パラノイアを抱えると，どのように感じるのか

コロンビア大学の内科外科学部と，ニューヨーク州精神医学インスティテュートにおける，精神科の研修トレーニング期間に，精神分析家のアーノルド・M・クーパー医師に指導を受けたのは，私の得た大きな特権だった。教育

表9-3　ウィルマ・ウォーレン博士のケースで示された妄想性パーソナリティ障害の鍵となる原則

ヒストリーとしての事実	鍵となる原則	解釈
ウォーレン博士は，当初，ブルック教授を理想化していた。	妄想性パーソナリティ障害の人たちは，他人に向けた自分のポジティブな感情をねじ曲げる。	ブルック教授が自分に性的な誘惑をしかけたというウォーレン博士の確信は，彼女自身の抑圧された感情の投影である可能性がある。
ウォーレン博士は，研究業績で後れをとった。	妄想性パーソナリティ障害の人たちは，他人の動機を繰り返し考えることに多大な時間を浪費する。	ウォーレン博士が，策略を立て，政治的工作をして費やした多大な時間や努力は，真の仕事に代わるものには決してならなかった。
ウォーレン博士は，研究業績において後れをとっていると指摘したブルック教授に激怒した。	妄想性パーソナリティ障害の人たちは，建設的な批判や率直なフィードバックを，個人的な攻撃と混同する。	ウォーレン博士は，学者としての自分の昇進に関わる問題を引き起こした際の，自分自身の役割に関して，洞察を得ていなかった。
ウォーレン博士は，ブルック教授が彼女の学部の学部長に話をしたとして激怒した。	妄想性パーソナリティ障害の人たちは，自分自身に関係するすべての伝達事項を調べてコントロールしようとする。	ウォーレン博士がなすべきことを怠ったことと，ブルック教授が学部長と話し合ったことについて激怒したことには，直接的な関連がある。
ウォーレン博士は，学問上の同僚の数人と，論争や権力闘争に陥った。	妄想性パーソナリティ障害の人たちは，有能な仲間により，個人的に脅威を与えられたと感じる。	ウォーレン博士は，成功している同僚への競争的な怒りや嫉妬を，専門上の論争や権力闘争に従事することで表現した。
ウォーレン博士は，夫に不貞の疑惑をかけた。	妄想性パーソナリティ障害の人たちの根底にある弱点は，信頼に値する対象を信頼する能力がないことである。	ウォーレン博士は，配偶者に対する根拠のない疑惑と，配偶者をコントロールしようという容赦ない試みを通じて，自分の結婚生活を台無しにした。

表9-3　つづき

ヒストリーとしての事実	鍵となる原則	解釈
ウォーレン博士は，自分に提供されたサービスに対する請求に，異論を唱え，支払いを拒んだ。	妄想性パーソナリティ障害の人たちの頑固さは，しばしば，明らかに利己的である。	完璧を要求し，常に粗探しをすることで，ウォーレン博士は，請求書への支払いをする責任を回避した。
ウォーレン博士は，ブルック教授に精神面での指導をしてもらえるように，自学部の学部長を避けた。臨時委員会を迂回して，一人の委員に接触した。さらに，民事裁判で大学の決定に反論しようとした。	妄想性パーソナリティ障害の人たちは，責任を回避し，権力ある人たちや組織との提携によって目標を達成しようとする。	ウォーレン博士は，自分が学者としての責任を果たせなかったことに対して他人を責めようとし，どんどん破壊的になっていった。
ウォーレン博士は，大学が上級教授たちのせいで腐敗しているという確信をもって，大学を去った。	妄想性パーソナリティ障害の人たちは，自分自身の感情や動機を他人に投影する。	ウォーレン博士は，ブルック教授の評判とキャリアを破滅させようと努めたが，それでもなお，他の人たちが自分のことを攻撃しようとしていると感じていた。

者として、および著者としての、並外れた才能に加え、クーパー医師には患者の精神生活、情緒生活を理解し、明確に描写する鋭い能力があった。表9-2に要約されたように、クーパー医師が妄想性パーソナリティ障害の人たちの心理学的経験を描写したものは（Cooper 1994）、この障害のDSM基準と説明に対して、不可欠にして光明を投ずるような補完的な役割を果たす。表9-3は、ウィルマ・ウォーレンのケースで示された、妄想性パーソナリティ障害に関する鍵となる原則の概略である。

◈パラノイアの症状スペクトラム

歴史的に、パラノイアは、精神病的

な程度にまで阻害された現実検討を意味していた。二十世紀初め、すべての妄想が関係する障害は、パラノイア（paranoia）と命名されていた。これらの病態のほとんどが、後になって統合失調症の診断下に組み込まれた。患者が妄想状態にあれば、ＤＳＭの妄想性パーソナリティ障害という診断は下せないので、パラノイアと妄想性障害の専門家である精神科医、アリステア・マンロー（1999）が、この病態は改名すべきだと力強く論じている。

私はパラノイアを、診断ではなく、症状として概念化している。したがって、パラノイアは、双球菌性の肺炎ではなく、発熱にたとえられる。第一に、私はパラノイアを、ある個人がもつ誤った確信であり、自分が不当に迫害されている、あるいは、害される危機が差し迫っている、という内容のものと定義する。第二に、私は、誤った確信の強度、間違った思考がその個人を占有する度合いや、その人の誤った確信に対する情緒的、行動的反応のタイプや程度が、そのパラノイア思考が妄想（delusion）（故に精神科疾患）といえる規模のものであるのかどうかを決定すべきだと考えている。第三に、大半の精神科疾患と同じように、この症状に関連する能力の障害は連続体のようなものとして存在している。私は妄想性パーソナリティ障害は、スペクトラムの軽症な方の端にあるとみなし、妄想型統合失調症に関連した明白な精神病は、反対の極にあるものとみなす。ウィルマ・ウォーレンのケースで描写されたように、妄想性パーソナリティ障害の人たちは、大半の人にとって、合理的で、仕事や家族に関係した責任を果たすことができ、妄想に関連した影響を受けていないほとんどの分野では、明晰で論理的な思考をすることができるように見える。その一方で、妄想型統合失調症の人たちは、典型的に、恐ろしい幻聴や奇異な妄想に苛まれていて、雇用の維持や、ほぼどのようなタイプの正常な個人的関係の継続も、不可能となる。後者の例としては、自分の子どもが悪魔の化身であると信じていて、その子どもを生贄(いけにえ)にするようにという、執拗な声を聞く人物が挙げられる。

◆生き残ること、人間の脳、そしてパラノイア

臨床経験を通して私は、身体疾患や精神科疾患で人間の脳が損なわれると、パラノイアの症状がしばしば生じるということを理解するようになった。この現象を私は以下のように解釈している。脳は人間の生き残るための主要な器官である。特に、論理を使ったり、(数字を使うように)抽象化して思考したり、計画を創案して遂行したり、理性を働かせたりして、複雑な社会集団で機能する能力を引き受けている大脳皮質の領域は、私たちが食糧を確保し、環境の中での危険や捕食者から自分自身を保護することを可能にしてくれる。例えば、どの爬虫類や植物が有毒で、どれが無害であるかを考え出して記憶し、それに応じて反応し決断を下す能力を与えることで、ジャングルに住む部族生活者たちの生存状態をよくしているのは、大脳皮質なのである。もっと技術的に進んだ社会でも、人間の生存を向上させているのは、人が複雑なデータを収集し対照することを可能にしている大脳皮質である。例えば、鮫に対する人の「闘争・逃避」反応は、蚊に対するものよりも生得的に強いものだ。この感情に動機づけされた反応は、辺縁系を含む、より深く原始的な脳構造に、取り次がれている。しかしながら、小さく華奢な虫よりも鮫ははるかにずっと恐るべき危険なものに見えるかもしれないが、鮫が原因となる人間の死亡は国際的に見ても年間百人にも満たない一方で、蚊は年間で何百万人もの死亡につながるような微生物を媒介する。幸運にも、私たちの大脳皮質は、私たちの生き残ることへの貢献という点で、大脳辺縁系より優越する。それゆえに、進んだ社会は、鮫と戦うよりも蚊のコントロールの方に、はるかに多くの時間や財源を捧げている。結果として、無数の生命が救われている。

もし、私たちの大脳皮質が――脳外傷、薬物、毒物、幅広い疾患によって――深刻に損なわれると、私たちの生存が危うくなる。こういうことが発生すると、私たちはパラノイアとなることで反応する。度を越して警戒し、必要以上に疑い深くなり、過度に戦闘的となるのだ。

大脳皮質のニューロンに影響し、パラノイアにつながりうることが最も多い身体疾患の中には、以下のものがある。アルコールへの反応（中毒と離脱の両方）、コカインやアンフェタミンなど、その他の物質乱用、薬物の副作用、手術後の外科的状態。ほぼどのような中枢神経系の障害も、パラノイアやパラノイア性の精神病状態につながる可能性があり、これには、アルツハイマー病、脳腫瘍、発作、多発性硬化症、外傷性脳損傷が含まれる。パラノイア性の精神病状態は、長い間、外傷性脳損傷に続いて現れるものと認識されていた。ある研究が、外傷性脳損傷を経験して精神病を発症した四十五人の患者のグループと、それに相応する脳挫傷を受けながらも精神病にならなかった四十五人の患者グループを比較した（Sachdev et al. 2001）。調査者たちは、最もよくある形態の精神病はパラノイア性の妄想であり、精神病の平均潜伏期間が損傷を受けてほぼ四・五年後というように、漸進的な発症があり、最も一般的に影響を受けている脳の部位は、左の側頭葉と右の頭頂葉であると判断した。似たように、パラノイア性の精神病状態は、統合失調症、双極性障害、大うつ病を含む、最も重篤な精神科疾患の数種において、よくみられる。神経学的な障害と精神科的な障害のどちらでも、パラノイアが、脳のこういった病態の直接的影響に起因するのか、環境条件を分析して効果的に反応することができないために攻撃を受けやすく危険にさらされていると感じることの二次的影響に起因するのかが、はっきりしない。最後に、パラノイアは感覚遮断によって、ほぼ誰においても誘発可能だということも、長い間、認識されている。そのような状況に置かれると、被験者は、外的環境をモニターするための感覚を使用することができないが故に、危険にさらされていて攻撃されやすいように感じるのだ。

◈パラノイアの生化学と遺伝学

臨床環境ではよく観察されるように、コカインやアンフェタミンのような、脳内のドーパミンレベルを増加させる物質は、パラノイド性の精神病状態と強く関連している。クロルプロマジン（ソラジン®)、あるいはハロペリドール（ハルドール®）のように、脳のある部位の脳ドーパミン受容体を遮断する薬物は、パラノイド性の精神病状態の治療において、非常に効果的なことがある。脳内ドーパミンを代謝する酵素（β-ヒドロキシラーゼなど）が減ると、それにより、パラノイド精神病状態に付随して、脳内のドーパミンのレベルは上昇する。血漿や脳脊髄液での低レベルのドーパミンβ-ヒドロキシラーゼにつながるような遺伝的状態は、コカイン使用（Cubells et al. 2000）や大うつ病（Wood et al. 2000）でみられるのと同様に、パラノイアの発症率増加と関連していることが発見されている。これは、パラノイアへの素因には遺伝的要素があることを含意している。

家族研究、養子研究、双生児研究により、パラノイア性の精神病状態がよくみられる統合失調症や双極性障害のような精神科疾患には、説得力のある形で、強い遺伝要素が示されている。妄想性パーソナリティ障害のＤＳＭ基準を満たす人たちに対しては同じような研究が実施されていないために、遺伝継承性と遺伝子の役割は未知のままになっている。調査者の中には、妄想性パーソナリティ障害と統合失調症の間に遺伝上の関連があるかもしれないと示唆した者もいる（Akhtar 1990; Kendler and Gruenberg 1982)。しかしながら、説得力のある実証は、未だになされてはいない。

◆パラノイアの心理学

パラノイアの心理学的考察の起源は、しばしば、シュレーバー裁判官と呼ばれた患者の心理学を記述した、ジークムント・フロイトの一九一一年の論文（1911/1958）に遡る。ダニエル・ポール・シュレーバーは有名なドイツの裁判官で、深刻な妄想のために数回にわたり長期の精神科入院を経験した人である。一九〇三年に、シュレーバーは『ある神経症患者の体験記』(Schreber 1988) と題した本を出版し、自分のパラノイア性の妄想の鮮明な個人的説明を提供している。フロイトは、シュレーバーの本で提供されている詳細な自伝的描写から、パラノイアの無意識の起源に関する彼の理論をさらに展開して説明した。自分の本でシュレーバーは、激しく両価的な感情を抱いた相手、担当精神科医の一人であったフレヒジッヒ医師への妄想で頭がいっぱいになった状態を詳述した。フロイトは、シュレーバーはフレヒジッヒに対して強力にエロティックな感情を経験したが、このような感情はシュレーバー裁判官には受容不可能なものであったがゆえに抑圧されたと考えた。フロイトは、シュレーバーが無意識のうちに自らの同性愛的な感情を彼の精神科医に「投影」し、今度はその医師が自分を性的に侵害することを恐れたと仮定した。このようにフロイトは、パラノイア性の妄想の基盤は、受け入れられない同性愛的感情への無意識的な反応であると考えたのだ。シュレーバーとパラノイアに関するフロイトの論文から、およそ一世紀が過ぎ、この理論の有用な拡充が数多く進められてきた。シュレーバーばかりでなく、パラノイアを抱える他の多くの人たちが、子ども時代に虐待やネグレクトを経験したことに注目して、臨床家たちは、怒り、性的不能、他人とつながりたいというニーズが、この症状の発症に重要な役割を演じている、という理論を打ち立てている。強力で受け入れられない感情（特に攻撃的感情と性的感情）が、自分が恐れている迫害的な他人に無意識のうちに転移される**投影**という心理学的防衛は、長年試されても生き残り、パラノイアにとりつかれた人たちの理解や治療において、有用な概念として残っている。パラノイアの精神分析的理論や、他の心理学的理論の優れたレビューに関心のある読者には、*Paranoia: New Psychoanalytic Perspectives*（Oldham and Bone 1994）という、小さな宝石のような本をお薦めする。

妄想性パーソナリティ障害の人たちの治療

◆治療への障壁

この本全般を通して強調されているように、効果的な治療には正確な診断が先立たなければならない。コロンビア大学精神分析センターで治療を求めた患者の研究は、受け入れ役の臨床家の診断と診断報告書を、精神科医の研究者により実施された構造化診断スケールでの結果と比較した（Oldham and Skodol 1994）。ここでの発見は警鐘を鳴らすものだ。「ＰＤＥ（Personality Disorder Examination）、あるいは、ＳＣＩＤ（Structured Clinical Interview for DSM-IV-TR）-II（評価尺度使用）のどちらかで、妄想性パーソナリティ障害と診断された十二人すべての患者に対して、受け入れサービスで記録された慣習的臨床評価では、ただの一度も『パラノイド』という語が現れなかったことは注目に値する」（Oldham and Skodol 1994）。この研究から、メンタルヘルスの専門家ですらも、自分が評価や治療を行っている患者が妄想性パーソナリティ障害を抱えていることを認識していないかもしれないと推察できる。正確な診断が下された時でも、この病

表9-4　妄想性パーソナリティ障害の人たちの治療への障壁

1. パラノイアを抱えた人たちは，信頼に関して根本的な問題を抱えている。「セラピストに伝えた秘密や微妙な情報が，秘密のままにとどまり，私にとって不利に使われることはないと，どうして確信がもてようか？」
2. パラノイアを抱えた人たちは，自分が自己充足的であると信じたがる。「専門家に依存するようになるという考えは，気に入らない」
3. パラノイアを抱えた人たちは，自分が他人よりも賢いと信じている。「すでに私が知っていること以外に，セラピストが何を教えてくれるというのだ？」
4. パラノイアを抱えた人たちは，自分の問題に関して他人を責める。「どうして私が，どこぞの医者に診てもらいに行かなければならないのだ？　病気で治療が必要なのは，本当はもう一方の人間だというのに」
5. パラノイアを抱えた人たちは，心理学的な心構えがない。「私の彼への怒りが，彼への疑惑と関係しているという考えには同意できない。彼が私を攻撃しようとしていることは，わかっているのだ」
6. パラノイアを抱えている人たちは，激しい感情をねじ曲げる。「このセラピストは，私に恋愛感情を抱いているらしい」
7. パラノイアを抱えている人たちは，柔軟性に欠け，口論になりやすい。「大変な仕事をしているので，私にとって先生に会うのに一番都合のいい時間は午後8時以降だ。セラピストというのは，いつだって，自分の都合のいいようにしているように思われる」
8. パラノイアを抱えている人たちは，訴訟を起こしやすい。「この医師の助言は，私の気分をずっと悪くさせた。彼のひどい助言が，私の問題の大半を引き起こしたのだ。法外な請求書への支払いをしないだけでなく，医療過誤で訴えてやる」
9. パラノイアを抱えている人たちは，危険である。「やっと全体像がつかめたぞ。私のかかっている医者は，初めから私を痛めつけようとしていたんだ。私のことをたくさん知っているので，私は重大な危険にさらされている。やられる前に，やっつけた方がいい」

態の人たちは治療を受け入れたがらない。表９‐４に示されているのは、この障害のある人たちの治療にとって、障壁となるものの要約である。

表９‐４を見直すことで、妄想性パーソナリティ障害の人たちが稀にしか治療を求めない理由と、治療を受けている際にはどうして治療に脅かされてしまうのかを、理解できるだろう。パラノイアを有する個人の治療に存在する障壁と非常に現実的な危険性を理解している、知識と経験が豊かなセラピストは、このような人たちを患者として引き受けることを躊躇する。結果的に、この病態を抱えた人たちは、是が非でも必要なはずの治療を受けないことになる。さらに悪いことには、妄想性パーソナリティ障害を治療する知識、技能、あるいは専門的な修練を有していないセラピストにかかると、治療関係は患者にとっては破壊的で、専門家にとっては安全でないものになる可能性がある。

◆効果的な治療

妄想性パーソナリティ障害の人たちは、治療を必要としていることを認めたがらず、ケアをしてくれる相手を信用しないので、メンタルヘルスの専門家との最初の経験は、しばしば、強制下において起こる。雇用者は、同僚への絶え間ない告発を理由に、ある従業員が専門家の助けを得るようにするか、さもなければ仕事から解雇すると主張するかもしれない。労働弁護士は激しく苛立ちを感じつつ、雇用者に対するこじつけのような不当解雇訴訟を追及する前に、労働組合員の精神状態を明白なものにするように望むかもしれない。夫や妻は、執拗な嫉妬による激しい非難の長広舌や不貞の疑惑のせいで、配偶者が治療を受けることを主張するかもしれない。かくして、患者は、しばしば、反抗的かつ懐疑的に治療を受け始めるのだ。熟練したセラピストは、権力闘争の回避と過度の気遣いの間の、繊細で脆い境界線にまたがる。そのこともまた、患者の不信を買うのだ。妄想性パーソナリティ障害の患者のあらゆる治療における重要な目標は洞察であり、これはこの状況では、患者が、現れている問題における自分自身の演じた役割を理解して受け入れることを意味している。このような人たちは対立に向かう傾向から、もう一方の側にあらゆる責めを負わせ、唯一の解決策は、相手側が罰されるか、どうにかして排除されることであると主張することだろう。メンタルヘルスの専門家は、患者の推定上の敵を変えたり負かしたりする手先になれという、患者の主張から逃れなければならない。深い心理学的解釈をしても、頑固で柔軟性に欠ける患者は、馬鹿馬鹿しいか脅迫的であると捉えてしまうので、ほとんど役に立つことがない。「私が彼に性的な魅力を感じていると言われるなんて、信じられません。全人生を通して、別の男性に魅力を感じたことなど一度もありません」といった具合にだ。そうではなく、セラピストは「その人たちの行動を変えることは、あなたにも私にもできないので、あなたがそれほど悩まされなくてすむ方法を見つけ出せるように一緒に努力しましょう」のように、単純で助けとなるような介入を行うべきだ。

妄想性パーソナリティ障害の人たちは、抑うつや不安を抱えていることがよくある。こういった障害の緩和には薬物が役に立つことがあるものの、この病態を有する患者は、しばしばこの形態の治療を受け入れることを拒む。薬物のせいでコントロールを失うのではないかと恐れるのだ。「何かが自分の内部に侵入して、私の思考や感情をのっとるかもしれない」という見通しは、パラノイア傾向のある人たちが回避したいと願っているものなのだ。それでもなお、技能ある精神科医が患者に試験的に薬物を受け入れてもらうことに成功すると、しばしばプラスの結果が出る。抗精神病薬は、パラノイア的な精神病の治療で、とても効果的ではあるが、妄想性パーソナリティ障害の人たちの不当な猜疑心や敵対心の治療で役立つことは稀である。アルコールや非合法物質への依存は、この病態を有する人たちを機能不全にして症状を一層増悪させるので、このような併発病状の治療がまずは優先される。患者は、配偶者と医師が「グルになってかかってくる」ことを恐れるだろうが、もしカップル治療が受け入れられるとすれば、これは有効かもしれない。カップル治療では、コミュニケーションを改善し、親密さへの試みを支持し、配偶者の不貞に関する患者の根拠のない懸念を和らげて、パートナー関係での敵意を減らすことに、焦点を当てるべきである。ほとんどの場合、グループ治療は、この障害の患者には過度の不安を生み出す。

妄想性パーソナリティ障害の人と関係している場合、何をすべきか

◆初めに自分の安全を確実なものにしなさい

もしもあなたが、妄想性パーソナリティ障害を抱えていると疑われる人物と現在関係していたり、そういう人からハラスメントを受けたりしているのなら、まず最初に、自分が何らかの危険にさらされていないかどうかを判断しなければならない。この判断にたどり着く最も効果的で効率的な方法は、この病態を有する人たちの診断と治療の経験が豊富なメンタルヘルスの専門家から、コンサルテーションという協力を得ることだ。換言すれば、臨床家はまず、あなたに意味のある助言を与えるよりも前に、この病態の人の精神病理を理解しなければならないのだ。パーソナリティ障害を抱えた人によって危険にさらされているかもしれない時に、資格のあるような臨床家をどうやって探していくのかという点での提言については、第7章（「反社

表９-５　妄想性パーソナリティ障害の人たちとの，効果的なコミュニケーションや関わり合いにおける障壁を克服するための提案

障壁＃１：パラノイアを抱えた人たちは，信頼に関して根本的な問題を抱えている。
提案：自分の意図を明確に伝えるために，特別な努力をしてから，彼らに関連する行動にも踏み出しなさい。

障壁＃２：パラノイアを抱えた人たちは，自分が自己充足的であると信じたがる。
提案：その人に，どのような形にせよ，あなたにはその人をコントロールしたり制限したりする意図がないことを納得させて，安心させなさい。

障壁＃３：パラノイアを抱えた人たちは，他人よりも賢いと信じている。
提案：その人によるあなたに対する絶え間ない居丈高な価値下げを認めないようにし，あなた自身が自己防衛を図ることもないようにしなさい。

障壁＃４：パラノイアを抱えた人たちは，自分の問題に関して他人を責める。
提案：こういう人たちがあなたのことを責めていることに関して，自分には責任がないとはっきり伝えるために，防衛や怒り抜きで，単純な事実を用いなさい。

障壁＃５：パラノイアを抱えた人たちは，心理学的な心構えがない。
提案：見かけは人を誤らせる可能性があるということを理解できるように話してあげなさい。ある人が自分に苛立っているように見えたとしても，その人は危険であるわけでも攻撃を加えようと待ち構えているわけでもないのだ。

障壁＃６：パラノイアを抱えている人たちは，激しい感情をねじ曲げる。
提案：この障害をもつ人とは，激しい感情――ポジティブなものでもネガティブなものでも――を喚起するような関係を構築することを控えなさい。

障壁＃７：パラノイアを抱えている人たちは，柔軟性に欠け，口論になりやすい。
提案：およそ可能な限り，口論や権力闘争は回避しなさい。

障壁＃８：パラノイアを抱えている人たちは，訴訟を起こしやすい。
提案：この病態を抱えた人たちとは，ビジネスや契約関係を結ぶことを回避しなさい。このような関係が必要なのであれば，すべての義務，潜在的可能性，取り決めを，あらかじめ書面の形で明確化するように注意しなさい。

障壁＃９：パラノイアを抱えている人たちは，危険である。
提案：この病状を有する人たちを，追い詰めてはいけない。そうする価値があるかどうかに関わりなく，彼らが安全で体面を保てるような，責任からの避難経路と，懲罰行為の回避手段を提供しなさい。

会性パーソナリティ障害」）の表7‐11（「メンタルヘルスの専門家を選ぶ際に問うべき質問」）を参照されたい。このような臨床家とあなたが、あなたは実際に危険な状態にあると判断したら、鍵となる決断は、どのように介入するのが最善なのかということだ。その個人に直接反応しない方が安全な場合もある。あなたがその人を矯正しようとする努力が誤解され、パラノイアという製粉機に挽かれる穀物のようなものになってしまうからだ。このことは、その人物のヒストリーに、暴力、投獄、武器への没頭か接近、精神病のうち、どれか一つでも入っていたら、特に当てはまる。パラノイア性の精神病をもつ人たちは、彼らのことを助けようとしたり歯止めをかけようとする周囲の人たちの努力を誤解しがちで、介入の試みに対して攻撃をもって反応するリスクがより高いのだ。そのような可能性があれば、あなたが安全確保のために、知識があって有能なメンタルヘルスの専門家と緊密に作業し、最も分別のあるアプローチを決めることは、義務といってもいいものである。問題の人物を拘束するために警察や裁判所の力が必要ならば、あなたと、臨床家と、警察官と、裁判所関係者の間での緊密なコミュニケーションは必須である。

◆効果的にコミュニケーションし、対応する

表9‐4で妄想性パーソナリティ障害の人たちの治療への障壁として要約されたものと同じ要素が、このような人たちとの効果的なコミュニケーションや関わり合いも阻害してしまう。表9‐5に、こういった障壁を克服するための提案を示す。

◆回避が最高の薬である

妄想性パーソナリティ障害の人とのやりとりにおける障壁を克服しようとする際に、表９‐５に挙げた提案のそれぞれが、毎回成功するものだなどと保証することはできない。ほとんどの場合、この病態の人たちへの対処にまつわる、際限のない対立やいざこざを解決するのに役に立つものは、何もないように思われる。この時点までに、あなたはおそらく、この障害を有する人たちとの関係は、非常にしばしば、とても厄介であって、それだけの苦労をする価値はないという印象を得ているだろう。あまりにも多くの状況で、この印象が実際その通りなのである。私はこの章の情報が、あなたがこの疾患をもつ人に対処しているか、まさに出会いつつあるのではないかというあなたの懸念を、確認あるいは払拭する上で役に立つことを期待している。可能であれば、この障害の人たちを回避することが、通常、最善の行動方針なのだ。

あとがき

ウィルマ・ウォーレン博士のケースで示されたように、妄想性パーソナリティ障害の人たちとの関係は、しばしば、とてもポジティブな調子でスタートする。この病態の人たちは、思いやりがあり、思慮深く、二人の関係に有意義な貢献をすることに前向きであるように、最初は見える。しかしながら、このような人たちの根源的な安全感のなさ、自己中心性、全面的なコントロールの要求、自分自身の強烈な感情の歪曲は、あなたとその人の関係をほどき始める。彼らはあなたのすべての動機を疑い、あなたのあらゆる動きをモニターし、あなたの伝えることすべてに隠された意味を発見し、あなたがその人を傷つけた「証拠」を、探し求めて掘り当てるようになるのだ。彼らの印象や結論の矛盾を論駁するためにあなたが提供する事実は、彼らの頑固さと柔軟性のなさによって受け入れが拒まれる。彼らはどんどん憤激状態となり、敵対的になり、好戦的になり、訴訟を起こしやすくなる。彼らは持続的に遺恨を抱いて、報復に出る傾向がある。仲裁してくれる人からも、メンタルヘルスの専門家からも、彼らは助けを受け入れようとはしないだろう。議論で自分に同意しない、あるいは、あなたの側につく人たちは、価値を下げられるか、「反対側にいる」ものとして――あなたと同様に敵として――みなされる。最終的に、あなたは自問することになるだろう。「そもそも、初めにどうして、この人と関わってしまったのだろうか？」「この時点で、どのようにしたらこの関係から解放されるのだろうか？」「この人が私の罪だと思い込んで報復してくることから自分自身を防護するには、何が必要なのだろうか？」。苦い経験とこの章で提供された情報から、妄想性パーソナリティ障害の人たちの見分け方と、できれば、近づかずにすませる方法を学んでいただきたい。

第10章

境界性パーソナリティ障害

彼は自分が傷と感じたこともない他人の傷跡をあざ笑う。

—William Shakespeare, *Romeo and Juliet*

エッセンス

あなたは、執拗に批判され、価値下げされ、コントロールされていると感じるような相手と、関係をもったことがあるだろうか？　その人は、信じがたいレベルの毒舌や苛立ちやすさをもって、二人の関係とその人の人生におけるすべての苦痛や問題を引き起こしたとして、あなたを糾弾し有罪判決を突きつけてくるだろうか？　自分は常に被告であり、彼女が検察官兼裁判官、さらには陪審員を兼任しているかのように感じるだろうか？　この関係における感情のレベルは過度に激しいもので、感情の性質は劇的に変動するように思われるだろうか？　ある日には、その人に世界一の人間であるとみなされ、すぐ次の日には、純然たる最悪の人間とみなされてしまうだろうか？　この関係の結果、あなたの自尊心や自信は続けざまに侵食されているだろうか？　その人は、あなたを激越に攻撃してくるが、その人があまりに繊細でもあるので、あなたは自己防衛も反撃もできないと感じるだろうか？　その関係から身を引こうとすると、その人は、あなたから「見捨てられること」が、その人に修復不可能な害を与えることになると示してくるだろうか？　あなたの撤退のせいで、彼女が自己破壊的になったり自殺を考えたりすると懸念しているだろうか？　実際に、何か劇的なことが彼女に起きたら、それはあなたのせいだと言われただろうか？　まるで、高い崖の上でバランスをとっている丸太の一端に腰掛けていて、その人が反対の端にいるかのように感じているだろうか？　筋肉を一筋でも動かしたら、丸太はバランスが崩れてしまい、彼女が崖の縁から下の岩場へと転落すると、あなたは心配しているだろうか？　激しくて常に入れ替わる感情と混乱を招く行動の蜘蛛の巣の中で、あなたはコントロールされ囚われている感じがするだろうか？　これらの質問の多くに「はい」と答えたのであれば、その関係の相手が境界性パーソナリティ障害を抱えている可能性はとても高い。もしそうであれば、その人物、その関係、その人の精神科的状態、そしてあなた自身に関して、より一層の理解を得る上で、この章は役に立つだろう。また、この章を注意深く読むことは、あなたが、その人、その関係、そしてあなたにとって、事態の改善のための最善の行動方針をとっていく上でも有用となることだろう。

デニーズ・ヒューズのケース

◆ある医師のジレンマ：普通ではないリクエスト

シカゴからヒューストンに引っ越す少し前に、私は友人で著名な心臓血管外科医である、ボズウェル・ヒューズ医師からの電話を受けた。ヒューズ医師は、息子のことを心配していて、私の助言を必要としていた。ボー（ボズウェルのニックネーム）の声に感じられた、彼らしからぬ不安と緊迫感から判断して、私はこれが電話で扱える用件ではないと確信し、すぐに私のオフィスに来るように求めた。彼は十五分で行くと言った。予定されていた急を要するわけではない外科処置を延期するために、必要な時間である。明らかに、これはヒューズ医師にとって非常に重大な問題だったのだ。私のオフィスに着くなり、彼は次のように言った。

ヒューズ医師：息子のジェームズは、誘拐されたようなものなのだ。あるいは洗脳されてしまったか。落ち着かなくては。そして、初めから話そう。

ジェームズは今、二十四歳だ。一番下の息子だ。子どもの時から、ずっと素晴らしい人間だったよ。呑気だけど、他人に対して思いやりがあり、人気者だった。彼はいつも、かなり優秀な生徒で、課外活動でもとても活発だった。ミシガン大学の四年生の時には、友愛会とアフリカ系アメリカ人学生組織の両方で、会長をしていたのだ。大学を卒業すると、ヒューストンでのティーチ・フォー・アメリカプログラムに受け入れられて、そこで恵まれない都心部の中学生に数学と科学を教えるように割り当てられた。仕事を愛していて非常にうまくやっていた。彼の計画は、中西部に戻って物理学の修士号をとって、高校教師になることだったのだ。それが今では、そっくり変わってしまった。過去二年間は何もしていない。

Y医師：何が起きたんだね？

ヒューズ医師：彼は一年ほど前に、テキサス出身の女性に出会ったのだ。彼女には前の結婚でできた十一歳の娘がいる。ジェームズは、この娘が彼の五年生（中学の一番下の学年）の数学クラスにいる時に、デニーズというその女性に出会ったのだ。デニーズはジェームズより三歳年上だ。どういうわけか、娘を通じて、デニーズがジェームズに鈎針を引っ掛けたのだ。息子に出会って何週間かすると、彼女は娘を連れてジェームズの小さなアパートに転がり込んだ。これが起きたのは、その少女の父親との離婚の直後だったと承知している。私の妻のロイスと私が初めてデニーズのことを聞いたのは、ジェームズが結婚したと伝える電話をしてきた時だった。実際のところ、この一件のすべてに関して何か話してくれたのは、結婚して六ヵ月もしてからだったよ。私たちは仰天してしまった。これより前は、彼はいつも私たちにオープンで、コミュニケーションもうまくいっていたのだ。その時期に電話してきた理由は、家賃を払うために金が必要だからというものだった。その電話で、彼がもはや教職に就いていないことも知った。理由は不明だが、デニーズが彼に仕事を辞めるようにと主張したのだ。家賃は即刻送ると言って、息子と新妻に会うためにヒューストンまで飛んで行きたいとも言った。だが私たちが訪問するのにいい時が来たら、また電話すると息子は言った。ジェームズから丸一週間電話がなかった時に、こちらから電話した。すると、今は来るべきでない、多分、近い将来のいつか、と知らされた。彼の妻と話せるかと尋ねたが、その時ジェームズは妻はいないと言ったんだ。これには、ひどく心を乱されたよ。背後で、息子に金切り声を上げている女性の声が聞こえたからな。私たちの知る限り、ジェームズはこれより前には、私たちに嘘をついたことなどなかったのだ。これは全く、奇異で心が乱れることだよ、スチュアート……。こんなふうな話を、これまでに聞いたことがあるかい？

Y医師：実際ね、ボー、君の話していることには、聞き慣れた要素とかテーマがあるよ。でも、それに関しては後で話そう。続けてもらおう。

ヒューズ医師：次の数ヵ月、稀にジェームズと話ができた際に、彼に何が起こったのかが断片的にわかってきた。どれも、理解できるわけではないがね。息子は「彼ら」が金を必要としている時だけ電話してきたのだが、それがかなり頻繁になってきた。率直に言えば、息子が最初に電話してきて以来、私たちがジェームズ、デニーズ、そして娘を養ってきたのだ。ジェームズは仕事に戻ってはいない。もっと広いアパートに引っ越せるようにと金を求めてきて、これがかなり高額だということがわかった。私たちにはそれだけの余裕があったので、渋々ながら承知した。寝室一つのアパートから、ヒューストン郊外の大きくて豪華なマンションに引っ越したのだ。名義を私たちのものにするくらいの賢明さはあったが、管理費と税金で月に二千八百ドルも払っている。実際、彼らのためにすべての支払いをしているのだ――食糧、衣類、医者への費用、子どものための学用品、他にもたくさんある。デニーズと関わる前は、ジェームズはいつも質素で、たいていのことは自分でまかなっていた。今では、全く話が違っている。もちろん、このデニーズという人間にいいように使われているのだと感じている。

一ヵ月ほど前に、ロイスと私は、ヒューストンに会いに行けないのならば、もう金は与えないと決めたのだ。このことを伝えると、ジェームズはひどく動揺して興奮した。彼は、デニーズが私たちに会いたがらないと言った。理由を尋ねると、ジェームズは、私たちには、「彼女と白人一般に対して偏見がある」とデニーズが信じていると言うのだ。私たちは卒倒したよ。私たちのことを知りさえもしないのに。ジェームズに、どうして彼女が、そのような支離滅裂な結論に達したのかを尋ねると、ジェームズが私たちについて話したことからわかると言っていると言うのだ。その時点で、妻と私たちが心理士のカウンセリングを求めたら、その心理士が「厳しい愛」について語ってね。彼らに会いに行けないのならば、自分たちの立場を固守してもう彼らに金は与えないようにと助言してくれたのだ。私はそうすることに賛成だったが、ロイスは、ジェームズと家族が餓死するか、息子が二度と話をしてくれないのではないかと恐れていた。それにもかかわらず、幾分は我慢して、自分たちが所有するマンションの月々の管理費を払う以外は、何の金も送らなかった。二週間くらい経つと、ジェームズが、食べ物を買う金が全くないと伝えるために電話をしてきた。ヒューストンに金を送るのはもう少し待つようにと、私はロイスをギリギリのところで説得したよ。

一週間後、ジェームズがある取引を考えて電話をしてきた。私たちが彼の航空機代を出して、彼らがクレジットカードで借りている額を払うことに同意すれば、私たちに会うために、一人で帰ってくるというのだ。私たちはカウンセラーからの指導を受けて、彼が私たちにクレジットカードの請求書を送れば、私たちが直に借金を返済すると言ったよ。私たちに会うために彼がシカゴに帰郷するまでは、私たちはもう金は送ろうとはしなかった。散々反論して何度も電話してきた後で、彼はクレジットカードの請求書を送ってきた。私たちがショックを受けたことに、ジェームズは五つの異なるクレジットカードで二万六千ドル以上も借りていて、利子だけでも巨額になっていたのだ。クレジットカードのいくつかはデニーズの名義になっていて、ジェームズに会うよりも前に積み重なった借金さえあった。スチュアート、これは現在進行形の悪夢で、彼らに何が起こっているのかを知れば知るほど、どんどん悪いことになっていくのだ。

Y医師：次に何が起こったのだい、ボー？

ヒューズ医師：この時点で、ジェームズのことを信頼しなくなった。もし、クレジットカードの借金用として二万六千ドルを彼に直接与えれば、彼の側が約束を守らないかもしれないと戦略を立てた。息子とデニーズが他の物に金を使ってしまって、クレジットカードのローンを清算しないかもしれないと恐れたのだ。それに、前もって支払えば、彼が合意した通りにシカゴに来ることはないだろうと、かなりの確信をしていた。代わりに、クレジットカードを発行したすべての銀行に連絡して、ジェームズとデニーズの二万六千ドルの借金は支払うが、それ以上の支払いを当てにされるのは困ると伝えた。銀行に、もうそれ以上、彼らへの貸し出しを拡大しないように助言したのさ。もちろん、債権者は同意したよ。私たちはジェームズに私たちのプランを話した。借金は清算してやるが、私たちのところに来る方が先だ、と。息子は、私たちの計画に幾分安堵したようだった。けれども、電話越しに、またしてもデニーズが傍にいて、抑え切れずにジェームズに金切り声を上げているのが聞こえてね。それでも、私たちが譲らなかったから、ジェームズはとうとうシカゴまで空路でやって来た。他の家族は連れずにね。私たちは妻と娘の分の航空機代も払うと言ってあったのだが。

私たちは二年以上も息子に会っていなかったから、目にしたものにショックを受けたよ。ジェームズは、最後に会った時の一七五ポンド（約七九・五キロ）から、軽く二五〇ポンド（約一一三・五キロ）を超えるほどに膨れ上がっていたのだ。何かの麻薬でもやっているかのように、どこか、茫然としたような様子だった。麻薬を使っているのかと私たちは質問までしたが、彼は「ノー」と答えたのだ。麻薬に手を出したというヒストリーはなかったから、信じたよ。酒にも、正直一度も関心をもったことがなかった。たった二日しか私たちと一緒に過ごすことに同意してはいなかったが、ほとんど一時間かそのくらいの間隔で、私たちから逃れ、ヒューストンに残した妻に電話するために部屋にこもっていたよ。

デニーズと彼らの共同生活について、いくらか、知ることができた。第一に、息子はデニーズが世界一頭脳明晰で美しい女性だと信じていた。とても恵まれない生い立ちで、「経済的理由」から、十七歳の時に家を出たそうだ。当然、大学には行かなかったし、ジェームズは、彼女が高校を卒業したのかどうかも知らなかった。十七歳の時に、当時二十四歳くらいだったラリーという名前の男と結婚したそうだ。ラリーが何で生計を立てているのか、ジェームズはよく知らなかったのだが、車の修理工として働いているのだろうと考えているようだ。ラリーは少女の父親なのだが、デニーズによれば、酒飲みで彼女を虐待していたそうだ。とはいえ、何を信じていいのかよくわからないがね。デニーズが、その男は娘にとって悪影響だと考えているので、ジェームズは彼に会ったこともないんだ。デニーズが家族全員と疎遠になっているので、ジェームズは彼女の家族背景に関しては、それ以上はあまり説明ができなかった。ジェームズはデニーズの両親には会ったこともなくて、二人の姉妹のうちの一人にたった一度会っただけだった。会った時には、デニーズ姉妹の間のネガティブな感情のせいで、非常に緊迫していて短時間で別れることになってしまったという話だった。

デニーズは、ジェームズが彼女の娘を養女にするために弁護士を雇う資金を出してくれるかどうかを私たちに尋ねるようにと、ジェームズを説得していた。何らかの約束をする前に、この要求について考えてみなければならないと私たちは言ったよ。ジェームズに、どうやって生計を立てていくつもりなのかと尋ねると、仕事を探していると言った。銀行で働くといったような仕事を。しかし、デニーズの方には働く計画はないということだった。まさにジェームズがヒューストンに帰る支度をしている時に、向こうでサポートを得るために精神科医に会う気があるかと彼に尋ねたのだ。息子の反応が、ますます私たちを動揺させたよ。デニーズは決してそんなことを承知しないと言うのだ。ジェームズは、どういうわけか、彼女が精神科医を毛嫌いしていることを知っていたのだ。その話題をもちだしただけでも、彼女は激怒するだろうと言っていた。ああ，ところで，ジェームズは，大学時代の旧友に電話しようとするたびにデニーズが同じような反応をすると言っていたな。

Y医師：ボー，全体像がつかめてきたと思う。私がどのような役に立てるのかな?

ヒューズ医師：噂でシカゴ大学を辞めて，ヒューストンのベイラー医科大学の精神科長の仕事に就くと聞いたのだ。それが本当ならば，息子の治療をお願いしたい。何が悪いのか，私たちには全くわからないが，何らかの深刻な精神状態だとはわかっている。もちろん，支払いはすべてするよ。

Y医師：ジェームズが私にかかる気になる可能性は，ひどく低いと思わないかね? あるいは，彼がそうすることをデニーズが許すかな?

ヒューズ医師：もし，彼がスチュアートの治療を受け入れることを拒絶すれば，これ以上びた一文たりとも金銭的な支援はしないと決意したのだよ。私たちのマンションを彼から取り返すことも含めてね。息子が治療を受けることを要求せずに，すべての支払いを私たちがすれば，最も恐ろしい状況にとらわれたままにさせてしまうのではないかと心配しているのだ。

Y医師：ボー，強制による精神科治療は通常は行わないし，有効な治療同盟を構築するための理想的なやり方でもないということを，君にわかってもらわなければ。だが，通常でも理想的でもない状況だということは，十分認識したよ。数ヵ月後にヒューストンに移るというのは，本当なのだ。もし，息子さんが私に会うことに同意すれば，支援できるよう喜んで努力するよ。ジェームズが私に電話をしてくるというのが，最善だと思う。あと二点，ボー。自分も親である人間として、君とロイスが今、経験している個人的な苦悩と恐怖は想像がつくよ。第二に、息子さんのケアを頼むに当たって、私に信頼を置いてくれてありがとう。役に立てるように、最善中の最善を尽くすよ。

◈治療を企画する：最初のセッションのスケジュール

私がジェームズ・ヒューズから最初に連絡を受けた時、ヒューストンに行ってすでに六ヵ月ほどが経っていた。彼は、私のオフィスのスタッフに、妻のデニーズが予約を入れるために電話をしてくるだろうと伝えていた。最初に彼女が電話してきた時、私は医学部の二年生の全員（およそ百八十人の学生）に講義をしているところだった。最初、ヒューズ夫人は、私の事務助手にその午後に彼女の予約を入れるように要求した。私の午後の時間は何週間も前に予定された予約ですでにいっぱいなので不可能だと言われると、ヒューズ夫人は激怒した。

ヒューズ夫人：理解できていないようですね。これは、医療上の緊急事態なんですよ。私は心臓外科医のボズウェル・ヒューズ医師の娘です。ユドフスキー先生が、私が誰なのかを知らなくても、ヒューズ医師が誰であるかをご存知だということは火を見るよりも明らかなの。クビになるのが嫌だったら、すぐに呼び出しをかけてちょうだい！

事務助手：先生は今、講義中です。それでも、本当の緊急事態であれば、お呼びできます。すぐにお返事くださるはずです。そちらの電話番号を教えてください。お体があき次第、折り返してくださいますから。

ヒューズ夫人：もっといい考えがあります。オフィスにはきっと複数の回線があるわよね。他の回線へ、今すぐ呼んでつないで。私はこちらのラインで待っているから。先生が答えたらすぐに、こっちに回してくれればいいわ。

私の事務助手は、実際に私を呼び出した。彼女は、謝罪するような感じであり、怒ってもいた。

事務助手：講義を中断させてしまって申し訳ありませんが、デニーズ・ヒューズとかいう人が、先生は彼女のことをご存知だと言って、すぐに呼び出すようにと強く主張したのです。今日、患者として診ていただくという件で、緊急に話がしたいと言うのです。それから、Y先生、彼女が非常に無礼で偉そうな態度をとるということも、気にとめられた方がいいと思います。

Y医師：敬意をもって扱われなかったようで、気の毒に思うよ。受け入れ難いことだが、それは少々後になってから私が対処しなければならないことかもしれない。ヒューズ夫人につないでおくれ。

ヒューズ夫人：最初にユドフスキー先生、私の口出しすることではないでしょうが、先生のスタッフを何とかすべきだと思います。私には無能に思われますわ。第二に、先生は私たちの父、ボズウェル・ヒューズ医師に、私たちが電話をしたら即刻会ってくださると約束したと、夫のジェームズが言いました。私は今日、会いたいのです。ジェームズは気分がよくないので、今回は行けません。

Y医師：ご都合がよければ、今日、午後二時に私のオフィスで会えるように、手配しましょう。

私が自分のオフィスに戻ると、オフィススタッフはこう言った。

事務長：ヒューズ夫人に今日お会いになるなんて、信じられません。それを実現するために、先生のスケジュールを動かすのに、何時間もかかります。彼女は我々に対して耐え難いほどに無礼だったのに、それでうまくいってしまった。我々と先生を罵倒して、彼女は思うようにしてしまう。誰かが騒ぎを起こしたとたんに、それを破ることになるのなら、なぜオフィス規約などがあるのでしょうか？

◈デニーズ・ヒューズへの治療アプローチ、パート1

しばしば、私が患者を査定したり診断へ到達したりするために用いる最初のデータは、実際にオフィスで面談をする以前に入手されている。こういったデータは、患者を紹介してきた、医師、聖職者、心配している家族のような人たちを含めた、多くの情報源に由来する。加えて、患者はしばしば最初の来院の前に、オフィスへの道順、医学的記録を持って来るべきかどうか、私の請求書に関しての方針などについて、オフィスの職員と多くの会話をしている。私のオフィスの職員は、関連性があると考える情報は何でも、特に、患者が高いレベルの心理学的苦悩を経験しているかもしれないと考えた時には、私に伝えてくれる。オフィススタッフはまた、患者が無礼であった場合や、非常に感じがよかった場合にも、必ずや私に知らせてくれる。

もちろん，そういう態度は職員らも嬉しく思う。いつも決まって，オフィス職員は，患者が職員たちに対して失礼な態度であるか，それとも非常に好感のもてる態度であるかを，もちろん職員たちの評価ではあるのだが，私に伝えてくれるのだ。時として，患者は，私には大いなる敬意を示す一方で，私のスタッフには要求が激しいこともある（あるいは，その逆もある）。このような情報は，患者が多種多様な状況下で，どのように機能するかを理解することに役立つ。デニーズ・ヒューズの場合は，彼女の義理の父であるヒューズ医師との会話から，私は広範かつ詳細な情報をすでに得ていた。この話し合いから，私は多くのこと——特に，彼女が夫の人生のできるだけ多くの側面を，コントロールしようとしていること——を学んでいた。これは彼女の振る舞いに関する「何」の部分であり，「なぜ」に関しては私は色々と仮説をもっていた。

私は，オフィス職員とのやりとりの様子と職員側の彼女への反応から，ヒューズ夫人に関して，より多くのことを学んだ。私のオフィスの職員たちは，精神科での緊急事態への対処に慣れていて，いつでも，効率のよさ，深い思いやり，そして患者への敬意をもって，それをやり遂げてくれる。緊急事態にある人たちの特徴である不安，緊迫性，脆弱性を理解していて，こういった状況で煩わされることもないのだ。しかしながら，デニーズ・ヒューズとの短いやりとりに，職員たちは，彼女と私に対して激怒していた。本質的に，彼女の侮辱的でおこがましい振る舞いにもかかわらず，私が職員たちよりもヒューズ夫人を選んだと考えたのだ！

デニーズ・ヒューズに対するオフィス職員の強烈な反応は，私に重要な診断上の情報を与えてくれた。デニーズ・ヒューズ，オフィス職員，そして私の間で起こっていたことは，**分裂**（splitting）として知られる現象である。最も記述的なレベルでは，その人が関わりをもつ他の人たちとの間での激しい不和に帰結するような振る舞いを意味している。分裂行動を露呈する人たちは、しばしば、見捨てられることへの曲解された恐怖を抱えている。自分が知っている人たちを互いに争わせることで、注目と愛情をめぐる争いが減ると信じているのだ。より深いレベルで見ると、分裂は原始的な防衛機制である。人が、「絶対善」と「絶対悪」という、二つのグループに分けられる無意識の過程なのだ。この無意識の力動は、しばしば、とても幼い子どもが、自分自身と他者を概念化する方法に由来する。自分自身と他者について、より成熟した考え方に移行できていない成人は、自分にとって大切な人たちに「絶対善」であると知覚されることによって特別になろうと努力する。人に完璧であるとみなされていないと考えると、恐ろしいほどに高い動揺を感じてしまう。こういった状況では、しばしば、拒絶されたと感じて、最も激しい不安や怒りで反応する。拒絶されたと感じると、その拒絶をした人間を「絶対悪」であると知覚して、その人への反感を非難的な感情や振る舞いで伝える。この思考や行動のパターンは、境界性パーソナリティ障害の診断を受ける人たちにおいて、よくみられるものである。一本の電話によりデニーズ・ヒューズが私のオフィス職員にもたらしたすべての騒動の後で、私は彼女がこの病態を抱えているのではないかと推測した。しかしながら、私は、その個人への徹底的な診察を実行するまでは、決して患者の精神力動に関して判断を下すことはしない。医学のすべての専門分野と同じことで、多くの異なった種類の基底にある病理が、類似の症状につながりうるのだ。

　私がデニーズ・ヒューズの診断と精神力動として可能性のあるものを推測したのは、臨床的な目的のためだった。もし、本当に彼女が境界性パーソナリティ障害を有していることが判明すれば、治療の全段階で、特に早期段階では、彼女との権力闘争を回避することが不可欠だろう。境界性パーソナリティ障害を抱えた患者は、他人を操作して、特定の目的を達成するために、権力闘争に従事することが巧みである。ボクシングのイメージを使えば、「カウンターパンチの名手」なのだ。例えば、もしヒューズ夫人がその日に私と会うことを要求した時に、私か私のスタッフが不機嫌になって、「予約を入れるために数ヵ月も待ち続けてきた別の患者を押しのけるなんて、何様だと思っているんです？」とでも言っていたら、デニーズは、次のように報告するために、義父のヒューズ医師に電話をしていた可能性がある。「予約の電話をしたら、ユドフスキー先生もスタッフも私に対して無礼な態度でした。彼がいかに偉いかということと、彼の予約をとるのにどれほど長くかかるかということを、散々言ってきました。お義父様がジェームズと私を紹介してくださっても、何の効果もなかったんです。実際、先生もスタッフも、お義父様のことなんて聞いたこともないかのように振る舞っていました。唯一興味がある様子だったのは、私が保険に入っているのかということと、いつ支払いができるのかということでした。今、私が感じているのは、あの人が地上でただ一人の医者だとしても、かかる気にはなれないということです」。おわかりのように、このタイプの報告は、私とヒューズ医師の間に分裂を生じさせるために、実際に起こったことをねじ曲げて伝えていたことだろう。デニーズの究極の目的は、彼女がひどく疑惑を抱いていた治療過程をコントロールすることであっただろう。境界性パーソナリティ障害の人たちの第二のよくある特徴は、分裂に貢献するような、他人のコミュニケーションの歪曲である。これは、当然、真実の不正確な表現、または、嘘である。通常、このねじ曲げのプロセスは自動的なもので、その人は自分の虚言癖に、ほとんど、あるいは全く気づいてはいない。

デニーズ・ヒューズが私に会うことの主たる理由――おそらく唯一の理由――は、ヒューズ家から金を取ることだと十分によくわかっていたので、彼女は治療を避けるためにはほとんどどのような言い訳でもするであろうと認識していた。私のスタッフを動揺させて、別の患者に迷惑をかける（私はスケジュールを組み直した）という代償を払って，私はその日に彼女と会い，異議も苛立ちも表現しなかった。そのように便宜を図っている臨床的な理由を自分自身がわかっていたので，怒りの感情を制御し，ヒューズ夫人との敵対的で非生産的なやりとりを回避できたのだ。私はまた，**適切な境界を維持しながら，それと同時に，彼女との権力闘争を避けるのは困難だろう，**と強く認識していた。これは，境界性パーソナリティ障害の誰かと関わったり，治療したりすることに伴う，典型的な「綱渡りに似たバランス取りの行為」である。一例を挙げさせてもらおう。私のスタッフが正しく指摘したように，彼女の理不尽な要求をなんとかするためにオフィスの規約を変更することで，私はすでにヒューズ夫人を特権ある人物であるかのように扱っていた。私は治療関係を確立するために融通を利かせていたが，これには代償を払っているということを理解していた。規則や他の人たちの権利があるにもかかわらず，彼女に将来も自分の思い通りにし続けられるという期待を生んでしまうということだ。このことがわかっていたので，臨床の関係に含まれている他の多数の境界を彼女に対して非常に明確なものにしなければならないことを認識していた。それゆえ，ヒューズ夫人は，その日の午後二時に私に会うことを要求していたが，私は，彼女のリクエスト通り，ぴったり午後二時に会う準備をしておくことと，最初の予約はきっかり午後三時半までであることを，説明するために――そしてファイルメモに文書化するために――スタッフに電話をかけるように求めた。かなり厳格に思われるが，もし彼女が一時間遅れて現れて，たっぷり九十分のコンサルテーションを期待すれば，権力闘争が続くことだろう。私の技法は，権力闘争を最小限にするために，治療規則と境界に関しての明確な情報を提供するというものだった。私の事務スタッフが，このメッセージをヒューズ夫人に電話で忠実に伝えると，彼女は「まあ，結構なことですこと！　もし三時二十九分に私が心臓発作を起こしたら，どうなるんです？　ユドフスキー先生はゴルフの約束に出かけるために、瀕死の私を放って行ってしまうのですか？」と答えた。

◆デニーズ・ヒューズとの最初の治療セッション

ヒューズ夫人は最初のセッションに時間通りにやって来て、私に以下の質問をすることで口火を切った。

ヒューズ夫人：教えてください、ユドフスキー先生。ここで私が話すことは皆、私を非難するためのものなのですか？

Y医師：精神科治療は擁護するようなものであって、敵対するようなものではありません。あなたの役に立つべく、ここにいるのだということです。けれども、「あなたを非難するためのもの」という言葉で何を意味されているのかを、私が理解できているのかどうかは正確にはわかりません。

ヒューズ夫人：先生は、私が先生にお話ししたことのすべてをヒューズ医師に伝えるのですか？大変ありがたいことですが、私は特に先生の助けが必要だとは感じていません。義父は、私たちが先生に会わなければ、私たちが当然求めるべきである生活費を彼の息子に与えないと言いました。私に関する報告を彼に送るのに、先生は私の許可を得る必要があるのかどうかを質問しているのです。この場で言っておきますが、私は私に関するどのようなことでも誰にも話す許可は与えませんよ。ヒューズ医師が、先生に会いに来るように望んだので、私はここにいるのです。

Y医師：あなたの許可がなければ、あなたが私に伝えることを――あなたが自分自身あるいは他人に対して危険である場合以外は――誰にも漏らすことはありません。けれど、すべての医療記録は、面談に関する私の私的なメモも含めて、裁判官による召喚を受けることがあるのは理解してもらわなければなりません。

ヒューズ夫人：今日、私が先生と答えを出したいと思っているのは、私たちのお金を手に入れられるように、ヒューズ医師に、私が先生に会いに来ていることをどのように伝えるのかということです。同時に、私がお話しする以外のことは、ヒューズ医師には言わないでもらいたいのです。

Y医師：答えを出せることには、自信があります。ところで、ヒューズ医師は、息子さんも私に会いに来ることを期待してはいないのですか？

初回セッションのすべての時間、デニーズ・ヒューズと私は、彼女の秘密を侵害することなしに、ヒューズ医師への伝達がどのように達成できるかを話し合って合意に達した。私たちはまた、治療の構造に関して、詳細な話し合いも始めた。ヒューズ夫人は、夫がどの精神科医にもかかることを望んではおらず、彼女一人が私に会いに来れば、月々の手当を支払うよう、私にヒューズ医師を説得させようと試みた。私は彼女に、ヒューズ医師は、主として自分の息子に精神療法を受けてほしかったのだから、彼女の要求は非現実的だと言った。ヒューズ夫人は、彼女のセッションを夫と共有したくはないし、私が個別に彼を診ることも望まないと強調した。最終的に、私が彼を別の精神科医に紹介するということで合意したが、彼女がその医師に接触できる場合に限るということだった。彼女は、それなら夫も同意するだろうと、保証してくれた。その次のセッションでは、ヒューズ夫人は時間のすべてを、精神療法における境界の問題を私と共に再検討することに費やした。以下のやりとりが，この話し合いの趣旨を伝えている。

ヒューズ夫人：そういうことがありうるというわけではないのですが，緊急事態の時にどうやって私は先生に連絡するのですか？　私の他の医師は皆，自宅の電話番号を教えてくれています。
Y医師：緊急の場合には，私の応答サービスに電話して，呼び出してもらってください。
ヒューズ夫人：自宅の電話番号を知らせるほどには，信頼できないという意味なのですか？　何が起きると思っているんです？　先生のお子さんを誘拐するとでも？
Y医師：応答サービスを通じて，かなり確実に連絡がとれます。
ヒューズ夫人：それは，大変ご寛大なことで。私を助けるために，不要な骨折りはなさらなくても結構ですわ。ところで，先生は本物の医師なんですか？
Y医師：何をお尋ねなのか，正確にはわかりかねます，ヒューズ夫人。
ヒューズ夫人：正確に，私の意味していることはおわかりでしょう，ミスターPC〔訳注：politically correct：差別的表現を避けて，公平な言葉遣いを志向する姿勢〕。私が言いたいのは，先生が本物の薬を処方できる，本物の医師なのかということですよ。
Y医師：そうです。私は医師であって，適切と思われれば，薬物を処方します。
ヒューズ夫人：結構。それでは，私の避妊薬の処方箋と，背中の痛みのためのパーコダン（ヒドロキシコドン／アスピリン®）の処方箋を，補充していただけるわけですね。
Y医師：それらの処方箋の補充は，元々あなたに処方箋を出した医師にお任せします。向精神薬を必要

　としているということが判明すれば、それは私が面倒をみます。

ヒューズ夫人（怒って皮肉っぽい口調で）：先生は全くお優しくて、大変役に立ってくださいますこと。

ボズウェル・ヒューズ医師は、デニーズとジェームズが共に、主治医が仕事や休暇で出かけている時を除いて、週一回、精神科医にかかるという条件で、次の二年間、家族の出費として月に三千ドルを、二人に割り当てることに同意した。最終的には、それぞれが、月に一セッションだけなら休んでも許されるということで合意に至った。ヒューズ医師が承認しないような何らかの理由で、ジェームズ、あるいはデニーズが、丸一ヵ月の間に複数回のセッションを休めば、翌月の小切手は送らないということだ。ヒューズ医師は――息子家族がどのようなトラブルに陥ろうとも――新たな借金の返済はしないとも言った。

◆デニーズ・ヒューズへの治療アプローチ、パート2

《境界の確立》

私は、デニーズ・ヒューズとジェームズ・ヒューズのために確立したような構造や制限の下で治療を行ったことはそれまでになかったし、その後もしたことがない。しかしながら、私は、**確立した境界と精神科ケアを実施する際の倫理が厳密に維持されている限り、患者の治療において、かなり柔軟にする余地も必要性も存在すると**考える。私はこれをバスケットボールの試合にたとえる。多くの規則にもかかわらず――バスケットボールを持って歩くこと、他の選手にファウルをすること、ラインから踏み出すことへの禁止など――なお、試合がどのようにプレーされるかということには、個別性や創造性の機会が大いに存在している。

私は、柔軟性のない決まったやり方――通常、疾患の原因論に関する何らかの理論に基づいたもの――に従ってすべての患者を同じように扱う臨床家は、大勢の患者を助けるという点では成功しないだろうと固く信じている。すべての患者が、異なる遺伝、脳、生物化学、気質、生活体験、スピリチュアルな傾向を抱えているのであり、才能ある精神療法家は、こういった差異に適合するべく、各患者の治療法を調整するものだ。あまりに多くの治療を実施している人たちが自分の硬直した治療規則に患者が適応することを期待するが、それでは患者にフラストレーションがたまってしまう。私はしばしば、自分が処方した薬物の服用に従わない患者に、「瓶の中に入れっぱなしにしておいても、薬は効かないのですよ」と言う。同じように、患者の治療において、あまりに融通が利かないセラピストには、しばしば、「患者が再び会いに来てくれなければ、治療は機能しません」と言う。しかし、極めて大切なことだが、**効果的な治療を行うためには、患者と臨床家の間の明確な倫理境界の確立と維持が、最も重要である。**境界性パーソナリティ障害の患者に対して、これをどのように達成できるかということは、この章を通して論じられている。

治療の最初の四ヵ月間、デニーズ・ヒューズは、彼女が「自己奉仕的な精神科の規則」と描写するところのものに関して、つまらぬ口論をした。例えば、彼女は、私たちがお互いにどう呼びかけるかということについて、私と「交渉」して、一セッションを丸々費やした。彼女は私のことをスチュアートと呼びたがり、私にはデニーズと呼んでもらいたがった。私は彼女のことをヒューズ夫人と呼ぶことに断固としてこだわり、彼女が私のことをユドフスキー先生と呼ぶことを好むと、はっきりさせた。そのやりとりの一部は、以下のようなものである。

ヒューズ夫人：私がその方がいいというのに、ファーストネームで呼んでくださらないというのは理解できません。治療では、私には何の権利もないのですか？

Y医師：その方が、あなたに対してと、私たちが試みている重大な作業に対して、敬意がこめられていると思います。私があなたのことをファーストネームで呼ぶことが、なぜ、それほど重要なのです？

ヒューズ夫人：もっと平等でフレンドリーな感じがするからですわ。ここでは、どうして、こうも形式張って、個人の感情を含めないようにしないといけないのですか？　私にはとても個人的なことを話すように期待して、先生は自分自身のことは一つも話されない。先生が全く知らない人間であったなら、どうして心を開くことなど期待できますか？　精神科なんて、医師が偉ぶってみせる独壇場なんですね。先生が私をファーストネームで呼ばなくても、私は先生をスチュアートと呼びますよ。

《信頼》

情報を与えられておらずうわべだけを見ている人には、医師と患者がお互いのことをどのように呼び合うのかという、長々とした話し合いは、膨大な時間の浪費のように思われるかもしれないが、この問題は見かけよりも重要なものである。境界性パーソナリティ障害の人たちの多くは、子ども時代に——しばしば、親の一方、あるいは、責任と世話を引き受けるという重要な立場にある他の家族メンバーに——身体的、性的な虐待をされたヒストリーがある。理解できることだが、家族による虐待というヒストリーを抱えた人たちには、他人を信頼するような関係を築くことが難しい。例えば、自分自身の親ですらも信頼できないのに、医師であるからといって、赤の他人を信頼すべきなのだろうか、というわけである。第二に、子ども時代に身体的な虐待や性的な暴行を受けた人たちは、大人になってから、自分自身の感情や欲動の調整に関して、大幅な混乱や問題を抱え込む。常時、自分の環境の安全性をテストしているが、これは、しばしば、怒りの発言で人を攻撃したり、誘惑したりして行われる。

《反復強迫》

フロイトは、子ども時代に痛ましい経験をした人たちが、なぜ成人期にそのような相手を選んで同じような経験を再現するのかということを説明する上で役に立つものとして、**反復強迫**の概念を導入した。しばしば、配偶者に虐待的な人を選び、子ども時代の鍵となる葛藤が、結婚関係内や子どもを相手に継続して再現されるのである。悲劇的なことに、虐待のサイクルは継続してしまう。加えて、成熟していて敬意を抱いている人たちには挑発的な振る舞いをするので、これもまた、虐待的な反応を招いてしまう。コントロールを喪失して、攻撃を受けやすくなると感じるので、成熟した親密さはこのような人たちを脅かす。性的あるいは身体的に虐待された人たちは、他人に近づくことを思いとどまり、親密さを敵対的で価値下げするような相互作用に置き換えるために、幅広く様々な方法で振る舞う。治療関係の構造や形式というのは、そうしたプロセスを本質的には保護するので、時間経過とともに、患者は十分に安全だと感じて、能力を阻害するような精神科的症状につながった、強く抑圧されている感情や記憶を探究して伝達できるようになる。このようなコミュニケーションは、セラピストに対する親密な感情を引き起こす。患者は、治療の場でこのような感情を話すように促され、行動に表さないように求められる。このような気づきと治療の癒しの過程が生じるためには、明白で敬意に満ちた治療境界の確立と維持が必要とされる。もし、このような境界が破られると――例えば、セラピストが正式な治療環境外での個人的関係の発生を許してしまうと――患者の症状が悪くなるばかりか、セラピストは自分の職業上の高潔さや将来を危うくすることになる。

六ヵ月の間、私はヒューズ夫人に精神療法の規則や境界について説明をし続けた。六ヵ月の間、私は、彼女の怒りの爆発に同じ怒りの反応を返すことや、彼女の誘惑的な振る舞いに反応することを拒んだ。時間経過とともに、ヒューズ夫人は、人生早期の生活歴の詳細を少しばかり振り返るのに十分なほどには、安全に感じ始めるようになった。同時に、最も個人的な思考や感情を探究して伝達するのに十分なほどには私のことを信頼してはいなかった。しかしながら、治療の開始から、私に対する怒りや価値下げの感情を伝えることには、かなり前向きだったのだ。

《内省》

デニーズ・ヒューズが私のスタッフと私のことを正面対決的なやり方で扱ったことには、理由がある。現実的には、彼女との治療関係を確立するまでは、こういった理由を知ることも、情報に基づいてヒューズ夫人を助けることも、決してできはしない。彼女が、人生で関係する他のほとんどの人たちも類似のやり方で扱っていて、彼女にも相手側にも破壊的な結果になっていたことには、かなりの確信があった。私の野心的な目標は、ヒューズ夫人との間に、以下のことを査定できるような、信頼ある治療関係を確立することであった。

- 彼女が、どのように、そしてなぜ、他人を非機能的なやり方で扱うのか
- 彼女の他人への振る舞いの結果が、どのように、そしてなぜ、彼女を傷つけ、他人を遠ざけているのか
- 彼女の思考や振る舞いを、なぜ、そしてどのように、変容させるか

これらの査定のそれぞれは、関係する個人が自分の行動の——自分自身と他人の両方に対する——意味合いを、省みる動機や能力をもちあわせている必要があるということに気づいておくことが重要である。境界性パーソナリティ障害を抱える人たちにおける、このタイプの内省の困難さは、人生早期の批判的な世話役、通常は母親への愛着に関する問題に遡るとされてきた（Fonagy 2000）。**内省機能**と名づけられるこの能力は、自分や他の人たちが、ある特定の状況への反応として何らかの形で感じ、リアクションをする広範囲の理由を考察する、個人の能力を指している。例えば、私との治療の早期に、ヒューズ夫人は明らかに苦悩した様子で私のオフィスにやって来た。

ヒューズ夫人：この心理的な糞のような件は、先生には話したくないです。もうすぐ死ぬと思いますし。

Y医師：なぜ、もうすぐ死ぬと思うのですか？

ヒューズ夫人：この二ヵ月、胸の左側に同じ痛みを感じてきました。今朝まで、心臓の問題かもしれないと考えていたのです。胸にしこりを感じました。上から押すと痛むのです。間違いなく癌だと思います。本当に私を助けたいのでしたら、私のために検査して、死ぬのかどうかを言って

ください。

Y医師：確かに、あなたの懸念はわかりますし、共有できます。しかしながら、あなたの胸部を検査するというのは、私にとっては適切ではありません。私が即刻しようと思うのは、ベイラーの乳癌センターにあなたを送ることです。この分野での専門家に、徹底的かつ情報に基づいた方法で、評価してもらえますよ。

ヒューズ夫人：診てもらえるまでに、少なくとも数日かかることはわかっています。たった今、正気も失うほどに恐れているんですよ！　望んでいるのは、このしこりは乳癌だと思うかどうかということ、先生の意見だけなのです。医学を少しも実践できないのなら、何のために医学部に行ったんです？　ただ一度だけ、本物といえることをしてくれと私が頼んでいるのに、先生は他の誰かのところに私を投げ捨てたがっている！

Y医師：私があなたにしていただきたいのは、私があなたの胸部を検査しないと決断した理由として、他に可能性のあるものをいくつか考えてみることです。

ヒューズ夫人：そうね、おそらく、先生は私の身体を実に嫌なものだと考えていて、私に触れたくないのでしょう。他の理由は、その忌々しい椅子から立ち上がって、ここまで歩いて来て、検査するのが面倒くさいのでしょう。

Y医師：あなたは助けるに値しないと私が考えているのだと、ほのめかしていますよね。実際には、その正反対のことが真実です。第一に、私にとってあなたの境界を尊重することは重要です。私はあなたの精神科医であって、総合診療医ではないのです。私があなたの身体的な検査をするのは、適切なことではありません。第二に、乳癌の本当の専門家にかかる方が、あなたにとっては最善のサポートを受けられると考えます。そのような専門家は、あなたの胸部のしこりを検査して、何をすべきかを助言するのに、最もふさわしい立場にあります。あなたには、この懸念に関して、可能な限り最善のケアを受ける価値があると思うのです。

私がこのやりとりで達成しようとしていたのは、ヒューズ夫人に、彼女が動揺や拒絶を感じる時、確定的な結論に達する前に、多くの他の可能性を考察してみるように教えることだった。低い自尊心やしみこんでいる無価値感の結果、ヒューズ夫人は私が彼女の胸部を検査したがらなかったことで、拒絶され見捨てられたと感じたのだ。私の判断の理由としては、他に可能なものを熟考してみるように促すことで、ある状況における私の彼女に対する反応は、彼女が、自分のことを虐待し、拒絶し、あるいは見捨てたと感じた人物である、母親や他の誰かに予想する反応とはかなり異なりうるということを、彼女が理解するように期待したのだ。拒絶されたあるいは見捨てられたという知覚に対するヒューズ夫人の爆発してしまうような反応パターンは、非常にしばしば、相手側が何を感じているか、あるいは考えているかについて、思案することを拒絶した結果もたらされていたのだ。このエピソードは、ヒューズ夫人に対する私の治療方略の二つの根底的な目標を強調したものだ。

1．見捨てられたあるいは拒絶されたと感じた時、潜在的な可能性のすべての領域――彼女自身と相手側の感情や行為を含めて――について考察できるように、ヒューズ夫人が学習することを助ける。

2．彼女のことを搾取・拒絶する可能性が高い人たちを見分けて，そのような人たちと関係をもつことを回避する方法を学ぶのを助ける。

境界性パーソナリティ障害の人たちは，重要な関係において，自分のことを価値下げして搾取するような人を選ぶことで，子ども時代の最も苦痛なパターンを繰り返してしまう。治療の重要な部分は，このような人たちを同定できるように手助けをし，このような関係の終結を助けることである。境界性パーソナリティ障害の人たちはまた，ヒューズ夫人が夫のジェームズや彼の両親との関係でそうしたように，同じ振る舞いを自分でも表出することで，虐待的で搾取的な親の役割の人物と自分のことを同一視しているのだ。

◆デニーズ・ヒューズの精神科的ヒストリー：親や姉妹との関係

ヒューズ夫人が，自分の個人的なヒストリーと重要な生活体験にまつわる感情を打ち明けるのに十分なほどに安全だと感じるようになるまでには，治療で何ヵ月もかかった。彼女は三姉妹の真ん中で，母親からの絶え間ない批判について記憶していた。

ヒューズ夫人：母は私のすべてを嫌っていました。姉や妹と違って，私が父方の家族の方を大事にしていると母は考えたのです。母は父の家族全員のことを軽蔑していました。最も幼い頃の記憶の一つは，母が，私はくっついたずるそうな目――悪魔のような目――をしている，と言ったことです。それで，そのことに関して私に何ができるというのでしょうか？　夜，ベッドの中で眼窩の隅の皮膚を引っ張って，何時間も過ごしたものです。目と目を引き離せるようにと願って。母は姉と妹の二人のことをとても可愛がっていて，あらゆる面で美しいと考えていました。母は，私との戦争に，二人を徴兵したのです。一緒になって私のことをからかって，いじめました。二人が私を泣かせると，母は「哀れな泣き言屋」として，私を罰するのです。私がやり返して，どちらかを傷つけたりすれば，私のことをベルトで叩きました。

Y医師：そのような出来事のすべてにおいて，お父さんの役割はどうなっていましたか？

ヒューズ夫人：父は，私の味方だったと思いますが，このことは事態を一層悪くしたのです。母は，十分な稼ぎがないからといって，年中，父のことを批判していました。父がそばにいてくれた時は，ちょっとはましでしたが，父はほとんど私の周りにはいてくれませんでした。何より最悪だったのは，父が家にいない時に，母があらゆる種類の男性と，ひっきりなしに浮気をしていたということです。このような男たちが何者なのかについて，母は私たちに嘘をつきました。しばしば，叔父や従弟のような，親戚だと言ったのです。私が十一歳の時に，母が父を家から追い出して，約一週間後には母の知り合いのジェイクという名前の男が入り込んできました。ジェイクは全く仕事をしていなかったので，四六時中，家にいました。すぐに，私を煩わすようになりましたが，そのことについては話したくありません。

◆デニーズ・ヒューズへの治療アプローチ，パート3

即座に私は，デニーズ・ヒューズがジェイクから性的な虐待を受けたのではないかという疑いを抱いたが，ジェイクが彼女を「煩わすようになった」という表現で実際には何を意味しているのかを説明するように、圧力をかけたりはしなかった。性的虐待という苦痛な記憶を開示するように私が圧力をかけたとしたら、デニーズはそれを無意識のうちに私が虐待的であると体験したことだろう。境界性パーソナリティ障害の人たちの治療においては、忍耐をもち、どのような時でも、患者が自分のプライベートな問題とみなすものを尊重しなければならないのだ。ジェイクについて初めて話した後で、デニーズは、ヒューズ医師が考えているものは「まがいもの」であるとして、次の二回のセッションには来なかった。あらかじめ、そうすると警告していたように、彼は翌月の小切手を送らなかった。私は、ジェイクからの虐待を思い出すことで喚起された強い感情と、この情報を私と共有することについての葛藤に満ちた感情のせいで、セッションを休んだのだと考えたが、彼女に成り代わってヒューズ医師との間に介入することはしなかった。ヒューズ夫人は、介入しなかったことで私が彼女に対して不忠であると考えたのだが、介入したとすれば治療があまりにも複雑なものになってしまっていたことだろう。私は彼女が無意識のうちに、私が父親となり、彼女に代わって介入してほしいと望むような状況を（治療をさぼり、ヒューズ医師との合意に違反することによって）作り出したのだと考えた。父親がジェイクから自分のことを守ってはくれなかったことへの怒りの感情を、無意識のうちに私に転移したので、私は彼女が激怒することを十分に予期していた。（転移の概念を復習するには、第6章「自己愛性パーソナリティ障害　パート2：治療を受けている自己愛」の「精神療法的技法」を参照）。私の方略は、私に向けられた溢れるような怒りの源に関して、ヒューズ夫人のことを穏やかに探ることで、過去に戻って作業していくというものだった。私は権力闘争を回避しようと、また彼女の境界の問題に対して敏感であろうと、（例：何度も秘めた誘いを受けたが、そうした彼女には乗じないことによって）とても注意を払っていたので、最終的には彼女が自分の怒りや妄想の源を求めて、内面を探索してくれるものと期待していたのだ。

四つの主たる理由から、ヒューズ夫人に対するこの治療方略の議論について詳述する。

1. 境界性パーソナリティ障害の人たちの情緒面での症状や行動パターンにつながる、複雑な生活体験や特定の無意識的な過程を、読者が理解することを助ける。
2. 境界性パーソナリティ障害を抱えている人への精神療法という、慎重さを要し骨の折れるプロセスの内側にいる者の考え方を読者に提供する。どのように行われ、どうして効果が出るのか。
3. 境界性パーソナリティ障害を抱えている誰かと──臨床的な、あるいはその他の──関係をもっている読者が、この病態を有している人によって、なぜ、現実にそうされているような方法で扱われてしまうのかについて洞察を得ることを助ける。多くの状況で、**それはあなたに強烈で個人的な影響を与えるが、あなたは、そのように強烈に、あるいは、個人的に、受け止めないようにすることを学ぶべきである。**
4. 境界性パーソナリティ障害を抱えている誰かと関係をもっている読者に、対立や誤解のレベルを緩和する役に立つような、行動のモデルを提供する。

◆デニーズ・ヒューズの精神科ヒストリー、続き

ヒューズ夫人は、初めて母親の愛人であったジェイクの名前を口に出してから数ヵ月後に、彼の彼女に対

しての振る舞いを語り出した。

ヒューズ夫人：もちろん、母の恋人が誰であっても私は不愉快でしたが、ジェイクは他の男たちよりも遥かにずっと嫌だったのです。彼は四六時中、家にいて、私はいつも彼が私のことを見ているように感じていました。ある日、私が入浴している時に彼が浴室に乱入してきました。出て行くようにと、私は叫びましたが、彼は剃刀を探している振りをしたのです。私は浴槽の中に素っ裸でいて、彼は私を見つめ続け、出て行ってという私の主張を無視しました。ついに、彼は剃刀を見つけて、私が全人生で聞いた中で、最も気分が悪くなるようなことを言ったのです。

ヒューズ夫人は、それからすすり泣きを始め、二十分ほど話すことができなかった。彼女が治療で泣いた初めてのセッションであった。再び話し出した時、彼女は言った。

ヒューズ夫人：ジェイクは、剃刀を握っている手で、私の陰部を指しました。私は透明なお湯の下に、身体を隠そうとしていたのです。ジェイクはとうとう「本当にしたいことはな、その下の方の可愛いものを剃ることさ」と言いました。私は凍りついてしまい、叫ぶことも言葉を発することもできませんでした。その時点で、私は何も感じていませんでした。完全に麻痺状態だったのです。彼はやっと浴室を出て行きました。その日、後で私に会った時、彼はまるで何事もなかったかのように振る舞いました。私は全面的に辱められて、汚されたように感じました。私はたった十二歳で、大きくなっていく胸や陰毛のことに、とても敏感になっていて戸惑っていたのです。姉や妹が、こういうことで年中私のことをからかっていました。私は敢えて母に言うようなことはしませんでした。私のことを信じてくれないか、起きたことに関して私を責めたでしょうから。他のすべての悪いことを私のせいにしたように。

次の五回のセッションで、ヒューズ夫人はジェイクに性的虐待を受け、脅迫された、おぞましい話を語った。彼が、彼女と二人きりになるために、いかに様々な手段を講じ、そういう時にいかに彼女にいたずらをしたのかを暴露したのだ。最初、彼はデニーズを雑用に同行させて、車中で彼女に性的な虐待をした。デニーズが十三歳の時、彼は彼女をモーテルの部屋に連れ込み始め、そこで十分に射精を伴うセックスをして、デニーズには、彼に対して「あらゆる種類の吐き気を催すようなこと」をさせたのだった。このようなエピソードの間に、何を感じていたのかということに関して、ヒューズ夫人は以下のように語った。

ヒューズ夫人：ジェイクと一緒の時はいつも、全く麻痺したようになりました。何も感じなかったのです。彼が好き勝手にしている、ぬいぐるみのようなものでした。

ジェイクは、デニーズの母親と絶え間なく喧嘩していたが、数年間なんとか別れずにいたので、この間、彼によるデニーズへの性的虐待は、定期的なペースで続いた。同時に、デニーズは学校や女友達との関係に興味をもたなくなった。十年生（十六歳前後に当たる）で落第し、学校にマリファナを持参して問題にもなった。彼女は、ほとんど毎日マリファナに浸り、「瓶に入っているものなら何でも」飲み、手に入るどのようなタイプの薬物でも使用したと言った。彼女のお気に入りはアルコールとマリファナだった。

十七歳になる頃には、数人の異なる年上の男性たちと、乱れた性関係を結ぶようになった。大半は高校中退者で、彼女をバーに連れて行くのだった。彼女の気分はひどく不安定になり、女性の友人と多くの肉体的な喧嘩をし、デートしている男性とすらも喧嘩になった。それ以外の時期には、彼女はひどく抑うつ的になり、自己嫌悪に満ちていた。彼女はジェイクの剃刀の刃で自傷行為を始めるようになった。

ヒューズ夫人：最初は、腕の内側に何十本も切り傷をつけました。ちょうど手首の上の所です。そうするとどういうわけか、気分がよくなりました。いずれにしても、とても多くの時間――薬物のせいなり、うつのせいなり、あるいは、ジェイクと一緒にいるせいで――何も感じていなかったので、全く痛くなかったのです。本当に好きだったのは、自分の血が傷からにじみ出るのを見ることでした。冗談を言っているわけではないのです。鎮静剤のようなものだったんです。後になって、全身を切ることを覚えました。特に、見られないところを。胸の下とか、太もも上部の内側辺りとか。

デニーズは地元の病院の緊急救命室に、何回も搬送されていた。この多くは、誰かが彼女が自傷していたのを発見した時に起こっていた。数回は、高校のカウンセラーや友人の親に、自殺をすると脅迫した後で病院に送られていた。

十七歳で妊娠した時、彼女には父親が誰なのかが、はっきりしなかった。しかし、ジェイクではないかと強く疑った。彼女と性行為を続けていたのだ。

ヒューズ夫人：私は妊娠を、姉と妹、母、そしてジェイクから逃れるために、家を出るチケットとして使いました。いずれにしても、家には何も自分のためになるものはなかったのです。誰も彼も、甲乙つけがたく憎悪していました。デートしていた男の一人、ラリーに、彼が私を妊娠させたのだと信じ込ませて、駆け落ちして結婚させたのです。こんなふうにして、私の娘ホープは、生まれたのです。

ラリー・ビショップは、デニーズと結婚した時、二十三歳だった。彼もまた、深刻な問題を抱える家族の出身で、父親は慢性のアルコール依存で、母親はヘロインを含む麻薬に対して断続的な中毒状態にあった。ラリーは高校時代に、麻薬や喧嘩に絡んだ深刻なトラブルに陥り、麻薬の密売で有罪になってから、若者向けの矯正施設で数年を過ごしていた。州の矯正施設で、ラリーは自動車の修理法を学び、十八歳で出所してからは、この職業に従事していた。彼の職業におけるパターンは、大きな車のディーラーのサービス部門で数年働いては、欠勤が多過ぎるとか、上司に反抗的ということなどで解雇になるというものだった。よい面を見れば、ラリーは才能ある修理工で、それぞれの仕事での経験のたびに腕を磨いていった。彼の夢は、自分の修理工場を開くことだった。

ラリーは生まれたばかりの娘、ホープに、予想外にも心を奪われ、責任ある父親、頼りになる夫、よき扶養者になると心を決めた。その目標に向けて、彼は麻薬の使用をやめて、幾分行動を改めたが、毎晩数本のビールを飲んでいた。また、彼は仕事に精進して、ほどなく働いていた大きなサービス部署で、監督役の仕事を割り当てられた。しかし、必死に努力しても、デニーズと安定した関係をもつことは決してできなかった。仕事から帰宅した時のデニーズの気分を、決して予想することはできなかったのだ。彼がした事でもしなかった事でも理由にし、あるいは、彼が彼であるからとか、彼が別の何者かでないからといった理由で、彼女は常時、激怒しているようだった。例えば、ある晩、彼が帰宅すると、デニーズは口をきこうとも、彼に腹を立てている理由を話そうともしなかった。最終的にラリーは、彼女が彼に激怒している理由を、なんとかデニーズから聞き出した。

ラリー・ビショップ[注1]：一週間も話をしてくれない。憎悪の目で睨むばかりだ。君にこのような扱いを受けることには、うんざりしてきたよ。

デニーズ・ビショップ：冗談でしょう。あなたに対して何もしていないわ。私があなたに対して言えることよりも、起こったことの方がはるかに重大なのよ。

ラリー：何を言っているのか、全くわからないよ。

デニーズ：もう、彼女と寝たの？

注1：この対話は、デニーズが自殺企図の後で収容された総合病院の精神科入院サービスで、ラリー・ビショップとデニーズ・ビショップとの面接に際し、ソーシャルワーカーがとった詳細な病院記録から、再構成されたものである。

ラリー：誰と寝るって？

デニーズ：あなたの下で働いているって聞いた、あの新しいメス犬のことよ。誰を指しているか、わかるでしょう。部品部でマーヴィンと交代した若い小娘よ。

ラリー：君は今回は本当におかしいぞ、デニーズ。その子の名前だって知らないよ。彼女については、僕は何も知らないんだ。

デニーズ：初めて私と寝た時も、私の名前を知らなかったでしょ。気にもかけないくらい、酔っていたもの。この新しい小娘のことは、私には一言たりとも言わなかったわ。私にどう考えろっていうの？

ラリー：君には、大掛かりな治療がいると思うな。一週間も僕のことを苦しめて、起こりもしなかったことでホープを動揺させているんだ。彼女の名前も知らないと言っただろう。まだ、一言も彼女とは話したことがないのに。

デニーズ：それじゃあ、そもそもなぜ、彼女のことを私に言わなかったの？　何か隠すことでもあるの？

ラリー：彼女と寝るように努力した方がいいかもしれないな――なんて名前だとしても。君には、真実は意味を成さないらしいな。

それを聞くと、デニーズは、コンロからパスタと熱湯の入った鍋をつかみ、ラリーに向けて投げつけた。大半は外れたが、彼の腕は軽症を負った。デニーズはラリーに襲い掛かり、罵り言葉を叫び出した。ラリーは、怯えて泣いていたホープを抱き上げて、家の外に駆け出した。二人が数時間後にささやかな住まいに戻った時には、室内がごった返しになっていたので、彼は驚愕した。家具は引っくり返され、照明は床に投げつけられて壊れ、ラリーの衣服は引き出しやクローゼットから出されて、散乱していた。彼の唯一のきちんとしたスーツはズタズタにされていた。寝室で、彼は血の海の中で気を失っているデニーズを発見した。もっと近寄って見ると、息をしてはいるが、左手首、左前腕、両大腿上部に、多数の深い傷をつけていることがわかった。これらすべての傷から、たくさんの血が溢れ出ていた。

病院で、デニーズは蘇生した。出血を止めて、彼女が自分で加えた裂傷を清浄化して縫合するには、外科医二人でも数時間がかかった。失血分を補うために、三ユニット分の血液が必要だった。意識を取り戻したデニーズは病院のスタッフに対して戦闘的だった。彼女は腕から静脈内チューブを抜き取り、すぐに家に帰りたい、意思に反して非合法的に拘束されていると叫んだ。精神科チームが呼び出されて、総合病院の施錠された精神科ユニットに、即刻彼女は収容された。法手続きの標準的な一部として、ラリーはこの収容の請願者になるように求められ、同意した。

精神科ユニットで、デニーズは非常に鎮静効果のある抗精神病薬を投与され、自殺企図を防ぐために、病院スタッフにより連続的に監視された。幻覚があるわけではなく、パラノイア性の妄想もないように思われたが、彼女の怒りの強烈さと病院スタッフに対する好戦的態度は、精神病に近いものがあった。五日間の薬物多量投与の末、デニーズは落ち着いた――ある程度は。夫婦カウンセリングの間に、ラリーは、デニーズが爆発する理由となった女性とは全く無関係であるという確実な判断が下された。彼が述べたように、話をしたこともなかったのだ。しかしながら、デニーズは怒りの原因を、彼女の精神科施錠ユニットへの合法的な収容に、ラリーが請願者として関与したことへとずらした。

デニーズ・ビショップ[注2]：ここから出たらすぐに、私は離婚を求めます。妻を裏切って精神病院に幽閉するような男を信頼するなんてことができると思いますか？　これは永久に私の記録に残ります。ちょっとでも意見が合わなかった場合に、また彼が私を閉じ込めようとする可能性がないとでも？

精神科ソーシャルワーカー：ラリーはあなたのために助けを求めて、命を救おうとしたのです。妻があのような深刻な自殺未遂を起こした後、責任ある夫ならばそうするであろうことをしたのです。あなたを病院に入れようと彼が決断したことに、あなたの振る舞いが何かしら作用したとは思いませんか？

デニーズ：あなたは自分と私の時間を無駄にしています。私たちの関係は完全におしまいです。ここから出たらすぐに、私は離婚とホープの全面的な養育権を求めます。

デニーズはそれ以上、ラリーと話すことを拒んだ。彼女は境界性パーソナリティ障害の診断を受けて、退院した。退院に際して、デニーズは家族法を専門とする弁護士を雇った。ラリーは数年間、非合法薬物を使用しておらず、ホープが生まれてからは、飲酒量もずっと減らしていたが、デニーズと彼女の弁護士は、彼の物質乱用とホープへの潜在的な危険を主たる問題にした。デニーズは、ラリーからの慰謝料と養育費の支援に並び、ホープの全面的な養育権を確保することに成功した。

◆デニーズ・ヒューズへの治療アプローチ、パート4：境界性パーソナリティ障害の人たちの自傷行為と自殺傾向

《自傷行為》

自傷行為は自殺企図とは区別することができる。どちらの振る舞いも、境界性パーソナリティ障害の人たちの間では頻繁に起こり、どちらも、患者を診る臨床家によって能動的かつ明確に対処されなければならない。この病態を有する人たちは、多種多様な方法で、また多くの理由により、身体的な負傷を自分自身に被らせる。マッチや煙草で皮膚を焼く、尖った物体や爪まで使って多重の裂傷を加える、握りこぶしや他の道具で鈍い外傷を被らせるといったものは、自傷の中でもよくある手法である。多くの患者は、自分自身を傷つける理由を説明することはできないが、その行為の間にどう感じるのかは描写することができる。以下のようなことを語るのである。

> 自分で自分を切ってしまう理由はわかりません。奇妙な感情が私を圧倒して、気がつくと腕を切っているのです。
>
> 怒りと自己嫌悪に圧倒されてしまうのです。自分に火傷を負わせ始めると、より落ち着いて、コントロールが利いているように感じ始めるのです。

注2：この対話は注1に記述された病院の記録から、再構成されたものである。

皮膚の上の温かい血の感触が好きなんです。より生きている感じがして、麻痺した感じが減るのです。脚を打ちつけても何も感じません。誰か別の人が私を殴っていて、自分はすべての上に浮いて漂い、その人が私にそうするのを見下ろしているような感じなのです。

このような患者に臨床家が、自殺を試みているのか、あるいは、死ねたらいいのにと思っているのかと尋ねると、以下のように答えることだろう。

えっ、いいえ、先生、これは死にたいということとは関係ありません。実際は、生きていたいからという方が、ずっと近いです。自分を切りつける時には、自殺する意思など全くないのです。

私のデニーズ・ヒューズへの治療方略は、彼女の過去の自傷エピソードは彼女にとってひどく有害であるという私の解釈と、この振る舞いを制御して止める方法を見出せるように彼女と共に努力したいと私が思っていることを、まずは彼女に対して明らかにすることだった。この振る舞いに関して、治療上の中立性を装わなかったことに注目されたい。むしろ私は、ヒューズ夫人にはっきりと、彼女の身体にとって潜在的に有害であることは何でも、同定し、防止し、治療するように彼女と共に努力するのは医師としての私の仕事であると伝えたのだ。第二の方略は、彼女に、状況的、心理学的に、彼女を自傷行為へと突き落とすものを探る取り組みをさせることだった。自分にとって大切な人たちによって、見捨てられたあるいは拒絶されたと感じた時、彼女は狂乱し、激怒し、傷つき、コントロールを失ったように感じることが、私たちの双方にす

表10-1　境界性パーソナリティ障害を抱える人たちの自殺可能性に関して指標となる原則

1. 境界性パーソナリティ障害の人たちの間では，自殺企図と自殺完遂がよくみられる。
2. すべての脅迫といわゆる素振りは，臨床家と家族が真剣に受け止めなければならず，直接的に対応しなければならない。
3. 資格や経験のある臨床家との，頻繁で定期的にスケジュールされたセッションを手配すべきであり，このようなセッションで，自殺のリスクを日常的にモニターすべきである。
4. 家族や重要な他者は，自殺リスクの同定に関して教育を受けるべきで，リスクが高まった際には，臨床家に伝えるように促されるべきである。
5. 自殺行動への引き金になるもの——知覚された拒絶や見捨てられることを含めて——を同定することは，患者がそのようなストレス源を理解，回避，対処することに役立つ。
6. 併存する大うつ病，双極性障害，アルコール依存，物質依存，衝動性や強烈な怒りといった症状の，薬物治療や心理社会学的治療は，自殺予防において強力な手段となる。

出典："American Psychiatric Association Practice Guidelines: Practice Guideline for the Treatment of Patients With Borderline Personality Disorder." Am J Psychiatry 158 (10 suppl): 24, 2001.

ぐに明白となった。第三に、私たちは、彼女がこのような状況や感情、感情に対処するための代替策を同定できるための方略を編み出した。彼女は、将来、似たような感情や状況が生じたら、関与しているもう一方の側と、自分の感情について話し合うようにと促された。彼女は、そういったやりとりを通じて、より安全に、より制御が利くように感じられることに気づいた。第四に、私は彼女との作業によって、彼女が見捨てられることに対して、それほど獰猛に反応することにつながった、生活体験や結果としての感情を理解できるようにした。例えば、母親による心理的虐待や、ジェイクによる性的な虐待である。このような洞察は、これらの体験に対しての彼女の自責の念を拭い去り、自己価値を改善することに役立った。時間経過とともに、彼女の自傷エピソードは、だんだんと少なくなっていった。

《自殺》

境界性パーソナリティ障害の人たちの間では、自殺企図がよくあるばかりでなく、この診断がつく人たちのうちの八％から一〇％が最終的に自殺する（American Psychiatric Association Practice Guidelines 2001）。この理由から、メンタルヘルスの専門家は、この診断のついた患者の自殺可能性を定期的に査定し、それに応じて対応しなければならない。対応には、外来環境に戻っても安全になるまで、患者を患者自身から守り、治療を提供するために、入院させることも含まれている。**あらゆる自殺の脅しは最大級の真剣さをもってとらえねばならず、臨床家と家族は、こういった脅迫や素振りの、操作的性質に関する解釈は回避すべきである。**表10-1に要約されているのは、境界性パーソナリティ障害を抱える人たちの自殺可能性に関して、指標となる原則である。表10-2に示されているのは、デニーズ・ヒューズのケースで示された、境界性パーソナリティ障害の人たちの精神科ヒストリーに関する鍵となる原則の要約である。

◆デニーズ・ヒューズのケースにおける診断

《多重な情報源からのデータ》

彼女の義父であるボズウェル・ヒューズ医師から、初めてデニーズ・ヒューズの話を聞いて以来、私は彼女が境界性パーソナリティ障害を抱えているかもしれないとの仮説を立てていた。このことは、治療初期段階での彼女の振る舞いによって、確認された。表10-3に示されているのは、この診断を支持したヒューズ

表10-2　デニーズ・ヒューズのケースで示された，境界性パーソナリティ障害の鍵となる原則，パート1：最初期の精神科ヒストリー

ヒストリーとしての事実	鍵となる原則	解釈
デニーズは母親に親近感をもたず，信頼もしなかった。	境界性パーソナリティ障害の人たちが見せる，強烈で不安定な対人関係の生涯にわたるパターンは，しばしば，片方の親あるいは両親との問題のある関係で始まる。	母親としての，ポジティブで養育的な役割モデルをもたなかったことは，デニーズの自尊心の低さと自信の乏しさを早期に生み出す要因となった。
デニーズの母親は，デニーズの父親と四六時中もめており，デニーズの姉妹と彼女を敵対させた。	デニーズの母親もまた，境界性パーソナリティ障害を抱えていた可能性が高い。境界性パーソナリティ障害は，一般人口よりも，この障害を抱える人たちの一等親の生物学的親族に，5倍多く存在する。	遺伝的(すなわち生まれつき)観点からも，経験的（すなわち後天的）観点からも，デニーズは境界性パーソナリティ障害を発症するリスクが高かった。
デニーズは子ども時代から思春期にかけて，母親のボーイフレンドであったジェイクによって性的な虐待を受けた。	境界性パーソナリティ障害の女性のおよそ50%は，子ども時代あるいは思春期，またはその両方において，性的な虐待を受けている。25%のケースで，父親のような主たる世話役によって性的虐待を受けている。	母親には心理的，身体的に虐待され，ジェイクには性的に虐待されていたので，デニーズは女性とも男性とも，親密な，あるいは，信頼する関係を確立することができなかった。
デニーズの感情は，ジェイクによる度重なる性的いたずらが起こるたびに，「麻痺した」。	強力な感情の否定や抑圧が，症状の進展につながる。	デニーズが苦痛な感情を抹消するようになったことは，ジェイクによる性的虐待への適応反応として始まり，重要な感情の否認という不適応パターンや解離として，成人期にも持続した。

表10-2　つづき

ヒストリーとしての事実	鍵となる原則	解釈
何度もデニーズは剃刀の刃で自分の身体に多重の傷をつけた。	自傷行為は，数通りの方法で，境界性パーソナリティ障害の人たちに一過性の苦痛の軽減をもたらしうる。感じる能力の再確認によって，身体境界の感覚の再確立によって，そして「悪い」という感覚に対する自己懲罰を通じて。	愛する者に見捨てられたと感じると，デニーズは結果として生じた怒りを，その他人から彼女自身に向け直しがちだった。
極端なストレスがかかった際には，デニーズは死にたくなって，自殺を試みていた。	境界性パーソナリティ障害の人たちの8～10%が自殺する。すべての素振りや試みは真剣に受け止めなければならず，医療上の緊急事態を構成するものである。	境界性パーソナリティ障害の診断に加えて，デニーズはまた，大うつ病とアルコール乱用のDSM基準を満たしていた。累積して，これらの診断は彼女の自殺リスクを幾何級数的に増加させた。
デニーズは，ラリーが他の女性に興味をもっていると考えた時，暴力的かつ自己破壊的になった。	知覚された見捨てられ体験や拒絶への過剰反応は，境界性パーソナリティ障害の人たちの核となる問題である。	ラリーに見捨てられるというデニーズの恐怖は，彼女が彼を拒絶することにつながった。彼女の恐れが現実のものになったのだ。
離婚にあたり，デニーズは裁判で，娘の全面養育権と，ラリーからかなりの慰謝料を得ることが認められた。	境界性パーソナリティ障害の人たちは，短期間，機に応じて才能を発揮できる。その間は，理に適っているように見えて，説得力もあるのだ。	多くの場面でコントロール不能で，精神病的に見えたものの，別の場面ではデニーズは冷静でもっともらしかった。彼女はまた，自分の思い通りにするために真実をねじ曲げることができたし，進んでそのようにしたのだった。

表10-2　つづき

ヒストリーとしての事実	鍵となる原則	解釈
デニーズは2人目の夫，ジェームズに，家族や友人とのすべての接触を断つように強いた。	境界性パーソナリティ障害の人たちは，自分にとって重要なすべての人たちの，外部との接触やコミュニケーションをコントロールしようとする。	デニーズは，ジェームズの両親から，多額の金をせびって受け取るのと同時に，彼らのことを価値下げして「コミュニケーションの断絶」を図った。
ジェームズ・ヒューズは，デニーズが「いまだかつてない，最も頭脳明晰で美しい女性である」と信じた。	境界性パーソナリティ障害の人たちは，重要な関係にある人たちに，理想化されることを要求する。	デニーズは，ジェームズが自分のことを現実的に評価するのなら，自分は見捨てられるだろうと恐れていた。
デニーズとの結婚に際して，ジェームズは仕事を離れ，肥満体になり，彼女と自分の両親にどんどん依存するようになった。	境界性パーソナリティ障害の人たちは，重要な関係にある人たちの成功や自己充足感によって脅かされる。	ジェームズへの容赦ない批判を通じて，デニーズは彼の弱さと依存性を強化した。ジェームズが成功して自己充足的になると，自信と資力を身につけて自分のもとを去って行くだろうと恐れていたのだ。
デニーズは精神科医を軽蔑した。	境界性パーソナリティ障害の人たちは，有資格で倫理的なメンタルヘルスの専門家の公正さと権威に，最初は脅かされる。	自殺企図後の，総合病院におけるメンタルヘルスの専門家との経験は，彼女に対して，これらの人たちが，簡単には操作やコントロールを受けないということを明らかにした。

表10-3　境界性パーソナリティ障害の診断を支持する，
デニーズ・ヒューズのヒストリーと治療からのデータ

1. 大金を要求，期待，受領する一方で，ジェームズの両親との自由な接触をジェームズに認めることの拒絶。
2. 私のオフィススタッフとの間での，初回予約スケジュールに関する，敵対的なやりとり。
3. ヒューズ夫人に対する，いつになく激しくネガティブな，私のオフィススタッフの反応。
4. 私に，標準的な境界や精神療法の規則を変えさせようという継続的な努力。
5. 私が標準的な境界や精神療法の規則を変えようとしなかった時の，怒りと価値下げの表現。
6. 子ども時代に，母親には身体的，心理的に虐待され，ジェイクには性的に虐待されたというヒストリー。
7. 思春期と成人期において，繰り返された大うつ病エピソード。
8. 思春期と成人期における，非合法物質（主としてマリファナ）の定期的な使用。
9. 最初の夫であるラリー・ビショップによる，見捨てられたと知覚されたことへの反応としての，深刻な怒りの発作や自殺企図。
10. ラリー・ビショップの他の女性との関係に関する，パラノイアに近いような，根拠のない確信。
11. 執拗なネガティブさと苛立ちやすさ。
12. 自分のことを崇拝してくれると信じている人間への理想化と，それ以外のおよそすべての人たちへの価値下げが行われる，分裂という主たる心理学的防衛様式。
13. コミュニケーションと接触を制限することで，人が彼女のことをどう考えるかをコントロールしたいという強迫衝動。
14. 家族内（例：娘として，姉妹として，あるいは妻として），学業の場，職業上（彼女は学校で勉強もせず，職業訓練を受けたこともなく，継続的な期間，仕事を維持したこともなかった），スピリチュアルな面（彼女は教会に行っていなかった）での，持続的でポジティブなアイデンティティの確立の失敗。

表10-4　境界性パーソナリティ障害の診断基準
(DSM-IV-TRに若干の修正を加えたもの)

対人関係，自己像，感情の不安定さと，顕著な衝動性という広範なパターンで，成人早期までに始まり，以下のうちの5つ（あるいはそれ以上）で示されるような，様々な状況で現れる。

(1) 現実の，あるいは，想像上の見捨てられを回避するための，狂乱したかのような努力。注意：基準5でカバーされる自殺・自傷行為は含まれない
(2) 理想化と価値下げの両極間を揺れ動くことで特徴づけられる，不安定で激しい対人関係パターン
(3) アイデンティティの障害：顕著かつ執拗に不安定な，自己像あるいは自己感
(4) 少なくとも2つの潜在的に自己を害する領域での衝動性（例：浪費，性行為，物質乱用，無謀な運転，むちゃ食い）
(5) 繰り返される自殺行為，素振り，脅し，あるいは自傷行為
(6) 顕著な気分反応性によってもたらされる感情の不安定性（例：通常は2，3時間継続するが，2，3日以上続くことは稀にしかないような，激しく不快な気分，苛立ちやすさ，あるいは不安のエピソード）
(7) 慢性的な空虚感
(8) 不適切で強烈な怒り，あるいは，怒りの制御の困難さ（例：頻繁に見せる癇癪発作，恒常的な怒り，繰り返される身体的な喧嘩）
(9) 一過性でストレスに関連したパラノイア的想念，あるいは深刻な解離症状[a]

出典：American Psychiatric Association: *Diagnostic and Statistical Manual of Mental Disorders*, 4th Edition, Text Revision. Washington, DC, American Psychiatric Association, 2000, p.710.

[a] 解離症状というのは，ある個人の意識，記憶機能，知覚，あるいはアイデンティティ（もしくは，これらの両方）の，一時的か永続的な心理的分断を意味する。解離性障害の人たちは，重要な個人情報や重大な出来事を思い出せないという解離性健忘や，家庭や仕事からさまよい出て，自分が何者なのか，その時にいる場所にどうやって到着したのか，覚えていないという解離性遁走を経験することがある。こういった症状は通常，異常な身体的，性的，あるいは心理的（またはこれら双方の）トラウマから派生する苦悩に関係づけられる。デニーズ・ヒューズは，ジェイクが彼女を性的に虐待している時，「麻痺」したように感じていたが，トラウマ的な出来事を記憶しており，アイデンティティの感覚を保持していた。ヒューズ夫人を私が評価した時点で，彼女は境界性パーソナリティ障害の全9基準を満たしていた。—S.C.Y.

夫人の振る舞いと、彼女の振る舞いに対する他人の反応である。

《DSM-IV-TRの境界性パーソナリティ障害基準》

表10-4に挙げているのは、境界性パーソナリティ障害に対するDSM-IV-TRの診断基準である(American Psychiatric Association 2000)。

《境界性パーソナリティ障害の診断特性（DSM-IV-TRを若干修正したもの)》

境界性パーソナリティ障害の本質的な特性は、成人早期までに始まり、様々な状況で現れる、対人関係、自己像、感情の不安定さと、それに並立する顕著な衝動性という広範なパターンである。

境界性パーソナリティ障害の人たちは、現実に、あるいは、想像の上で見捨てられることを回避するために、死にもの狂いの努力をする。差し迫った別離や拒絶、あるいは、外的構造の喪失を知覚すると、自己像、感情、思考、振る舞いが、甚大な変化を来しうる。こういった個人は、環境状態にとても敏感である。現実的な理由で時間の限定された形での別離に直面した際や、計画に不可避の変更があるだけでも、見捨てられることへの激しい恐怖や不適切な怒りを感じるのだ（例：近い将来の休暇の知らせが臨床家からなされることへの反応として生じる突然の絶望感、自分にとって大事な人がほんの数分遅れた時や、約束をキャンセルしなければならなかった場合の、パニックや激怒)。彼らはこのように「見捨てられること」は、自分たちが「悪い」ということをほのめかしていると、考えているのかもしれない。見捨てられることを回避しようという気も狂わんばかりの努力は、自傷行為や自殺企図のような衝動的行動を含むこともありうる。

境界性パーソナリティ障害の人たちは、不安定で激しい対人関係パターンを有する。一回目、二回目に会った際には、面倒をみてくれそうな人や求愛してきそうな人を理想化するかもしれず、一緒に多くの時間を過ごすことを要求し、関係の早い段階で、最も心の奥にある詳細を打ち明けることもある。しかしながら、彼らは程なくこういった人たちを理想化することから価値下げすることへと転じる。相手が、十分に思いやってくれない、十分に与えてくれない、十分に「そこに」いてくれないと感じるからである。境界性パーソナリティ障害を抱える人たちの一部は、他人に共感したり養育したりすることができるが、通常これは、要求すれば相手の人が自分のニーズを満たしてくれるように、お返しとして「そこにいて」くれることを期待してのものである。彼らは他人の見方において、突然で劇的な変化を起こしがちで、他人は有益で支持的であるとも、残酷なほどに懲罰的であるともみられうる。こういった変化は、しばしば、世話役に対する幻滅を反映している。世話役の養育的な性質が理想化されたり、その人からの拒絶や見捨てられが予期されたりするのだ。

顕著に、かつ、持続的に不安定な自己像、あるいは自己感によって特徴づけられるような、アイデンティティの混乱が存在している可能性があり、これには、変動する目標、価値観、職業上の野心で特徴づけられるような、自己像の突然かつ劇的な変化が伴う。この障害を有する人たちは、意見やキャリアの計画、性的アイデンティティ、価値観、友人のタイプなどの突然の変化を経験することがある。欠乏しているものが多くて、助けを求めている嘆願者役から、過去の虐待に対する当然の復讐者役に急変しうる。このような人たちは、普通、悪いとか邪であるということに基づく自己像をもっているが、この障害を抱える人たちは、時々、自分が全く存在しないという感覚をもつ。こうした存在に関わるタイプの経験は、通常、このような人たちが、意味のある関係や十分な養育と支援が不足している、と感じるような状況で起こる。

境界性パーソナリティ障害の人たちは、少なくとも二つの、潜在的に自己破壊的な領域で、衝動性を示す。賭博、無責任な金銭の使い方、むちゃ食い、物質乱用、安全でない性行為、無謀な運転などをするかもしれないのだ。彼らは頻繁に、自殺企図や自殺の素振りや脅し、または自傷行為などの再発を示す。完遂された自殺は、このような個人の八〜一〇%で起きており、自傷行為（例：切り傷や火傷）、自殺の脅しと試みは、非常によくみられる。自殺行為は、しばしば、この病態を有する人たちが初めて精神科医の評価を受ける理由となる。自己破壊的な行為は、通常、別離や拒絶の脅威によって引き起こされる。自傷行為は解離を経験している際に起こりうるものであり、しばしば、知覚する能力を再確認することによって、あるいは、その人が邪悪であるという感覚を償うことによって、安堵感をもたらす。

境界性パーソナリティ障害を抱える人たちは、生活の中で生じた出来事に対して顕著に反応することから、不安定な感情を表すかもしれない。境界性パーソナリティ障害の人たちの、基本的な抑うつ気分は、しばしば、激しい怒り、パニック、または、絶望の期間によって区切りをつけられる。幸福、あるいは、満足の期間は、稀で短い。

境界性パーソナリティ障害の人たちは慢性的な空虚感に悩まされているかもしれない。簡単に飽きてしまうので、常時、彼らは新しくやることを探し求める。頻繁に、不適切で強烈な怒りを表現したり、怒りのコントロールが困難になったりする。怒りの表現は、極端な皮肉、持続的なとげとげしさ、言語での爆発のような形をとりうる。怒りは、世話役や求愛者が、無視している、出し惜しみしている、思いやりがない、見捨てようとしているなどとみなされた際に、しばしば引き出される。このような怒りの表現には、多くの場合、悪い人間や、邪悪な人間であるという感覚に貢献するような、恥や罪悪感が続く。

極端なストレスの期間、境界性パーソナリティ障害の人たちは一時的なパラノイアや解離症状を経験することもある。このようなエピソードは、現実の、あるいは、想像上の見捨てられへの反応として、最も頻繁に起きる。世話役の養育が実際に戻ったり、戻ったと知覚されたりすると、解離症状や精神病的（パラノイアが最も頻繁）症状の小康状態という結果につながることもある。

医学的疾患としての境界性パーソナリティ障害

◆疫学

境界性パーソナリティ障害は、ほかの障害と大差をつけて、最も頻繁に診断されるパーソナリティ障害である。一般人口のおよそ二%がこの病状を有していると推定されていて（Clarkin and Sanderson 1993; Swartz et al. 1990）、この診断を受ける人たちのおよそ七五%が女性である。**この診断に該当すると報告されている**比率が、男性に対して女性で高いことは、文化的要因の結果なのかもしれない。この病状を抱える女性の方がメンタルヘルスのプログラムでより頻繁に診察を受けている可能性があり、こういった専門機関では、外来患者の一〇%および入院患者の二〇%までが、この診断を受けているのだ。境界性パーソナリティ障害の男性は診断も治療も受けず、おそらく、この病状を有する投獄されていない人たちの割合と比べて、刑務所内人口に過剰な現れ方をしている。強烈な怒り、衝動性、薬物乱用は、女性よりも暴力的な行為に出やすい男性において、危険な醸造物を形成しうることに注目してほしい。その一方で、子ども時代の性的虐待――境界性パーソナリティ障害の発症と相関性が高い――は、男児よりも女児において、はるかに多いため、女性での診断率が高い事態につながっているのかもしれない。一部の児童精神科医は、子どもたちが境界性パーソナリティ障害の診断に関わる兆候や症状の多くを表出しうると考えるが、大半のメンタルヘルスの専門家は、この診断は思春期以前には下せないし、下すべきでもないと考えている。私はこれに全面的に賛成で、実際、子どもや青少年にこの障害を診断することは本人の役に立つとは考えていない。当たっていても間違いであっても、境界性パーソナリティ障害の診断は、一般の人々の間でばかりでなくヘルスケアを提供する人たちの間でも、大変なスティグマ（汚名）がついてまわる。ヘルスケアを提供する人たちは、患者やその家族との、時間を浪費して感情的な消耗が激しい権力闘争に巻き込まれてしまうことに用心深いのである。私はまた、思春期には非常にありがちな、感情的な不安定さと対人関係の大きな変動は、境界性パーソナリティ障害の症状と容易に混同されてしまうと考える。

◆遺伝継承性と遺伝学

多くの研究者が、境界性パーソナリティ障害の病状を有する人の家族においてこの障害の発症が増えることを記録してきている。マリー・C・ザナリーニ医師と同僚たち（1988）は、境界性パーソナリティ障害の患者の一等親の親族の二五％（一般人口に予測される値である二％よりもはるかに高い）が、この診断基準を満たすばかりか、このような親族が一般人口よりも、幾分高い大うつ病（三一・二％）とアルコール依存（二四・三％）へのリスクを有していることも発見した。しかしながら、こういった発見の「氏対育ち」という側面を分離するためには、双生児研究や養子研究が必要とされる。アルコール依存、統合失調型パーソナリティ障害、反社会性パーソナリティ障害の遺伝的伝達に関しては、このような研究が実施されて強力な証拠が提供されているが、比較双生児研究では境界性パーソナリティ障害に遺伝的伝達を確認してはいない。今日に至るまでに実施された唯一の双生児研究では、境界性パーソナリティ障害の診断をもつ二卵性双生児と比べて、同じ診断がついた一卵性双生児において、有病率が高いとは確認できなかった。しかしながら、この研究の標本サイズは非常に限られたものだった（Torgersen 1984）。この病状を有する患者の養子研究は、全く公表されていない。したがって、特に、パーソナリティ障害を抱える人たちの臨床集団の中で、三〇％から六〇％（特定の研究と、患者の治療のレベル――入院対外来――によって異なる）の診断を占める病態にしては、境界性パーソナリティ障害に関する第一級の遺伝研究には深刻な欠陥があるのだ。

大うつ病と境界性パーソナリティ障害との強い関連性は、このパーソナリティ障害を抱える人たちの大半が子ども時代に経験した、心理的、身体的トラウマの結果であるかもしれない。換言すれば、このパーソナリティ障害を引き起こしたものと同じトラウマが、部分的に気分障害をもまた引き起こしたということだ。この二つの深刻な精神科診断の関連性は、両病態の基底に存在する同一の遺伝子、あるいは、より可能性が高いのは、一連の複数の遺伝子の結果である可能性もある。ポジティブな面としては、境界性パーソナリティ障害を有する患者に共通してみられるパーソナリティの、特定の次元の遺伝学理解について、進歩があった。例えば、報酬依存（社会的愛着対嫌悪と孤立）や新奇性追求（衝動性対怒りの遅さ）のような特性に関して、双生児研究や養子研究が実施されており、このような特性の遺伝的可能性は、他の近い家族に比べて、双生児の間では四〇％～六〇％高いことが示されている（Knowles 2003）。その他にはデータはないが、この発見は、衝動性、情緒不安定性、攻撃性、さらには見捨てられることへの過敏さのような、ある種の遺伝的に伝達される脳基盤の特性や傾向は、一次的生物学的現象で、自傷行為や癇癪爆発のような、二次的な行動パターン、言い換えれば**随伴現象**に、つながるものかもしれないと示している可能性もある。この随伴現象ともいえるものは、全特徴を有する症候群としての境界性パーソナリティ障害を判断する基準を構成している。

私が境界性パーソナリティ障害の一次的な生物学的現象の中に入ると考えているもののうち、攻撃性の遺伝が最もよく研究され、理解されている。私は、攻撃性の通常の定義——他人への暴力——を、自傷行為や自殺企図のような、自分自身に対しての暴力行為も含めるように拡張したい。加えて、顕在的攻撃性尺度（Overt Aggression Scale）（Yudofsky et al. 1981）で概念化されたように、身体的暴力と言語的暴力（例：脅迫、毒々しい批判、心理的虐待）の両方を含めることにしたい。このような因子を考えると、二十以上の別個の研究から引き出した双生児や養子の研究は、攻撃的行為への貢献（遺伝学者の間では、専門用語として分散と呼ばれている）の五〇％以上が、環境因子や経験因子ではなく、遺伝的素因に起因していることを示している（Miles and Carey 1997; Tecott and Barondes 1996）。私は近い将来、攻撃性障害を有する双生児や養子の疫学的調査研究が、人間の異常な攻撃性の原因となる遺伝子上の部位を特定することにつながると考えている。そうすれば、攻撃性と暴力の背後にある、脳科学の理解を増すような、さらなる調査研究への科学的道のりを開拓することになるだろう。このような知識は、他人や自己への敵対性と暴力が頻繁にみられる、境界性パーソナリティ障害も含めた多くのタイプの攻撃性障害を抱える人たちのために、私たちが新たな遺伝治療や薬物治療の開発を行うべく、導いてくれることだろう。

◆境界性パーソナリティ障害における脳の役割

全く異なる多様な情報源からの証拠により、境界性パーソナリティ障害を抱える患者には、脳基盤の機能不全が現れることが多いことが示されている。そうはいっても、脳の生物学をあらゆるパーソナリティ障害と結びつける際の最も重要な原則は、**脳と他の生物学的異常は、特定の診断よりも、異常な振る舞いや感情に密接に関係しているということだ。**

《実行機能の乏しさ》

神経心理テストでは、境界性パーソナリティ障害の患者は、多角経営を伴うようなタイプの計画――ビジネスを新しい場所に移すなど――や、複雑な聴覚・視覚記憶課題のパフォーマンスにおいて、障害を抱えていることが示されている（Burgess 1991）。結局のところ、同時進行でいくつかの異なる作業をしなければならないか、もしくは活動を連続的なものにしたり段階的なものにしたりすることを求める計画を立案しなければならないという、フラストレーションを抱えることになる。このような、複雑で連続体を成す作業を計画して実行する能力は、**実行機能**と呼ばれていて、全面的にではないものの、主として脳の前頭葉皮質に局在している。

《神経学的ソフトサイン（神経学的微兆候）》

神経学的検査で、境界性パーソナリティ障害の人たちが、チックのような不随意運動を多く発現し、すばやく動かす手の回内・回外運動のような、複雑でパターン化された運動での問題を露呈することが示されてきている（Gardner et al. 1987）。こういった機能を調整するのは、脳組織と、皮質とより深い脳部位のニューロンや連結点から成る、巨大なネットワークを含んだ経路である。このような機能不全は、特定の脳の領域における損傷に限局できるような、他のタイプの運動・感覚障害と対比して、**ソフトサイン**と呼ばれている。結局のところ、このようなソフトサインは、何らかの脳基盤の障害を暗示するものだが、境界性パーソナリティ障害の人たちの神経学的検査は、現時点では臨床的には特に有用ではない。

《抑制の欠如》

衝動性、苛立ちやすさ、感情の不安定さ、そしてフラストレーション耐性の低さは、境界性パーソナリティ障害の核となる症状である。このような症状は、怒りや攻撃的行動の抑制の欠如に関わる、脳の特定部位への損傷に特徴的なものである。一般に、脳の前部前頭葉皮質の部分は、闘争 - 逃避タイプの行動に関与する大脳辺縁系（扁桃体や側頭葉皮質）のような、脳の深い部位の制御（すなわち、制止／抑制）を維持する。もし、何らかのタイプの損傷――例えば、出生時の外傷、頭部挫傷、脳の感染症、毒物への曝露などの結果として――が、前部前頭葉皮質のニューロンに影響を与えるようなことになれば、辺縁系を監督下に置く前頭葉皮質の能力は損なわれるだろう。これは抑制の欠如（disinhibition）と称されるプロセスである（Ovsiew and Yudofsky 1993）。**究極の結末は、些細な刺激や挑発に対しての、激怒や攻撃による、度を越した反応ということである**。研究者たちは、ある境界性パーソナリティ障害の患者の集合では、年齢、性別、生活歴を合致させた統制群（二二％）と比べて、脳損傷の経歴が多い（八一％）ことを発見している（van Reekum et al. 1993）。

《脳生化学》

人間の脳の比類なき複雑性と潜在的可能性の根源は、何十億もの脳の基本的な単位である細胞、ニューロンを連結する化学的メッセンジャー（**神経伝達物質**と呼ばれる）の組織である。大まかな概括をすれば、人間の機能は、相反する関係の組織と操作——自動車のアクセルとブレーキに非常に似ている——により、脳内で調整されている。例えば、脳は二頭筋の硬直と三頭筋の弛緩を同時に行うことで、腕を曲げる動作を調節する。異なる脳組織が、感情や行動を統制するために、特定の化学伝達物質を用いる。境界性パーソナリティ障害の顕著な症状には、エピソード性のうつ、苛立ちやすさ、暴力、自傷行為、自殺企図などがある。精神医学は、これらすべての症状の基底にある、脳の生化学に関して、非常に多くのことを学んできた。例えば、この症状群には、神経伝達物質のセロトニン、エピネフリン、ドーパミン、ノルエピネフリンが関連していることがわかっている。こういった伝達物質に影響する薬物が、これらの症候群や症状の治療に役立つこともわかっている。例えば、選択的セロトニン再取り込み阻害薬（ＳＳＲＩ）が、境界性パーソナリティ障害の人たちの抑うつ治療に有益なだけでなく、苛立ちやすさ、攻撃性、自傷行為といった他の症状の緩和にも効果的であることがわかっている。

闘争‐逃避タイプの行動や、関連する感情は、脳内や身体の他の部位にある**交感神経系**と呼ばれる組織によって、部分的に調整されることが知られている。闘争‐逃避行動の開始に関わる、神経伝達物質の一つの種類は、**カテコラミン**と呼ばれていて、エピネフリン、ドーパミン、ノルエピネフリンのような脳内伝達物質が含まれる。こういった脳内化学物質のレベルを増加する薬物（コカインとアンフェタミン）の長期的使用は、苛立ちやすさ、パラノイア、激怒、暴力の増加と強く関連している。闘争‐逃避タイプの行動は、セロトニンやγアミノ酪酸（GABA）のような神経伝達物質に関係する脳組織によって抑制されている。これらの神経伝達物質のレベルを上昇させる薬物には、感情鎮静化効果と行動調節効果がある。一部の研究者たちは、衝動的攻撃性を有し、すさまじい方法で自殺（過量服用ではなく、自分自身を刺すというようなこと）をする人たちは、セロトニンとその受容体が含まれている脳組織に異常があり、これらの異常の根底には遺伝的なリスク因子があるということを、説得力のある形で提唱している（Mann et al. 2000, 2001）。すさまじい自殺未遂をしたことがある人たちは、脳内セロトニンの代謝副産物のレベルが低く、エピネフリンの分解産物は高レベルであるということを、ある優れた研究が示した(Traskman-Bendz et al. 1992)。この発見は、セロトニンが自己暴力を抑制し、過活性化した交感神経系は、このタイプの振る舞いを亢進させるという理論を支持することだろう。境界性パーソナリティ障害の患者の薬物治療では、これらの理論に対しての興味深い治療的相関関係が存在するが、人間の脳の尋常ならざる複雑さのため、これらの理論の大半が、時間経過とともに、大幅に修正（あるいは反証）されるであろうことを、強調しておかなければならない。

◆境界性パーソナリティ障害の患者を治療するメンタルヘルスの専門家に必要な資格

《基本的な教育上の要件》

経験が浅く、境界性パーソナリティ障害の患者を治療する特別な訓練を受けていない臨床家は、すぐに自身の理解を超えていると感じることだろう。この病態を有する人たちの治療において、教育と経験のある専門家になるには、何が必要だろうか？　もちろん、臨床家は第一に、精神医学（医学部と精神科での研修）、心理学（臨床心理学での大学院、心理学インターンシップ）、あるいはソーシャルワーク（修士レベルでの大学院、精神療法あるいは精神分析の大学卒業以後の教育）のような、メンタルヘルス分野での正式な訓練を受けていなければならない。**このような訓練は、最小最低限の必須条件であるが、境界性パーソナリティ障害の患者を治療するには不十分である。**

《臨床家の教育におけるスーパーバイザーの重要な役割》

セラピストは、この障害の人たちをどのように治療するのかを本や教室では学ぶことができない。若い外科医が優れた外科医の傍で手術室の中で技能を身につけるのと同じように、新米の臨床家が境界性パーソナリティ障害の患者のケアをする際には、経験のあるスーパーバイザーが定期的かつ継続的に共に仕事をしなければならない。スーパーバイザーが、この病態を有する患者のケアの各々の側面に関して、臨床家を批評して指導することになるだろう。治療で患者がもちだす、すべての話題には、重要な意味や副次的な意味合いがあり、新米臨床家は、正しい対応や介入のために、これらを理解しなければならない。スーパービジョンは、各治療セッションの間に注意深くメモをとった臨床家が、患者とセラピストの双方の発言をできるだけ正確に文書化することで達成される。それから、新米臨床家は、患者をよりよく理解し、どの反応が有効で、どれが有効でないのかを学ぶために、定期的で継続的な様式で、スーパーバイザーと共に、こういった覚書を注意深く見直さなければならない。

《境界性パーソナリティ障害の人たちの治療に関する、是認し難い悲観主義》

多くのメンタルヘルスの専門家たちは、境界性パーソナリティ障害の人たちの治療の効果について、是認し難い治療上の悲観主義を抱えている。彼らの悲観主義は、この病態を抱えた患者の多数が、経験のないセラピストに受けたケアの結果としてもつことになった悲惨な治療経験に由来する。しばしば、こういったセラピストは、患者との間に治療境界を確立する能力がない。これは、どのようなものであれ意味ある変化が起こりうる前に達成しなければならない第一歩なのだ。通常生じるのは、臨床家による標準的な治療規則の変更を誘発する方法を、患者が見つけるという事態だ。例としては、セラピストがセッションの期間を増やす、患者に時間外の特別なアクセスを許す、患者に自分自身の個人的な情報を伝えるといったことがある。最初は「治療上のハネムーン期間」があり、患者は自分が独特で特別な存在であると感じ、何らかの精密な自動制御装置ではなく、真正で思いやりのある人として臨床家のことを理想化する。無意識的に患者が通常求めているのは、自分の子ども時代に受けられなかった、親が与える優先権や養育の種を、セラピストが再生することなのである。当然、セラピストは誰も、親の機能を肩代わりはできないし、すべきでもない。もしセラピストが、「よい親」になる努力をさせられてしまうと、患者はある時点で、臨床家が容認できないような頼み事や要求を出してくることだろう。代表的な例に、以下のものがある。①患者が、臨床家の休暇に同行したいと求める。②患者が、不安やストレスがひどい間、セラピストの家に宿泊することを求める。③患者が、プレゼントを送りたいからセラピストの子どもの誕生日を教えてほしいと要求する。経験不足の臨床家が最終的には過度に押されつつも、このような、または類似の頼み事や要求への黙従を拒むと、患者は裏切られて見捨てられたと感じる。その時点で、患者が、親による剥奪や虐待から派生した深い怒りのすべてを体験して表現するため、関係の色合いが激変する。転移の状況が、今や制御不能となる。なぜなら、患者はセラピストと虐待的な親を区別できないからだ。しばしば患者は、仕事や治療セッションを休むことから自殺企図に至るまで、さまざまな自滅的振る舞いで、この怒りを自分自身に向ける。セラピストに対する患者のメッセージは、「先生は私を助けてくれなかったばかりか、より悪い状態に陥れたのです！」というものだ。

幸いなことに、境界性パーソナリティ障害の人たちは、この病態の人たちを治療する点で十分な訓練を受け、経験を積んだ臨床家の援助を受けるチャンスがあれば、おおいに助けや変化を得られると、多くの研究で学者たちが報告している（Koenigsberg et al. 2000; Stone 1990, 2000）。

デニーズ・ヒューズの初期治療：最初の六ヵ月

◈限界設定

私のヒューズ夫人に対する最初のセッションが、①私たちがお互いにどう呼びかけるか、②なぜ、彼女に対して私の自宅の電話番号が教えられないのか、③私がなぜ、彼女にある種の薬物を処方しようとしないのか、といったことを含めて、形式と形式的手続きに関する、際限がないと思われるような話し合いで構成されていたことを思い出してほしい。ヒューズ夫人は、私が柔軟な対応や便宜を図ることに後ろ向きなので、ストレートに深い憤りを表現した。私がヒューズ夫人に対して、明白な限界を設定したことで、いくつかの重要な治療目的を達成することとなった。

- 彼女は、私が彼女のすべての欲求を充足する——献身的な母親が、自分の赤ん坊のニーズに対応するように——とは、約束していないことを学んだ。
- 治療早期での、彼女の私に対する怒りと恨みの表現は、彼女が私を理想化することを未然に防いだ。彼女が私を理想化していたのなら、私は治療を脅かす高さまでもちあげられていたことだろう。これは、必ずそこから落ちる運命にある台座といったものだ。
- 彼女は、私が、彼女からの脅迫、価値下げ、あるいは他のタイプの強制によってもコントロールできないような、別個の一人の人間であることを学んだ。

私が、彼女による私への理想化を抑止し、彼女が私の境界を尊重する（そして私は彼女の境界を尊重する）ことを要求して、私や治療に対する彼女の期待を、控え目で現実的なものに保ったので、私が彼女の非現実的、あるいは不合理なニーズを充足できなかった時や、充足しようとしなかった時、ヒューズ夫人は、誤った方向に導かれたとか見捨てられたとは感じなかった。生まれて初めて、デニーズ・ヒューズは、虐待的でも搾取的でもなく、はたまた彼女が全面的なコントロールを握るわけでもない、重要で長く続く関係を結んだのである。この関係は、将来のより健全な関わり合いのための試験場であり、モデルでもあった。治療のこの段階に関して大いに注目に値するのは、ヒューズ夫人が、私と単独で会うことを主張し、夫が別の精神科医に治療を受けることに同意した点である。私は、夫との関係で全面的なコントロールを必要とする彼女のヒストリーを鑑みて、単独で精神科医にかかる許可を夫に与えたことは、ヒューズ夫人に、いくらか精神

表10-5　治療初期段階でのデニーズ・ヒューズの精神科的症状

1. 悲しさ
2. 自己嫌悪感，無価値感，絶望感
3. 空虚感
4. 慢性的な不安
5. 不眠と恐ろしい夢
6. 苛立ちやすさ，エピソード性の癇癪爆発，暴力
7. アルコールの無謀な大量摂取
8. エピソード的なマリファナ使用（およそ週1回）
9. パーコダン（ヒドロキシコドン／アスピリン®）の使用
10. 自殺念慮
11. 剃刀の刃で腕，脚，上部大腿を傷つけることによる，エピソード性の自傷行為
12. 解離（健忘，遁走，多重人格を含む症状を生起させうる，意識やアイデンティティの状態の変容）
13. 親密に関わっているごく少数の人たちとの敵対的な関係を含めた，社会的孤立

科治療で助けてもらう意欲があるというプラス面の変化が生じていることを暗示していると見た。この意欲は、彼女が慢性的に苦しんでいた相当な心理的苦痛と、子ども時代に彼女自身が経験した虐待を繰り返すことで娘のホープを害したくないという願望から、出てきたものだろうと推察した。

◆ヒューズ夫人の現在の精神科的症状を列挙する

ヒューズ夫人は当初、自分が精神科治療を必要としているとは考えなかったが、それにもかかわらず、彼女は広範囲の症状を報告することとなった。デニーズ・ヒューズが治療の開始時に示した精神科的症状は、表10‐5に要約されている。

◆ヒューズ夫人の重要な生活体験のヒストリーを記録する

デニーズ・ヒューズのヒストリーは、心理的、性的

虐待と、深刻に損なわれた対人関係を含むものであるが、すでに「デニーズ・ヒューズのケース」という見出しのところで示してある。

◆攻撃的、自己破壊的な行動を感情と結びつけるためのヒューズ夫人との作業

他人の目には明らかだったかもしれないが、ヒューズ夫人は、自分自身の怒りの感情、このような感情を喚起する出来事のタイプ、このような感情と彼女の自滅的で自己破壊的な行動の間の関係には、大概において気づいてはいなかった。私は、怒りの感情や敵対的な振る舞いと、私との治療関係も含めた生活の中で現在起きている出来事とのつながりを、彼女が確認しようとするようにした。構造と境界に対して用心深く注意していたので、ヒューズ夫人の私との治療関係は、彼女がこのつながりを探索するのに、治療外部での生活よりも、はるかにすっきりした場を提供した。一つの臨床例が、約六ヵ月の治療の後で生じた。他所での科学シンポジウムのために、通常予定されていた治療セッションを私が休む必要があった時のことだ。私は彼女に出張のことを数ヵ月前もって伝え、私たちの作業が中断することに対する彼女の感情を話し合おうと促した。出張前、彼女はセラピーに来る義務がない機会を歓迎するし、「本当に重要ないくつかのことをできる余分な時間が手に入って嬉しい」と言い張っていた。しかしながら、彼女は、私が戻る時に予定されていた、次回のセッションに来るのを忘れた。その後の予約の際、彼女は最初に、私たちが会わなかった二週間の間、自分はよい状態だったと述べた。そのセッションのずっと後の方で、ヒューズ夫人は、何らの感情をも示さずに、私が出かけていた間に数回の自傷行為エピソードがあったことを打ち明けた。ぞっとすることに、キャンセルされた予約の日に、彼女は剃刀の刃で「私は私が大嫌い」という言葉を刻んだのだ。それに

もかかわらず、彼女は私に見捨てられたという感情と、自己破壊的な行為を関連づけることをためらった。自分を切りつけていた時、何を感じていたのかと尋ねると、彼女は「何も感じていませんでした。どうして自分を傷つけたのか、全くわかりません。ただ、そうしたかったのです」と答えた。

ヒューズ夫人の長期的治療

私の経験では、境界性パーソナリティ障害の人たちに意味があるような長く続く変化には、長年にわたる集中的な治療が必要とされる。私は、この病状を抱える人たちへの「即席修理」については信用していない。それゆえに、臨床家は、境界性パーソナリティ障害の人たちを治療する点で経験と才能を有していなければならないばかりでなく、長期にわたって患者の面倒をみることに本気で取り組まなければならない。患者もまた、治療におけるワークに動機づけが必要であり、これは単にセッションにやって来ることとは大幅に違う。すでに述べたように、境界と限界の設定は治療の早期に起こり、患者は例外なく、治療経過を通じて、こういった境界や限界を試してくる。しかしながら、時間経過に伴って、患者は治療環境において、そしてセラピストと一緒の時に、もっと安全に感じるようになることだろう。セラピストは、その時、最も患者の能力を麻痺させる感情や行動につながる、よりデリケートで当人を脅かすようなライフイベントや問題を、探っていくことができる。このセクションでは、次の三年間のヒューズ夫人の治療で起こった、鍵となる治療のいくつかの領域をまとめている。

◈ヒューズ夫人と娘のホープの関係を探索する

ヒューズ夫人が、私との治療に参加した主たる動機は――ヒューズ医師による財政上の命令さえも超えて――、当時十二歳だった娘のホープとの関係の点で、助けを得たいというものだったと私は考えている。どのような形態の子どもへの虐待も判定して報告しなければならないという、専門職上の、法的かつ人道的な義務に拘束されているので、私は最初のセッションで、この可能性に関して直接的に質問をした。私は、ヒューズ夫人がこのような路線の問いかけに、治療に関して私がもちだした、ほぼあらゆる他の問題と同様、全く動揺せず、うんざりもしなかったことに注目した。私は、ヒューズ夫人が献身的で注意深い母親であり、子どもへの虐待の証拠は何ら存在しないことを知り、その後のセッションでも確認した。これは、完璧な母親だということではない（そのような人物がいるかのようだが）。ヒューズ夫人は、娘を育ててケアすることに重大な困難を抱えていた。彼女の主たる懸念は、彼女自身が子どもの時に苦しんだタイプの虐待経験からホープを保護することであった。ヒューズ夫人がホープの保護を優先することは、大半においていい方向に働いたが、意図していない有害な結果をいくつか生み出していた。例えば、彼女は娘が友人の誰の家にも泊まることを許さず、学校主催で教師が監督を行う、泊まりがけの校外学習に級友と共に行くことすらも許可しなかった。

ヒューズ夫人：自分の生徒を性的に虐待した大勢の教師のことを、新聞で読んでいないのですか？　それに、それらは、私たちが知っている範囲での事件にすぎないのですよ。泊まりがけの校外学習の時に、その手の教師がホープを虐待するようなことはないなんて、どうして確信できるでしょうか？

Y医師：お嬢さんへのあらゆる種類の虐待に常に警戒しているというのは、正しいことです。けれども、お嬢さんをガラス球の中に入れ、仲間からも孤立させ、他人にどう思われるかを気にするようには、させたくないですよね。許可をくだされば、どの活動が彼女を受け入れ難いほどに害されるリスクにさらし、どの活動は安全である可能性が高いのか、私も一緒に決断の作業を行いましょう。子ども時代の虐待による恐ろしい経験を考えれば、その線をどこで引くのかは、あなたには判断が難しいでしょう。

ヒューズ夫人：いいですよ。今回のオースティンの州都とサン・アントニオのアラモ砦への、四日間の修学旅行については、先生はどのようなアドバイスをされますか？　ホープは生まれてから一晩だって、私と離れて過ごしたことはないのです。もし、先生に子どもがいたら、そのうちの一人を、こういう旅行に行かせますか？　特に、私は同行する教師のほとんどを知りもしないというのに。

Y医師：第一に、ヒューズ夫人、お嬢さんにとっての幸せのために、私の助けを求めるという点で、信頼していただいたことにお礼を述べます。彼女の安全を、特に、夫人にとても個人的な影響を与えた件に関連して、どれほど心配しているかを存じていますし、重要視しています。第二に、私は、クラスの生徒たちと共にお嬢さんが修学旅行に行くことを許可するのは安全だと考えます。この旅行では、彼女は他の生徒や数人の教師と、ずっと一緒に過ごすことと思います。ですから、あなたが心配されているような類の虐待は、起きる可能性がとても低いでしょう。第三に、彼女にとって、短期間家から離れるという経験をするのは、よいことだと思います。自信をつけ、健全な自立を身につけるうえで役に立つでしょう。最後に、お嬢さんのために携帯電話に投資してもらい、午後七時半といったふうに、あらかじめ決めておいた時間にお母さんに電話するように求めることを勧めます。こうすれば、娘の無事に関するあなたの不安が減るでしょうし、お嬢さんも、毎日お母さんと連絡したいと思うでしょうから。しかし、一つ警告があります、ヒューズ夫人。自制心を示し、あらかじめ決めた時間にのみ電話するようにしなければなりません。その一方で、緊急事態があれば、お嬢さんはあなたに電話することができる。お嬢さんや先生から連絡がなければ、彼女はうまくいっているのだとみなすことができます。このようにすれば、彼女が出かけている間、ずっと彼女の安全を案じている必要はなくなります。

このやりとりは、境界性パーソナリティ障害の人たちに勧められる精神療法的治療を明示している。セラピストは、共感的、支持的、指示的（例：生活上の重要な問題に関して、助言を提供する）、そして解釈的（例：自滅的行為の無意識の起源を共に探索する）であるべきだ（Gunderson and Links 2001）。この病態を抱える人たちの治療では、他のタイプの精神科的問題で外来治療を受けている大半の他の患者のケアにおけるよりも、セラピストは能動的・指示的であるべきなのだ。このアプローチには、いくつかの理由がある。第一に、境界性パーソナリティ障害の人たちは、特にストレスがかかると、現実検討に問題を抱えうる。精神療法家の仕事の一要素は、現実検討での援助に並び、ストレスのかかる状況の回避方法について助言することである。例えば，私が治療するほとんどの患者は，子どもとの携帯電話でのコミュニケーションに関して，私の助言を必要としていないし，求めもしないことだろう。しかしながら私は，ヒューズ夫人の娘が夫人からの健全な分離を始めるのに十分なほど，ヒューズ夫人の不安を鎮められるように，この提案をしたのだ。この助言の最も重要な部分は，旅行中，彼女は娘に電話をせず，事前に決めた時間に電話することで，ホープに二人のコミュニケーションのこの側面を託すという提案をすることだった。修学旅行の後で，私は，別離の感情を予期して，それへの対処方法を計画することが，ストレスや不安を回避する方略としてうまくいくのだと補足した。第二に，親や親代わりの人物によって子ども時代に虐待された割合が高いので，この病態をもつ人たちは，誰のことを信頼できるかという点で優れた判断力があるとはいえず，また親として機能するための適切な役割モデルに恵まれているわけでもない。セラピストは，患者が自分でこれらの機能を実行できるようになるまで，こういった役割を務めて手本となる。この過程は，患者がそれまでは十分に恵まれなかった決定的な対人経験を精神療法が提供し，患者がそこから，より適応的な行動を学びうるもので，**修正感情体験**と名づけられている。

ヒューズ夫人から私が聞いたところによれば，ホープはかなりうまく適応していて，学校で優秀な成績を収めていた。自宅近くの学校でよい友人を作り，サッカーやフルート演奏を含め，いくつかの課外活動でも秀でていた。彼女の母親の報告からは，小児精神科医とのコンサルテーションを正当化するような，何らの特定の標的となる症状も見つけられなかった。ヒューズ夫人は，自分自身の母親から心理的，身体的に虐待されていたので，いつか自分もコントロールを失って，ホープを身体的に傷つけるのではないかと恐れていた。このようなことは，一度も起こってはいなかった。しかしながら，養育的で支持的な母親であることは，ヒューズ夫人にとっては、大いなる難題であった。私は彼女に、自分が得なかったものを与えるということは難しいし、ホープを支援して扶養するために懸命に努力していることは高い評価に値すると説明した。私はまた、ヒューズ夫人には、克服しなければならない多くの心の内の葛藤（自分よりも安定していて養育的な子ども時代を過ごしているせいで、ホープに感じる嫉妬心や競争的な感情など）が存在することにも気づいた。しかし、私はこれらの探究や洞察は、治療のもっと後の段階、ヒューズ夫人が心理学的にもっと強くなる時期まで先送りにした。私の治療方略は、彼女のパーソナリティや行動や感情のありのままの側面にアプローチし、（希望としては）それらを変容させるのに十分なだけ、彼女が私のことを信頼し、適度な自尊心を身につけるようになるまで、何ヵ月でも彼女を支援するというものだった。

◆ヒューズ夫人の夫、ジェームズ・ヒューズとの関係を探索する（家族カウンセリング）

ジェームズ・ヒューズは、デニーズとホープに一貫して気遣いがあり、寛大だったが、ヒューズ夫人は彼のことを「弱い人間」だと述べた。「弱い」という言葉で彼女が意味していたのは、彼が大半は受身的で、皆との対立を避け、容易に操作されるということであった。ヒューズ夫人は、夫の両親は横柄であると信じていて、ジェームズに、彼が独立を達成できる唯一の方法は、親とのあらゆる接触を断つことのみだと、納得させていた。彼女はまた、彼が低賃金で長時間の労働（週六日）を要求され、搾取を受けていると考えて、彼が辞職することを主張した。加えて、ヒューズ夫人は、ジェームズのヒューストンでの友人（ほとんどが教師たち）や大学からの友人は、彼女が大学教育を受けていないので、彼女のことを差別していると信じていて、それゆえに、彼が友人たちと接触することも一切やめさせた。彼女の描写から、二人の関係の直接的な結果として、ジェームズ・ヒューズが幸せで成功していて独立した個人から、妻に依存し脅威を感じているような人間に変化してしまったことが、明白だった。矛盾しているように思われるかもしれないが、ヒューズ夫人は、まさに自分が促した行動やパーソナリティ特性に関して、ジェームズのことを絶え間なく批判していた。

Y医師：夫のジェームズに関して最も尊敬している点は、何ですか？

ヒューズ夫人：率直に言いますが、尊敬できるところはほとんどありません。男らしいともいえません。文字通り、何をやっても駄目なので、私が自分で何もかもする羽目になります。私があらゆる決断をする間、彼は電気スタンドのようにその辺に座り込んで、ジャンクフードを食べてばかりいます。

Y医師：最初は、どうしてジェームズに惹かれたのですか？

ヒューズ夫人：肉体的な意味では、いまだかつて、ジェームズに惹かれたことがあるとはいえません。特に今は、彼がとても太ってしまったので。最初に彼を気に入ったのは、娘が彼の生徒だった時に、彼がとても親切だったからです。彼の数学のクラスで娘がうまくいっていなかったので、娘を助けるために特別に時間を割いてくれて、やっていることや達成しようとしていることに私を含めてくれました。でもこの二年間は邪魔になるばかりで、詰め物が多過ぎて場所をとり、誰も座ろうとしない安楽椅子のようなものです。

Y医師：夫に対してもつイメージとしては、あまりほめているものではありませんね。

ヒューズ夫人：ほめているようではなくても、全くその通りですわ。

ヒューズ夫人が、完全かつ競争相手のないコントロールを夫に対して行使するために、彼を、彼の過去と現在の重要な人間関係から積極的に断ち切ったことは、彼女の治療の最も早い時期から、私にとっては明白だった。彼女の見捨てられることへの根本的な不安が、ジェームズのあらゆる長所や個人的な強みを批判し、価値下げすることにつながった。彼がこのような資質を、彼女からの独立を求めるためには使わないようにするためである。彼の堕落において自分が演じた役割を考えることなく、彼女はジェームズの自尊心の衰え、自信の喪失、進行性で麻痺的な受身性を述べた。初めのうち私は、ヒューズ夫人に、彼女の見捨てられ恐怖と、彼女によって夫が無気力にされたこととの関係を強調しなかった。そのように明らかにすることは、正確ではあっても、脅威を与え過ぎるだろうと思われたからである。彼女は、自分が提供したまさにその情報を、彼女が「悪い人間」であると感じるような形で、不利なものに転向したとして、私を不忠であるとみたことだろう。この関連性を早過ぎる段階で示せば（専門的には、**性急な**〔premature〕**解釈**と呼ばれる）、彼女が私に見捨てられたと感じる結果になった可能性が高く、彼女はセラピーをやめることで、これに反撃しただろう。「先生が私をクビにする前に、自分からやめます」というわけだ。経験不足のセラピスト（と患者の友人たち）は、自分の発見するすべての洞察を、しばしば大慌てで患者（友人）に伝えてしまい、多くの場合、悲惨な結果になる。効果的なセラピーを行うことは、偉大なピッチャーの投げてくるボールを打つことに、よく似ている。バットを振らない投球の方が、しばしば、打とうとすることよりも重要なのだ。私は、ヒューズ夫人が自分の見捨てられ恐怖と、広範にわたるコントロール欲求の源を理解するのにかかるだけの、必要な治療時間を捧げ、その後、現在の生活で、こうした恐怖やニーズが与えている、能力を麻痺させるような影響を、具体的に示すという選択をした。長い時間を経て、私はまた、ヒューズ夫人が、ある個人の彼女自身への虐待的な行動と、その人が強さなり権力をもっていることを混同しているのだということを、彼女が理解できるように手助けをした。したがって、葛藤は次のようなものになる。もしも夫が彼女と争い、彼女のことを虐待するようにヒューズ夫人がしむけることができれば、彼女は子ども時代の価値下げや侮辱を再体験することになるだろうというものだ。ジェームズ・ヒューズが、敵対的、虐待的になることを拒んだので、彼女は彼のことを弱くて、男らしくないとみなしたのだ。

私は、彼女の夫を治療している精神科医が行う、**家族治療**に参加することを、ヒューズ夫人に勧めた。このように勧めたのには、多くの理由があった。

- 夫の精神科医と定期的に会うことは、ジェームズの個人治療で何が進んでいるのかに関する、彼女の不安やパラノイアを和らげるだろう。さもないと彼女は、ジェームズのいかなる成長や変化も、彼が彼女を見捨てることにつながると恐れることだろう。
- ジェームズが治療で前進するにつれて、彼は妻による過剰なコントロールや批判にそれまでほどには寛容ではなくなっていくだろう。彼女は継続的な家族治療を通じて、夫が前進するに従い、徐々に自らの彼への態度について取り組み、それを改善していくことができるだろう。このことは、ヒューズ夫人の見捨てられ恐怖が夫に対しての常軌を逸した振る舞いの加速につながる間に、夫がますます独立心を高めてしまうという結果をもたらすという形で、関係が性急に崩壊するのを防ぐだろう。

- ヒューズ夫妻は、二人の間での重要な問題に関して、よりよくコミュニケーションすることと、ホープの養育に関して、いかにもっと生産的にチームとして働くことができるかを、学べるだろう。
- ヒューズ夫妻への家族治療を私が実行するのは、望ましいことではなかった。私との治療の早期段階では、ヒューズ夫人は、私の注目を夫と分かち合うことを容認できなかっただろう。自分の精神科医を夫と共有することは、必ずや、子ども時代に母親が姉妹の方を可愛がったことに由来する、強烈な転移感情を引き起こしただろう。ヒューズ夫人は、私のことを、夫の方をひいきする剥奪的な親のような人物として経験し、夫のことはひいきされた姉・妹と知覚したことだろう。

◆精神薬理学

《併発する精神科的障害》

向精神薬物は、境界性パーソナリティ障害を抱える人たちの治療において、大いに価値あるものである。私や他の数人の精神薬理学者は、特定の併存する精神科的障害（うつやアルコール依存など）や標的となる症状（苛立ちやすさ、焦燥、衝動性、精神病、不安など）の同定と、このような病態の治療で有効であると証明された薬物の使用を提唱している（Soloff 1993, 1998）。例えば、境界性パーソナリティ障害の患者が、大うつ病のＤＳＭ基準も満たしていれば（かなりよくあることだ）、抗うつ薬が提案される。このような状況では、薬物が、能力を麻痺させるような、うつ病の身体的、心理学的症状を緩和するばかりでなく、患者のエネルギーレベル、動機づけ、自尊心、楽観性を高めることで、精神療法の進展を大幅に促進させるだろう。患者が、エピソード的に精神病状態になれば（例：パラノイアやその他のタイプの、阻害された現実検討を示すこと)、自己破壊的な振る舞いを減じ、入院の必要を回避するために、抗精神病薬の迅速な使用が必要とされる。

《怒りと攻撃性》

強烈な怒り、苛立ちやすさ、焦燥、衝動性、そして攻撃性は、ほぼすべての境界性パーソナリティ障害患者に見られる、最も能力を奪う、厄介な症状と振る舞いである。**しばしば、敵対性と暴力的な爆発は、失業、自分自身あるいは他人の負傷、または、家族の身体的、心理的な虐待のような、まっさかさまに人生を変えてしまう出来事という結果につながる。**この病態の患者の治療で、私はこれらの症状や振る舞いの集合体に、綿密な注意を払っている。私は、このような感情と関連する暴力的な行為を同定するために、精神療法を通じて患者と作業するが、これは、このような反応を引き出す生活上の状況を、患者が意識し、回避できるようになることが目標である。また、私は怒りの制御に有用な、広範囲に及ぶテクニックに基づいて彼らと治療に取り組んでいる。加えて、私はこの患者集団においては、十分な知識に基づいて、工夫して正確に薬物を使用することが、並外れた価値を有することにも気づいた。

表10‐6に示されているのは、境界性パーソナリティ障害の患者における、怒りと攻撃性の精神薬理学的治療における重要な原則の要約である。

私のリサーチ上の関心事項には、脳外傷や脳卒中、てんかん発作障害のような神経学的病状としばしば関連している、抑制が取り除かれたことにより生じた怒りや攻撃性の治療のための薬物使用が含まれている。私や他の研究者たちは、他の医学的病態に対して使用されている薬物が、怒りや急激でエピソード性の暴力

表10-6　境界性パーソナリティ障害の人たちの怒りと攻撃性の治療における鍵となる原則

1. アルコール，処方箋鎮静剤，非合法物質――マリファナやアヘン――は，怒りや攻撃性を悪化させる。
2. 向精神薬による治療は，アルコールやその他の乱用薬物を同時に使用することで，無効になってしまう。
3. 多くの精神科医は，このような怒りや暴力的行動の症状を治療することにおいて経験不足である。こうした医師たちは，症状を覆い隠すために，ベンゾジアゼピン系（例：ザナックス®，バリウム®，アチバン®）などの鎮静剤を用いる。不運にも，これらの薬物には攻撃性を抑える性質はなく，依存性があり，患者を過度に鎮静化し，暴力的爆発を生じさせることすらもある。
4. 現在のところ，焦燥，怒り，攻撃性，暴力を治療する薬として，米国食品医薬品局（FDA）が認可した薬物は存在しない。
5. いくつかの研究で，他の目的で認可された薬物が，境界性パーソナリティ障害の患者における，焦燥，怒り，苛立ちやすさ，衝動性，攻撃性，暴力性の軽減に，とても有効であることが示されている。この種の薬物使用は「オフラベル」処方と名づけられている（Yudofsky et al. 1998）。
6. 境界性パーソナリティ障害の人たちにおける怒りと攻撃性（自分に向けられた攻撃性を含めて）の治療に役立つとされてきた薬物のタイプには，抗うつ薬，特に選択的セロトニン再取り込み阻害薬，抗けいれん薬，特にカルバマゼピン（テグレトール®）とバルプロ酸（デパコート®）がある（Coccaro and Kavoussi 1997; Kavoussi and Coccaro 1998）。
7. これらの薬物は，臨床家および臨床家の介入に対する，患者の敵対性を減じて，精神療法を容易なものにする。

行為の軽減に有効であることを示してきた。例えば，β遮断薬――プロプラノロール（インデラル®）が一例である――は，神経学的病状を抱える患者の暴力的爆発を，鎮静作用なしに緩和する（Yudofsky et al. 1981）。カルバマゼピン（テグレトール®）やバルプロ酸（デパコート®）のような抗けいれん薬もまた，この患者グループでは有効である。私は，これらの薬品を，神経学的病状の人たちに「オフラベル」使用するためにつちかわれた原則が，境界性パーソナリティ障害の人たちの怒り，苛立ちやすさ，衝動性，攻撃性にも応用できると考える。攻撃性と怒りの治療における薬物使用の概説に関心のある読者は、*The American Psychiatric Press Textbook of Psychopharmacology* (Yudofsky et al. 1998) の、当該テーマの章を参照されたい。

◆ヒューズ夫人の治療における薬物の使用

治療過程の早い段階で、私はヒューズ夫人に塩酸フルオキセチン（プロザック®）の服用を考えてみるように勧めた。この薬物が、彼女の大うつ病を治療するばかりでなく、彼女が慢性的にいらいらしがちで、敵対的で、過度に警戒することにつながっていた怒りを軽減すると考えたのだ。この勧めと同時進行で、彼女のうつと怒りを強めているアルコールと処方箋鎮痛剤の使用をやめるように促した。彼女は、自分のことを薬物依存症に分類しているとして、私を責め、抗うつ薬の勧めを受け入れることを拒んだ。彼女は、他の医師からの薬物治療については前向きに受け入れていた。では、なぜ私の勧めを拒んだのだろうか。私は、精神療法が非常に個人的なものであることから（例：定期的に会う、プライベートな話題を話し合う）、気分を変容させる薬物を受け入れるに当たっての私への信頼度に、彼女が戸惑ったのだろうと判断した（しかし、彼女には解釈を説明しなかった）。私は彼女の境界に敬意を払い、処方箋を受け入れるように説得しようとはしなかった。しかしながら、次の数ヵ月の間に、誇示することも話し合うこともないままに、ヒューズ夫人はパーコダン（ヒドロキシコドン／アスピリン®）の使用を次第に減らし、アルコール摂取もやめた。私は、ヒューズ夫人が依存性物質の使用をやめるという決断をしたことを、彼女が精神療法に本腰を入れて、忠実に取り組んでいる印であるとみなした。精神科治療では、人生の大半においてと同じように、行動の方が言葉より雄弁なのだ。

およそ一年後、当時十四歳だったホープが、身体面、感情面で成熟し始め、学校で男子生徒の注目を集め出した時、彼女はひどく動揺した。彼女の年齢では極めて適切なことだが、ホープは、他の友人たちと一緒にダンスや映画に行かせてくれるよう、母親に懇願した。その時点でヒューズ夫人は、ジェイクからの性的虐待にまつわる感情と記憶がどっと込み上げてきて、ホープが強姦されるという恐怖でいっぱいになってしまった。私は、ヒューズ夫人が自分自身の経験や感情を娘のものと区別することを助けるべく最善の努力をしたが、ほとんど進捗がみられなかった。その時点で、私は塩酸フルオキセチン（プロザック®）の服用を再考するように勧めた。彼女は薬を服用することに同意した。数週間のうちに、ヒューズ夫人の外見と私や他の人たちへの関わり方は、劇的に変化した。薬物服用を始める前は、彼女は、私や彼女の周辺環境に対して、過度に敏感であると思われた。私が椅子の中で位置を変えるとたじろぎ、私の電話が鳴るようなことがあれば、ほとんど椅子から跳び上がった。薬を飲みだすと、ヒューズ夫人は落ち着き、ピリピリしなくなったばかりか、私や他の人たちに対しても、前のようには戦闘的でなくなった。彼女は私のオフィススタッフと、快活で心配りのあるやりとりをし始め、それで職員も彼女に好意をもつようになった。例えば、彼女は私の秘書の一人が、親を亡くしたことを新聞で知って、お悔やみのカードと美しい植物を購入してきた。私は、慎重に扱うべき過去の出来事を探索し、これらの出来事の意味合いについての洞察を得る彼女の能力が、より高まったものと感じ取った。何よりも重要なことに、ヒューズ夫人は、気分がよくなっていることを自ら認識していた。彼女の言葉を借りれば、「いまだかつてなかったほどに気分がいいです。プロザックは私を通常以上にいい気分にしてくれます！」ということだ。彼女の反応は、稀なものではなかった。ヒューズ夫人のような一部の人たちは、**二重うつ病**（double depression）と命名されているものを抱えている。これは、ある人が、慢性的な軽度のうつ（気分変調症／気分変調性障害と呼ばれる）を基調として抱えていて、危機的な時期や激しいストレスの期間に、大うつ病に沈下するという病態である。例えば、その人物は、習慣的に自尊心が低く、強い罪悪感をもち、楽しむことが困難で、悲しみにまつわる問題を抱えており、危機の間には、こういった症状が大うつ病のＤＳＭ基準を満たすような、自己嫌悪感情や絶望感、自殺念慮、自殺企図へと強化されることがありうる。薬物は、大うつ病を治療するばかりか、ベースラインを超えて患者の気分をもち上げるのだ。抗うつ薬によって慢性的な軽度のうつから引き上げられた経験にコメントして、別の患者は（ファリー・ルイスの古いブルースの曲を言い換えて）、私に、「とても長いことダウンしていたが、アップに思えてきた」と話した。ヒューズ夫人の経験は、パーソナリティ障害とその他の精神科疾患を抱えた患者の治療で、精神療法と薬物療法が相互に有益であるという好例である。換言すれば、精神療法は患者に薬物の使用を受け入れさせることに役立ち、それが今度は、精神療法に取り組むことへの患者の動機づけと自信を向上させるのだ。

ヒューズ夫人の現在の状況

ヒューズ夫人が治療を受け始めてから、十一年以上が過ぎた。セッションの頻度は今や年に四回ほどに減っているが、薬物も私との治療も継続中である。しかし、その年月の間には、はるかに頻繁にセッションをもった時期もあり、週三回会うこともあった。八年前、母親が亡くなった際には、自殺を促す幻聴を経験したため、ヒューズ夫人は短期入院が必要になった。その当時、彼女は抗精神病薬を二週間与えられた。その時、私は彼女の抗うつ薬も変更した。現在彼女は、ＳＳＲＩのシュウ酸エスシタロプラム（レクサプロ®）を服用している。

ヒューズ夫人のパーソナリティ、気分、振る舞いにおける変化は、治療開始時の状態に比べると、目覚ましいとしか言いようがない。彼女はジェームズ・ヒューズとの結婚を維持し、彼の両親（今や彼女は崇拝している）、きょうだいとその配偶者や子どもたちとも、定期的かつ積極的に関わっている。実際、デニーズは今や、集まりを手配し、コミュニケーションを促進させることに、ヒューズ一家で一番、積極的な人物だ。この役割について、彼女は「愛情ある家庭で育つという幸運に恵まれなかった者として、家族がいかに大事かということがよくわかるのです。今では、人間関係というのは、ただ『生じる』ものではないと理解しているので、私たちが確実に親しくいられるように努力することは、私の仕事であり喜びなのです」と言っている。ヒューズ夫人も私も、彼女が現在、家族の活動にとても積極的で、イニシアティブをとっていることの皮肉を自覚している。この変化に関して彼女は、「とても長い間、最も欲しかったものに反発して、身を切り刻むような戦いをしてきました。欲していたものとは、つまり本物の家族の一員となることです」と述べている。彼女は学校に戻り、高校卒業と同等の認定を受け、短大に進学して、後にはヒューストン大学に移籍し、優秀な成績を修めている。彼女の目標は、ソーシャルワークの学校に入り、虐待された子どものセラピストとして働くことである。彼女の敵対的で対立的な振る舞いの、客観的痕跡はほとんど残っていない。それどころか、彼女は思いやりがあり、思慮深く、感謝の気持ちを忘れないのだ。ジェームズ・ヒューズは九年前に教師としての仕事に戻り、教育学の修士課程を修了した。彼はホープを正式に養女とした。ホープは今二十三歳で、大学を卒業しており、祖父母が現在も住んでいるシカゴの美術館でインターンをしている。

表10-7　デニーズ・ヒューズのケースで示された境界性パーソナリティ障害の鍵となる原則，パート2：治療

ヒストリーとしての事実	鍵となる原則	解釈
ヒューズ夫人は，Y医師のオフィススタッフに対して無礼だった。	境界性パーソナリティ障害の人たちは，しばしば，まさに自分たちを助けてくれる立場の人たちのことを遠ざける。	ヒューズ夫人の挑発に反応せず，権力闘争に参加しなかったことで，Y医師と彼のスタッフは，彼女を治療に本気で取り組ませることができた。
最初のセッションで，Y医師が鎮痛薬の処方と，ファーストネームで呼ぶというリクエストを拒んだ際，ヒューズ夫人は怒った。	境界性パーソナリティ障害の人たちの治療では，明確で適切な境界を確立することが，精神療法と医学的治療の最初の要素である。	明確で理に適った治療境界の確立を通じて，ヒューズ夫人は，怒りの感情を表現することが可能になり，Y医師が彼女のあらゆる欲求を充足してくれるという，非現実的な期待を抱くこともなかった。
ヒューズ夫人は，Y医師が彼女の胸のしこりを診察することを拒んだのは，彼が彼女の身体を汚らわしいと考え，あまりにも面倒だったからだと考えた。	子ども時代に，心理的，身体的，場合によっては性的にも虐待された結果として，境界性パーソナリティ障害の人たちは自尊心が低く，これはしばしば，歪んだ身体イメージや，他人から拒絶されたり見捨てられることについての損なわれた現実検討がからんでいる。	Y医師は，ヒューズ夫人に，彼が彼女の胸を診察しようとしない理由に関して，別の説明を考えてみるように促した。このため，彼女は内省的な機能，言い換えれば，自分自身や他の人たちの動機や行動を客観的に吟味する能力を，伸ばしていけるようになった。
Y医師が出張した際，ヒューズ夫人は，通常ならセラピーの予約が入っていた時間帯に，「私は私が大嫌い」と腕に切り刻んだ。	境界性パーソナリティ障害の患者は，セラピストとの間で強烈な転移関係を展開する。	ヒューズ夫人は，心の中で，予約の日に来なかったことと，Y医師に見捨てられたという感情にまつわる怒りを，関連づけなかった。

表10-7　つづき

ヒストリーとしての事実	鍵となる原則	解釈
娘が年齢相応に親から分離することに対して，ヒューズ夫人が感じた不安を軽減するために，Y医師は，彼女が携帯電話で娘と連絡を取り合うように提案した。	境界性パーソナリティ障害の患者の効果的な治療には，セラピストが解釈的であると同時に，支持的で能動的であることが必要とされる。	ヒューズ夫人は，親としてのよき役割モデルがいなかったため，娘にとって，何が最善であるのかという点で混乱していた。Y医師は，どのようにしたら最もよい形でホープを養育し，保護し，導くことができるかについて提案したり助言をしたりした。
ヒューズ夫人と夫のジェームズは，ファミリーカウンセリングに紹介された。	治療において境界性パーソナリティ障害の人たちが変化するにつれ，その人の婚姻関係や他の重要な関係のダイナミクス（例：権力の分割，決断）も変化する。	ファミリーカウンセリングでは，ヒューズ夫妻のコミュニケーションが促された。このことが，配偶者の行動やパーソナリティの変化を誤解したり，それによって脅かされたりすることを予防するのに役立った。
抗うつ薬のフルオキセチン（プロザック®）は，ヒューズ夫人にとって大いに有益だった。	境界性パーソナリティ障害の人たちのうつ，苛立ちやすさ，怒り，暴力，衝動性といった症状は，抗うつ薬，抗けいれん薬，他の種の薬物に，反応性が高いことがある。	精神療法，ファミリーカウンセリング，薬物のすべてが，ヒューズ夫人の治療における進展に貢献した。こういった介入のどれかを，単独で活用しても，意味のある変化を生み出すのに十分ではなかったことだろう。
ヒューズ夫人は，長年，集中的な治療を受け続けた。	境界性パーソナリティ障害の人たちには，「即席修理」といったものは存在しない。	ひとたび精神療法に本腰を入れると，ヒューズ夫人は，治療を優先して，絶えず努力し，学んだことを生活の他の側面に応用した。

表10－7　つづき

ヒストリーとしての事実	鍵となる原則	解釈
現在，ヒューズ夫人は敵対的，対立的な振る舞いは露呈せず，親しくポジティブな家族関係，個人的関係を築いていて，もはや，抑うつでも自己破壊的でもない。	治療を受ければ，境界性パーソナリティ障害の人たちは，時間経過とともに劇的な進歩を遂げる（Stone 1990）。	ヒューズ夫人のケースは，境界性パーソナリティ障害を抱える人たち，その家族，担当の臨床家が，希望を捨てるべきではない理由を例証している。

ヒューズ夫人に表出していた問題の深刻度を考慮すれば、大半の人たちがこの治療結果を信じ難いもの、ほとんどおとぎ話のようなものだと感じることだろう。それにもかかわらず、境界性パーソナリティ障害の患者を治療する、経験と専門知識を有しているすべての臨床家は、同様に注目に値する治療結果を提示することができる。私はまた、このような吉兆といえる結末があまりに少ないことも認識している――財政源、真の専門家といえるような専門家がいるかどうかということや、そのような人に治療を受けられる可能性、また、患者や家族の動機づけといった理由のためである。治療結果のデータは、資格ある専門家からの継続した治療を受けている、境界性パーソナリティ障害の患者の改善を支持するが、ヒューズ夫人の極端に高レベルの変化は、おそらく、通例というよりは例外である。

ヒューズ夫人のケースで示された、境界性パーソナリティ障害の人たちの治療における鍵となる原則は、表10－7に要約されている。

あとがき

治療の前、ヒューズ夫人には成熟して支持的な関係をもつ能力がなかった。実際、彼女は、夫、夫の家族、夫の友人との関係で、虐待的、過度に支配的、かつ搾取的だった。治療に真剣に取り組むことを拒んでいたか、敵対的で破壊的な振る舞いを変えることができていなかったら、彼女は間違いなくパーソナリティの致命的な欠陥を抱えているという基準を満たしていただろう。しかし、境界性パーソナリティ障害の他の多数の人たちもそうであるように、彼女は他の人たちと親密なつながりをもちたいという、深くて死に物狂いの欲求を心に抱いていたのだ。精神療法や家族治療での懸命の努力の結果として、そして、気分安定化薬を服用することで、彼女は、思考、振る舞い、感情において、抜本的な変化を成し遂げることができた。

多種多様な理由のため、あえて、境界性パーソナリティ障害の患者の成功した治療過程を比較し――**しかし、当然のことながら、患者自身や問題の深刻さを比較対象にはできない**――さらに重要なことには、錆びついて壊れかけている、高級クラシックカーを水漏れする荷船の上で全面修復することと、対比することにしてみよう。類似性は、以下の通りである。そのような修復は、①経験豊かで意欲のある技師、②長期にわたる時間の割り当て、細心の計画、詳細への注意、③ほぼすべての部品の取り外しと修理（治療の場合は、査定と、必要とされる場合には、その人の思考、感情、行動の主要な側面の再編成）、そして、④各断片の、愛情深く、注意深い組み立て直し（治療の場合は、知覚、応答、反応の新たな方法を、提供して統合することへの配慮）を必要とする。さらなる類似性は、最終結果が「信じ難い」ということだ。なぜなら、車の場合は、錆と機能不全の中から現れ、ほとんど新車よりも素晴らしく見えるからだ。境界性パーソナリティ障害の人の場合、その人は、以前よりも気分がよくなり、その人にとって重要な人たちとの関係も改善する。そして車と対比される部分がより重要だ。第一に、そして最も重要なことに、疾患のある人間は、どのような機械よりも価値があり、複雑である。第二に、病んでいる人たちは、他の多くの人たちに影響を与え、影響を受けもする。どこかの修理店で孤立した状態では、存在することも、治療を受けることもできないのだ。第三に、境界性パーソナリティ障害からの回復で最も重要な作業は、臨床家によってではなく、その人自身によって達成される（自動車はそれ自体の修理の役には立たない）。この作業は、生活体験により、人を信じず、希望というものを警戒するようになってしまった人に、信頼、献身的な取り組み、勇敢さ、動機づけを要求する。あまりにも広く行き渡ってしまっている、境界性パーソナリティ障害の人たちへの偏見に満ちた価値下げとは全くかけ離れていることに、この病態を抱えながらも、勇敢に、かつ希望をもって、このような変化の過程に参加する人たちほど、私が尊敬する人々はいないのだ。

第11章

統合失調型パーソナリティ障害

私の瞳はあなたを崇拝していた
何百マイルも離れているかのように、あなたには
私の崇拝が目に入らなかった
こんなに、こんなに近くなのに、とても遠い

—Bob Crewe and Kenny Nolan, "My Eyes Adored You"
(recorded by Frankie Valli and the Four Seasons)

エッセンス

あなたは、一度も会ったことがない人と、熱烈な関係をもったことがあるだろうか？　このような関係をもちながら、あなたは次のような自問自答をしただろうか？

私のことを監視して、私の習慣や私生活のすべてを知ろうとは、彼は自分にどのような権利があると思っているのだろう？　どうして彼は、これほどまでに私のことで頭がいっぱいで、そしてどのようにして私が彼の人生の中心になったのだろう？　本当は私のことなど、何一つ理解していないのに、どうして生きているどの人間よりも私のことをよく知っているなどと、彼は信じることができるのだろう？　彼がやっと私に話しかけてきた時、どうして私はあれほどまでに動揺してしまったのだろう？　私をそれほどまでに脅かしたのは、彼の異様な外見だったのだろうか、奇妙な動き方だったのだろうか、風変わりなパーソナリティだったのだろうか、はたまた、私への関わり方の強烈さだったのだろうか？　彼はとても秘密主義的で、静かであり——彼にはパーソナリティがあるのだろうか？　私が彼に特別なシグナルを送っているとか、私には彼の心が読めると、彼は本気で言っているのだろうか？　どうして彼は、私が彼の思っていることを気にかけるなどと、考えるのだろうか？　私の邪魔をするのをやめるように伝える時に、彼が起こす癇癪を恐れるべきなのだろうか？　彼は本当に、私がこの間ずっと彼のことをリードしてきたなどと、信じているのだろうか？　私は彼のせいで、危険にさらされているのだろうか？　彼は何も犯罪を犯してはいないけれど、彼のことを警察に電話すべきなのだろうか？　まともに取り合ってくれるのだろうか？　誰かが、この件を真剣に受け止めてくれる前に、彼は私を殺そうとするのだろうか？

ロバート・ウッズのケース、パート1

◆神童

ほとんどの基準に照らし合わせても、ロバート・ウッズは恵まれた愛情に満ちた子ども時代を過ごした。父親はアイビーリーグの大学で、化学学部の学部長をしており、母親は同じ大学の美術史の正教授であった。ロバートは、大学キャンパス内に位置する、大きな歴史的ヴィクトリア朝様式の家で、真ん中の子どもとして姉と弟と共に成長した。ウッズ家の子どもは皆、家から徒歩圏内の優秀な私立学校に通った。両親は仕事で忙しかったけれども、共に子どもに献身的で、たっぷりと一緒に時間を過ごした。しかし、姉や弟とは違い、ロバートは子ども時代を通して、一匹狼であった。親友というものを決してもたず、自室にこもって、都市モデルを組み立てたり、ＳＦの本を読んだり、数学パズルを解く方が好きだったのだ。彼はまた、思うようにならないと癇癪を起こすような、気分の変わりやすい子どもだった。例えば四歳の時、ロバートは、ほぼ毎日、保育所に行くことに抵抗した。保育所に行く前に、母親が服を着せようとするのに抗い、朝食を食べるのを拒むのだった。保育所まで、姉や父と歩くことも拒んだ。教室に着くと泣き始め、母親が去ろうとすると叫んだ。ようやく落ち着くと、友達とグループ活動に加わるよりは室内で一人遊びする方を好んだ。両親は、小児精神科医に彼を診断してもらい、それからその医師が、心理検査と適性検査を処方した。驚くことではなかったが、心理検査は、ロバート坊やが分離不安障害を抱えているという結論を出した。しかし、適性検査は皆を驚愕させた。ロバートは、天才の域に入るＩＱをもっていることがわかったのだ。その翌年、ロバートが五歳になった時に実施された追跡検査では、数学において、彼には高校レベルのことをする能力があると示された。彼は実際、神童であった。ロバートの両親は、幾分ほっとした。彼の優れた知性と仲間との交際が困難であることには、関連性があるものと考えられたからである。

◆トラブルに陥る

時が経つにつれ、ロバートは不安なく学校に通うようになり、科学や数学の教員や、これらの科目の上級学習のチューターから特別な注目を受けることを楽しんでいるように思われた。しかしながら、小中学校を通じて、彼は同い年のほとんどの子どもたちとは距離を置き、親友というものを決してもたなかった。九年生［訳注：中学三年生に当たる］頃までには、ロバートは、科学と数学の授業のほとんどを両親の働いている大学でとっており、十六歳の年までには、数校の特権的なテクノロジー集中型の大学への入学を認められた。高校のカウンセラーは、ロバートが大学に通うには対人的に未熟過ぎると助言したものの、彼の両親は、ロバートと同様に才能があって、似たような関心を抱いている大学生の方が、共通点もあるだろうと期待した。しかし、このような期待が満たされることはなかった。ロバートは全く孤独のままであった。彼はルームメイトとでさえ、稀にしか口を利かず、大学の社交活動にはどれにも参加しなかった。それどころか、自分の時間の大半を、工学図書館の小さな個人ブースで一人で勉強して過ごした。三年生の時に、彼が初めて、工学専攻の一年生、ロイス・アブラモウィッツを見たのは、その場所であった。ロイスは、うるさくて気が散る寮と二人のルームメイトから逃れるために、図書館の同じコーナーで長い時間を過ごしていたのだ。ロバートはロイスに気づいていたが、時々、彼女が頷いて短いハローを示した時さえも、決して彼女に話しかけることはなかった。ロバートが寡黙であることは、ロイスにとっては結構なことだった。彼女は魅力的で、溢れるほど大学生の求愛者がおり、単に、学問に集中できる図書館の静かな場所を探していただけだったからである。

ロイスの一年次の春に、彼女は故郷にある高校の下級生の訪問を受けた。ボーイフレンドではなかったのだが、彼は早期受け入れ枠で、この大学に応募することを考えていたのだ。彼の訪問中に経済学の中間試験があったので、彼女は彼がいる間に試験勉強をしなければならなかった。一度、彼女が試験勉強中に、彼も図書館にやって来るということがあった。二日後、ロイスは以下のような、署名なしのタイプ書きの手紙を受け取った。

> 先日一緒にいた薄ら馬鹿は誰だ？　我々の大学にいる権利などないし、君と一緒にいる権利もない。二度と彼と一緒のところは見たくない。私の言うことを聞いた方がいい。

最初ロイスは、この手紙が、故郷から訪問して来た若い男性のことを可愛いと思った女友達の一人が、悪戯したのではないかと考えた。しかしながら、彼女の友人は誰も、その書状を送ったことを認めず、彼女は程なく、その普通ではないコミュニケーションについて考えるのをやめてしまった。約一ヵ月後、ロイスはゲイリー・パーカーと交際を始めた。彼は大学三年生で、同様に真面目な学生だった、ゲイリーは、ロイスと工学図書館には来ることはなかった。ゲイリーは、他の三人の大学三年生とキャンパス外の小さな家をシェアしていて、どちらかといえば、その自室で勉強する方を好んだ。家でもコンピューターにアクセスすることができ、日中、この青年たちが授業に出ている間、ゲイリーは独りぼっちで残されてしまうペットのテリアと一緒にいなければならないように感じていたのだった。

ロイスが受け取った第二の署名なしの手紙は、さらにいっそう彼女の心を乱すようなものだった。

ゲイリー・パーカーから離れろ、さもないと……。二度と彼と一緒のところを見たくはない。

ロイスはこの手紙をゲイリーに見せたが、彼は全く心配しなかった。彼は、たくさんの友人の中の一人からの悪戯か、「単なるどこかの変人からの手紙」と考えたのだ。ゲイリーは、最善の行動は、手紙を無視することだと考えていたが、ロイスは彼の善意からの助言に従うことができなかった。二通の卑劣な手紙を送るほどに自分のことを気にしているのは誰であるのかを暴こうと、知恵を絞って考えた。彼女は、大学の最初の七ヵ月のうちに彼女を誘ったすべての青年を思い出そうとした。特に、実際にデートをした、ごく少数を。彼らのうちの誰もが、容疑者のようには思われなかった。むしろ、ロイスは二人が付き合い始める前に、ゲイリーが付き合った女性の数人のことを強く疑っていた。特に、彼女が心底嫌っていた一人は、デライアといい、やはり大学三年生だった。デライアとゲイリーの関係は一年前に終わったことになっていたが、デライアはゲイリーと一緒に数クラスを受講していて、定期的に彼に電話をしていた。また、彼女とロイスが会った数少ない機会には、とても意地悪な振る舞いをした。この結論は、最初の手紙の内容とは合致しなかったが、ロイスは、デライアの仕業だという確信を深めていった。ロイスのデライアへの疑惑は、三通目の謎の手紙を受け取っても、変わることはなかった。

邪悪な尻軽オンナ。私を裏切ったな。今回が最後の警告だ。二度とゲイリー・パーカーに会うな。今一度、注意を払え。さもないと、二人とも後になって代償を払うことになるぞ。

ロイスは、この学生用のメールボックスに残されていた手紙を読んで、正気を失った。彼女は、自分もゲイリーも共に、深刻な脅迫を受けていると感じたが、何をすべきなのかがわからなかった。この時点で彼女はデライアが犯人であると確信していたので、彼女とこの件で話をするように、とうとうゲイリーを説得した。ゲイリーがデライアに手紙のことを伝えると、そのようなものへの関与をほのめかされて、彼女は激怒した。デライアはゲイリーに、「そんなおぞましいことをするほど、私があなたに関心をもっていると考えるなんて、あなたって、世界一うぬぼれが強くて自己中心的な人ね」と言い、彼ともロイスとも二度と口を利かないと言った。デライアにいろいろとまくしたてられた後、ゲイリーはロイスが手紙を無視すべきだという確信を深めた。彼はロイスに「これ以上受け取るようなことがあったら、読まないで捨ててしまえ」と言ったのだ。彼はロイスが手紙の件を大学のカウンセラーに相談することを強く戒めた。「デライアはすでに、僕たちは二人とも頭がおかしいと思っている。こんな馬鹿馬鹿しい悪戯に、大学を巻き込んで、事態をより悪化させせないでくれ。こんな愚かな手紙では、誰も傷つかないよ。ただ、無視することにしよう」と。

ゲイリーの強い思いにより、ロイスは、大学のカウンセラーのところには行かなかった。しかしながら、手紙について、初めて両親に話した。両親は驚き、彼女がどうすべきか、考えを娘に対して非常にはっきりと伝えた。ロイスはその日のうちに大学のアドバイザーに相談すべきで、さもなければ、自分たちが大学の学長に電話をすると言ったのだ。ボーイフレンドが彼女に望むことと、親からの指示との間で引き裂かれる思いをし、ロイスはヒステリー状態になってしまった。突然、手紙よりも、ゲイリーを失うことの方が気がかりになった。両親には、一、二日考えてみて、どうすることに決めたかを知らせると話した。親にはまた、「私の陰で動いて、子ども扱いしたら、私の人生で大切なことは二度と何も話さないわよ。裏切ったら、絶対にもう信用しないわ」とも言った。

その晩、ロイスの親は二人とも眠れなかった。二人は、翌日ロイスと話して、彼女が無事だと知ると安心した。ロイスは、どうするのかを決めるまではルームメイトかゲイリーの傍にいると約束した。長くはかからなかった。今度はゲイリーが、キャンパスの外にあるアパートの郵便受けに入っていた、署名のないタイプ書きの手紙を受け取ったのだ。

ロイスから離れていろ。お前の犬は死んだ。次はお前だ。

その前の日、ゲイリーは、彼の犬、バンジーが裏庭で死んでいるのを見つけた。外傷の印はなかった。何が起こったのかが全くわからず、彼は獣医に電話をした。獣医は、死体解剖を実施せずに死因を発見する方法はないと語り、解剖には数百ドルかかると言った。ゲイリーは、「検死の後でバンジーが生き返るわけではないのだから、埋めてしまった方がいいだろう」と自分に言い聞かせていた。手紙を受け取ってから、彼は考えが変わり、ロイスに電話をした。二人は、すぐにロイスの大学アドバイザーに電話をし、アドバイザーは大学学長と大学の保安監督者との緊急ミーティングを手配した。数時間、ミーティングを行って、以下のような決断に至った。

- ロイスとゲイリー、両方の親に、即刻知らせる。
- 大学の科学者により、犬の死体解剖が実施される。
- 地元の警察当局が、大学の保安課と協力するために招聘される。
- ロイスとゲイリーが大学に留まることが安全で好ましいのかどうかに関しては、警察と学生の親からの情報・意見聴取の後で、学長が決断する。

バンジーはシアン化物（青酸）で毒殺されていたことが、すぐに判明した。この毒物は、生産業での利用方法が多数あって、供給者から、通信販売を通じ、国中で入手可能なものである。購入には免許も記録も要求されないので、出所は探り当てるのが難しい。ロイスの両親は、犯人が逮捕されるまで、娘が中西部の親元へ即刻戻ることを主張したが、ゲイリーは、医学部進学課程の必須要件を完了するために大学に留まった。ゲイリーのために、二十四時間体制での監視が、キャンパス内外でも提供されることとなった。

捕らえられる

六日後、私服のキャンパス警察官が、ゲイリーの車のフロントガラスのワイパーの下に、ある学生が手紙を置くのを目にした。車は、ゲイリーが有機化学実験室にいる間、学生用駐車場に停めてあったのだ。気づかれないように用心しながら、警察官はこの学生を寮の部屋に戻るまで尾行した。手紙には、次のように書かれていた。

ロイスは去った。ゲイリーもおしまいだ。

警察はすぐに、すべての手紙がロバート・ウッズのタイプライターで書かれたものと判断し、ロバートは逮捕された。ロバートの両親が息子の苦境を通知された時、二人は信じられず、激怒した。最初、彼らは、大学がとんでもない過ちを犯したものと確信していた。二人の知る限り、息子は深刻なトラブルに陥ったことなど一度もなかったし、間違いなく、誰のことも、どのようなものも、害したことなどなかったのだ。二人は、家からおよそ三百マイル（約四八〇キロ）も離れたキャンパスに駆けつけた。ロバートが拘留されている刑務所で、第二のショックを受けた。彼が、親に会うことも話をすることも拒んだのだ。担当の警察官が、ロバートは二十一歳なので、面会を拒絶する権利があると説明した。警部は、権利について助言を受けたロバートが黙秘しており、弁護人を拒絶したことも打ち明けた。二人の教授は迅速に行動した。地元の有力な弁護士を雇い、二人が教員をしている大学の学長の介入を通じて、ロバートが学生となっている大学の学長との面会を手配したのだ。そこは大学が支配しているような町であり、大学長は地元の警察や地域の法律事務所に対して、多大な影響力をもっていたのである。ロバートは激しく反対したが、ローレンス・ヒギンズ判事は、ロバートが、大学の医学部と緊密な提携関係をもっている州立病院で評価と治療を受けることで、この件を差し戻すという判断をした。

ロバート・ウッズのケース、パート2：精神科的評価と治療

◆不応諾

ロバートは、州立精神科病院の施錠された入院施設に入れられた。この施設の大半の患者は、深刻で長く続く精神病性障害、主として統合失調症を抱えていた。どの医師とも、他の専門家スタッフの誰とも、話すことを拒んだので、彼は自殺観察状態に置かれた。これは、パジャマを着せられて、常時――トイレに行く時ですらも――看護職員の監視下にあることを意味した。両親が訪ねて来たが、彼は、非自発的な形で精神病院に入れるように工作したという理由で、両親に激怒していて、話をしようとはしなかった。しかしながら、ごく少数のほぼ同年齢の入院患者とは、会話をした。彼は両親に対して、「お前たちが私をここに入れたのだ。ここから出せ」というような、素っ気ないメモを書くのだった。大学長とのコネを通じて、ロバートの両親は、精神科部門の副部長だったフラワーズ医師を、彼の担当医として手配した。その当時、私はその施設に配属された精神科研修医だった。医学部を卒業してわずか二年で、ロバート・ウッズのような患者との経験は、全くゼロだった。フラワーズ医師は、患者が病院に回された理由と、私たちとのコミュニケーションを拒絶していることからして、彼を精神病者と想定せねばならないとほのめかした。**精神病**(psychosis) というのは、非常に頻繁に**幻覚**（幻聴、幻視、あるいは、存在しないものを感じること）や**妄想**（本人には現実のように思われる誤った信念で、論理的あるいは矛盾を示す証拠によっても変容されないもの）を伴う、阻害された現実検討があることを指す。精神病の人たちは、しばしば、**思考障害**を抱え、こ

れが他者と論理的に、特に頭を占めている事柄に関して、コミュニケーションする能力の欠如につながる。

精神科研修医としての私の仕事は、ロバートと毎日会って、精神療法を提供することだった。この責任を完遂することは、彼が私に一言も発しないという事実によって妨げられていた。来る日も来る日も、来る週も来る週も、私は四十五分間ロバートと面会し、その日の気分や、眠れているか、私と話し合いたい話題なり問題があるか等を尋ねるのだった。彼は何も答えず、どうやっても、私と関係をもっているようには見えなかった。フラワーズ医師は私に「ひたすら待ち続けなさい。遅かれ早かれ、正気に返る」と助言した。ロバートの両親ははるかに忍耐力が足りず、息子を退院させるようにと、フラワーズ医師に強力な圧力をかけていた。

ウッズ氏：どう見ても、この入院は息子の救済にはなっていません。どちらかといえば、このような情緒的に病んだ人たちの周りにいることは、息子の状態を悪化させていると考えます。息子がここにいるべき人間だとは思いません。本当のところ、何も悪いことはしていないのです。おそらく、あのお嬢さんに愚かな手紙を書いたという点で判断がまずかったということを除いては。生まれてこの方、誰のことも傷つけたりはしていないのですから、彼女を傷つけるようなことはしなかったでしょう。ここから出て、大学での日常生活に戻るのが早ければ早いほど、それだけよくなることでしょう。

フラワーズ医師：ロバートは私たちには何も話をしないので、彼が他人や自分自身にとって危険であるのかどうかを査定する方法がありません。人命に関わることですから、過ちを犯すのならば、安全な側に転ぶようにしなければなりません。

ウッズ氏：「過ちを犯す」なんて言うのは、どうかと思いますね。十分な敬意は示したいのですが、フラワーズ先生、私たちは息子に精神科的な問題があるとは考えていませんし、先生に息子を助ける方法がわかっているとも思えません。

弁護士が関わる

弁護士たちを通じて、ロバートの両親はヒギンズ判事とのさらなる公聴会の機会を得た。その会で、ロバートは初めて口を開いた。

ロバート・ウッズ：僕はロイスにあのような手紙を書くという過ちを犯しました。初めて恋をして、我を忘れてしまったのです。誤った判断をしましたが、決して気が狂っているわけではありません。このようなことは二度と起こさないと約束します。

フラワーズ医師：判事、彼が病院の専門スタッフに何を考えているのかを開示して、治療に協力するまでは、ロバートを退院させないように、強く助言させていただきます。そのようなやりとりをしないことには、彼が何を考えているのか、彼がこれから何をするのかを、知る術もありません。病院で五週間も何も話さないというのは尋常ではありませんし、とても危険な氷山の一角だけを見ているように、不安を感じています。

ウッズ氏：誠に失敬ながら、判事、うちの息子への対処は、フラワーズ先生には全く手に余るご様子だと考えます。息子と通じ合うような技能がないからといって、先生は彼のことを責めています。ロバートの過去の振る舞いに何らの根拠も見出せない、こじつけのような脅威に関して、むやみやたらに仮説を立てているのです。息子はこれまで全くもって非暴力的だったのですから。私たちの保護下に置くよう、退院させてくださるようにお願い致します。

ヒギンズ判事：ロバート、あなたはこの法廷の場で、理路整然と話す能力が十分にあることを示しました。しかしながら、病院では専門家とコミュニケーションをして協力するということをしていません。あなたが、自分の脅迫した二人の大学生に関する考えを担当の精神科医と話し合って、この二学生にとっても、他の誰にとっても、あなたの存在が危険ではないということを、精神科医と法廷に納得させるまでは、病院に戻すほか選択肢がありません。あと二ヵ月病院に留まるように、再拘留を命じます。その後、また公聴会を行います。その時点で、なおも医師たちと話すのを拒んでいれば、さらに二ヵ月の再拘留です。医師たちと全面的に真剣にこの件を話し合うまでは、ずっとそのような具合になるでしょう。

ウッズ氏：別の精神科医を求めてもよろしいでしょうか？　フラワーズ先生に、息子の心を動かす技能があるとは、思えません。

ヒギンズ判事：すべての治療決定は、病院の権威責任下に留めます。両教授、フラワーズ医師と協力する方法を見出すようにしてください。

さらなる入院治療

その翌日、スケジュールされていたロバートとのセッションの間に、彼が初めて私に話しかけた。

ロバート・ウッズ：で、何を知りたいんです、Y先生？

この入院期間の数ヵ月、ロバートは私に一語も語っていなかったので、私は彼の質問に対して、全く心の準備ができていなかった。私はどもってしまい、型通りの精神科医的応答に頼った。

Y医師：まずは、あなたが考えていることを、私に話してみてはどうですか？

ロバート：大変、独創的で、私にとって非常に非常に役立つお答えですね。考えていることは、ただ一つで、それはこの気違い屋敷から出ることだけですよ。私を助けたいのなら、この場所から出られるように力を貸してください。

Y医師：なるほど。ロイス・アブラモウィッツに、あのような脅迫状を送った理由から、私に話してもらいましょうか。

ロバート：まず第一に、手紙はそれほど脅迫的なものではありませんでした。彼女の注意を引きたかっただけなのです。第二に、彼女の方が、私をそそのかしたんです。

Y医師：どのように、そそのかしたのです？

ロバート：図書館の私のいる所に毎日姿を現して。誰もそこに来るように強制したわけではないのに。私に気があるという合図も、何度も送ってきました。

Y医師：どのような合図ですか？

ロバート：私の興味を引くとわかった上でそのような服を身につけてきたのです。彼女に関して何か考えていると、彼女は脚を組んだりしたのです。私が送っているメッセージを理解したと伝えるために、彼女は特別な方法でペンを握ることもしました。

Y医師：実際に彼女と話したのですか？

ロバート（苛立ちながら）：話す必要なんてありません。お互いの心の中はわかるんです。おわかりですかね、こんなことをしても、私の役には立ちません。さっきも言ったように、力になりたいと思うのならば、この場所から出してください。

そう言って、ロバートは小さな面談室から出て行った。その日、私はフラワーズ医師に、起こったことを正確に報告した。フラワーズ医師はロバートの精神状態に関して、深刻な懸念を表明した。フラワーズ医師は、ロバートが**関係念慮**を表出しているものと考えた。これは現実の歪曲であり、自分には特別な力があって、やりとりをする意図のない人たちや他の発信源から特別なコミュニケーションを受けていると感じるものである。フラワーズ医師はまた、ロバートがロイス・アブラモウィッツのことで頭がいっぱいなままであるとも考えた。フラワーズ医師は私に、ロバートの阻害された思考と現実検討は、ロイスへ脅迫状を送付したことや彼女のボーイフレンドの犬を殺害したことと相俟って、ロイスが依然として危険な状態におかれることを示していると説明した。彼は次のように付け加えた。

フラワーズ医師：全体像を理解するために、詳細を見なければならない。幻覚はないし、この時点で妄想も認めていないが、それにもかかわらず、彼の思考には障害がある。全く話もしたことのない若い女性と、熱烈な関係をもっていると信じている——そして不明確な合図でもってコミュニケーションできると信じている——などということは、全くナンセンスだ。彼が現在、どの程度ロイスに心を奪われているのかをもっと知る必要があるし、この件に関して収集した他の情報なり証拠なりに関して、警察と話してもらいたい。真の危険性は、彼の思考障害が微細なもので、ほとんどの人たちには、彼が真実の姿よりも、はるかに正気らしく見えてしまうことだ。法廷が彼のことを解放させれば、ロイスに危害を加えるのではないかと心配だ。ロバートが本当に狙っていたのは、バンジーではない。

フラワーズ医師の提案を受けて、私はヒギンズ判事に手紙を書き、大学の保安課と地元警察に、これらの組織が発見したどのような情報でも、ロバート・ウッズがロイス・アブラモウィッツへ固執することについて理解するのに役立つようなものがあれば、提供するように命じてほしいと求めた。十日後に病院は、ロバートの寮の部屋で発見された彼のノート数冊を受け取った。ノートは、彼がロイスを初めて工学図書館で目にして以来、およそ七ヵ月間、毎日に及ぶロイスに対するロバートの反応を記録したもので、整然と活字体で書かれた日誌で構成されていた。ノートは正確な描写と現実離れした空想が混じり合ったものになっていた。私たちは、ロイスが図書館を出た際に、ロバートが後をつけてスパイしていたことを知った。彼女が行ったすべての場所と、彼女と一緒にいたほぼ全員の、詳細な記録をつけていたのだ。彼はロイスと想像上の双方向の会話を行っていて、これが、彼女の心の中を完全に理解できているという、彼の信念を露呈していた。彼のノートの中で、ロイスがまるで実際に彼と会話しているかのように描写されていたのだ。想像上の彼女の対応が、彼女の思考や反応であればいいなという彼の願望の投影であることは、明白であった。ロバートが、自分でロイスに帰属させていた、ありとあらゆる思考や感情を信じ込んでいたことも、明白であった。

ストーカーの精神力動

フラワーズ医師が、ロバートの心の仕組みについて説明をしてくれた。彼の無害な空想は、現実が彼のねじ曲げと対立矛盾した際に、危険なものになった。ロイスがゲイリーと付き合い始めたことを目にすると、ロバートはロイスが彼に対して嘘をついていたのであり、不貞を働いていると結論したのだ。彼は一気に激怒した。殺人的な怒りである。ロバートの感情の激しさは、彼が実生活での仲間や恋愛関係を有していない事実によって、拡大されていた。彼の精神生活と自尊心は、彼のロイスとの想像上の関係に、全面的に依存していた。ロイスに裏切られて見捨てられたと感じて、彼が感じていた激しい痛みへの返礼として報復しようとしたのだ。彼は、彼女は「彼をそそのかした」ので罰されて然るべきだと信じていた。もちろん、ロイスはロバートの心の中で何が起きているかなど知る由もなく、ロバートは、こういった激烈なシナリオのすべてが精神的な歪みであることを、全く理解していなかった。**こういった精神力動は、有名人のストーカーに典型的なものであるが、これはまた、被害者と現実の関係を全くもったことがない、他のタイプのストーカーにも該当する。**

ロバートやこの部類のストーカーにとって、根底にあるのは以下のようなことである。「私は本当の私とエネルギーをかくも大量に、あなたにも私たちの関係にも捧げた。あなたは私のことを裏切り、私の人生を台無しにした。私には何も残されていない。あなたのせいで、激しい苦しみを感じている。あなたは私に罰されるに値し、他の誰もが、あなたのことをものにできないようにしてやる」

フラワーズ医師はロバートに、私たちが彼のノートを見られるようになったことを明らかにした。フラワーズ医師はまた、ロバートが釈放されれば、ロイスに対して脅威となるであろうという、深い懸念も表明した。

フラワーズ医師：ロバート、ノートの中で、ロイスと彼女の友人への脅迫を行っていますね。心の中で何が起きているのか——正確には何を考えているのか——私にきちんと話してくれるまでは、私は判事に対してあなたが病院に留まることを勧めます。必要ならば、永久に。今のところはあなたはロイスと彼女の友人に対して、いまだに危険な存在であるという結論を出す以外、他の選択肢はありません。

ロバート・ウッズ：Y先生とは話しますが、先生には話しません。先生のことは、これっぽっちも信用していません。先生は私の優れた知性のせいで、私を嫌っていて、私を妬んでいるのだと思います。明らかに、全く最初から私に関する考えが決まっていたのです。両親も私に全面的に同意するに違いありません。

偽装工作

その時点で、ロバートは変わったように見えた。フラワーズ医師に話すことは拒絶したが、私と病院の治療チームの他のメンバーには協力しているように思われた。すべてのグループミーティングに参加し、個人セッションでは、感情やプランについて私と話し合った。最終的に彼は、ロイスに入れ込み過ぎたことを認めたが、それは間違いだったし、彼女のことは乗り越えたと主張した。時間が経過するのに伴い、ロバートはスタッフの大半——私も含めて——に、彼は自分の過ちから学び、外来患者として名誉を回復するに値するのだと、納得させた。しかし、フラワーズ医師は、一貫して確信を抱かないままであった。

フラワーズ医師：君が何と信じようとも、ロバートは、ちっとも変わってはいない。我々全員とゲームをしているのだ。彼には、ある種の合理的思考能力がある。数学と論理学では天才なのだ。実在のない理解や後悔を表現することで、うまくプレーすれば、私たちがある時点で、彼を退院させなければならないだろうと計算したのだ。今では偽装することを覚えたが、まだ歪んだ思考を抱いていると私は確信している。単純型統合失調症を抱えているのだ。他の人が異常だと考えるようなことを、認識して隠すのに十分なだけの洞察は残っているような、精神病性の疾患だ。ほとんどのタイプの統合失調症の人たちの場合、自分の精神病に気づいておらず、病理を隠す試みなどしない。ロバートは真の思考と信念を偽装しているが、自分の考えは完全に正常であり、今までもずっとそうだったと信じていることは保証できる。私の最大の懸念は、彼がロイスへの持続的な思いを胸に秘めたままだということだ。彼は、正直なやりとりの能力や、誰かしらとの関係を実際にもつ能力も、発展させていないので――これは単純型統合失調症の中核的な問題だが――空想に依存したままになっている。私の意見では、ロイスはロバートによる大きな危険にさらされたままだ。

ロバートはまた、親とのコミュニケーションも始めた。州立精神科病院から退院させてもらえるように、親の助けを得ようという努力である。

ロバート・ウッズ：間違いを犯して、教訓を学んだんだ。僕は学校に戻って研究を続けたいだけなんだよ。カリフォルニア大学バークレー校で、数学の大学院に入ると決めたし。素晴らしい学部だし、そこで新たなスタートを切れるよ。

法廷の知慧

ウッズ夫妻は、息子には問題はないのであり、フラワーズ医師は過剰反応しているのだと、これまでにないほどに確信していた。夫妻は、ヒギンズ判事との次の公聴会に向けて、注意深く準備した。法医学でフルタイムの仕事をしている精神科医を、独自に採用したのだ。その法医学精神科医は、ロバート・ウッズはもはや――仮にそうであったことがあるとしても――他人に対しても自分自身に対しても危険ではないし、入院でのケアはすでに必要なく、自分たちが彼の外来治療を手配すると証言した。

ロバート・ウッズ：自分のしたことに対して、心から後悔しています。今では、ロイスへの愛情のせいで過剰反応したことがわかっているのです。もう、それは完全に克服しましたし、僕はただ、大学に、数学の専門課程に戻りたいのです。

フラワーズ医師：ロバートには、深刻な精神疾患があります。統合失調症の一形態です。私の意見では、彼は入院中に何ら意味のある治療に従事してはいないのです。

ヒギンズ判事：それでは、この時点で何を提案しますか？

フラワーズ医師：彼を別の州立病院へ、長期ケアを専門にしている病院へ入れることを提案します。経験のある精神科医が、ロバートがロイス・アブラモウィッツへの没頭について十分に話し合い、対人技能を身につけて、彼の精神生活において中心的位置を占めている彼女の存在を別のものに置き換えることが可能になったと信じられるまでは、施錠ユニットに留まるべきです。私の意見では、これには長い年月がかかります。このような変化が生じるまで、ロバートは他人にとっては危険なままなのです。

ヒギンズ判事：私たちは皆、精神医学が不完全な科学であることを認めなければなりません。特に将来の振る舞いを予言するという話になると。ロバートは二人の人間に脅迫状を送りましたが、他人を傷つけたヒストリーはありません。これは、一生涯ロバートを拘束しておく理由にはなりません。法廷は、犯すかもしれない犯罪を理由にして、人を拘束することはできないのです！ロバートに対し、両親の保護下に退院し、両親が選択した精神科医によって、彼のために設定される外来治療を受けるように命じます。そしてロバート、もし再びロイスや彼女の友人、または他の誰であっても、脅かしたことが判明すれば、フラワーズ医師の勧めた治療を精神科病院で受けてもらうために再び委員会にかけます。理解できますか？

ロバート：完璧に理解できます、判事。判事や、両親、または自分自身を失望させるようなことはしません。

フラワーズ医師：法廷がひどいリスクを冒していると私が述べたことを、記録に残していただきたい。ロイス・アブラモウィッツと彼女の両親に、ロバート・ウッズが釈放されたと通知されるように求めます。

ヒギンズ判事：フラワーズ先生、この審判に関するあなたの疑念と主張は、きちんと法廷の記録に載せます。アブラモウィッツさんとご両親には、被告が州立病院から退院したことを、即刻知らされるように手配しましょう。フラワーズ先生、私は、起こりうることに関する「専門家」の推測に基づいて、何年も人を隔離して「尻を隠す」裁判官の類ではないと、申し上げておきましょう。ロバート、あなたは今、両親の保護下に法廷を出る自由を得ました。閉廷。

「無期限の」入院

大学の学長に嘆願した両親の助力を受けて、ロバートは次の学期には大学に戻ることを許された。顧問弁護士を通じて、ロイスの家族は独自にフラワーズ医師と連絡をとり、同医師は、彼女が故郷の近くの中西部の大学に移籍することを強く勧めた。嫌々ながらも、彼女はフラワーズ医師と両親が助言した通りにした。ロバートの数学と科学の成績は、いつも通り、優等の域に入っていた。彼は大学の相談室でフルタイムの勤務をしているセラピストから、毎週支持的な治療を受けていた。四年生の秋、感謝祭休暇の時期に、彼は数学の大学院への入学を求めて、カリフォルニア大学バークレー校で面接を受けるために、カリフォルニアへの旅行を計画した。両親には、バークレーの大学院にいる友人の所に休暇中は滞在すると話した。そうする代わりに、ロバートは飛行機で中西部へと飛んだ。ロイスが住んでいる町へと向かったのだ。彼は気づかれることなく二日間ロイスをスパイしてから、その町で購入した強力な狩猟用ライフルで、彼女の頭部を撃って殺害してしまった。ロバートは、彼女の殺害が、フロリダ行きのバスの出発直前に起きるように時間を合わせていた。途中、バスがアトランタに停車した際、警察は彼のことを待ち構えていて、乱闘もなく彼を拘束した。今日に至るまで、ロバートは、犯罪学的に狂気と認められた人たちのための、特別な精神科病院に

表11－1 単純型荒廃性障害の提案された基準
(DSM-IV-TR を若干修正したもの)

1. 職業上あるいは学問上の機能における，目立った衰退
2. 感情の平板化，無言症，意欲消失（すなわち，感情表現の減退，発話の減少，動機の減退）といった陰性症状の漸次発現と深化
3. 対人関係の減少
4. 社会的ひきこもり

出典：American Psychiatric Association: Diagnostic and Statistical Manual of Mental Disorders, 4th Edition, Text Revision. Washington, DC, American Psychiatric Association, 2000, p.771.

留まっている。

ロバート・ウッズに対するDSM-Ⅳ-TRの診断

この章に描写されたロバート・ウッズの生涯の一部は、三十年以上も昔、私が精神科研修をしていた頃の極めて早い時期に起きたことである。その当時は、精神疾患の分類と診断の手引き（Diagnostic and Statistical Manual of Mental Disorders）の第二版（DSM-II）が使用されていた(American Psychiatric Association 1968)。統合失調症は、単純型、破瓜型、妄想型、小児型、緊張型、統合失調感情型を含め、数種の亜型に分類されていた。当時、フラワーズ医師は、社会的にひきこもり、阻害された現実検討と非合理的な思考を有していながら、活発な幻覚や広範な妄想の証拠がない人たちの精神科疾患を描写するために、単純型統合失調症の診断を用いた。こういった個人は、典型的に自己没頭的で、甚だしく阻害された対人関係能力のため、時間経過とともに、学究的成果や職業上の成果が目立って衰退を示すだろうとされていた。この診断は最終的に、この病態の荒廃していく

表11-2　統合失調型パーソナリティ障害の診断基準

A. 社会的，対人的欠陥の広範なパターンで，親密な関係への深刻な不快感や能力の不足，および，認知または知覚の歪曲，振る舞いの奇妙さが目立つ。成人早期までに始まり，以下の5つ（あるいはそれ以上）で示されるような，多様な状況で現れる。
(1) 関係観念（念慮）（関係妄想は含めず）
(2) 振る舞いに影響を与え，下位文化の規範と一貫しないような，奇妙な信念や魔術的思考（例：迷信深さ，千里眼，テレパシー，または「第六感」の信奉，子どもや青少年では，奇異な空想や思い込み）
(3) 身体的錯覚を含む，普通でないような知覚体験
(4) 奇異な考え方と話し方（例：曖昧，回りくどい，隠喩的，過剰に細かい，型にはまっている）
(5) 疑い深さ，またはパラノイア的観念
(6) 不適切な，あるいは限定された感情
(7) 奇異，奇抜，または特異的な振る舞いや外見
(8) 一等親の親類以外の親しい友人や信頼できる人の不在
(9) 慣れとともに軽減するということがなく，自身に対しての否定的判断よりも，パラノイア的な恐れと絡み合った，過度の社会不安

B. 統合失調症，精神病的特性を伴う気分障害，別の精神疾患，または広汎性発達障害の経過中にのみ発生するものではない。

注：統合失調症の発症前に，基準が満たされれば，「病前」を加える
例：「統合失調型パーソナリティ障害（病前）」

出典：American Psychiatric Association: *Diagnostic and Statistical Manual of Mental Disorders*, 4th Edition, Text Revision. Washington, DC, American Psychiatric Association, 2000, p.701.

性質を強調するべく変更されて、DSM-IV-TRでは、**単純型荒廃性障害**（研究目的のみのために含められた、提案としての診断）としてリストに入れられている。診断基準は表11-1に要約されている（American Psychiatric Association 2000）。

長期的に見れば、この提案された診断の多くの要素は、ロバート・ウッズに当てはまっただろうが、彼の歪んだ思考や阻害された現実検討という基底にある問題は、こういった基準では扱われてはいない。ロバート・ウッズの精神科的障害の記述に最も近いDSM-IV-TR診断は、**統合失調型パーソナリ**

ティ障害である。この障害の診断基準は、表11-2に挙げられている（American Psychiatric Association 2000）。

統合失調型パーソナリティ障害という診断をもつ大半の人たちが、他人にとって危険なわけではないことに気づいておくことが大事である。むしろ、できる限り、彼らは他人との接触を回避しようとするのだ。それでもなお、この診断カテゴリーの中には、動揺を来し暴力的にすらなるような、他人との混乱した関係を発展させる人たちの下位グループがある。危険なストーカーや他人を食い物にするような人たちの間には、多くのパーソナリティタイプ――特に反社会性の――がある。不運にも、統合失調型パーソナリティ障害の人たちも、ストーカーや罪のない他人に危険な入れ込み方をする人たちの中に、よくみられる。

DSM-IV-TRの統合失調型パーソナリティ障害の診断特性の議論は、この病態の基準を明確にするために特に有用であるので、以下の「統合失調型パーソナリティ障害の診断特性」の中に、少々編集した形態で紹介している。これらの特性のいくつかはロバート・ウッズには該当しないが、あなたがこの精神科的病態を抱えた人物に関わっているかどうかを査定する点では役に立つかもしれない。

統合失調型パーソナリティ障害の診断特性
（DSM-IV-TRを若干修正したもの）

統合失調型パーソナリティ障害の本質的な特性は、親密な関係への深刻な不快感や減退した能力で特徴づけられるような、社会的、対人的な障害の広範囲にわたるパターンである。認知や知覚のねじれや、振る舞いの奇抜さ等もまた、この病態の特性である。こういった特性は成人早期に始まり、多様な状況で現れる。統合失調型パーソナリティ障害の個人は、しばしば関係念慮を有している。これは、何気ない出来事や外的な出来事を、その人にとって特別で普通とは異なる意味があるものとして、不正確に解釈することである。統合失調型パーソナリティ障害の人たちはまた、迷信深かったり、その人の下位文化集団の基準から外れた超常現象に没頭したりするかもしれない。物事が発生する前に感じ取る、または他人の考えを読めるといった、特別な力があると感じることもある。他人に対して魔術的なコントロールが利くと信じる場合もあり、これは直接的にも（例：配偶者が犬を散歩に連れ出したことを、そうすべきであると自分が考えた直接の結果であると信じる）、また、魔術的な儀式に従うことを通じて間接的にも（例：何かしらの有害な結果を回避するために、ある特定の物体の横を三回通り過ぎる）、履行されうる。実際にはそこにいない人の存在を感じとるとか、ある声が自分の名前をつぶやいていると信じるなど、知覚の変容が起こるかもしれない。

この障害を抱えた人たちに使用される言語は、異常な、または特異な言い回しや構文を含んでいるかもしれない。幾分かの一貫性は通常、維持されてはいるが、しばしば、散漫だったり、脱線しがちだったり、あるいは漠然としているのだ。応答は、過度に具体的か、過度に抽象的かもしれず、言葉や概念が時として通常外のやり方で利用される。この病態を抱える人たちは、多くの場合、疑い深く、パラノイア的思考を抱えている可能性もある。職場の同僚が、上司に対して自分の評判を台無しにすることに専心している、と信じ込むといったものだ。しばしば、集団という環境でも、一対一の場面でも、他人へ対処するのに際して感情を統制できない。それゆえに、しばしば他人には、堅苦しいとか、窮屈であるとか、幾分、奇異であるとさえ映るのだ。

しばしば、統合失調型パーソナリティ障害の人たちは、通常ではないような癖や服装、または身だしなみのだらしなさから、他人から奇異であるとか、変わり者であるとみなされる。こういう人たちはいつも、通常の社会的な慣例には注意を払わない（例：視線を合わせることを回避したり、インクの染みの付いたサイズの合っていない服を着ていたり、仲間や同僚の軽口のやりとりに加わることができないかもしれない）。他人と関わることは、彼らにとっては困難で不快なことなのである。社会的状況で、特によく知らない人たちが関わる場合には、不安に感じる。人間関係が欠落していることに関して、不幸であると表現するかもしれないが、彼らの振る舞いは親密な接触への願望が少ないことをそれとなく示している。結果として、通常、親やきょうだい以外には、親しい友人や信頼し合える人が全くいないか、ほとんどいないということになる。必要がある時には他の人たちと交流するのだが、自分は異質であり、どうにも合わせられないと感じるので、一人でいる方を好む。これらの人たちの社交不安は、ある特定の環境でより長い時間を過ごす時でも、簡単には治まらない。

表11-3に示したのは、ロバート・ウッズのケースで示された、この病状を抱える人に関する、鍵となる原則の要約である。

脳と統合失調型パーソナリティ障害

大半の統合失調型パーソナリティ障害の専門家は、この病態が統合失調型疾患スペクトラムの一要素であると考えている。遺伝、疫学、脳イメージの研究が、統合失調症は基本的に脳の病であるという考え方を支

表11-3　ロバート・ウッズのケースで示された，
統合失調型パーソナリティ障害の鍵となる原則

ヒストリーとしての事実	鍵となる原則	解釈
子ども時代初期から，ロバートは感情のコントロールや仲間との関係で，問題を示していた。	統合失調型パーソナリティ障害の成人は，しばしば，子ども時代に社会的にひきこもり気味であった。	ロバートの両親は，息子を助けて，人の心を悩ませるような破壊的な彼の振る舞いに対処しようと，最善を尽くした——甚大な代償を払って。
ロバートは数学と科学では神童であった。	優等な知性をもつ人たちもまた，統合失調型パーソナリティ障害を抱えうる。	ロバートの両親と精神科医は，彼の情緒的問題や対人関係での問題を，彼の知的才能の無害な付随物であるとして，合理化しようとした。
大学で，ロバートはロイス・アブラモウィッツにとりつかれた。	統合失調型パーソナリティ障害の人たちが形成する，稀な人間関係は，恐ろしく阻害されている。	ロバートはロイスに対して，強い性的感情をもっていたが，彼には彼女と現実の関係を築くような対人的能力がなかった。
ロイスとは全く話していなかったにもかかわらず，ロバートは自分が彼女と親密な関係をもっていると確信していた。	統合失調型パーソナリティ障害の人たちの核となる機能不全は，精神病の一形態である，阻害された現実検討である。	ロバートは，自分のロイスとの超常的なコミュニケーションが現実のものであると，全面的に信じていた。
ロバートは，ロイスが別の若い男性と一緒にいるのを見た時，激怒した。	現実が統合失調型パーソナリティ障害の人たちの妄想と衝突する時，その結果には動揺するという程度のものから，壊滅的なものまで、幅がある。	ロバートの性的欲求不満と対人的な不器用さが，ロイスとの妄想的な関わり合いを増幅させた。ロイスをめぐる現実の競争相手と直面した際，彼はなす術がないほどに激怒した。

表11-3　つづき

ヒストリーとしての事実	鍵となる原則	解釈
ロバートは，ロイスとゲイリー・パーカーに匿名の脅迫状を送った。	統合失調型パーソナリティ障害を抱える人たちは，平等な土俵で正面から対決するのを回避する傾向がある。	ロバートは，ロイスを求めて公正に争うために必要となる対人的能力を，どれももちあわせていなかったので，距離を置いての秘密行動，脅迫，そして暴力を選んだ。
当初，ロイスとゲイリーは，匿名の脅迫状の意味合いを軽視してしまった。	知らない人物からのあらゆる脅迫的なコミュニケーションは，真剣に受け止めるべきであり，分別をもって対処行動に出るべきである。	恐怖，否認，若さ故の経験不足が組み合わさって，ロイスとゲイリーの両人は，不正確で単純な想定を抱くこととなった。
ロバートは，シアン化物(青酸)でゲイリーの犬を毒殺した。	動物や人間に対して暴力的であったというヒストリーは，その人物による将来の暴力行為を強く予言するものである。人目に隠れての攻撃パターンもまた，繰り返される可能性が高い。	フラワーズ医師は，ロバートによるゲイリーの犬の殺害がもつ，危険な副次的意味合いを理解して強調した。関わることになった他のほぼ全員が，この行為の深刻な波及的意味合いを，最小限に評価してしまった。
ロバートの両親は立派な人たちであり，非常に知的であったが，息子の精神疾患の深刻さを全く理解せず，受け入れもしなかった。また息子の治療チームと協力しようともしなかった。	親の愛というのは，盲目的になりうる。また，深刻な精神科疾患の人たちを理解して治療するということになると，少しばかりの知識は危険なものになりうる。	息子への愛情と，長年彼に対処してきたことで囲い込まれてきた怒りへの罪意識によって，息子の精神科疾患の深刻さを受け入れるに際して，ロバートの両親の客観性は歪んでしまった。両親は怒りを露わにし，洞察に富むメッセンジャーであったフラワーズ医師を責めた。

表 11 - 3　つづき

ヒストリーとしての事実	鍵となる原則	解釈
ロバートの両親は，息子の治療に影響を与えるべく，大学の学長とのコネを使った。	VIP の地位が治療に影響を与えると，その結果はたいてい，効果のない治療ということになる。	息子の治療過程に自分たちの影響力を行使することで，ロバートの両親は，ロイスと自分の息子の究極の悲劇において，共犯者の役割を果たしてしまった。
ロバートは，両親，弁護士，精神科医，判事に対して，正直ではなかった。	殺人の能力のある人間に，正直さを期待しないように。パーソナリティや性格の致命的な欠陥をもつ人たちは，あらゆる状況で不正直なのである。	ロバートの現実検討は阻害されていたが，彼には自分の深刻な精神病理を，家族，医師，弁護士からも隠すのに，十分なだけの洞察力があった。
ヒギンズ判事は，ロバートの病の性質と，ロイスに対する彼の危険性に関するフラワーズ医師の警告に，注意を払わなかった。	アメリカの当事者主義の司法システムは，精神疾患をもつ人たちの救済や，パーソナリティや性格の致命的な欠陥をもつ人たちのせいで危険にさらされている人たちの保護の点では，構想がまずく，必要なものが整っていない。	ヒギンズ判事は善意であったが，深刻な精神疾患をもつ人たちの理解に関する真の専門家の警告には注意を払わなかった。法廷の傲慢は，ロイスの殺人に共謀した。

持している。家族研究からのデータが、深刻で持続する統合失調症のケースの人たちの親族では、統合失調型パーソナリティ障害のリスクが増大することを示している（Kendler et al. 1993; Torgersen et al. 1993）。加えて、他の研究者たちは、コンピューター断層撮影（CTスキャン）では、統合失調型パーソナリティ障害の患者は脳室の大きさが増大していること——増悪した統合失調症の患者でも発生すると知られている現象（Buchsbaum et al. 1997）——を報告している。最後に、統合失調症の人たちにおいて異常な結果が出るような、脳機能の特定の側面を測定する神経心理検査の多数の要素は、統合失

調型パーソナリティ障害の人たちにおいても異常な結果を示す（Cadenhead et al. 2000; Trestman et al. 1995）。主要な点は、統合失調症が脳の障害であることを確認するデータの多くが、統合失調型パーソナリティ障害の患者にも該当するので、後者の病態も、重要な脳基盤の決定因子をもっている可能性がとても高いことだ。統合失調型パーソナリティ障害の神経学的基盤は、治療（例：脳内で作用する薬物の使用）、遺伝（例：親になる予定である人たちへの遺伝相談）、法的な問題（この診断がついていて、暴力的な犯罪を犯した人たちは、自分が何をしているかを理解したり、行動をコントロールしたりする能力があるのだろうか？）を含め、多様な分野に多くの波及的な意味合いをもつことだろう。

統合失調型パーソナリティ障害の人たちの治療

ロバート・ウッズのケースで示されたように、統合失調型パーソナリティ障害の人たちは、自分自身で、精神科治療なり心理学的治療を求めることが稀である。三つの主要な要因が、メンタルヘルスの専門家からの助けを求めたり受け入れたりすることへの躊躇という結果になる。第一に、この病態の基盤にあるのは、社交不安、社会的孤立、近くて信頼のある関係——精神療法的治療の成功のために必要なもの——を築くことの困難さである。第二に、統合失調型パーソナリティ障害の人たちは、パラノイア的思考パターン、奇異な信念、関係念慮（既述の「さらなる入院治療」で定義）を含めた、阻害された現実検討を有している。このように思考が妨害されることは、臨床家の動機をねじ曲げて信用しないことと、治療で打ち明ける内容を抑制することにつながる。第三に、この病態を抱える人たちは、例外なく洞察力に乏しい。これが意味するのは、これらの人たちは、自分が心理学的問題を抱えていて、それに関連して自分自身と他人に対して重大な問題を作り出していても、そこで自分が演じた役割を理解するのが困難だということを、認識していないということだ。むしろ彼らは善意で、無関係でさえあるような他人の行為が、自分に負の影響を与えたと信じる可能性の方がずっと高い。このような人たちにとっては、過去の体験が、現在の自分の混乱した思考や振る舞いに、どのように影響した可能性があるのかを、理解することも困難となる。この点を別の言い方にすれば、統合失調型パーソナリティ障害の人たちは、心理学的なものの考え方がないことで悪名高いのだ。大概において、この診断を受ける多くの人たちは、治療の全過程を、本当に信じないし、受け入れもしない。究極の結末として、ロバート・ウッズのケースのように、メンタルヘルスの専門家は、統合失調型パーソナリティ障害の人たちの治療には苦労する。統合失調型パーソナリティ障害の人たちが、治療を求めるように裁判所から命じられたり、家族に強制された時には、本気で取り組まず、参加しないという形で抵抗するのが典型である。専門家の中で最も経験や才能がある者ですらも、こういった状況では、しばしば患者にきちんと取り組ませることができない。

これまでに述べた難問にもかかわらず、精神科医やメンタルヘルスの専門家は、統合失調型パーソナリティ障害の人たちを助けるために勇敢な試みをしている。統合失調型パーソナリティ障害の診断を受けた若い男性に関する長期治療の研究のほとんどが、核となる症状は持続することを示しているとは言及しながらも、マイケル・ストーン（2001）は、彼が自ら治療した患者での成功した五例を報告している。私は、ストーン医師の概念的治療アプローチを、心から支持する。

ストーン医師は、幅広い治療選択肢の中からの選択と、各患者の特定の症状や心理学的な能力に応じて、治療タイプを個別化することを提唱している。

◆精神療法

ストーン医師は、**洞察志向型精神療法**の最も重要な目的は、統合失調型パーソナリティ障害の人たちが安定して親密な対人関係を築き上げられるように、助けることだと考えている。こういった患者を、外来をベースに治療するために、臨床家が他の診断がなされた患者の場合よりも頻度を下げて患者に会うことを彼は提案している。週一回というのは野心的な目標である。精神療法の構造化された規則――セラピストとの外部での個人的接触を制限する、セラピストに関しての考えや感情をやりとりする、患者とセラピストの間で問題が生じる理由を分析する――は、患者が、いかに他の人間関係において、コミュニケーションが混乱しているかを理解することに役立つ。

支持的精神療法は、この診断の患者には特に価値がある。セラピストは、家族、仕事、人間関係における問題の解決において、励ましの言葉を用い、患者が現実の歪曲を矯正することを助けることで、患者を能動的に援助する。一般に、このタイプの治療は遅いペースで進み、多くの患者がこのようなケアを、一生涯にわたって必要とする。**認知行動療法**は、機能不全や不快感につながるような、患者の欠陥のある基本的想定に焦点を当てる。例えば、研究者のあるグループは、統合失調型パーソナリティ障害の人には三つの典型的な誤った思い込みが存在すると考えている（Beck and Freeman 1990）。

1．「自分が恐ろしい環境にある宇宙人のような感じがする」

2.「物事は、偶然には起こらない」
3.「人間関係は脅威である」

このような想定は、患者の治療外での生活だけでなく、治療でのやりとりでも問題にされ、組み直しが行われる。セラピストはまた、個人的な癖、話し方、他人には異常あるいは奇異に見えかねない振る舞い方などに、患者が注目して修正するように、共に作業する。どのような振る舞いや応答が社会的に適切であるのか、患者を教育することに強調が置かれる。

家族療法と集団療法は、統合失調型パーソナリティ障害の患者にとって、とても有効なことがある。こうした治療では、打ち解けた会話に参加するように促され、他人のコミュニケーションをねじ曲げた際には支持的なやり方で間違いを直される。他人が何を言っているのかを注意深く聞く練習ができて、他人のメッセージに対して過度に個人的な意味合いを加えないようにと注意される。目標は、時間経過とともに、社会的環境の全幅において、内気さが減り、自分の感情や考えを率直に伝えられるようになるというものだ。

◆薬物療法

統合失調型パーソナリティ障害の患者が同意すれば、向精神薬は大いに有益なものとなる可能性がある。しかしながら、これらの患者が向精神薬を服用することには、厄介なジレンマがある。この診断の患者は精神科医のことも、「シュリンク」〔訳注：精神科医を指す俗称〕が、自分の考え方、感じ方、振る舞い方を変えるために、自分の体内に入れ込もうとする「化学物質」のことも信用しない。実際、患者はパラノイアを抱いていて、医師が毒物を使って自分のことを殺そうとしていると恐れることもある。それゆえに、患者がどのような向精神薬にせよ、服用に応じるには、信頼のある関係が必要とされるし、現実検討が阻害されている人物との信頼関係は、抗精神病薬の投与次第かもしれないのだ。結局のところ、精神科医はゆっくりと治療を進め、患者に薬物の服用を勧める前に、まず第一に信頼関係を発展させようとしなければならない。私はリスペリドン（リスパダール®）、オランザピン（ジプレキサ®）、クエチアピン（セロクエル®）のような新世代抗精神病薬は、**低用量**であれば、特にこの病態の人たちに有用である、ということに気づいてきた。薬物は、精神病的思考を組織化し、精神療法的治療がより迅速に進行し、より効果的となることを可能にする点で、計り知れないほどの価値がある。もし統合失調型パーソナリティ障害の患者が併存するうつ病を抱えていれば、抗不安薬が深刻な不安に対して有効であるのと同様に、抗うつ薬は非常に有効である。

統合失調型パーソナリティ障害の人から脅迫やストーカー行為を受けた際、何をすべきか

ロバート・ウッズのケースでは、被害者のロイスは、彼女を攻撃した人間のことを全く知らなかった。これは稀な状況ではない。この形態の被害を最も受けやすいのは、俳優、ニュースキャスター、ミュージシャン／歌手、スポーツ選手、モデル、政治家／公務員、作家／ジャーナリスト、そして社交界の名士のような、公の目に触れる人たちである。加えて、ほとんどのような理由にせよ、目立つ人は標的になりうる。例としては、カリスマ的なビジネスの指導者、人に感銘を与える講演者、ロイスのように美しく知性的な女性等

である。

統合失調型パーソナリティ障害を抱えた人と何らかの形で関係をもったことがある人たちも、そのような人たちの強迫観念の対象になり、後には敵意の対象にされることがよくある。潜在的に、ここでいう関係には、ちょっとした知り合いから、多種多様の強烈な関わり合いまで、ありとあらゆる幅がある。統合失調型パーソナリティ障害の人たちは、人生のある時点で、しばしばメンタルヘルスの専門家に評価を受けるので、臨床家も標的になりうる。私はこの例を多数知っている。多くの同僚が、現在あるいは過去の患者に脅迫されて、私に相談するために訪ねて来たからだ。こうした臨床家が患者の標的になるという結果を導くのは、患者／クライアント側に生み出される激しい感情である。こういった感情は、ロバートのフラワーズ医師への感情で示されたように、ネガティブなものになるかもしれないし、ポジティブなものになるかもしれない。最も重要な変数は、患者の感情の強度である。統合失調型パーソナリティ障害の人たちは、そのような感情を、激しい感情を向けている対象との直接のコミュニケーションや標準的な関係を通して、調整することができない。最初の感情が激しくネガティブであったか、強くポジティブであったかは、ほとんど問題にはならない。すべては怒りの感情となる運命なのだ。統合失調型パーソナリティ障害の人たちの激しいポジティブな感情は、それに対する返礼がないとして、その人物への怒りへとすぐに変えられてしまう。自分のことに没入してしまうことと阻害された現実検討が相俟って、統合失調型パーソナリティ障害の人たちが、自分が騙されて侮蔑されたと信じることにつながるのだ。その時点で、二つの全く異質な力動のうちの一方が支配的になることだろう。その人は怒りを内在化して落ち込むかうつになり、通常、より一層孤独な存在へとひきこもるか、怒りが外在化して、脅迫や暴力につながるのだ。

表11-4　パーソナリティ障害を抱えた人から，脅迫やストーカー行為を受けている人たちのための，手引きとなる原則

1. どのような脅迫も真剣に受け止めなさい。
2. 脅迫の出所を確信するまでは，どのような可能性も除外してはいけない。
3. 経験ある専門家の助けを得なさい。
4. ひとたび有能な専門家を雇ったら，その人の助言に従いなさい。
5. 脅迫した人と，合理的に話をつけようとか，直接会おうとは試みないように。その人への対処には，専門家や仲介人を使いなさい。
6. 好ましい解決をみた後でも，ガードを張っておきなさい。
7. 安全のために，原則（1～6）のすべてに従いなさい。

◆脅迫やストーカー行為を受けた時の、具体的なステップ

この章は、読者が統合失調型パーソナリティ障害を有する人の特徴的性質や行動パターンを認識できるように、具体的にまとめられている。以下は、この診断に当てはまる可能性のある人から脅かされていると感じた際に、すべきことの手引きとなる原則である。これらの原則は、長年、危険な状態に陥った同僚と患者の双方へ助言してきた間に発展してきたものだが、妄想性や反社会性のような、他のタイプのパーソナリティ障害を抱えた危険人物に脅かされた場合にも応用できる。これらの手引きとなる原則は表11-4にまとめてある。

脅迫されたりストーカー行為を受けたりする人たちへの、潜在的に起こりうる深刻な結果を考えると、これら七つの原則は個別に論じる価値がある。

《原則1：どのような脅迫も真剣に受け止めなさい》

一般則として、害される可能性が高ければ高いほど、私たちの否認の度合いも高くなる。例えば、高度に訓練を受けて経験もある精神科医ですらも、しばしば、将来的に暴力のリスクの高い患者に、銃や他

の武器を使えるかどうかを質問し損なう（患者に脅迫された件で、私に助けを求めてくる同僚に対して、私が尋ねる最初の質問の一つは「その人物は、銃あるいは他のタイプの危険な武器を所有しているか、それともすぐに使えるか」というものだ。このような同僚の大半が、患者に武器について尋ねたことは全くないと答える）。このような患者に働きかけるに際してこうした致命的な手抜かりをしてしまう理由は、専門家が無意識のうちに自分自身への危険を感じても、大いなる恐怖から、そのリスクを否認してしまうことにあるからだ。不運にも、そのような否認は危険である可能性があり、実際、しばしば危険なのだ。リスクを査定し危害を回避するために、すべての信頼できる手段を駆使して、あらゆる脅迫を真剣に受け止めなさい。

《原則2：脅迫の出所を確信するまでは、どのような可能性も除外してはいけない》

否認の一つの形態は、重大な危険は迫っていないと自分を安心させるために、最も脅威の少ない可能性に飛びつくというものだ。このようなアプローチもまた、恐ろしい未知のものに対して、コントロールすることができるという幻想を与える。この章に表された症例のヒストリーから、ロイスがロバートのことを知りもせず、当然ながら、彼が脅迫状を送っているとは疑いもしなかったことを思い出してみてほしい。それどころか、ロイスは、女性の級友の一人が、ロイスのボーイフレンドとの関係を妬んでいて、その彼女が犯人だという不正確な結論を出してしまった。必要な確証もなしに、急いで確固たる結論に飛びつくと、誤って糾弾された人たちの間に険悪な感情を引き起こすばかりか、貴重な時間と資源を無駄にしてしまう。真犯人の特定と捕獲の遅れは、命取りになりうるのだ。

《原則3：経験ある専門家の助けを得なさい》

脅迫されている人は誰であっても、経験を積んだ専門家の援助を必要とする。脅迫に独力で対処しようとしてはいけない。脅迫は、あなたを個人的に、そして非常に根本的かつ危険な形で巻き込むので、あなたが客観性を維持できることはありえないのだ。あなたが心理学や警察職務に精通した専門家であり、独力で最善の対処ができると信じていたとしても、それは間違いである！　客観的にはなれないので、盲点を意識しないだろう。あなたの見落としは、命とりになりかねない。こうした間違いをせず、どのような理由にせよ、危険である人たちからの脅迫に対処するという点で、すべきことをわきまえている専門家からの、適切な援助を得なければならない。ここでいう専門家には、地元の警察、地域の検察官、精神的にタフで連絡のとりやすい個人の弁護士、メンタルヘルスの専門家、免許があり責任感のある私立探偵、技量が証明されているプライベートの安全管理の専門家などが入る。あなたは、このような問題に見舞われるに値するようなことはしなかっただろうし、直面したくもないだろうが、それにもかかわらず、現実なのだ。助けてくれる有能な専門家を見つけるには、たいていは相当な時間、努力、さらには資金も必要となる。こういった専門家は、時間、努力、費用をかけるに値するものだ。あなたの生命が、適切な専門家の雇用にかかっているかもしれないのだから。

《原則4：ひとたび有能な専門家を雇ったら、その人の助言に従いなさい》

雇った専門家の助言に従うことを躊躇してしまう可能性もある。これは無理からぬことだ。これらの専門家は、安全のために生活を中断することを求めるかもしれない。住居や仕事を変えるように助言するかもしれない。あなたが恐れている相手に対して、告訴したり、拘束の指令を求めたりすることを勧めるかもしれない。そのような確固たる行動が、潜在的攻撃者を挑発するかもしれないという、現実的な懸念を抱くのも無理はない。すべての経験ある専門家は、大人しくし続けるという代替策と比べて、潜在的攻撃者に向かって直接的な行動に出るというリスクについて、注意深く査定する。それぞれのケースは異なるものであり、包括的な定則はない。しかし、あなたのような状況にある大半の人たちは、受動的なアプローチを選び、問題の自然解消を願うということに注意しなければならない。これは、正しい決断の場合もあれば、そうではない場合もある。症例のヒストリーから、ゲイリーが脅迫状を全面的に無視したいと思い、彼の犬が殺されたことを思い出してみてほしい。ロバートはゲイリーの犬に腹を立てていた訳ではない。ゲイリーのことも、同じように簡単に殺害しえたのだ。症例のヒストリーで、より問題だったのは、ロバートの両親も判事も、十分な知識のある精神科医が安全になったと助言するまではロバートは精神科施設に留まるべきだ、というフラワーズ医師の強い勧告を聞かなかったことである。結局のところ、若い大学生が殺人者になる可能性があるなどと考えたい人がいるだろうか？　また、彼を無期限に州立精神科病院に監禁したいという人などいるだろうか？　フラワーズ医師のみが、将来を見越して、この決然たる行動に出たかったように思われる。後で振り返って全員が、真の専門家の言うことを聞けばよかったと後悔したのだ。脅迫とストーカー行為の場合、最も安易な方法は、しばしば、最も安全な方法ではない。私の総まとめとしての提言は、従うのが簡単ではないとわかってはいるが、**最良の専門家を見つけるように努力して、その人たちの助言に従いなさい、**というものだ。

《原則5：脅迫した人と、合理的に話をつけようとか、直接会おうとは試みないように。その人への対処には、専門家や仲介人を使いなさい》

もし脅迫されたら、特に深刻なパーソナリティ障害をもつ人に脅迫されたら、その人に正面から挑んだり、理屈で話をつけようとしたりはしないように。その人が、多分、脳基盤の精神疾患の結果として、**生得的に非理性的**であることを、どうか理解してほしい。この病は、潜在的攻撃者の現実検討、怒りの度合い、暴力的衝動をコントロールする能力に影響するだろう。あなたが申し出る言い分が、どれほど論理的で理に適っていても、ねじ曲げられて、あなたに不利なものにされてしまうだろう。大半の事例で、脅迫された本人が、自分で事態に対処しようとすると、状況ははるかに悪くなってしまう。その理由は、脅迫を通じて、犯人はあなたと集中して緊密に事を行うことを求めているのであり、あなたがそのような行為を続けていくように、脅迫と危険のレベルを強化するだろうからだ。

専門家の仲介は、この危険な力動をいくつかの理由で変化させる。①仲介人は、犯人の注意をあなたから仲介人へと逸らす。②専門家は、リスクの査定と対応の最善策を理解する。③犯人は、あなたが今や保護されていて、攻撃を受けにくいことを理解する。④犯人は、初めて、この時点で**リスクが共有されている**ことを認識する。こうなれば、あなたを脅迫している人は、あなたへさらなる脅迫や暴力的行為をすれば、多くを失うということを認識することだろう。多くの機会に、私はこの力動の変化――脅迫された人から力をもった専門家へ――が、リスクを著しく減らすのを目にした。このシフトが起きると、ほぼ即座に気分もよくなることだろう。

《原則6：好ましい解決をみた後でも、ガードを張っておきなさい》

ひとたびパーソナリティや性格の深刻な欠陥をもつ人から、深刻な脅迫を受けたら、永久にあなたの人生は変わってしまう。満足のいく形で解決されたとしても——その人が終身刑で投獄されるといったように——危険は終息してはいないかもしれない。例えば、その人物は、脱獄するかもしれないし、仮釈放になって、あなたに害を与えるべく戻って来るかもしれないのだ。その出来事のすべてを忘れ去って、過去に葬り去りたいだろうが、そのような余裕はない。被害者から長年引き離されていたのに、暴力的な強迫観念と妄想を維持し、それに基づいて行動に出た犯人の例は多数ある。あなたは、自分を脅迫した人間に何が起こっているのかを知る努力をする責任を負わなければならない。当然、多くの場合は、専門の仲介人を通して実行することが必要だろう。仲介人の責任は、あなたが、潜在的攻撃者の気質を把握し続けられるようにするために、必要とされる直接的な行動を行うことになるだろう。彼らは専門家としての義務の一部である冷静なやり方で、これを達成してくれるはずだ。専門家はあなたのことを、過去に脅迫を行った人間の意識から極力切り離しておきながら、義務を遂行すべきである。あなたの任務は、あなたの代理人たちが、確実に仕事をし続けるようにすることである。

《原則7：安全のために、原則（1〜6）のすべてに従いなさい》

最初によい知らせを。もし私の原則の**すべて**に従えば、あなたの危機はほぼ必ず治まることだろう。あなたの専門家がとるべき正しい行動を助言してくれて、あなたが勧めに従えば、こういった行為は通常、脅迫の停止や危険の緩和につながるものだ。

次は悪い知らせである。私の原則のいくつかにだけ従い、他は遵守しないとすると、危険なままになってしまう。ロバート・ウッズの場合、以下に示されているように、私の原則のうち、一つを除くすべてが犯されたので、悲劇的結末が生じてしまった。

1. ロイスとゲイリーは、ロバートの最初の脅迫を真剣に受け取らなかった。
2. ロイスとゲイリーは、誰がこのような脅迫をしているのかについて、結論に飛びついてしまった。
3. ロイスと彼女の両親は、自分たちを保護するために、経験ある真の専門家の助けを得なかった。全体において、受身的であり過ぎたのだ。その一方で、ロバートの両親は反対の立場をとる法医学精神科医の助けを確保し、この場合はこの人物が「借り物の銃」となった。言い換えれば、法廷状況では非常に頻繁に起こることだが、雇い入れることが可能ないわゆる専門家が、自分への支払いをした人たちの見解に従って証言したというわけだ。
4. ロイスと彼女の両親、アブラモウィッツ夫妻は、ロバート・ウッズの裁判所での公聴会に参加しなかったので、専門家の助言を堅守する立場にはなかった。これは、あまりにも惜しいことであった。なぜなら、知識も名声もある専門家であるフラワーズ医師という、素晴らしい提言者がついていたからである。アブラモウィッツ一家が、積極的にフラワーズ医師によって明確に定義された助言を支持していたのであれば、ロバート・ウッズと彼の両親に「便宜を図る」よりも、ロイスを保護する方向にヒギンズ判事を動かしていた可能性がある。
5. ロイスと彼女の家族はロバート・ウッズを知らず、直接に対面することもなかった。したがって、意図的にではなく、原則5を遵守したのだ。だからこそ安全のためには、いくつかではなく、すべての原則に従ってもらう必要があるというのが私の主張したい点である。それにもかかわらず、信頼していただきたいが、原則5の遵守は極めて大事である。パーソナリティや性格の致命的な欠陥をもち、あなたを脅迫した人たちと直接対決することは、ほとんど常に裏目に出て、あなたが害されるリスクを高めてしまう。

6．ロイスは実家の近くの新たな学校に移ったが、彼女も彼女の両親も、ロバート・ウッズがひとたび精神科病院に入れられると、彼に何が起こっているのかという情報についていくことができなかった。フラワーズ医師は、法廷が彼を病院による保護とケアから解放したことを知らせるように主張したが、アブラモウィッツ一家は、ロイスの保護と安全を保証するための特別な注意を払うことはしなかった。アブラモウィッツ一家が、自分たちの問題は解決したと思ってから一年以上も経って、ロイスはロバートに殺害されたのである。

あとがき

一九九六年四月四日、私の秘書が、患者との治療セッション中に私のオフィスの扉を開けた。サンフランシスコから電話をかけてきたＦＢＩ（連邦捜査局）の局員が、緊急なので私の仕事を中断するように言っているというのだ。ＦＢＩ局員は私に、ユナボマーであると思われる人物を捕まえたところだと局が考えていることを打ち明けた。「ユナボマー」というのは、十七年という歳月にわたって、少なくとも十六個の爆弾を郵便でまき散らし、三人を殺害、他に二十三人の負傷者や障害の残る人を出した人間に与えられた名前である。局員は続けて、容疑者のモンタナ州の山小屋で、潜在的な標的を載せた短い「狙撃リスト」が発見され、私の名前がかなり上の方に載せられていたと言った。ユナボマーであると容疑がかかり、後には有罪宣告を受けた人物は、テッド・カジンスキーといい、現在、連邦刑務所で終身刑に服している。カジンスキー氏は、主として科学者を標的にして（そして殺して）おり、ＦＢＩはカジンスキー氏の山小屋で、攻撃性障害の神経生物学に関する私の研究が広範に言及されている、学術誌 *Scientific American* の一冊を発見していた。ＦＢＩに勧められたように、その後六ヵ月間、ベイラー医大の私のオフィス、自宅、私が編集者になっている *Journal of Neuropsychiatry and Clinical Neurosciences* のワシントンの住所が宛先になった、すべての小包は、開封前にＸ線検査をしなければならなかった。当初ＦＢＩは、科学、医学、テクノロジーの分野で目立つ地位にある人たちへのカジンスキー氏の反感を共有している、多数の周辺的な集団の悪分子が、「模倣犯」として爆弾を送ることへの懸念も表明していた。地元と全国規模のメディアが、私やその他のカジンスキー氏の狙撃リストに載っていた人たちに関して、大々的に報道したことは、学齢期の私の三人の娘を動揺させ、私のオフィススタッフや患者の何人かは怯えてしまった。総合的にみれば、私と私のオフィススタッフは身体的な害を受けなかったので運がよかったのだが、これは私が会ったこともない何者かによって、心を悩ませ集中を妨げられる侵略のようなものであった。私はカジンスキー氏の精神科医になったことは全くなく、それゆえに臨床的に評価したこともないので、彼が該当するかもしれないし該当しないかもしれない精神科診断を私が推定するのは、倫理的なことではない。それにもかかわらず、参考文献の中で、カジンスキー氏の人気のある伝記（Waits and Shors 1998）を挙げておいた。彼の子ども時代のヒストリー、パーソナリティのパターン、成人期の生活様式は、匿名という闇と安全の場からストーカー行為をして罪のない人たちを餌食にする、他の人たちとの多くの類似点を明らかにしていると考える。

第12章

嗜癖性パーソナリティ障害

ああ、汝、目に見えぬワインの精よ、汝に
知られる名がなければ、悪魔と呼ばせていただこう
おお、神よ、ひとは敵を口におさめ、
脳を盗んでしまうとは！　われわれは、
喜びと快楽の宴と喝采をもって
自らを獣に変じてしまうとは！

悪魔の怒りに座を譲ることは、
悪魔の酔いには歓喜となる
一つの不完全がまた別の不完全を見せつけ
私は率直に自らを蔑む

—William Shakespeare
Othello, Act II, Scene 3

エッセンス

あなたは、本当は二人の別々の人だと思うような誰かと、関係をもったことがあるだろうか？「本当の」その人は、親切で、思慮深く、思いやりがあり、落ち着いていて、信頼でき、有能で、自己中心的なところがない。「もう一方」の人は、それとは正反対だ。全面的に自己中心的で、不正直で、いらいらしやすく、ほとんどいつも責任を果たすことができない。あなたは「本当の」人物の方には愛情をこめて対応し、このペルソナが現れると高揚して希望に満ち溢れる。随分と、彼とは会えずにいたことを寂しく思っている。長年の間、「もう一方」の人にも同情を感じていて、彼を信じて助けてあげようとしている。しかしながら、時間の経過とともに、楽観主義から深い幻滅へと音を立てて走り進む、感情のジェットコースターのせいで、疲れ果ててしまうのだ。「もう一方」の人が、約束を破ったり、あなたを無視したり、困惑させたりする時の痛みさえも消失し、激しくなる怒りにとって代わられる。初めは、怒ることに罪悪感を覚えるので、彼のために弁護をし続ける。「彼は病気なのだ。彼は自分ではどうしようもないのだ。よくなるだろう。前より頑張っているし、今回こそは本当にやり遂げるだろう」。最終的に、自分で自分を欺いているにすぎないことを理解して、大馬鹿者だという気がしてしまう。そんなにも長く待たされていたのだ。「本当の」人は、今では現れる頻度が下がる一方で、その人物がそもそもまず第一に現実に存在していたのだろうかという疑念を抱き始める。まったくの想像の産物だったのだろうか？　あなたは自分が諦めに入ったことがわかる。あなたのことを、自分自身のことを、他のすべての重要なことを、大切に思ってはくれないように見える誰かのことを大事にするのは、非常につらいことだ。あなたはようやくわかるのである。その人とは、とても長い間、関係をもてていなかったのだと。あなたは心を乱す二つのことを自問することになる。アルコールや薬物に依存している誰かと、真の関係をもてるのだろうか？　そして、どちらが「本当の」その人なのだろうか？　アルコールや薬物に嗜癖している個人なのか、それとも、もう一方なのだろうか？

マリア・トーレス医師のケース、パート１：背景のヒストリー

何もかも失うということが何を意味しうるか、理解した者がいるとしたら、それはマリア・トーレス医師であった。彼女はテキサスのリオグランデバレーで、悲惨な貧困生活の中、育った。父親は慢性のアルコール依存を病んだ、メキシコからの記録のない移民で、時々しか仕事をしていなかった。母親が壊れかけたモーテルでメイドをして、彼女と三人の妹を養っていたのだが、このモーテルは、テキサスとメキシコの国

境線沿いの乾燥してボロボロに砕けたような大地に、何とかしてしがみついている頑固なサボテンと、色々な点で類似していた。バレーでの経済状況が悪いとしばしばトーレス夫人は解雇され、みすぼらしいアパートの家賃を払うことができないのだった。そのような時期は、続けざまに何ヵ月も、その小さな町の周縁にある空っぽの野原の埃やいばらを赤めている、放棄されて錆ついたバスの中で生活した。そのようにしているなか、マリアは本を見つけた。学校の後に、行く場所がなかったため、マリアは晩の九時に閉館になるまで、地元の図書館で夜を過ごしていたのだ。小さな図書館にすぎなかったのだが、洗面所と本があり、そこにはサイモン・ジマーマン氏がいた。この温厚で学者肌の司書の指導のもとで、マリアは積極的かつ洗練された読書家となった。

マリアの町では、生徒のごくわずかしか高校を卒業せず、そのうえ大学まで進むのは稀なことだった。大学に興味のある者の中でも、行く余裕のある者はほとんどいなかった。しかしながら、ジマーマン氏は、マリアにカレッジボード（大学入学試験委員会）の入試（ＳＡＴ：大学進学適正テスト）を受けるように勧めた。マリアは高校時代、とても内気で引っ込み思案だったので、彼女の教師たちは、マリアのＳＡＴのスコアがほぼ満点であることを知って驚いてしまった。その直後マリアは、彼女の学校の三十年の歴史で、全国育英奨学金の最終候補としての資格を得た、最初の生徒になった。スコット・フィッツジェラルドの小説への愛着だけを理由にして、彼女はプリンストンに応募することを決めた。マリアは五十ドルの志願料を払えなかったので、プリンストンへの応募に際し、特別の免除を求めねばならなかったことを、嫌というほど憶えている。「人生のその時点まで、まとまった五十ドルを目にしたことがなかったのです」とマリアは回想した。

マリアは全額の奨学金も受けとる形で、プリンストンに受け入れられた。彼女はすべてのクラスで優等だったが、級友と一緒にいる際には、自らの貧しい生い立ちを意識させられてしまった。大学での三週目に友愛団体のパーティーに参加しながら、彼女はビールを数缶飲んだ後の方が、仲間たちとずっと快適に話ができることに気づいた。マリアはその体験を鮮明に憶えていた。「生まれて初めて、自分と同い年の人たちと一緒の時に、不安で萎縮することなくいられたのです」

衣類や雑多な物の購入に向けてもっと小遣いを稼ぐために、マリアは平日の夜と週末に、プリンストン・ファカルティークラブで働いた。蒸留酒を飲み始めるようになったのは、そこでのことであった。最初は、調理場に戻されたグラスに残っていたものを飲むだけだった。その後、チャンスがあるごとに、バーカウンターから、部分的に減っているボトルを盗み始めたのだ。こうしてマリアは毎晩――それから友人に会うかどうかにかかわらず――飲むチャンスを得た。大学時代を通じて毎晩飲み、週に何度も酔っていた事実にもかかわらず、彼女は医学部予備コースで好成績を維持した。彼女は、ヒューストン地域の医学校に通うなか、定期的に酒を飲む男性たち――ほとんどが医学生――とデートをした。彼女は「私にはまだ、毎晩飲みたかったジャック・ダニエルズのハーフボトルを買うだけの、自由になる収入がなかったので、酒飲みの医学生と付き合って、バーボンのボトルを『私たち』のために注文するようにねだったのです」と述べた。しかしながら、大学時代にもそうであったように、マリアは学問にも真剣であり、彼女の学業成績は優等の領域に留まっていた。医学校の最終学年に、マリアは、当時整形外科の研修医だったジョナサン・アンガー医師に出会った。その親切で仕事熱心な若き医師は、彼女に幾分、ジマーマン氏のことを思い出させた。マリアはすぐにアンガー医師と恋に落ちた。彼女が真剣に交際したなかでは初めての、ほとんどアルコールを飲まない男性であった。アンガー医師との関係について、マリアは「私は自分のことを隠すのが大の得意でした。高校時代の級友は、私がバスに住んでいたことを全く知りませんでした。プリンストンでの女友達は、家族が所有するプライベート機で休暇に連れて行ってくれた人もいましたが、大学での丸々四年間、たった二足の靴と一枚のオーバー――グッドウィル（福祉団体）で買った物です――しかもちあわせていなかったことを、全く知らなかったのです。知り合ってからの最初の数年間、ジョナサンは私がどれほど飲んでいたかということを全く知りませんでした」と述べた。マリアは付け加えて言った。「医学校では、彼が病院で当直の時に私は酔っていました。そして、彼がオフの日には、寝てしまった後で深酒をしていたのです。ジョナサンは正直で人を信じるので、結婚後ですらも、私が飲酒の問題を抱えているとは疑いもしなかったのです。私はすべての証拠を隠して、必要ならば彼に嘘をついたのです」

マリアとジョナサンは、彼女が麻酔科研修二年目のときに結婚した。一年後に妊娠した際、マリアは子どもに発達障害が起こるのを防ぐために、飲酒をやめようと試みた。彼女はこれを、アルコールから抗不安薬のアルプラゾラム（ザナックス®）に切り替えることで成し遂げた。この薬は、非常に嗜癖性があるが、成長期の胎児に有害ではないと考えられている。ザナックスを入手するために、トーレス医師は、病棟の薬物トレーと、勤務していた病院の手術室から、薬物を盗み始めた。時間が経って、ザナックスへの耐性と依存が高まると、知り合いの医師数人に、「偏頭痛」や「腰痛」に対して、この薬を大量に処方してくれるよう説得した。息子に発達異常がなく誕生した後は、彼女はザナックスを毎日多量に服用し続けながら、夜にはジャック・ダニエルズを飲む状態に戻った。ある土曜日の早朝、自動車事故で負傷した人の緊急手術を行って帰宅したジョナサンは、ベビーベッドで息子がおしめを汚して泣いており、マリアが夫婦のベッドで昏睡状態になっているのを発見した。後に、緊急治療室の医師から、彼の妻は危険なレベルのアルコールとアルプラゾラムの両方で酩酊していると伝えられた時、アンガー医師は唖然として信じられなかった。意識を取り戻した時、トーレス医師は夫に、起こったことは事故なのだと説明した。「仕事と赤ちゃんの世話で大変な一週間だったから、休息を得ようとしていただけなの」と説明したのだ。マリアは、潜在的に深刻な問題について精神科医に相談するという、緊急治療医の勧めに夫が従うことを、容易に思いとどまらせた。

数週間後、トーレス医師は、心臓血管手術の処置のために患者に麻酔を施している間に居眠りしたところを、手術室の看護師に目撃された。その看護師はこの出来事を、病院の麻酔科の長であるケリー医師に報告した。ケリー医師は、トーレス医師が患者を危険にさらしたことに激怒した。彼はトーレス医師の、仕事と小さな子どもの世話で働き過ぎになっているという弁解を受け入れなかった。さらに、ケリー医師は「証拠はないが、君は薬物を使っていると考えている。選択肢を二つ与えよう。私が選んだ精神科のコンサルテーションを受け入れるか、病院での地位から辞職するか、だ」と言った。

夫と選択肢について話し合うことさえもせずに、トーレス医師は仕事を辞めることを選んだ。彼女はジョナサンに、息子ともっと良質な時間を過ごしたいのだと言った。彼はためらうことなく同意した。すぐにマリアは、日中、大量の飲酒とザナックスの服用を始め、再び妊娠した時にもやめなかった。彼女の娘は未熟児で生まれ、すぐに、深刻な身体的障害と知的障害に並んで、胎児性アルコール症候群を抱えていることが認められた。子どもの問題の中には、外科手術を必要とする心臓の欠陥や軽度の精神遅滞があった。医師として、マリアは娘に一生の障害を引き起こした責任を認識し、この厳しい現実を覆い隠すために、文字通り昼となく夜となく飲酒した。彼女は鎮痛薬、塩酸ヒドロモルホン（ダイローディッド®）を服用し始め、夫の三重写しの処方箋を偽造し始めた。三重写しの処方箋はテキサス州で、高度に嗜癖性のあるすべての薬物に対して必要とされているものである。ほどなくアンガー医師は、家族に多量のアルプラゾラムを処方したとして、テキサス州医療検査官審議会に召喚された。この発覚した事柄についてジョナサンがマリアに正面きって話した時、彼女はアルプラゾラムの使用も処方箋の偽造も否定した。その穏やかな人柄の医師は、妻の薬物乱用にも驚いたが、このような証拠を眼前にしながら、彼女が図々しくもしらを切ったので、ことさらに動揺した。彼はマリアのこの上ない強固な反対に逆らいつつ、私のコンサルテーションを求めた。表12-1に示されているのは、マリア・トーレス医師のケースで示された、嗜癖性パーソナリティ障害の人たちの治療で鍵となる原則である。

嗜癖と物質依存を定義する

◈物質依存

世界保健機関と、「米国アルコール、薬物乱用、精神保健局（U.S. Alcohol, Drug Abuse, and Mental Health Administration）」は、物質依存の定義に合意し、これは、表12-2にまとめられた要素を含んでいる（World Health Organization 1992）。

他のいくつかの定義が、物質乱用の理解において重要である。耐性は連続的な使用に伴い、薬物に期待される効果が次第に減少することを指す。それゆえにその薬物を、より頻繁に、より多くの服用量で摂取したいという欲求が生じる。鋭敏化は耐性とは反対の効果で、薬物を繰り返し使用することが、期待される効果

表12-1　マリア・トーレス医師のケースで示された，
嗜癖の鍵となる原則，パート１：現症のヒストリー

ヒストリーとしての事実	鍵となる原則	解釈
トーレス医師の父は慢性のアルコール依存だった。	アルコール依存と化学物質依存には，強い家族素因，遺伝素因がある。	トーレス医師の遺伝的な特質は，おそらく，彼女の嗜癖の鍵となる決定要素であった。
トーレス医師は非常に知的で勤勉であり，学業でも職業でもかなりの成功を収めた。	嗜癖性障害を抱える多くの人たちは，知的で，勤勉で，成功を収めている。	嗜癖性障害は機会均等なもので，恵まれた者にも恵まれない者にも影響を与える。成功する者にも失敗する者にも。
トーレス医師は，自分の社交不安に対処する試みとして，アルコールの使用を始めた。	心理社会的な要因が，一般に，アルコール依存や化学物質依存への遺伝的素因をもつ人たちの，最初の嗜癖行動への引き金となる。	アルコール依存と化学物質依存の発症には，生物学的，心理学的，社会的，そしてスピリチュアルな要因すべてが関係する。
トーレス医師の嗜癖は，ビールを時折飲むことから，毎日バーボンを飲むことへ，さらには蒸留酒と処方箋薬を混ぜるまでに進んでいった。	典型的には，１つのタイプの嗜癖が他のタイプのものにつながる。	嗜癖のパターンは，しばしば，アルコールやマリファナのような「門口薬物」から，より嗜癖性があり，その人の健康や安全にとってより危険な，他の薬物への進行を含んでいる。
トーレス医師は，友人や家族に，彼女の嗜癖行為の程度を隠していた。	嗜癖行動をする人たちは，特徴として，隠し立てした行動をし，愛する者たちや他人に嘘をつき，家族や友人の信頼を裏切る。	依存のある人たちは，自分が抱える嗜癖の性質や程度を――自分自身に対して――最初は否認する。これは，すべての重要な関係において，嗜癖に関して嘘をついて隠すことにまでつながる。
トーレス医師は，アルコールのボトルを盗み，処方箋薬を乱用し，薬物を求める行動の結果として，処方箋を偽造した。	嗜癖はしばしば大罪につながる。	酩酊状態での運転から，衝動的暴力に至るまで，アルコール依存や化学物質依存の人たちは，判断力が阻害され，衝動をコントロールする力が乏しい。

表 12-1　つづき

ヒストリーとしての事実	鍵となる原則	解釈
妊娠中に多量の飲酒をして，トーレス医師は子どもの脳を永久的に傷つけてしまった。	嗜癖性障害のある人たちは，他人に，取り返しのつかない害を引き起こすことがよくある。	嗜癖性障害の人たちは自己没入的になることで，他人を危険にさらして傷つけてしまう。
トーレス医師は，子どもに害を与えたことへの罪悪感を緩和しようと，成功をみない努力をして，アルコールや処方箋薬物の乱用を激化させた。	嗜癖がらみの行動の破壊的な結末は，しばしば，アルコールや薬物，あるいはその両方の乱用が増加するという悪循環につながる。	罪悪感と羞恥心に対処するためにアルコールと薬物の使用量を増加させるという悪循環は，その人が乱用している物質から，完全に手を引かない限り，断絶されることはない。
アンガー医師の妻への信頼や，結婚がうまくいっているという考えは，トーレス医師の嗜癖に絡んだ振る舞いで粉砕された。	アルコール依存と化学物質依存は，信頼を破壊し，人間関係を台無しにする。	嗜癖の間接的な影響――不正直さや責任の放棄――は，嗜癖の直接の影響以上に，人間関係を害してしまう。

表 12-2　世界保健機関と，「米国アルコール，薬物乱用，精神保健局」による物質依存の定義の要約

1. 乱用されている物質は，気分，知覚，思考，行動に影響を与えるように，脳を変容させるという意味で，精神作用性がある。
2. 薬物を求める振る舞いがみられる。
3. 乱用物質を使用することと，その物質を獲得することに，以前に日常生活の重要側面であったものよりも，高い優先順位を与えられている。
4. その物質への依存がある。この意味するところは，その人はその物質を摂取することへの強い欲求があり，望まれる効果を得るために次第により多くの量を必要とし，その薬物の使用をやめると，不快な身体的，感情的反応を示す。依存の重要な一側面は，その人が離脱効果を回避するために，薬物の使用を続けることである。
5. 有害な結果にもかかわらず，その人は薬物の使用に固執する。
6. その人が，服用量を減らそう，あるいは，物質使用をやめようと努力しても，成功しない。

表 12 - 3　薬物依存に対する DSM-IV-TR 診断基準

物質使用の不適応的なパターンで，臨床的に重大な障害や苦痛につながるもの。以下の 3 つ（あるいはそれ以上）が，同じ 12 ヵ月の間のどこかで発生するという形で出現する。

(1) 以下のいずれかで定義される耐性
- (a) 酩酊なり期待される効果を達成するための，著しく増加した量の物質要求。
- (b) 同じ量の物質の連続使用に伴う，著しく減少した効果。

(2) 以下のいずれかで出現する離脱
- (a) その物質に特徴的な離脱症候群（特定の物質からの離脱に関する基準群の基準 A と B を参照）。
- (b) 離脱症状の緩和や回避のための，同じ（あるいは密接に関係した）物質の摂取。

(3) その物質はしばしば，意図されたよりも多い量で，あるいは，より長い期間にわたって摂取される。

(4) 物質使用を中止や制限することへの，持続的な欲求あるいは成功しない努力が存在する。

(5) その物質を手に入れるために（例：多くの医師を訪ねる，あるいは長距離の運転をする），または，使用することや（例：たて続けに喫煙），その効果から回復するために必要な活動に，大量の時間が費やされている。

(6) 物質使用のせいで，重要な社会的活動，職業上の活動，または娯楽活動が断念または減少させられている。

(7) その物質により引き起こされた，あるいは悪化した可能性が高いような，持続的あるいは反復的な，身体的なまたは心理学的な問題を抱えているという知識がありながら，その物質使用は続けられている（例：コカイン誘発性の抑うつを認識しながらの現行でのコカイン使用，アルコール摂取による潰瘍の悪化を認識しながらの飲酒継続）。

以下に該当するか，特定せよ。

生理学的依存を伴う：耐性または離脱の証拠
（すなわち，第一項目か第二項目に該当）

生理学的依存を伴わない：耐性または離脱の証拠なし
（すなわち，第一項目も第二項目も非該当）

経過特定指標：

早期完全寛解，早期部分寛解，持続完全寛解，持続部分寛解，アゴニスト（作動薬）による治療中，管理された環境下にある

出典：American Psychiatric Association: *Diagnostic and Statistical Manual of Mental Disorders*, 4th Edition, Text Revision. Washington, DC, American Psychiatric Association, 2000, p.197.

が増大するという結果につながるものである。この現象は、ある人が、その薬から長期にわたって離れていた後で、しばしば起こる。禁断期間の後で、ある種の薬物を再導入した際の激しい反応は、こういった嗜癖性物質に関連して、再発率が高い理由を説明するものである。

表12-3に示されているのは、物質依存に対するＤＳＭ-IV-ＴＲの診断基準である（American Psychiatric Association 2000）。

◈物質中毒と離脱

最もよく乱用される物質に関しては、中毒と離脱に関連した徴候と症状が、ＤＳＭ-IV-ＴＲに定義されている。アルコール中毒に関する診断基準は、表12-4に要約されている（American Psychiatric Association 2000）。

ある個人が、長期間、物質に依存してきた場合、その物質の摂取が突然途絶えると、心理学的症状や身体的徴候を経験することだろう。離脱効果は、物質乱用の性質と程度、並びに、乱用者の健康状態次第で、多種多様である。アルコール離脱の診断基準は、表12-5に要約されている（American Psychiatric Association 2000）。

表12-4　アルコール中毒の診断基準（DSM-IV-TRに若干の修正を加えたもの）

A. 最近のアルコール摂取。
B. アルコール摂取の最中か直後に発現する，臨床的に重大といえる不適応な行動的または心理学的変化（例：不適切な性的または攻撃的振る舞い，気分不安定性，判断の低下，社会的または職業上の機能の障害）。
C. アルコール摂取の最中または直後に，以下の症状の1つ（または複数）が発現。
　1. ろれつの回らない話し方
　2. 協調運動の劣化
　3. 不安定な歩行
　4. 眼振
　5. 注意力または記憶力の低下
　6. 昏迷または昏睡
D. 症状は一般的な身体疾患によるものではなく，別の精神障害として説明がつくものではない。

出典：American Psychiatric Association: *Diagnostic and Statistical Manual of Mental Disorders*, 4th Edition, Text Revision. Washington, DC, American Psychiatric Association, 2000, p.215.

表12-5　アルコール離脱の診断基準（DSM-IV-TRに若干の修正を加えたもの）

A. 大量で長期間にわたったアルコール使用の中止（あるいは減量）。
B. 基準Aの数時間後から数日後までに，以下のうち2つ（あるいはそれ以上）が発生。
　1. 自律神経系の過活動（例：発汗または100以上の脈拍数）
　2. 手の振戦の増加
　3. 不眠
　4. 吐き気または嘔吐
　5. 一時的な視覚性，触覚性，または聴覚性の幻覚あるいは錯覚
　6. 精神運動興奮
　7. 不安
　8. けいれん大発作
C. 基準Bの症状は，臨床的に重大な苦痛や，または社会的，職業的，その他の重要な領域の機能障害を引き起こす。
D. 症状は一般的な身体疾患によるものではなく，別の精神障害として説明がつくものではない。

出典：American Psychiatric Association: *Diagnostic and Statistical Manual of Mental Disorders*, 4th Edition, Text Revision. Washington, DC, American Psychiatric Association, 2000, p.216.

パーソナリティと性格の欠陥としての嗜癖性障害

◈嗜癖性障害を抱える人たちの一部が見せる破壊的行動は、アルコールや薬物の影響下でのみ起きる

米国精神医学会は、その公式出版物であるDSM-IV-TRに、嗜癖性パーソナリティ障害のカテゴリーを含めてはいない。しかしながら、持続して物質の乱用を続ける人たちは、通常、ある人がパーソナリティ障害の診断を満たすという判断につながるような、症状や徴候のパターンを共有している。パーソナリティ障害の顕著な特徴――対人関係の問題、衝動のコントロールの問題、社会的環境・学校の場・職業環境における機能面での問題といった結果につながる感情、思考、行動の持続するパターン――は、アルコールやその他の嗜癖性のある物質に依存する人たちの間で、蔓延しているものである。この本を書くに当たって必要となった、多くの困難な概念上および編集上の判断の中には、アルコール依存や嗜癖性障害の人たちを、パーソナリティや性格の致命的な欠陥のカテゴリー内に含めるかどうか、というものがあった――特に、DSMの診断カテゴリーとして認可されたものではないためである。私がこの決断をした思考プロセスをご紹介しよう。まず、そして最も重要なことに、私は、アルコールや他のタイプの物質依存に、非常に長い年月悩まされていたが回復した人たちを、多数見てきた。ほとんど一人残らず、このような人たちは、精神を麻痺させて歪めてしまうアルコールや薬物の影響から解放されている時には、パーソナリティや性格の致命的な欠陥を抱えてはいない。実際、多くの人たちは、最も業績がよく、生産的で、倫理的で寛大な人たちであ

り、知り合えたことを私が名誉に思える人たちなのだ。しかしながら、アルコールや他の物質の影響下にある時は、全く話が違ってしまう。それぞれの人は、確かに致命的な欠陥尺度（第2章「この人は致命的な欠陥をもつのだろうか？」の付記Aを参照）で、パーソナリティや性格の致命的な欠陥を抱えていると認定されるだろう。こういった人たちの、脳基盤のアルコールや薬物への欲求が、アルコールが引き起こす脳内の生化学的変化と相俟って、パーソナリティ、価値観、性格の破壊的変化につながったのだと、私は固く信じている。例えば、しらふの時には決して不正直ではない人たちが、アルコールや他の薬物の影響下では、病的な嘘つきだったりした。定期的に飲酒しながら、作り話や事実のねじ曲げで、自分の夫と私を何度もだました患者がいたが、その夫が一度私に尋ねてきた。「妻が酒を飲んでいる時、どうすれば彼女が嘘をついていることを見分けられるか、ご存じですか？」。私は、彼女が嘘をついているのか、真実を語っているのかは、判定できないと答えた。すると彼は「結婚十五年の間に、私は、妻の唇が動いている時は、嘘をついていると判断できることがわかりました」と言った。同じように、酩酊している間にのみ、妻子への言語的、身体的な虐待を働く男性たちも見てきた。何度も逮捕されて有罪判決を受けた人たちの多くは、酩酊あるいは薬物探索行動という状況以外では、決して法を犯したことがない。最も面倒見がよく、責任ある母親の部類に入る女性なのに、酩酊状態や他の薬物の影響下で運転をして、子どもの生命を危険にさらす人も多数いる。妻への不貞行為が、酩酊状態という状況の時に限って生じていたという男性も見てきた。最後に、精神科での実践で、私は、パーソナリティや性格の致命的な欠陥は抱えていないが、アルコールや薬物の影響下にある時にのみ、衝動的暴力や殺人のような、最も深刻な犯罪行為を行った多くの人たちを評価してきたのだ。精神科診断の純粋主義者からすれば、物質の影響下で人に生じるパーソナリティの変化は、化学物質で引き起こされる脳の変化に対して二次的なものであり、それゆえ、一次的なパーソナリティ障害とみなすべきではないということを、こうした例が示しているといえよう。

◆パーソナリティ障害としての嗜癖

米国精神医学会は物質依存を狭義のパーソナリティ障害としては分類しないが、何人かの高く評価されている研究者たちが、嗜癖とある種のパーソナリティ特性やタイプには関連性があることを示している。精神科医のC・ロバート・クローニンジャー（1998）博士の研究は、子どもや青少年の攻撃的なパーソナリティ特性が、人生早期での物質乱用を予期させることを示している。思春期における新奇性の追求、リスクを冒すこと、衝動性、反社会性パーソナリティもまた、若い成人における物質依存とアルコール依存の高い発生率に関連している。他の研究者たちや経験豊かな臨床家たちは、完璧主義の人たちや強迫性パーソナリティをもつ人たちも、アルコール依存や物質乱用の傾向があることを示している。これらの研究者たちは、このような人たちは激しく揺れ動く自分の心をリラックスさせるために、アルコールによる鎮静効果や、マリファナのような鎮静物質を必要とするのだと指摘する。これらの個人が、アルコールや他の向精神性物質の乱用をやめれば、パーソナリティ障害や他の問題が、より顕著になるかもしれない。それゆえ、治療は、乱用されている物質をやめること以上のことを含んでいなければならない。さもなければ、社会的問題、職業上の問題、または対人関係での問題が出現するだろう。嗜癖を有する人たちの基底にあるパーソナリティ障害に対処しなければ、元々の乱用物質への常習状態に戻る（「水運搬車から落ちる」、つまり水以外のもの〔アルコールなど〕に手を出してしまう）確率が高い。最後に、多くの研究が、反社会性パーソナリティ障害の人たちはアルコール、嗜癖性のある処方箋薬、あらゆる種類の非合法麻薬を乱用するリスクが高いことを、報告してきている。

要約すると、私は致命的な欠陥に関して、嗜癖をパーソナリティ障害の一つのカテゴリーに収めることが、実務的かつ有用であると考える。嗜癖性障害を抱える人たちが経験する、思考、行動、感情の問題は、DSM-IV-TRで公式に認められているパーソナリティ障害によって引き起こされるものと、密接に類似している。極めて重要なことに、化学物質依存を抱えた人たちを、理解し、援助し、対処しようとしている臨床家やその他の人たちは、この本によって伝授される情報や原則から、得るところがあるだろう。

◆嗜癖性障害がもたらす甚大な個人や社会における損失

アルコールと物質の乱用は、アメリカにおける最大の社会的な健康問題の一つである。合衆国の人口のほぼ二〇%が、人生のある時点で、物質使用障害を患う。控えめに見ても、これが意味するのは、合衆国の少なくとも九百万の人たちが、アルコール依存のDSM-IV-TR基準を満たし、その他に約六百万人が、時々アルコールを乱用しているということだ。悲劇的なことに、非合法とはいえ、二十一歳に満たない一千万人のアメリカ人が定期的にアルコールを飲み、これらの人たちのうち、およそ七百万人が深刻な酩酊につながるような大量飲酒を行っている。総合病院に入っている人たちの約二〇%と、入院精神科サービスで治療を受けている人たちの約三分の一が、物質依存を一次的診断として抱えている。アルコール依存単独で見ても、集中治療室（ICU）への入院の約五件に一件が、アルコール乱用の直接の結果であり、アメリカ人の五人に二人が、生涯のある段階で、アルコールに関連した事故で害を受けるのだ。**アルコール乱用は単独で、合**

衆国の致死的な自動車事故の半分以上と、暴力による死亡の五〇％以上の原因になっていると推定されている。アルコール依存の人たちの五％以上が自殺を完遂し、全体として、自殺の約半数は、アルコールや物質の乱用という文脈の中で発生する(Miller and Adams 2005)。少しの間、考えてみよう。思春期の子どもを、致死的な交通事故で失う親の深い悲しみや痛みについて。薬物習慣を続けるための金を求める武装強盗に親を殺されて失ってしまう子どもの恐怖について。酩酊した叔父に性的虐待を受ける子どもの怯えと混乱について。ヘロインやコカインを注射するのに使用した汚染注射針のせいで、後天性免疫不全症候群（エイズ）や肝臓の感染症を発症した、名も無き何百万人ものアメリカ人の悲惨な死について。疾患そのものと、肝硬変、認知症、出血性潰瘍、胃癌、貧血、卒中、転倒による骨折のような、アルコールに関係する疾病を抱える人たちが、社会に負わせる支出について。これらは、ごく一部の例にすぎない。嗜癖性障害の国庫支出は、治療と損失賃金だけでも千七百億ドルである。他人や財産に対する害、財産の保護、個人の安全維持、法的処置（警察、裁判所、刑務所、連邦麻薬防止プログラム）のような関連事項にかかる費用は、より高額なものになるだろう。

◆嗜癖性障害がパーソナリティや性格の致命的な欠陥として条件を満たすかどうかを決定する

アルコールか他の物質に依存している、ほぼどのような人にとっても、致命的な欠陥尺度（第2章「この人は致命的な欠陥をもつのだろうか？」の付記A）を完成すれば、この検査での得点は、ほとんど常に、その人がパーソナリティや性格の欠陥を抱えていると認定することだろう。この章の最後（「あとがき」）で述べているように、アンガー医師が彼の妻であるマリア・トーレス医師の心理学的ヒストリーを初めて語った時、彼女はこの尺度で、パーソナリティや性格の致命的な欠陥を抱えている「可能性が高い」範囲に位置するほどに、十分高得点をあげたことだろう。嗜癖を有するほぼすべての人たちの場合、尺度の中の、信頼、責任の完遂、他の人たちのニーズを優先することを、正直さ、オープンなコミュニケーション、安全、規則や法律の遵守に関わる質問は、ほとんど常に「いいえ」と答えられるだろう。加えて、アルコール依存や化学物質依存を抱える人たちが、嗜癖関連の問題をいたるところで執拗に否認することや、専門家の助けを受け入れることや振る舞いを変えることについて考えてみるのを拒絶すること、判断力や衝動のコントロールに及ぼす物質の影響を通じて他人を危険にさらすこと、多重にわたって治療計画がなされるにもかかわらず依存が持続することを考えれば、嗜癖をもつ多くの人たちの欠陥は「致命的」と認定されるであろう。

メンタルヘルスの専門家は、アルコールやその他の乱用物質に依存する人たちの家族のメンバーであったり別の形で重要な関係にある、患者やクライアントを治療することがよくある。こういった臨床家はしばしば、患者やクライアントが、アルコールや他の物質に依存している人たちとの関係を続けていくか、いかないかに関して、情報を得た上での現実的な決断を下すのを手助けするよう求められる。どのような場合でも、こうした決断は下すのが困難で、実行するのは胸が締めつけられるように苦しいものだ。一般に、人は、アルコールや薬物を使用している時は、使用していない時とは、目を見張るほどに異なるパーソナリティを表し、はるかに破壊的な振る舞いを示す。アルコールや物質に依存する人たちの下位グループは、アルコールや薬物の乱用時に限って、パーソナリティや性格の致命的な欠陥を表出する。このような個人の家族は、感情のジェットコースターに乗っているように感じる。禁制が利いている間は希望や生気がみなぎり、愛する者が乱用物質に戻ってしまった時には、希望も生気も再三にわたり粉砕されてしまうという結果に終わるのだ。

アルコールや物質を乱用する人たちの二つ目のカテゴリーは、物質を使用しない時も何らかのタイプのパーソナリティや性格の障害を有するものと認定される。非機能的な特性は、酩酊および乱用している間に強化されるにすぎない。実際上は、アルコールや他の物質に、慢性的あるいはエピソード的に依存する大半の人たちは、その振る舞いから、パーソナリティや性格が著しく影響を受けるような、致命的な欠陥を有していると判別できることだろう。それゆえに、もしあなたが、アルコールや他の物質依存をもつ人と重要な関係にあるのなら、こうした障害があなたに与える感情面での弊害について、現実的にならなければならない。このような状況では、物質使用障害の人たちの治療について専門知識のある、メンタルヘルスの専門家が、その関係に留まることが意味のあることなのかどうか、あなたの判断を助けてくれるだろう。このような専門家はまた、物質を乱用する人たちに対して、その人が専門家の助けを受け入れることに前向きであれば、治療選択肢を提供するにも最適の立場にあるだろう。次のセクション（「嗜癖：個人の選択か脳の疾患か？」）で、私は、アルコール依存と化学物質依存が、医学上の疾患として認定できるのか、あるいは、このような病態は、個人の選択として理解するのが最善であるのかを考察する。

嗜癖：個人の選択か脳の疾患か？

嗜癖が、身体的、心理学的疾患につながっていく行動なのか、または、思考、気分、行動の阻害という結果を生み出す一次的な脳の疾患であるのかという疑問は、過去二十年間にわたり激しく議論され研究されて

表12-6　嗜癖性障害を脳の疾患と概念化することに伴う関連事象

1. このような概念化は，社会と家族による嗜癖性障害をもつ人たちの捉え方と扱い方に影響するだろう。病気をもつ人たちとか，「意志が弱く」自分に甘い人たちといったように。
2. このような概念化は，嗜癖性障害をもつ人たちによる自分自身の捉え方と扱い方に，影響するだろう。
3. このような概念化は，嗜癖性障害をもつ人たちの生物学的な血縁者が，自分と自分の子どもたちにはアルコール依存や化学物質依存の素因があるかもしれないので，特別な用心（例：アルコールや嗜癖性のある薬物の回避）をすべきかどうか，ということに影響するだろう。
4. このような概念化は，リサーチ科学者が，これらの病態の原因を探究する方法——脳の研究と嗜癖の心理学的決定因子のどちらに研究資源を集中させるか？——に影響することだろう。はっきりしていることだが，もし嗜癖性障害が個人の選択したものであるとしたら，潤沢な資金を脳の研究に集中させるべきではない。
5. このような概念化は，嗜癖性障害の人たちへの治療アプローチを方向づけることだろう。もしすべての嗜癖が個人の選択であれば，薬物やアルコールへの欲求を防止・減退させるために治療薬を使用することには，あまり意味がない。

きた。この疑問に関しては、知識ある科学者も研究者も、多岐にわたる結論を出している。一見したところ、この質問は、関連性の低い学問上の課題（「鶏が先か、卵が先か」というふうに）のように思われるかもしれないが、その答えは、広範囲に及ぶ副次的な意味合いを伴っている。表12-6に要約されているのは、嗜癖が脳の疾患であるかどうかを決定することに関係してくる主要な議論である。

嗜癖が個人の選択であると論じる人たちは、しばしば、自らの嗜癖行動を疾患に帰する人たちは個人の責任を受け入れないために回復しないのだ、と主張する。この観点の徹底的な検討は、ジェフリー・シャラー医師の本、*Addiction Is a Choice*（2000）を参照されたい。その一方で、行動科学者、臨床家、そして嗜癖性障害を抱える人たちの中で、個人の選択は決定的に重要なものであるが、嗜癖行動は、他のどの脳基盤の医学的疾患にもみられる顕著な特徴のすべてを有していると結論する者が増えてきている。私はこの考えを固く抱いているので、この結論に対して利用できるエビデンスを示すよう努めてみよう。もし、アルコール依存や薬物依存への遺伝素因のエビデンスがあれば、それは、こうした病態に強い脳基盤の要素があることを示すことになるだろう。しかしながら、急いで付け加えたいのは、行動に対する生物学的基盤は、意志力や個人の責任感といった、重要な心理学的決定因子を、予め除外するようなものではないということだ。他の多くのタイプの疾患とちょうど同じように、アルコール依存と化学物質依存の発症、経過、そして結果においては、個人の責任が大きな役割を果たす。知識あるすべての医師が、強い遺伝因子があることに同意する、真性糖尿病のことを考えていただきたい。規定食や個人衛生を無視し、薬物の処方プランに従わない患者は、卒中、心臓発作、脚やつま先の壊疽のような、糖尿病に関連した病状を発症するリスクがずっと高くなる。しかし、これは、多くの場合、行動選択がよくないために糖尿病が引き起こされたということを意味するわけではない。

◆嗜癖性障害が脳の疾患であるかどうかを決定する

《遺伝》

アルコール依存と化学物質依存は脳の疾患であるという、最も説得力のあるエビデンスの根拠は、このような病態には強い遺伝性と、遺伝子が決める要素があるということを報告している研究にある。このエビデンスは、主として三つのタイプの調査から出ている。家族研究、養子研究、双生児研究である。

家族研究　行動科学者と経験ある臨床家の間では、アルコール依存と他の化学物質嗜癖は家系的なものであることが幅広く受け入れられている。アルコール依存の場合、家族の疫学研究を注意深く検討したところ、アルコール依存を抱える人の子どもたちは、アルコール依存のない人の近い親族に比べると、七倍もその病態を発症するリスクが高いことが示された (Merikangas 1989)。別の大掛かりな研究では、アルコール依存を抱えた人のきょうだいは、アルコール依存のない人のきょうだいよりも、ほぼ同じくらい劇的に、アルコール依存の率が高いということが明らかになった (Beirut et al. 1998)。当然、家族のアルコール嗜癖の割合がこのように非常に高いことは、子どもが親やきょうだいをモデルとする結果なのか、あるいはこの増加が遺伝継承に基盤を置くものなのかを、問わなければならない。以下の段落群が、その質問に答えることを助けてくれるだろう。

養子研究　養子研究は、ある精神科的病態への素因が、遺伝に由来するのか、あるいは、親族の振る舞いの影響に由来するのかを、確定するために企画される。研究は一貫して、アルコール依存の生物学上の片親あるいは両親をもっている男性の子どもは、養父母によって育てられた場合ですらも、アルコール依存の率がずっと高いことを示している (Goodwin 1979)。非常に重要なのは、これらと他のいくつかの研究において、養父母にアルコール依存が存在しても、養子のアルコール依存のリスクを高めるわけではないということでありこれは家族環境ではなく、遺伝が、アルコール依存の発生の主要な決定因子であることを示している (Cadoret et al. 1980)。

双生児研究　双生児研究では一卵性双生児（全く同じ遺伝子構成を共有する）における医学的病態の発生

を、二卵性双生児（すべての生物学的きょうだいと同じように、遺伝子のおよそ五〇％を共有する）の場合と比較する。もし、大規模な研究で、一卵性双生児の方が二卵性双生児よりも、ある疾患の発生率がはるかに高いことが証明されれば、その疾患に対する素因は、遺伝的に伝達されることが推測できる。国際的に行われた大規模な双生児研究の広い領域で、もし一卵性双生児の一方がアルコール依存や薬物依存を抱えていれば、双生児のもう一方では、一般人口よりも、その障害の発生がはるかに高くなることが、明確に示されてきている。同じように、成人の一卵性双生児ペアの一方がアルコール依存や薬物嗜癖を抱えていなければ、双生児のもう一方に対する依存のリスクは一般人口の場合と等しいものだった。特に、一卵性双生児の一方がアルコール依存や薬物依存を抱えていると、もう一方の依存リスクは五〇％より高くなり、双生児が二卵性であった場合の一五％と対比される（Prescott et al. 1999）。

養子研究と双生児研究は、アルコール依存と他の嗜癖性障害には、強力な遺伝継承性があるという証拠を提供している。このことが意味するのは、遺伝子が素因となって、一部の人たちを、脳に変化を起こす物質への依存に陥りやすくしているということだ。遺伝子が、影響を受けやすい人たちの脳を、ある種の物質に依存するように変化させている可能性がとても高い。このシナリオは、他のタイプの身体的疾患と密接な類似関係にある。例えば、乳癌に対する遺伝的素因をもつ女性は、エストロゲンのような、ある種のホルモンの影響を受けると、癌になってしまう危険性が高まる。他の人たちにとっては無害な量の食卓塩の摂取は、高血圧の遺伝的素因を抱える人たちには危険なことがある。物質依存とこれらの他の身体病状との概念的な差異は、依存性のある物質は、次にはさらに疾患（嗜癖）を強化し悪化させるように、脳を変容させてしまうことだ。

表12-7　嗜癖性障害に関する脳研究を方向づける質問

1. なぜ，ある種の物質は他のものよりも嗜癖性が強いのか？
2. 嗜癖性の物質は，どの脳の特定部位や脳組織に影響するのか？
3. どの特定の脳内伝達物質が，嗜癖に関連しているのか？
4. 慢性的な嗜癖を抱えている人たちの脳細胞の中では，どのような変化が起こるのか？
5. ストレスは，どのように脳を変容させ，人をより依存しやすくさせるのか？
6. 遺伝子は，どのように影響し，人間の脳をアルコールや薬物の依存に陥りやすくするのか？
7. 脳は，どこに過去の薬物によるハイの状態の記憶を貯えているのか？

《脳生物学》

科学は、嗜癖性障害における脳の役割を理解する点で、ワクワクするような新時代に突入している。この主題を包括的に検討するには、丸一冊の本を別に必要とするだろうが、主要な研究上の疑問点とチャンスについて要約するように私は試みるつもりである。新技術――アルコール依存や化学物質依存を抱える生存中の人たちの脳機能イメージング等――が用いられるようになり、調査の新たな経路――嗜癖を他の人間の特性や疾患にリンクさせるために、ヒトゲノムのマッピングを活用するなど――が、表12‐7に配された質問への答えを求めるために今や探究されつつある。

近年、細胞生物学と分子生物学の分野、脳機能イメージング、遺伝学、神経生物学によって、嗜癖性障害は真性の脳の疾患であることを確証するようなエビデンスが明らかになっている。このエビデンスの詳細が、アルコール依存や物質乱用の理解、治療、予防に対して、興味をかきたてるような、新たな機会を提供している。この話題に関する優れた概論に関心のある読者は、エリック・J・ネストラー、デビッド・W・セルフ両博士によるレビューの章（2002）

を参照されたい。

◈脳と他の器官に対する、アルコールと他の乱用物質の影響

嗜癖性障害が実際に一次的な脳の障害であるかどうかに関しては、いくらか論争が残っているかもしれないが、情報を保存しているすべての医師や科学者は、アルコールと乱用物質が人間の脳に悪い影響を——急性にも慢性にも——与えることでは意見が一致している。脳を変化させる薬物の、急性の酩酊に絡んだ危険性は、過小評価してはならないものだ。こうした危険性には、判断力の阻害、機敏性と注意力の減退、衝動コントロールの劣化が含まれている。このような機能の分断は、突然で人生を変えてしまうような出来事、例えば計画外の望まれない妊娠、負傷を伴う形での転倒、致死的な自動車事故、軽率な暴力と他のいわゆる激情犯罪（crimes of passion）につながりうる。エピソード的な酩酊では、ひとたび脳を変容させる物質がその人の組織から除去されると、脳とその機能は、通常は正常に回帰する。しかしながら、一部の乱用物質——リゼルギン酸ジエチルアミド（ＬＳＤ）、フェンシクリディン（ＰＣＰ）、メチレンダイオキシメタンフェタミン（ＭＤＭＡ、エクスタシー）のような精神変容性の薬物など——は、ほんの数回の使用で、元に戻すことができない脳の変化を引き起こしうる。不運にも、脳の構造面と化学面におけるこうした変化の結末は、気分調整、動機、学習と記憶、さらには感覚器の知覚における、破壊的で恒久的な問題に発展する可能性がある——実際、そうなることが多い。

アルコールを長期に使用すると、多くの脳の疾患がもたらされる。多量飲酒者が急にアルコールの使用をやめると、振戦せん妄が発生しうる。これには、日付、一日の中の時間、その時点での自分の居場所がわか

らないといった、極度の混乱が含まれることがある。視覚的、聴覚的幻覚もまた発生する。加えて、振戦せん妄の人たちが体中を何かが這い回っていると感じるような触覚性の幻覚は、この病態の特徴である。振戦せん妄の人たちはパラノイアと興奮を示し、発熱、不眠、ひどい不安に見舞われる傾向にある。極端な場合には、振戦せん妄を抱えた人たちはてんかん発作、脱水症状、塩分欠乏を経験し、これらは致命的なものになりうる。アルコールは、脳のてんかん閾値を下げるので、多量飲酒者の間ではてんかんが比較的よくみられる。全大量飲酒者のおよそ一〇％の人が、振戦せん妄の構成要素ではないてんかん大発作といわれるものを経験する。大量飲酒に伴って、脳の組織や構造に不可逆的な変化が起きる。こうした変化は、その人の職業上の遂行能力や、家族や社会に対して責任を果たす能力を妨害するような、持続する問題につながりうる。

最後に、大量かつ長期間にわたってアルコール使用をすれば、脳に加えて他の多くの身体器官にも影響が及ぶ。例えば、大量飲酒者は、肝臓の炎症（肝炎）を発症するかもしれず、これはこの病態を発症した人たちの半数において、五年の間に致命的なものとなるだろう。肝臓の組織の不可逆的な破壊（硬変）は、大量飲酒者の一〇％で起こり、毎年一万件以上の死亡につながっている。膵臓の細胞の炎症である膵炎は、すべての身体疾患の中でも、最も痛みを伴い、生命を脅かすものの一つである。膵炎の患者の七五％にアルコール依存のヒストリーがある。

麻薬（Narcotics）嗜癖

◆化学物質依存への土壌を準備する

マリア・トーレスの物質乱用は、危険な――しかし合法的とされる――物質である、アルコールで始まった。しかしながら、飲酒を始めた時、彼女は二十一歳になっていなかったため、彼女のアルコール使用が非合法であったことは、注目に値する。マリアが最初は、プリンストンの友愛団体のパーティーに出た大学一年生として、「慣習化された」ビールの飲酒にさらされたことを、思い出してほしい。明らかに、他の多数のプリンストンの学生も、その時点でビールにさらされたのだが、悲惨な結末はついてこなかった。私たちはまた、アルコール依存や化学物質依存に陥りやすい遺伝基盤の生物学的な傾向をもっていて、その年の間に同じような自己破壊の連鎖的な変動を開始してしまったのは、マリア・トーレス一人ではないことも確信できる。私は、合法年齢に満たない人たちがアルコールを摂取することに対して、親が黙認することや大学の教授陣やスタッフが受動的に許可することは、非難すべきものであると考えている。途方もない時間の浪費、個人的そして職業的チャンスの崩壊、結果としての身体や精神の疾患に加えて、ティーンエイジでのアルコール乱用を生き延びた者の多くが、非合法物質の乱用へと法律違反行為を拡大してしまう。精神科的病態の原因や治療に関して、私たちが生物心理社会的・スピリチュアルモデル（第6章「自己愛性パーソナリティ障害　パート2：治療を受けている自己愛」を参照）に取り組んでいくのに際して、権威ある人物がティーンエイジャーに嗜癖性のある物質を使用するという法律違反を許してしまう際に伝達されている、強力な心理学的、社会的メッセージと副次的な意味合いを理解しなければならない。つまり、依存への遺伝的素因（すなわち生物学）やアルコールの嗜癖性（すなわち生物学）が、権威者による黙認やまずい例（すなわち心理学）と相俟って、非合法的な行動のパターン（すなわち社会的因子）を生み出してしまうのである。次のセクション（「オピオイド（アヘン類）嗜癖」）で、物質乱用の一形態であり、ほぼ必ずと言っていいほどに犯罪行為や自己破壊をもたらす麻薬乱用を簡単に検討したい。

◈オピオイド（アヘン類）嗜癖

麻薬（narcotics）は、鎮静効果と強い嗜癖性の両方がある薬物――処方されるものも非合法のものも――に対する一般名称である。このカテゴリーには、ペントバルビタール（ネンブタール®）、セコバルビタール（セコナール®）、アモバルビタール（アミタール®）、ビュタルビタール（フィオリナール®）、フェノバルビタールのような**バルビツール酸系**、そして、ヒドロコドン（ヴィコディン®）、オキシコドン（パーコダン®）、ヒドロモルホン（ダイローディッド®）、徐放性オキシコドン（オキシコンチン®）、メペリジン（デメロール®）、トラマドール（ウルトラム®）、コデイン、そしてモルヒネのような**処方箋鎮痛薬**、またヘロインのような非合法物質がある。上に挙げた処方箋鎮痛薬（とヘロイン）は、DSM-Ⅳ-TRにおいて、**オピオイド**と分類されている。アヘン（opium）を作り出すケシ植物の、天然または合成の派生物であるからだ。最近の研究で、アメリカ人男性の約七％、アメリカ人女性の約五％が、この部類の薬物を非合法に使用したことがあると示された。心配なのは、若い人たちの間での使用が多いことである。高校最終学年生の二％がヘロインを使ったことがあり、およそ一〇％が処方箋タイプの麻薬を乱用したことがあった。驚くことではないが、アヘン類の依存は、物質乱用そのもの以外の犯罪行為――麻薬取引、盗み、偽造、暴力犯罪など――との関連性が高い。オピオイド酩酊は、眠気、協調運動の劣化、注意力や記憶力の障害、無気力や動機の低減、判断力の阻害と結びついている。オピオイド離脱は、甚大な身体面や感情面での問題で特徴づけられ、これらには、吐き気や嘔吐、筋肉痛、不眠、抑うつ、興奮、不安、激しい薬物への欲求などがある。また、人がアヘン類を注射する時、注射針の共用で、ヒト免疫不全ウィルス（ＨＩＶ）や肝炎のような、感染症を発症する危険性も高い。アヘン類の過量投与による事故死が高率なのは、そうした薬物が、呼吸調整や他の脳機能を妨害する結果なのである。

マリア・トーレス医師のケース、パート2：治療段階

◆アンガー医師の報告

アンガー医師は、妻であるマリア・トーレス医師についての、絶壁に立たされたような懸念を語った際、困惑もしていれば、不快なようでもあった。私たち二人は、トーレス医師の予備的診断――アルコールとアヘン類依存および大うつ病――に同意した。私たちはまた、彼女の病の深刻さと、外来での精神科診断の査定と治療プランの緊急必要性に関しても、意見が合った。私たちにとって問題なのは、トーレス医師が、アルコールや薬物を乱用していることも、何らかの精神科症状を抱えていることも認めないことだった。彼女はまた、夫に「精神科医なんて無価値よ。何もわかっていないし、何をするわけでもないわ。本人が狂っていないような精神科医には、一度もお目にかかったことがないのよ」と言っていた。

◆嗜癖、精神医学、そして医学の職業

アンガー医師と私は、彼の医学的専門である整形外科と、私の専門の精神医学の差異に関して考えを巡らせた。整形外科では、患者が、自分たちの誤った振る舞いや誤った判断が医学的症状の原因になっていたとしても、専門家による治療のニードを簡単に受け入れて、それに基づいて行動する。規制されている区域でサーフィンをしていて、岩に乗り上げたために骨折したカリフォルニアの六十歳の男性のことを考えてみよう。彼の負傷は、まずい判断の結果であり、法律違反さえも含んでいるが、彼は骨折の治療のために、整形外科医の助けを求めることを、躊躇しなかったことだろう。その一方で、苦痛で生命を脅かすほどの精神疾患が認められる人たちは、しばしば、精神科医の治療を受け入れない。この相違には、二つの理由がある。第一に、あらゆる精神疾患には、**脳の機能不全**という要素が何かしら存在する。このような脳の機能不全は、専門家による援助のニードを受け入れるために必要とされる、洞察や判断も阻害してしまう可能性がある。第二に、精神疾患を抱えることと精神科医の援助が必要となることには、**スティグマ**（汚名）がついて回る。精神疾患のスティグマが、メンタルヘルスの専門家の方にも溢れ出していることに注意されたい。精神科治療、心理学的治療は、一般に効果がないものとみなされていて、精神科医や心理学者ら自身が気味が悪いとか気が狂っていると考えられている。データでは向精神薬は他の医学分野のどれで用いられる薬にも劣らず、必要で有効なものだということが示されている。アンガー医師と私は、一般に精神科医と心理学者は、整形外科医や他のどの医学分野の専門家と比べても、奇異であるとかおかしいということはない、と意見が一致した。それにもかかわらず、精神科の治療を必要とする多数の患者が、自らの疾患を否認したり治療の受け

入れを拒絶したりするための支柱として、偏見に満ちた誤った概念や誤解を用いる。私たちには、一つのことがはっきりとわかっていた。マリア・トーレス医師は、どのような類のメンタルヘルスの専門家の受診も、頑固に拒むだろうということだ。

◈トーレス医師のための決定的な治療プランを受け入れることに対するアンガー医師の抵抗

トーレス医師のための治療プランに関して、私とアンガー医師の間で、以下のような話し合いがもたれた。

アンガー医師：マリアの診断と、彼女が是が非でも治療を必要としているという点では、完全に意見が一致しています。問題は、私たちだけで話し合いをしているということです。マリアは現時点では、私たちのどちらとも関わりたくはないのです。どのようなことを提案されますか？

Y医師：選択肢は二つあります。彼女が、自分自身なり他人にとって、差し迫った危険を及ぼしていると考えるのなら、テキサスの州法では、彼女の意思に反してでも、私たちが彼女を総合病院の精神科ユニットに収容することが認められています。あなたの家に行って、自発的にではない形で彼女を病院に連れて行くためには、私たちは警察で申請書に署名しなければならないでしょう。二日以内に、判事が私たちの主張を裁定します。私たちは法廷で、トーレス医師が酩酊中であったり薬物でハイになっている間に、あなた方のお子さんを危険にさらすだろうし、事故につながるほどの過量服用で自らの生命を危険にさらすかもしれないと主張することになるでしょう。

アンガー医師：そのようなことをする自信は私にはありません。マリアはとてもプライドが高いのです。警察を家に連れ込んだり、精神科ユニットに閉じ込めたりしたら、決して私を許してくれないことはわかっています。彼女が判事に、彼女は大丈夫なのだと、このすべてが私たちの側の過剰反応なのだと、確信させてしまったら、どうなるでしょうか？　第二の選択肢はどのようなものですか？

Y医師：トーレス医師は、法律で報告しなければならないとされる重罪を犯しています。自分のために麻薬を入手すべく、あなたの三重写しの処方箋を偽造したのですから。彼女を逮捕させることもできるのです。そのような証拠を前にしては、彼女の味方をする判事はいません。最初の犯罪ですから、精神科病院での長期入院と引き換えに司法取引ができることは、間違いないと思います。

アンガー医師：私の妻を逮捕させるべきだと言っているのですか？　それでは、私たちの結婚もおしまいです。マリアは私を決して許さないでしょう。そんなことは、決してできません。少々、過剰反応だとは思いませんか？

Y医師：全く思いません。整形外科医として、飲酒運転のせいで重症を負ったり、他人に身体の麻痺を引き起こしたりした人たちを、何人くらい治療してきましたか？

アンガー医師：数え切れないほどですよ。それでもなお、彼女を狂気の人間のように強制入院させはしませんし、ましてや犯罪者のように拘束させることには手を貸しません。彼女は病気なのであり、犯罪者ではありません。何か妥協案を見つけていただけませんか？　友人の一人が「介入」

と呼ばれるものについて、話してくれました。それはどのようなものですか?

Y医師：介入というのは治療過程であって、自分が抱えているアルコールや物質乱用の問題を受け入れたり変わったりすることに強く抵抗する人に、家族が対処することを助けるものです。第一にセラピストが、家族と作業をして、嗜癖行動が家族組織や個人に与える影響を理解して対処できるようにします。第二に、必要性が示されれば、子どものためのセラピストや支援団体のような外部からの援助が、それを必要としている家族に供給されます。第三に、家族とセラピストが依存を抱える人に会って、その人が問題を否認していることに直面できるように努め、その人に治療を受けるように勧めます。その人が治療プランを拒めば、家族は、嗜癖を抱える人と距離を置いて、離れていく計画を実行します。

アンガー医師：それをやりましょう!

Y医師：マリアには入院が必要です。他のどのような手法もリスクが高過ぎます。骨折した腕を外科的に開いて整復する必要のある患者に、ギプスをしたりはしないでしょう。

アンガー医師：私たちの力にはなれないとおっしゃっているのですか?

Y医師：彼女の病理の深刻度を過小評価しても、必要とされている治療のレベルを最低限に見積もっても、マリアやあなたの力にはなりません。

アンガー医師：これ以上は進展しそうにないですね。先生には失礼千万なことですが、セカンドオピニオンを求めることにします。別の精神科医の名前も聞いているので、どのように治療を進めることにしたかを、またお知らせします。

アンガー医師は明らかに、彼が言うところの私の「柔軟性のなさ」に、腹を立てていた。もう一度私は、マリアの臨床状態の危険性――彼女自身、子どもたち、他人に対する危険性――に関する自分の考えを伝え、まさにその日のうちに、緊急事態扱いでセカンドオピニオンを求めるように促した。彼はそうすると言った。

次の二日間、アンガー医師から連絡がなかったので、彼の職場に電話を入れた。いささか苛立った口調で彼は、彼とマリアは、セカンドオピニオンを求めて接触した精神科医に仕事を頼むことになるだろうと言った。この精神科医はマリアを往診して、外来での治療が「全員にとって最善である」と同意したとのことだった。私は、善意で知識もある人たちの間でも、意見の相違はあるものだと述べて、万一、必要となれば、彼とマリアの役に立とうと伝えた。

◈アンガー医師からの緊急電話

およそ三ヵ月後、私はアンガー医師から緊急呼び出しを受けた。彼は私に、マリアが生命の危険がある昏睡状態でＩＣＵに入っていると言った。検査室での検査で、潜在的な致死量であるアルコールとヴィコディンが検出された。私たちは、その午後に会った。

アンガー医師：何が起こったのか、これまでの報告をさせていただきます。ご存知のように、私はライリー医師に接触しました。マリアは精神療法を受けるために、週一回、彼のオフィスで彼に会うことを承諾しました。しかし彼女は二週間ほどすると、彼にかかるのをやめてしまったのです。ライリー先生は力にならないと言いました。それにマリアは、「緊急警告」を受けたので、二度と飲まないとも言いました。馬鹿げて聞こえるでしょうが、私は彼女を信じたのです。信じたかったのだと思います。彼女がこの過量服薬を生き延びたら、先生に治療をお願いしたいのです。

トーレス医師は過量服薬を生き延び、彼女が意識を取り戻した直後、私は彼女の枕元にいた。彼女の私に対する最初の言葉は、「いつ帰宅できますか？」だった。

Y医師：ICUを出られるほどに安全な状態になったらすぐに、精神科入院サービスに入院してもらいます。

トーレス医師：鬼畜のような人ね。今すぐ夫に会わせて。

私はICUの管理長にアンガー医師を呼ぶように頼み、彼がすぐに加わった。

トーレス医師：ジョナサン、今すぐ、この病院から出られるようにサインして。この医者は、私を精神科病棟に幽閉すると脅かすのよ。

アンガー医師：落ち着いて、マリア。君は死にかけたのだよ。家に帰れるような状態では全くないのだ。君の飲酒問題に関して、私たちはなんとかしなければならない。

トーレス医師：三ヵ月の間、何も飲んでないわ。あなたに誓うわ。
アンガー医師：マリア、君は、ヴィコディンの中毒レベルは言うまでもなく、二百を超える血中アルコールレベルで病院に収容されたのだよ。
トーレス医師：ありえないわ。私の検査結果を誰か他の人の分と取り違えたのよ。この病院では、そういうことが年中あるって、知っているでしょう。何ヵ月も飲んでないって、誓うわ。ここから出すか、弁護士を呼んでちょうだい。
アンガー医師：ユドフスキー先生、私にどうすることを提案されますか？　妻はこのやり方に従わないでしょう。
Y医師：マリアがリクエストしたようにしなさい。弁護士をつけてやるのです。私は、入院ユニットに収容申請書を書きましょう。

一時間以上にわたって、トーレス医師は、総合病院の閉鎖精神科ユニットへの、本人の意思に反する入院措置に加担しないよう、夫の説得を試みた。この間ずっと――検査室からの、臨床での、そしてヒストリーとしての反証が十分にあるにもかかわらず――彼女は、他の全員が間違っているのだ、自分には物質乱用の問題などないのだと訴え続けた。アンガー医師はほとんど彼女を信じ込むところまで振られかけたが、とうとうICUを出て仕事に戻るように促された。ひとたび夫が去ると、トーレス医師の私への最初の言葉は以下のようなものだった。

トーレス医師：発作を起こした時に，頭を打ったに違いありません。頭が今にも爆発しそうな感じです。今すぐ，ヴィコディンが必要です。私のためにヴィコディンを手に入れてくれるのなら，私の精神科医として雇いましょう。

Y医師：あなたはアルコールと嗜癖性鎮痛剤からの離脱を経験しているのです。薬物から安全で快適に離脱するのに，役立つような薬を処方しましょう。

トーレス医師：それならヴィコディンを注文して，それから漸減させてちょうだい。今にも死にそうな感じだわ。

Y医師：あなたをアルコールや薬物から離脱させるために，私が選択する薬物のことよりも，もっと重要かつ興味深い話題が，私たちにはたくさんありますよ。ヴィコディンをめぐるやりとりはこれで最後にしましょう。法廷で取り上げられなければの話ですが。

トーレス医師：先生が，治療に関して，患者とコミュニケーションをとることが大切であると考えないようなタイプの医者だとしたら，私には他の人が必要です。二十世紀に訓練を受けた医者が必要です。病院の現役スタッフリストに載っている精神科医のリストを持ってきて。ライリー医師はスタッフになっているかしら？ それから弁護士に電話できるように，今すぐ携帯電話も持ってきて。誘拐されて非合法的に拘束されているとしか思えないわ。

◆トーレス医師，危機を脱する

次の二週間，トーレス医師は嫌々治療に参加した。約束通り，彼女は弁護士を雇って，精神科サービスへの非自発的な収容に異議を唱えた。私は可能な時は、薬物の件や、見舞い客を受けたり、病院を出るための許可証を得たりといった特権をめぐる、あらゆる権力闘争を回避することを選んだ。こういった件に関してトーレス医師に対処するように、別の精神科医スタッフが割り当てられ、私は、感情面についてと、彼女の薬物を求める行動の目立たない問題についてのみ、彼女と話すのだった。トーレス医師は、悲しいかな、夫以外に彼女の性格を保証してくれる人物を、一人として見つけられなかった。明らかに、彼女の薬物依存は、ほぼ完全な孤立した状況を招いていた。彼女の唯一の「友達」は、アルコールと薬物だったのである。判事は、彼女に私の治療を一ヵ月受けるよう、拘留を命じた。私には、彼女の意思に逆らってでも、薬物を処方して投与する法的権限があったが、私は彼女をすべての薬物から徐々に退かせることを選んだ。当初、トーレス医師は沈黙してひきこもった。うつ状態に思われ、他の患者とは話さず、グループでの治療活動にも参加しなかった。入院四週目の初めに、彼女のパーソナリティという暗室の、窓辺のブラインドが上げられたかのように思われた。初めて彼女は私に会うことを求め、次のように語った。

トーレス医師：アルコールも薬物も使っていないのは、十六年間で初めてだというのが、おわかりですか？　大学一年生の時以来です。高校以来、「真人間」になったのは初めてです。先生に二つ質問があります。一つ目は、私はアルコールや薬物で、自分の脳を修復不可能なほどに駄目にしてしまったのでしょうか？　二つ目は、母親として傍にいてやらなかったことで、子どもたちに取り返しのつかないダメージを与えてしまったのでしょうか？

Y医師：トーレス先生、お帰りなさい。本当に長い間、ご自身に対しても他の皆に対しても、孤独な状態だったということに同感です。それで、ご質問についてですが。先生の相当なる知的な才能は、どうにか難を逃れたと考えています。この推測は、費用はかかりますが神経心理学検査を一通りすることで確認しましょう。先生の方に検査を受ける動機づけが必要ですが。知性が顕著に保持されていることは、本当に幸いです。自分自身に戻り、世の中に帰ってくるためには、脳のすべての細胞とIQのすべてのポイントが必要でしょう。このことは、あなたの二番目の質問につながります。脳を破壊するような銃弾はどうにかかわせたかもしれませんが、家族、友人、患者、そして自分自身にしたことには、多方面に影響が及ぶという顛末がついて回ります。これにどう対処するかが、文字通り、あなたの将来を決定することになるでしょう。過度に芝居がかった台詞は言いたくないのですが、これらの顛末にあなたがいかに対処するかが、あなたの運命を決めることでしょう。私には確信があるのですが、もし、再び、薬物やアルコールで感情に麻酔をかけてしまうようなことをすれば、何もかも失うでしょう——おそらく、自分自身の生命さえも。別の言い方をすれば、すべてを失う瀬戸際で、一回飲酒すれば、万事休すということです。一口のアルコールたりとも二度と摂取すべきではないし、体内に何らの嗜癖性物質も取り入れるべきではありません。私が確信する第二の点は、明白な優秀さと難しい仕事に耐える能力があるにもかかわらず、先生は、独力ではアルコールや薬物を禁じることができないということです。おそらくは自己充足的で、実際のところは、孤独であるという、全人生を通じて続けてきたパターンを変えねばなりません。あなたを生かしておくには、多くの人たちが必要です。これから始めていきましょう。

私は、このやりとりの数週間後に開かれたトーレス医師とアンガー医師との家族ミーティングにおいて、マリアが、当時カンザス州のトピカにあったメニンガークリニックにおける、「危機的状況下の専門職者のためのプログラム」を、受け入れることを考えてみるようにと提案した。

トーレス医師：なぜ、私にそのようなものが必要なのですか？ 今私たちがやっていることで、大いに前進しています。自分がアルコール依存であることを受け入れて、私たちの教会のＡＡ（匿名断酒会）プログラムに通い、今まで会った医者の誰よりも意地悪な先生の治療を受けるところにまで落ちぶれています。私がなすべきことは、この回復作業とやらの支払いを助けるために仕事に戻ることでしょう。

Ｙ医師：メニンガープログラムは、医師、弁護士、聖職者のような専門職者の嗜癖に絡む、特別な問題に焦点を当てるものです。嗜癖回復のための治療と集中的に行われる精神分析志向の精神療法を組み合わせています。あなたには両方ともが必要だと思います。あなたの嗜癖と心理学的問題の深刻さを――この二つは分けて考えられませんが――過小評価するという過ちを、再び犯さないようにしましょう。

トーレス医師：考えてみます。けれども、「患者であることが専門職のようになることで、危機的状況を生み出す」可能性もあると思います。

トーレス医師が「危機的状況下の専門職者」という名称のプログラムをうまくパロディーにしたことに笑いつつ、私は以下のように答えた。

Y医師：あなたの信じがたいほどの機転や知性を、変化に抵抗する理由を見つけるためではなく、どのように変われるかという洞察を得るために用いたらよいでしょう。

最終的に、トーレス医師は自分が前進していて「教訓を学んだ」のだということを、アンガー医師に納得させた。二人は、アルコールと化学物質依存からの回復のための、集中的に行われる居住治療プログラムには参加しないと決めた。トーレス医師は、もはや飲酒してはおらず、うつでもなかったので、私の勧めを拒む法的権利を全面的に有していたのだ。総合病院の精神科サービスから退院した際、表12‐8に概略が示された治療プランが同意された。

◆トーレス医師、自分自身を見つめる

精神療法で、トーレス医師は子どもを見捨てたことに伴う副次的な意味合いと、娘の発達障害への責任を探索し始めた。罪悪感と悲しみを越えて、子どもを養育する点における自分の問題に対する洞察を得たのだ。マリアは、自分の子ども時代、母親が彼女の世話をするには、あまりにひどく疲れ過ぎており、やる気を失っていたことを認識した。それどころか、一番年上として、下の二人の妹を世話することは、マリアの責任

表12-8　マリア・トーレス医師の外来治療プラン

- アルコールと薬物に対する毎週の検査室検査
- 担当の精神科医あるいは家族の勧めがあれば，単発的で抜きうちのアルコールと薬物の検査室検査を受けること
- 匿名断酒会（AA）への定期的な出席（すなわち少なくとも週に5回）
- 担当精神科医による週2回の精神療法
- 家族カウンセラーとの，月2回の家族治療
- 日曜日の朝と水曜日の夜の教会への出席
- 上記項目のどれかを遵守することができなければ，入院精神科サービスへの即時の再入院

だった。彼女は、母親のような責任を押しつけられるのをひどく嫌っていたことと、彼女の飲酒が、部分的には、ある種の「母親としての充電」を象徴していたことを、理解し始めた。これらは、安堵感をもたらすような洞察ではなかった。彼女はまた、夫との関係が、部分的には、町の図書館司書であったジマーマン氏との以前の関係を、復元したものであることに思い至った。この現実には、種々の副次的な意味合いがつきまとった。一方で、ジマーマン氏とアンガー医師は共に、大いなる高潔さ、謙虚さ、真摯な姿勢、忠誠心、そして知性のある人物である。しかしながら、マリアは父親に見捨てられていたので、彼女は、夫の自分に対する気高い意見や愛情ある振る舞いを、無意識のうちに割り引いて受け止めてしまう傾向があったのだ。ある精神療法セッションの間に、彼女は次のように述べた。

トーレス医師：しらふに戻るまでは、この点を全く認識していませんでした。ジョナサンを愛していますが、彼に恋をしたことは全くありません。彼は救済者で、これは、二人の関係が機能するには、わたしが常に犠牲者のままでなければならないことを意味しています。

Y医師：それは正しいことなのでしょうが、ストーリーの全体ではありません。子ども時代の状況のせいで、あなたは愛される価値があるとは思えないのです。結果的に、あなたはジョナサンに見捨てられることに恐怖を抱いているので、絶え間なく彼のあなたへの忠誠心を試すのです。これまでのすべてを通して、彼はあなたの傍に留まりました。あなたは自分自身のことを高く評価していないので、あなたを愛していることを理由に、無意識のうちに彼の価値を低く見ているのです。「自分のことをメンバーとして受け入れるようなクラブには所属したくない」という意味の、古いグラウチョ・マルクス（二十世紀前半のコメディ役者）の台詞が、あなたには当てはまるのです。

トーレス医師：心理学の戯言はもう結構です。これが、どのように私の役に立つことになっているのですか？

Y医師：「これ」は、あなたの役には立ちません。ジョナサンとの関係に努力を注いで、自分自身を救わなければなりません。彼があなたに真剣に取り組んでいるように、あなたも彼に本気で向き合うというリスクを冒さなければなりません。同時に、子どもたちとの本気の関わりにも努力が必要です。そして、医学の世界――多分、研究の方――に戻るのは、おそらくいい考えでしょう。これらすべてで努力し続ければ、ジョナサンに愛される価値があるのだと感じ始めることができるようになるでしょう。

トーレス医師：それで、もし私がそういう努力をしない場合は？

Y医師：その実験はすでに実施しましたね。アルコールと薬物を通じての、際限のない自己嫌悪や自己破壊ということになるでしょう。唯一見落とされているのは、多分、あなたの価値下げをするような自己愛的な男性と、一度、二度、関係をもってしまうこと、といったところでしょうか。

◆トーレス医師、人生を再建する：浮き沈み

彼女はいつでもきわめて優秀な生徒であったので、次の二年間、トーレス医師は彼女自身と彼女の対人関係への理解のために、精神療法で努力したばかりではなく、母、妻、医師として、人生を立て直すために、辛抱強く、そして成功したといえるほどまでに努力をした。両方の領域での努力が、回復に不可欠なものであった。治療にはバランスをとる行為としての意味があった。トーレス医師の前進と同時進行したのは、彼女の物質依存の十六年間において、多大に喪失したものについての悲しみだった。ある時、マリアは娘のロイスが、息子のジェイソンが通っている私立学校に、入学を認められなかったことを知った。その私立学校の校長は、ロイスの適性検査が、学業に対処する能力がないことを示していると言った。その日、三年間で初めて、トーレス医師は飲酒をするに至った。二日後に私との予約に現れなかった後で、私は彼女の家に電話をした。彼女が電話に出て、インフルエンザにかかってしまい、予約をキャンセルするために私に電話を入れる元気すらもなかったのだと言った。私への連絡もなく彼女がその次の予約にも現れなかった時、私はアンガー医師に電話して、私たちの同意事項に基づき、彼女の体内組織にアルコールや薬物が存在していないかどうか、トーレス医師に予定外の検査室検査を受けてもらいたいと伝えた。幾分、反論した後で、彼は譲歩した。トーレス医師は、アルコールとヴィコディン（三年間も隠し続けていた）の両方が高レベルになっていることが発覚し、再び精神科サービスに入院させられた。彼女は自殺したいと思ったことを認めた。入

院の翌日、以下のやりとりがあった。

トーレス医師：自分のことを憎んでいます。私自身の怠惰と無責任さによって、娘の脳を破壊してしまったのです。私には生きている権利などありません。

Y医師：何よりもまず、ロイスの脳は、破壊されたわけではありません。彼女は素晴らしい、陽気なお子さんです。そして、他の誰よりもあなたは、天才であることが幸福を保証しないということを知っているはずです。

トーレス医師：Y先生、正気ですか？　先生が私を安心させてくださるなんて！

Y医師：ロイスの脳への障害を言い訳にして、ロイスやあなた自身に対する責任から、逃避することを自分に許すべきではありません。それこそが、実際、本当の怠惰です。

トーレス医師：瞬時でしたが、恐ろしかったですよ、Y先生。先生らしくない安心感のせいで。意地悪で惨めなご自分に戻られたようで、よかったですわ。

トーレス医師は、明らかにロイスが知的に不全であることへの責任から来る悲嘆と恥辱への反応として、初めて大うつ病のＤＳＭ基準を満たした。彼女の自殺の意図は、病院での初日の後になって解決した。彼女は病院内で抗うつ薬を投与されて、以前に提示された外来治療における約束事を構造と条件にすることで、五日後に退院した。その時点で、トーレス医師は、うつ病が軽くなるまでの支援が提供されるように、そして、十六年間の嗜癖に関連する根深い喪失感への取り組みを援助してもらえるように、私がもっと頻繁に（週三回）彼女を診るように求めてきた。生まれて初めて、助けを求めるのに十分なだけの自己価値を手にしたことは、無駄になどならなかった。彼女がかつて冗談で言っていた「患者であることが専門職のようになること」には程遠く、トーレス医師は順調に強さを増し、より自立していった。夫と子どもたちに、献身し親密な感情をもつというリスクをとることを通じて、「人生で初めて真の親密感を感じています」と力強く語るに至った。それからの五年間で、トーレス医師は評価の高い医学部の麻酔科で職位を得て、それ以来、その分野の教育者としてもリサーチ科学者としても大きな成功を収めている。この章が書かれた時点で、彼女は六十二ヵ月三週間と五日間、アルコール飲酒も嗜癖性物質の摂取もしていない。表12‐9に要約されているのは、マリア・トーレス医師のケースで示された、嗜癖性障害の患者の治療における鍵となる原則である。

あとがき

トーレス医師は、アルコールや薬物の影響下にない時は、パーソナリティや性格の障害を露呈することはなかった。集中的な精神療法を受け、AA集会に定期的に出席するようになるまで、アルコールと薬物のせいで、彼女が一人の人間として成長することと、子ども時代の環境に由来する根深い不安定感を乗り越えることが、妨げられていた。最初のコンサルテーションの時点で、彼女の夫、アンガー医師は、トーレス医師に関して、致命的な欠陥尺度（第2章「この人は致命的な欠陥をもつのだろうか？」の付記A）に記入するようにという、私の勧めにあまりにひどく動揺してしまった。それゆえに、アンガー医師に提供された情報を基に、私が尺度を完成した。尺度のパートAで、トーレス医師の振る舞いは、十点に値しただろう。これ

表 12-9　マリア・トーレス医師のケースで示された，嗜癖性障害の患者について鍵となる原則，パート 2：治療

ヒストリーとしての事実	鍵となる原則	解釈
当初トーレス医師は自分の疾患を認めることも，治療を受け入れることも拒んだ。	病んだ脳に，健全な決断を下すことを期待してはいけない。	アルコールと薬物の乱用は，依存と治療への抵抗を強化するような形で，トーレス医師の脳機能を阻害した。
当初アンガー医師は，Y医師の治療の勧めに従うことを拒んだ。	常に問題の一部であるために，嗜癖性障害を抱える人たちの家族にとって，解決策の一部となることは難しい。	アンガー医師は妻の救済者の役割という形で機能したが，それは常に彼女側の都合次第だった。
ライリー医師による家族介入と外来治療プランは，失敗に終わった。	嗜癖性障害の患者の治療では，どのような治療上の妥協も，失敗につながる運命にある。	そもそもトーレス医師が初めてアルコールや薬物から離脱するまでは，どのような治療プランも成功しえなかった。
彼女の血中の薬物とアルコールという検査室からの有無を言わさぬ証拠を目の前にしても，トーレス医師は自分の嗜癖を否定した。	アルコールやアヘン類薬物の嗜癖力は，決して，決して過小評価してはならない。	トーレス医師が昏睡状態から目覚めた時，彼女が関心を示したのは，さらなるアルコールや薬物を手に入れることだけだった。
卓越した知性，強力な労働倫理，そして医学での訓練にもかかわらず，トーレス医師は，16年間も自力ではアルコールや薬物をやめることができなかった。	壊れた脳に，自己補修を期待してはいけない。	トーレス医師には，閉鎖精神科ユニット，訓練されたタフな医療チーム，そしてアルコールと薬物から離脱せよという，法廷からの命令が必要だった。
法廷での公聴会に際して，トーレス医師は，彼女のために証言してくれる友人を，ただの一人も見つけられなかった。	アルコールや薬物への嗜癖をもつ人たちは，化学物質に依存していないすべての友人を疎遠にしてしまう。	16年に及ぶ絶え間ないアルコールと薬物の乱用後，トーレス医師が見つけられた唯一の友人は，ボトルの中のものだった。

表12-9　つづき

ヒストリーとしての事実	鍵となる原則	解釈
トーレス医師はひとたびアルコールや薬物を離れると，彼女の多くの資質により，広範囲のセラピーから利益を得ることが可能であった。	他のパーソナリティ障害と嗜癖性障害の組み合わせは，ジェット燃料とマッチの組み合わせのようなものだ。	トーレス医師には，多くの長所（ストレングス）があった。彼女には嗜癖性障害以外に，性格やパーソナリティの欠陥はない。
トーレス医師のための外来治療規定は，高度に構造化されていて，それに従わないことがどのような結果をもたらすかを明確にしていた。	ある人をアルコールや薬物から離脱させるには，一人の医師が必要である。その人がアルコールや薬物に戻ってしまうことを防ぐためには，「治療村」が必要である。	トーレス医師には多くの長所(ストレングス)があるにもかかわらず，彼女の回復を維持するには，多面的で多分野にわたる治療チームが必要とされた。
アルコールと薬物からの断絶を達成すると，トーレス医師は初めて，新旧両方の心理学的，対人的問題に直面しなければならなかった。	嗜癖性障害の人たちは全面的な禁断なしには回復できないが，全面禁断が回復を意味するわけではない。	アルコールと薬物による曖昧な状態から解放されて，トーレス医師は初めて，彼女自身，結婚，家族，職業生活の内部にある，鍵となる懸案や問題に向き合うこととなった。
トーレス医師が自分自身に根本的な変化を起こすにつれ，夫との関係にも変化が生じた。	嗜癖性障害の人が回復を始めると，すべての重要な人間関係もまた変化する。	トーレス医師とアンガー医師の家族治療は，二人の関係が変化，成長することを可能にするために必要であった。
トーレス医師は，アルコールの乱用を通じて娘を傷つけてしまったことを悟ったことで，再発を引き起こした。	アルコールや薬物をやめることは，嗜癖に関連した誤った行動がもたらした悲劇的な結果を覆い隠していた，否認というベールを取りはらうことにつながった。	個人治療，グループ治療（匿名断酒会），家族治療は過去の誤った行為を，飲酒や薬物を摂取することに戻ってしまうことへの口実として用いるよりも，むしろよりよい未来へ向けて努力することをトーレス医師が決意することを援助するという点で不可欠であった。

表12-9　つづき

ヒストリーとしての事実	鍵となる原則	解釈
トーレス医師は治療で得た洞察の結果として，大うつ病を発症した。	たとえ抑うつの原因が理解できるものであるとしても，その人のうつを治療しなさい。	抗うつ剤は，嗜癖性障害の患者を治療する際のどんな時期でも必要とされるかもしれない。トーレス医師のケースでは，アルコールや薬物の乱用から回復するのに治療薬は3年間必要となった。
トーレス医師がアルコールや嗜癖性の物質を使用せずに,すでに5年が過ぎた。彼女は,私生活,家族生活,そして職業生活のほとんどすべての面において成功を成し遂げた。	アルコールと薬物の乱用は，その人の資質を害してしまうことだろう。	いったん薬物やアルコールから自由になると，トーレス医師の多くの優れた資質や個人的な特質が再び現れるようになった。

は、測定可能な中で最高レベルの欠陥のあるパーソナリティや性格を、彼女が有していることを示す。パートBでは、彼女のスコアは取りうる六点中の四点であっただろう。これは彼女のパーソナリティや性格の欠陥が「致命的な」、言い換えれば、執拗で治療困難である可能性が高いことを示す。六年経てば、トーレス医師は尺度の両方の構成要素において、零点をマークすることだろう。

致命的な欠陥尺度におけるトーレス医師の得点が、通常とはいえない形で逆転したのは、いくつかの要因から理解と説明が可能だ。第一に、嗜癖性障害以外では、トーレス医師はどのような他のパーソナリティ障害も露呈してはいなかった。これは、通例というよりも例外である。**併存疾患**（comobidity）は、ある一個人において、二つあるいはそれ以上の精神科的障害が存在することを意味する。嗜癖性障害の人たちは、およそ五〇％の割合で、少なくとももう一つの付加的な精神科的病態を抱えている。嗜癖性障害の多くの人たちは、反社会性パーソナリティ障害や自己愛性パーソナリティ障害のように、付加的なパーソナリティや性格の問題を有している。パーソナリティ障害と嗜癖性障害の組み合わせは、精神病理を強化し、回復の可能性を指数関数的に減じてしまう。第二に、トーレス医師は、多くの個人的才能やプラスの特性があるという点で、有利だった。知性的で努力家であり、素晴らしい人物を夫に選んでいた（彼女の夫も物質に依存していたり、性格の欠陥を現していたりしたら、彼女の回復がどれほど困難であったかを考えてみよ）。第三に、彼女には評価の定まった治療を探し、そのための支払いをするだけの、家族的、財政的資源があった。多くの場合、こうはいかないのだ。嗜癖性障害の人たちは、薬物に金銭を浪費し、たいていは、仕事からの解雇や配偶者との離婚により、収入源を失ってしまう。

　トーレス医師に比べて、手に入る財源的資源が乏しい人たちが、薬物を求める行為に関連した非合法活動で投獄されるというのは、珍しいことではない。薬物関連の犯罪（当然、処方箋の偽造も含まれる）で受刑者になることは、通常、恐ろしいほどに高い社会的、職業的退歩を印すものであり、ほとんどの場合、人はそこから戻れなくなる。非常にしばしば、投獄された嗜癖性障害の人たちは、何らかの形態の社会福祉に慢性的に頼るようになり、あまりにも多くの場合、刑務所からの釈放の後で、すぐに薬物、犯罪、そして刑務所へと戻ってしまうのだ。このことが私に示しているのは、社会という視点から、私たちは嗜癖性障害の人たちを助けるためのよりよい方法を探す必要があるということだ。私たちの政府（すなわち「私たち」）がいわゆる薬物の取り締まりに費やしている天文学的な金額が、代わりに、脳の研究や、これらの病態を抱える人たちの治療プログラムに活用されたら、化学物質依存のある人たちと社会の両方にとって、はるかに望ましい状況になると私は信じている。

パート III

結　論

第13章

援助を受ける

概観

◆この本の目的

この本の主たる目的は、メンタルヘルスの専門家や訓練生が、パーソナリティ障害あるいは性格の欠陥をもつ患者やクライアントを、理解してケアするための手助けとなるように、情報を提供して技能を伝えることである。第4章（「ヒステリー性（演技性）パーソナリティ障害」）、第6章（「自己愛性パーソナリティ障害　パート2：治療を受けている自己愛」）、第8章（「強迫性パーソナリティ障害」）、第10章「境界性パーソナリティ障害」）、第11章（「統合失調型パーソナリティ障害」）、第12章（「嗜癖性パーソナリティ障害」）は、これら各々の病態に対して、治療を受けている患者に焦点を当てている。この本に関連した主たる目標は、パーソナリティ障害あるいは性格の欠陥を抱えた人たちとの、苦痛を伴い厄介な、または破壊的な関係に現在あるような患者やクライアントの治療のために、臨床家に知識と技量を伝えることである。第5章（「自己愛性パーソナリティ障害：治療を受けていない自己愛」）、第7章（「反社会性パーソナリティ障害」）、第9章（「妄想性パーソナリティ障害」）は、こうした問題を抱える人たちとの苦痛を伴う危険な関係に対処しようと努力している人たち――家族や職業上の同僚――の治療に焦点を当てている。

◈欠陥のある関係

致命的な欠陥は、最初に関係にさらされる際に、すべてにおいて魅力的でしっかりしていて安全に見えている人たちの中の、フィラメントのように細く、ほとんど知覚できないような脆さとして、かすかに感じ取られる。このような欠陥は、最初はその人物に個性やアイデンティティの風味が感じとれるかもしれず、何らかの形となって現れないわけではないが、心を虜にするものにさえ思えるかもしれない。一例は、真に親密で献身的な関係を樹立したり維持したりすることを抑制するような心理をもつ人が、最初は魅惑的で、わくわくするような誘惑行為を見せるというものだ。したがって、一見害のない欠陥は、弱さや負の性質という深いひびや穴が、知覚できるところまで延びたものかもしれないのだ。この弱さと負の性質が、その人との関係や献身といった高潔さを台無しにする訳だ。

多くの人たちは、最初、パーソナリティや性格の欠陥を抱える人たちとの、苦悩をもたらすような関わり合いのために、専門家の助けを求める。しばしば、このような状況の人たちは、自分の問題は全面的に、もう一方の関与者の「欠陥」に起因していると信じて、治療を受け始めることになる。セラピーを通じて、パーソナリティ障害や性格の欠陥の性質を明確に理解できれば、関係している相手側を変えられるとか、このような病態の人たちとの破壊的な関係から抜け出せる、と確信しているのだ。この観点は、治療に有害なインパクトを与えうる。このように見ている患者なりクライアントは、相手側の問題に焦点を当てがちで、自分の状況に意味のある変化をもたらすのに十分なほどには、自分自身についての洞察を得ることができないのだ。歴然としていることは、機能不全に陥っている関係の性質や状態を変える前に、まず自分自身を変えなければならないという事実である。この結論となる章において、私の意図は、患者やクライアントの目標のために、最も役に立つ場所に治療の焦点を置くように力を貸すことである。この本の序文で述べられた理由により、ここからは、このような状況にある人たちに、直接――つまり一人称で――話しかけてみよう。

◈あなた自身を理解する

破壊的な人たちから逃れ、彼らのことを回避し、彼らとの状況を乗り越えるために、そもそも、そのような人たちといかに、なぜ、関わるようになったのかを理解しなければならない。害があるような関係においてあなたの側が及ぼしている力を考えているのであれば、その関係でのあなたの役割を明確に理解しているということである。相手が欠陥のある振る舞いを認めることを拒んだり、変えることを望まなければ、自分自身を欺いたり、相手を変えようとして時間やエネルギーを浪費し過ぎたりしてもいけない。自分自身を変えるだけでも、十分に難しいのだ。よい知らせは、難しいとはいえ、あなた自身とあなたの状況を変えることは、全面的に可能だということである。常に楽しいという訳ではないが、自己発見の過程と真の変化は、本質的に知的刺激と情緒的満足を与えるものだ。この本を通して、私は敬意を払えるような、理に適った、現実的変化のプロセスを紹介できるように、最善を尽くした。

◆なぜ、信頼が人間関係でそれほど重要なのか

すべての重要な関わり合いを充足させるためには、予測がつくような形での信頼に値する関係を必要とする。他人との決定的な関係は、相手側が相互の合意事項を履行してくれるかどうかにかかっている。このような関係は、自分自身に対する責任感と同じで、合意事項における自分の役割を維持し充足するために必要な、あなたの能力や動機にもかかっている。あなたが成熟した者として責任性を受け入れていれば――結婚のプロポーズにせよ、離婚弁護士の雇用について考慮するにせよ、仕事のオファーを評価するにせよ、従業員を雇用するにせよ、彼らの引退プランを受け入れるにせよ、四歳の子どものための保育施設を吟味するにせよ、親のために介護施設を選ぶにせよ――あなたの決断の最終的な成功とあなたの将来の質は、関係する一人なり複数の他の人の性格を正確に見極め、それに応じて行動する、あなたの能力の中に存在する。

◆あなたの対人関係がうまくいかなくなった時に問うてみるべき質問

精神科医としての臨床実践の三十年間のうちに、私は、信頼が犯された時に避けられない形で発生し、重要な関係を悪化させてしまうような破滅的な顛末を、患者が詳述するのを耳にしてきた。私は、配偶者から裏切られたり、見捨てられたり、虐待されたりした患者、上司に虐待されたり、友人に仕事上の取引で騙さ

表13-1　パーソナリティや性格の欠陥を抱える人と関係をもっているのかもしれない，と考えた時に問うてみるべき質問

1. この人の性格やパーソナリティには，何か非常に悪いところがあるだろうか？
2. この人の問題は，矯正可能なものだろうか？
3. この人の問題の性質は，私が二人の関係を終結すべきであるほどに，危険で破壊的なものだろうか？
4. 私は，この問題と関係についての激しい失望を，予期しえただろうか？
5. この関係を終わりにするか，逃げ出すための穏当で安全な方法を考え出すことはできるだろうか？
6. この状況に陥るのを防ぐために，私に違うやり方でできたことはあっただろうか？
7. 私は，将来，同じように破壊的な関係が再び起こるのを，防ぐことができるだろうか？

れたりした患者、かかりつけの医師、弁護士、聖職者、財政アドバイザー、教師、家政婦、そして親、きょうだい、子どもまでも含めて、信頼できるはずの人たちによって、騙され傷つけられた患者を診てきた。このような経験をした患者は、表13‐1に要約されている質問を、自分自身に尋ねてみるべきである。

この本は、優れた治療と相俟って、これらの質問の多くに答えるのに役立つことだろう。もしも、最初の三つの質問への答えが肯定的なものであれば、残りの四つの質問への答えもまた、「はい、けれども、他人と自分自身を理解するための新しい方法に、心を開くことに前向きでなければならない」ということだろう。この本の目標は、あなたがこれを達成するのを助けることにある。

この本の主たる焦点は、深刻なパーソナリティと性格の欠陥をもつ他の人たちのことを認識し、可能なところでは回避する方法に置かれているが、必然的に、こういった気づきは自己探索の必要性を生み出すことだろう。阻害された関係でのあなたの役割について、あなたが問うてみる

表13-2　パーソナリティや性格の欠陥を抱えた人と関係していると判断を下した後，自分に問うてみるべき質問

1. そもそも私は，どうしてこの人と関わったのだろうか？
2. 私はどうして，この人にあれほど激しく反応したのだろうか？
3. これほどの痛みと個人的な代償にもかかわらず，もっと早く別れようとしなかったのは，なぜなのだろうか？
4. これほど深く騙されて傷ついた後で，どうすれば再び他の誰かを信頼することができるのだろうか？
5. これらの質問に答えるために，メンタルヘルスの専門家の助けから利益を得られるのだろうか？

べき質問は、表13‐2にまとめられている。

変化と逃避の過程

◈初めに内面を見よ

最初に、そして何よりも大事なことに、個人的な悲劇を予防したり改善するための鍵は、あなた自身の心理の理解に基づいて決断することにある。第二に、あなたは他の人たちのパーソナリティや性格——関係を成功させる長所と、失敗を予兆して保証する欠陥——を評価する方法を学ばなければならない。世の中どこをとっても、親切で善意があって、誠実で公正な人たちばかりが住んでいると信じるのは、単純で愚かしいことだ。（世の中をそのように美化して生きることはまた、危険なほどに非機能的でもある）。あなた自身の心理と、重要な他者の心理を理解することは、簡単な作業ではない。心の仕組み（生物学、意識的・無意識的な思考や感情、洞察への主観的な抵抗を含む）のために、通常、他人のことを理解する方が自分自身のことを理解するよりも、難易度が低い。パーソナリティの欠陥をもつ人との関係を防ぐためには、あるいは、そこから解放されるためには、あなた自身と、関わっている相手側の病

的なパーソナリティの性質を、両方とも理解することが必要である。本書の中で私は、自己を発見するという、気分が高揚して解放されるプロセスを進むための、明確で合理的な方法を提供するべく努めた。このプロセスは、乗り出した者たちにとって、人生で最も重要な旅を可能にしてくれる。芯がしっかりしていて、独立していて、自己実現することができた人間になることへの旅である。私はまた、このような旅のために、ガイド（例：倫理的でよく訓練された有能なメンタルヘルスの専門家）を雇うのが、有意義であるかどうかという決断の進め方にも、輪郭を示すべく努めた。このセクションの残りで示されているのは、このような人物を見つけようとする点での提案である。

◆バイアスに注意せよ

不幸なことに、私がこの本で強調しているように、深刻なパーソナリティの欠陥をもつ多くの人たちは、専門家の治療を求めることも受け入れることもしようとはしない。それどころか、メンタルヘルスの専門家を卑しめ、自分が不当に扱っている対象がそのような助けを求めることを思いとどまらせるために、できることは何でもするかもしれないのである。自分自身の観点以外のものは、しばしば、このような人たちにとっては脅威なのだ。深刻なパーソナリティの欠陥をもつ人に、あなたの決断や変化への道のりに対する裁決者となることを許さないように気をつけなさい。この道は、必然的に、あなたに対する影響が失われることへと、つながらなければならない。そのようなことを、こうした人たちは促しもしなければ、簡単には許可もしないことだろうが。私たちは医学の世界で、このことを**バイアス**（偏向性）と呼ぶ。客観性が個人的な利益に影響されているということだ。

同様の理由で、あなたがこの本、またはこの本の関連部分を、パーソナリティや性格の障害を抱える人たちに勧めることは、賢明である場合も賢明でない場合もある。この本のセクションで、その人の欠陥の形態や帰結を正確に描写している所を、（多くの理由から）見せたくなるかもしれないことは、十分に理解できることである。しかしながら、これらの人たちには、自分に特有の短所や、あなたを害した様々なやり方に関しての、洞察を得ることへの動機づけなど、ほとんど見出すことができないかもしれないのだ。このような事実を告知されることが、自分たちのためになるとは認めないだろう。このような欠陥をもつ人たちはむしろ、あなたから多くのものを望み、期待し続けるだろう。それゆえに彼らは、どのような洞察も、あなたの考えの合理的な表現とそれに続いて楽にしてあげようとする行為に導くような道のりも、無視して思いとどまらせたいと希望することだろう。彼らはあなたの変化が自分に与える影響のみを、懸念するのだ。自己の改善や変化への真の願望をもつようになるという、非常に考えにくい事態になれば、このような人たちは、独力で、この本や他の回復へのルートを見つけることだろう。あなたが理解と変化への道に本気で向かうのならば、あなたの安全、自己充足、自己実現への避難経路を有効にしてもらうに当たって、誰に信頼を置くかということに、十分に気をつけなさい。同じように、メンタルヘルスの専門家が、治療中にあなたが実行する決定的な選択や変化に関して、バイアスや個人的利益をもたない人であることも肝要である。

◆パーソナリティと性格、振る舞いの致命的な欠陥を同定することを学ぶ

この本のゴールは、非常に微細で極端に表面的な形で致命的な欠陥が露呈されているということを、あなたが同定できるように、必要とされる情報を提供し、必須の技能を伝えることだった。このような技能は、

避けられない形で破壊的なもつれにつながっていく関係に陥ってしまうことを、回避するのに役立つはずだ。完璧な人間などいないので、私たちは、害を及ぼさない範囲での欠点と、もっと深刻で重症な精神病理の氷山の一角を、区別する方法を学ばなければならない。第二のゴールは、致命的な欠陥の潜在的破壊力の全容をきちんと評価するために、その基盤にある心理学と生物学の、より深い探索を助けることだった。このことを意識することで、致命的な欠陥の有害な結末についての理解を深めるばかりでなく、それがどのように発生して、いかに変化に抵抗するものであるかということも把握できることだろう。このことを理解することなしには、変化や自立に向けての骨の折れる歩みを始めるのは、（不可能ではないとしても）困難である。

◈変化のプロセスに本気で取り組む

パーソナリティ、性格、振る舞いの致命的な欠陥を有する一人あるいは複数の人たちと、自ら進んで関係をもったのなら、大きな変化をもたらすには表13‐3に要約された洞察や理解が必要とされる。あなたの生活環境によって――個人的な選択によってではなく――致命的な欠陥のある人との継続的な関係をもつことにつながったのであれば（新たに雇用された、深刻な自己愛を抱えている最高経営責任者の権威下で、働かねばならない等）、この人物の心理と、あなたの心理がこの人物から受ける影響に対する洞察や理解を深めておくことは、仕事と心の平穏の両方を保持するのに役立つかもしれない。

表13－3　変化のための要件

1.	自分たちの関係に甚大な問題があるという認識
2.	問題の根源には，関与しているもう一方の人のパーソナリティや性格の欠陥が関わっているという認識
3.	あなたが変わらない限り，その関係では何も変わらないということを受け入れること
4.	あなた自身と，その関係にある相手についての，新たな洞察や視点を獲得し，考えてみるという動機づけ
5.	相手個人の欠陥をもつ心理についてと，あなたが2人の関係に持ち込んでいる問題について，あなたが学んだことに基づいて，必要な変化を起こそうとする前向きな姿勢

専門家の助けを求めるべきか？

◈私のバイアス

私は、パーソナリティや性格に甚大な欠陥をもつ人たちとの関係を理解し変えていくための助けとして、資格があり有能な（この二点は必ずしも同じではない）メンタルヘルスの専門家を用いることをよしとするような強いバイアスが、私自身にあることを認めなければならない。私はまた、専門家と相談することなしに、自分自身に長く続くポジティブな変化をもたらした人たちや、もつれた破壊的関係から、自分自身を脱却させることに成功した人たちも知っている。それでもなお、私は才能と経験のあるコーチやスペシャリストの価値と経済性を信じている。私たちの一人ひとりが、特別な才能や洞察のようなものを生まれもっているが、教育や経験を通じて得られるような不可欠の技能と知識を最初からもって生まれる者はいない。どれほど運動の才能があったとしても、自分で自分自身をトレーニングするだけでは、オリンピックやプロスポーツのレベルはおろか、大学レベルで競争ができるほどの水泳選手やテニスプレーヤーにさえもなれない。このような高いレベルを達成するためには、少なくとも、経験のあるコーチが必要である。長年の間に獲得した、そのスポーツに関する莫大な知識の基盤を、あなたに受け渡すことを援助してくれ、必ず存在するはずの弱点の克服を助けるような形で、あなたを客観的に観察できるような人だ。専門家の助けをそのように求めてみることは、あなた自身を変えて、重要で破壊的な対人関係を克服することにも、当てはまると考える。一方、有能なメンタルヘルスの専門家になるには、何が必要なのだろうか？

◆専門家としての能力

不運にもメンタルヘルスの分野では、多くの人たちが、自分自身の限定された人生経験に基づいて、あるいは、個人カウンセリングでの、たったひとつのポジティブな経験の結果から、自分自身を専門家とみなす過ちを犯してしまう。これは危険なことである。他人の行動面での問題や感情面での問題を理解して治すということは、誤解されやすいのだが、困難で多くのことを要求される専門的職務である。広範にわたる教室での教育、スーパービジョンの下での臨床経験、継続的な学習が——他人に有用な専門家としての助けを提供するために必須のものといえる、知的、感情的、直感的才能をもって生まれた人たちにさえ——必要とされるものである。自己申告でしかない専門知識や専門資格に伴う傲慢さといったものは、スポーツという競争の領域では特に明白である。メンタルヘルスのカウンセリングのような他の分野に比べると、成績が、より簡単に測定できるからだ。伝説のバスケットボール選手、マイケル・ジョーダンが、プロ野球選手になろうとして、一時的にバスケットボールを離れたことが思い出されるかもしれない。野球史上で最高の打者の一人であるテッド・ウィリアムズが、練習でマイケル・ジョーダンがバットを振っているところを見た。レポーターはテッド・ウィリアムズに、野球選手としてのマイケル・ジョーダンをどう思うかと質問した。それに対する返答の中でウィリアムズ氏は、ジョーダン氏は明らかに偉大な運動選手ではあるが、「大リーグのピッチャーが投げる速球は決して打てないだろう。まして、カーブは打てない」と述べたのである。テッド・ウィリアムズは全くもって正しかった。マイケル・ジョーダンは、野球選手として大リーガーになることが決してできなかったからだ。テッド・ウィリアムズは、プロのレベルで野球をするために、何が必要なのかを理解していたのだ。明らかな才能だけではなく、何年間もコーチを受け、練習し、失敗から学ぶことが必要なのである。スポーツから、もう一例。エド・「ツートール（too tall［のっぽの］）」・ジョーンズは、ダラス・カウボーイズ［訳注：プロのアメフトチーム］の威圧感を与えるラインバッカーで、名誉殿堂入りもした。プロアメフト選手としてのキャリアの途中で、彼はプロボクシングを始めようと決心した。彼には並外れた体格、力、コーディネーションがあったにもかかわらず、プロモーターたちは、試合の早いラウンドのうちに、このアメフト選手をノックアウトせずにいられるほど、技能のない重量級のボクサーを発掘するのは、難しいと感じた。不運にも、経験不足で訓練に乏しいメンタルヘルスの専門家によってもたらされる害は、大半が患者に降りかかってしまうのだ。

◆セラピストの知識不足は、ひどく有害になりうる：エリオット・メイヤーのケース

エリオット・メイヤーは既婚の四十五歳の法人弁護士で、抗うつ薬に反応しないうつ病の評価と治療のために、私の治療を受けるよう家族によって紹介されてきた。メイヤー氏は、大企業に雇用されていたが、この会社は上層部のはなはだしい不始末の結果、大幅な規模の縮小を行っていた。メイヤー氏は、不正行為の

当事者ではなかったが、ヒューストンで法人弁護士にとって見通しが厳しい時期には失職するのではないかと大いに懸念していた。彼は、教会の牧師に紹介されたスピリチュアルカウンセラーの治療の下で、ほぼ一年間、週二回の精神療法を受けていた。彼は、そのスピリチュアルカウンセラーが、処方目的のために特別に紹介した一般開業医から、抗うつ薬をもらっていた。その一般開業医は、メイヤー氏と十五分と話さないうちに、抗うつ薬のセルトラリン（ゾロフト®）を処方した。メイヤー氏の妻は、夫が改善しておらず、仕事での責務もこなせないでいるので、私にかかるよう求めてきたのだ（興味深いことにメイヤー氏は、いつの日か、彼の就職のチャンスが損なわれるかもしれないという懸念のせいで、精神科医にかかることを拒んでいた）。

私がメイヤー氏に施した、正式な神経精神医学的な精神状態検査のいくつかの側面によって、私は彼の情報の処理における生物学的変化について懸念するようになった。彼の明晰に思考する能力は低下していたが、それはうつ病の結果としてもたらされるようなものではなかったのだ。さらに、彼は大うつ病の正式なDSM基準を、十分に満たしているわけでもなかった。彼の身体症状と精神科的症状のヒストリー（各一時間の来所を二回要した）から、彼が潰瘍の症状を抱えていて、胃酸を抑えるために広く使用されているシメチジン（タガメット®）で治療されていることがわかった。この薬物は、胃内で胃酸の放出に関係するヒスタミン - 2受容体をブロックすることで作用する。数字のような抽象的な情報の配列と処理に関与する脳の特定領域にも、ヒスタミン - 2受容体がある。非常に稀な症例では、シメチジンのような薬物によって、これらのヒスタミン - 2受容体がブロックされることは、精神的混乱や情報処理の阻害につながることもある。メイヤー氏の妻や信頼できる会社の同僚との緊密なやりとりをして（さらに二時間）、メイヤー氏の心理学的問題が、シメジチンの使用開始後に始まったのだと、判断することができた。加えて、彼が仕事に対処できなくなったのは、スピリチュアルカウンセラーに治療を受けていたところの、悩みの種や精神的な心配事のほとんどよりも、もっと前のことだった。シメチジンも抗うつ薬もやめてから三週間すると、メイヤー氏は、再び職務上の責任を果たせるようになった。同時に、うつ病と類似していた不安や症状も完全に引いた。運悪く、これは満足な教育を受けていない経験不足のセラピストが、深刻な精神科的病態の人を誤診し、それゆえに誤った治療をする際に起きうる、ありふれた医療過誤の一例である。正確な診断と治療を試みることなしに精神療法を続けていたら、メイヤー氏は失職しただろうし、同様の職位を求める認知的な能力を取り戻せなかっただろうと私は考える。このようなことが、どれくらいの頻度で起き、どれほどのダメージが患者と家族へ結果的に生じているのかを推測するのもためらわれる。

コーチやスペシャリストをよしとするという、自分のバイアスがあることは認めるが、メンタルヘルスの専門家があまりにも専門分野に特化してしまうと、それも問題である。この問題については以下のセクションで検討する。

◆メンタルヘルスの専門家の限定された概念的アプローチの危険性

かくも多くの異なる流派のメンタルヘルスの専門家が、コンサルテーションと治療を提供しているので、このような助けを求めている人たちは、しばしば、自分の問題の解決に最適な、訓練や治療哲学を有する専門家の選択を、どのように進めたらよいのかという点で、混乱し、自信がもてない。このことが、信頼し合う関係を形成する、共感できる人物を見つけるということとは、別問題であることを理解していただきたい。

これらの両方の側面が、あなたの治療が成功するために大切なのだ。

私は、臨床家、つまり通常スペシャリストといわれる人が、摂食障害のようなある特定の臨床的な問題の理解や治療に関して、ある特定の理論なりアプローチを厳格に固守する場合、しばしば、懸念を抱かざるを得ない。自分が専門とする対象の概念的事実を、あまりにも信じ込んでいるスペシャリストは、その問題の理解を大幅に制限してしまっていると、断言してもいい。例えば、臨床家は、深刻な摂食障害の人たち全般の治療に成功したいのであれば、気分障害や不安障害の精神薬理学の専門知識をもたなければならない。うつ病や強迫性障害が、とても頻繁に、このような病態とともに起きるからだ。しばしば、適切な薬物で、抑うつ、強迫観念、強迫行動が緩和されるまでは、治療の対人的、心理社会的側面を最適なものにすることはできない。このような臨床家はまた、精神療法や家族セラピーにも熟達していなければならない。これらのケアとしての要素は、治療が成功するためには普遍的に不可欠なものだからだ。食事法や栄養、内分泌学、胃腸機能に関する専門知識もまた、必要とされる。

私の専門分野では、トラウマにつながる生活体験の役割が、患者の心理に影響したと強く考えるあまり、遺伝や他の生物学的要因を無視してしまう精神科医もいる。このような超専門医は、自分と患者の全エネルギーを、苦痛をもたらした子ども時代の出来事や、鍵となる関係での問題を探索することに捧げるのである。しかしながら、このような精神科医は、疾患や症状の生物学的側面——患者がよくなるためには、薬物で治療しなければならないもの（抑うつなど）——を、しばしば見落としてしまう。コンサルタントとして、私は毎年、神経学的障害で直接引き起こされた症状に、精神療法で何ヵ月も、さらには何年も費やしてきた患者に、深刻な神経疾患——脳腫瘍を含めて——を診断することがある。エリオット・メイヤーのケースに類似するものは、私や他の精神科医の臨床実践では、ほとんど日常的な出来事といえる。逆に、私はまた、心理学的問題に対して向精神薬でのみ治療を受けている患者も、定期的に評価している。自分自身の疾患概念や、自分自身の専門家としての役割を狭く概念化すること（例：精神薬理学者）により、限定されてしまい、こういったスペシャリストは、患者が配偶者によって身体的、情緒的に虐待されているといった、重要な心理社会的、経験的ストレスを発見できないのだ。疾患や専門家としての役割の概念が狭いために、患者の病態の発現や維持の根本的な要因にも気づかないことになる。精神科的障害の治療における「魔法の弾丸」として、薬物を強く信奉するために、これらの臨床家は、患者がアルコールや処方箋鎮痛剤への依存を打ち明けるために必要とされるような治療関係を、築けないことが多い。したがって、狭い意味での臨床家としての自分自身と、治療していることになっている疾患に対して限定的な概念しかもてていないことが、個人的な変化や臨床上の改善につながるために必須となる情報を提供するような、関連性の高い質問を患者に尋ねることの妨げとなってしまう。「スピリチュアルカウンセラー」「ホリスティックセラピスト」「アロマセラピスト」などのような、限定的な専門職の名称に出くわすと、私の疑念のアンテナが上がるのである。私が間違っているのかもしれないが、こういった個人が、自分たちが何を知らないのかを理解する訓練を受けていなかったり知識をもっていなかったりすることを懸念しているのだ。彼らは非常にしばしば、クライアントの問題に関連している、重要な医学的障害や心理学的問題を見逃してしまうし、意味のある回復を実現するのに必要な、治療ツールのセットをもっていない。彼らは疾患や回復に関する近視眼的な概念に危険なほどとらわれていて、自分の一次元的な専門職アイデンティティという、短くて幅の狭いプロクルステスの寝台に［訳者注：プロクルステスはギリシア神話に登場する強盗で、旅人を無理矢理鉄の寝台に寝かせ、寝台の長さに合うように、しまうのだ。

身体を切ったり打ち伸ばしたりしたという」、いかなる患者もクライアントも、押し込んで、ぶち切ろうと努力して

◆入院治療

パーソナリティ障害を抱えている人たちが、自分自身や他人に対して危険なほどに深刻に病むなり乱調を来したりした時には、精神科への入院が勧められる。境界性パーソナリティ障害であったデニーズ・ヒューズ（第10章）は、愛する者たちに見捨てられたと感じて自分自身に重症を負わせた時、総合病院の緊急入院サービスに収容された。入院期間中、冷静になって自傷の意図がもはやなくなるまで、彼女は投薬を受け、継続的な自殺監視下に置かれた。ロバート・ウッズ（第11章）は、統合失調型パーソナリティ障害の治療のためと、ロイス・アブラモウィッツや他の人たちを彼の殺人の意図から守るために、州立の精神科病院に入れられた。マリア・トーレス医師（第12章）は、二回にわたって総合病院の精神科緊急サービスに入院することとなった。一回目は、アルコールと処方箋麻薬から安全に離脱させるためで、二回目は自殺から守るためだった。外来治療で反応のみられない、深刻で持続する執拗なパーソナリティ障害を抱える人たちは、集中的な入院治療を専門とする精神科病院に、紹介されることもありうる。しばしば、こうした患者は、パーソナリティ障害ばかりではなく、双極性障害、大うつ病、あるいはアルコール依存のような他の精神科的病態も抱えている。このような病院の中で最も優れたものは、精神科医、心理士、ソーシャルワーカー、看護師がチームとなって、個人的にもグループ環境でも、患者やその家族と共に作業するという、多分野にわたった横断的なアプローチを用いている。心理教育に重点が置かれて、患者やその家族が、患者の精神科的

病状とその治療について学ぶ。このような施設への滞在は数週間から何ヵ月にも及ぶことがあり、費用がかさむ可能性もある。時間と費用がかかるにもかかわらず、私は、パーソナリティ障害や他の精神科的病状を抱える人たちが、よい評価を得ている精神科病院での集中入院治療で、大いに恩恵を得るのを目にしてきたので、外来での治療が望まれる結果を成し遂げていない場合には、この選択肢を考慮すべきである。

◆自助団体、支援団体、擁護団体

自助、支援、擁護の団体は、ほとんどあらゆるタイプの精神障害を抱える人たちと、その家族にとって、重要な情報や治療の提供源になりうる。第12章で示されたように、匿名断酒会（ＡＡ）は、マリア・トーレス医師の治療プランにおいて中核的な要素になっており、アルコールと処方箋薬物の乱用と依存から回復するにあたって、決定的なものであった。パーソナリティ障害を抱える多くの人たちは、アルコール依存も発症する。彼らの問題のこの側面に取り組む上では、百を超える国においてほぼ十万のグループが存在し、約二百万人の現役活動メンバーを抱えている匿名断酒会を考慮に入れなくてはならない。Al-Anon（患者の家族のための匿名断酒会）、Alateen（Al-Anon の若者向け部門）、Adult Children of Alcoholics（アルコール依存患者の子どもとして成長した成人〔＝アダルトチルドレン〕向けの組織）は、アルコール依存を抱える人の家族のための、仲間同士の支援、情報、自助の団体である。匿名断薬会（Narcotics Anonymous）は薬物依存の人たちのための、自助プログラムである。

パーソナリティ障害を抱える多くの人たちは、こうした病状を抱えている人と重要な関係にある人たちと同様に、うつ病も抱えているかもしれない。うつ病の人たちとその家族に支援や情報を提供する優れた全国団体が、いくつか存在する。パーソナリティ障害を抱える人たちに対してスティグマ（汚名）を着せることが広くなされているために、パーソナリティ障害の人たちやその家族への支援と擁護をもくろむ団体は、非常に少ない。これらの病態の遺伝的側面や、他の生物学的側面の理解が増していることもあって、この状況は近い将来、変わるものと期待される。「境界性パーソナリティ障害のための全米教育同盟」（The National Education Alliance for Borderline Personality Disorder）は、素晴らしい新たな組織で、境界性パーソナリティ障害の人たちとその家族に支援を提供する一方で、この病態の人たちの査定や治療に関する科学的な情報を提供するために、アメリカ中に地方支部を展開している。

◆結びの助言

情緒や行動の問題には、本質的に複雑で多因子的な概念化がなされる。洗練され経験豊かな臨床家は常に、自ら因果関係を探索したり治療行為をガイドしたりするための理論に含まれている限定された理解よりも、自分の知らないことの方に、はるかに心を砕き、感動を覚えるものだ。患者の障害を診断し治療しようと試みる中で、考慮しなかったことに由来する深刻な害は、どのような診断や治療の成功よりも、私たちの記憶に長く留まることとなる。私が勤務している医学部大学院の大規模な治療プログラムでは、ほぼ毎日、学部の教員メンバーが、うつや精神病があるということで際限なく実らない精神療法を受けてきた患者はそのような病状を引き起こす深刻な神経学的病状——脳腫瘍、脳感染症、あるいはてんかん障害——を抱えていたと後になって診断している。そしてほとんど毎日のように、私たちの精神医学科メンバーは、広範囲に及ぶ薬物治療で長年治療を受けたにもかかわらず、能力を損なうほどの心理学的な機能不全に反応がみられなかった患者に、複雑な心理学的問題のための精神療法を勧めている。

結論としては、こういうことである。現在の治療の間に、症状が改善していないか、生活に前向きな変化を起こせていないとしたら、原因論や治療について広範な基盤に根ざした訓練や概念化を有する臨床家から受けるセカンドオピニオンを考慮すべき時である。この助言は、もしあなたが現在、あなたの問題の原因や治療に関して、単一の理論にとらわれているようなメンタルヘルスの専門家に治療を受けているのであれば、特に当てはまるものだ。精神疾患の原因や治療に関して狭い概念しかもっていない専門家は、文字通り、何を見落としているのかがわかっていないのだ。そして、あなたにもわかりようがない！　そして、このような場合、あなたがわからないでいる何かが、あなたに害をもたらしうる。もっとポジティブに見れば、あなたがパーソナリティや性格の障害について、実際に知っていることは、これらの病状に伴う機能不全、痛み、苦しみを軽減するに当たって、大いに役立ちうると確信している。あなたが、まさにそうしたことを成し遂げるために役立つような、理解、知識、そして技能を、この本がもたらすことを願ってやまない。

訳者あとがき

本書は、スチュアート・C・ユドフスキーによる“Fatal Flaws : Navigating Destructive Relationships with People with Disorders of Personality and Character”の全訳である。ユドフスキー博士は米国の精神医学、中でもパーソナリティ障害の臨床に関して指導的な立場の一人である。本書は、米国における精神医学関連の出版物のベストセラーになったこともあるそうだ。著者にはその方面の専門家として、信頼が寄せられているのだろうということが内容からもみてとれる。また、本書は臨床家のみならず、パーソナリティ障害の患者さんやその家族、知人をも対象に書かれている。

本書は長編であるため、読むための手引きとして、以下に、内容について若干のコメントを付け加えることにしたい。

1　本書の内容について

パートIではまず第1章で、著者の言う「致命的な欠陥」(fatal flaws)についての定義、パーソナリティ(personality)、気質(temperament)、性格(character)についての定義が、最後には、DSM-IV-T

Rに従う形でパーソナリティ障害の定義がなされている。第2章では、「致命的な欠陥」尺度（Fatal Flaw Scale）の紹介と、その臨床的な使用についての解説がされている。第3章では、九つの原則を用いて、「致命的な欠陥」のある人への対処の仕方について、説明がなされている。「致命的な欠陥」とは、パーソナリティの水準を神経症‐境界例‐精神病というスペクトラムで捉えた際の、境界例水準の患者さんとコミュニケーションをとった際に感じることの多い、何らかの違和感、独特の情動的経験の中でしか、感じ取ることができないものと言えるだろう。そうした患者さんとの関わりでもたらされた複雑な状況に身をさらすことを経ないと、感知できないものである。

パートⅡでは症例の詳細な描写に加えて理論的な内容がまとめられている。第4章のヒステリー性（演技性）パーソナリティ障害については、ＤＳＭの記述的診断が中心となった現在、省みられることが少なくなったが、精神分析がもたらしたヒステリー概念の初歩的な説明と共に解説がなされている。第5章と第6章の自己愛性パーソナリティ障害に関しては、この領域には神経生物学的な知見および遺伝性をめぐる有効な研究が乏しいことへの懸念が書かれている。このことはパーソナリティ障害の理解にとって、生物学的アプローチのみでは限界があることへの示唆となっていると思われる。加えて、そもそも自己愛（ナルシシズム）とは正確には状態をさすのであって、厳密にはパーソナリティ構造を意味するものではなく、すべての人に際立つことのありうるメカニズムとして捉えておく方がよいという事情も反映しているのだろう。

これとは反対に、第7章の反社会性パーソナリティ障害では、遺伝子や脳科学といった生物学的な側面の基本的な内容に関する記載が充実している。また、本性（nature）と養育（nuture）という二つのベクトルから考察を加え、遺伝的要因と環境的要因の双方が反社会的行動の発症に影響を与えており、それらは複雑な相互作用を及ぼしていると書かれている。この章は、「致命的な欠陥」という視点が最も必要とされるところである。中身はかなり悲観的な印象を与えるかもしれないが、極めて中立的かつ現実的であると思われる。第8章は強迫性パーソナリティ障害だが、強迫性障害（OCD）との関連やOCDの生物学的理解に加え、フロイトによる力動的理解についても述べられている。また、治療に関しては、認知行動療法と精神力動的精神療法を組み合わせるという視点が提唱されている。第9章は、妄想性パーソナリティ障害についての、治療にはつながらなかったケースである。ここでは、妄想状態を指すパラノイア（paranoia）を、診断ではなく症状として概念化し直すことへの提言がされている。著者によれば、パラノイアは歴史的には統合失調症の診断下に組み込まれてしまったが、妄想性パーソナリティ障害をパラノイア・スペクトラムの軽症な方の端にあるとみなし、妄想型統合失調症に関連した明白な精神病は反対の極にあるものとみなすのがよいとのことである。訳者の印象でも、統合失調症と診断されている患者さんの中に、実際には妄想型パーソナリティ障害の患者さんが少なからず混じっているのではないかと思われる。

第10章は、パーソナリティ障害の中核とみなされている境界性パーソナリティ障害である。神経生物学的理解、臨床家にとってのスーパービジョンの必要性、怒りや攻撃性の取り扱い、実際的な薬物療法についてと、パーソナリティ障害全般の理解と治療についての基本的かつ重要な内容が盛り込まれている。第11章は統合失調型パーソナリティ障害である。ここでは、事件を起こしたケースについて述べられているが、経験のある精神科医によって司法領域の保護の下で治療がなされることの必要性が叫ばれていたにもかかわらず、安易に外来での精神科医療で治療できると法廷でみなされた結果、最終的には殺人を犯したという重篤なケースである。このあたりは、医療と司法の境界をどうするのかという、本邦での医療観察法をめぐる諸問題を想起させられるところである。数は非常に少ないとは言え、このような深刻なケースが一部には存在する。第12章は、嗜癖性パーソナリティ障害だが、これは直接的にはＤＳＭ‐Ⅳ‐ＴＲにはない精神障害である。嗜癖性障害の患者さん、薬物依存の患者さんがパーソナリティに抱える「致命的な欠陥」を念頭に置いたものとも言える。何人かの研究者たちによると、嗜癖とある種のパーソナリティ特性には関連性があるとされている。また、嗜癖性障害、特にアルコール依存と化学物質依存は脳の疾患であることが、いくつかのエビデンスとともに強調されている。ケースの中では、このような嗜癖性パーソナリティ障害を抱える患者さんには、時には強制での入院治療が必要になることもあるという厳しい現実も突きつけられている。

パートⅢでは、結論と題され、本書のまとめがなされている。「致命的な欠陥」を疑うような関係性の中で何を見出す必要があるのか、専門家の活用の仕方、専門家が限定された概念的アプローチに固執することの危険性、自助団体・支援団体・援助団体の有用性などについて述べられ、結論としての助言で締めくくられている。

２　本書の特徴について

本書の特徴は第一には、近年よく言われる生物‐心理‐社会的統合モデルから精神障害を捉えていこうというスタンスにマッチしているということだろう。本文中にも記載があったが、著者は有名な精神分析家であるアーノルド・Ｍ・クーパー医師のもとで力動的精神医学および精神療法の研鑽を積んだことに加え、神経生物学領域の専門家という一面も持ちあわせている。著者がそうした種々の領域に明るいので、本書を読むことでパーソナリティ障害の治療に関しての多面的な理解が可能なものとなるだろう。著者は米国精神医学が最も充実していた時期に精神科医としてのトレーニングを受けることが出来ていた中の一人と思われるが、現在のように生物学的精神医学に偏重している流れの中で、あえて力動的精神医学の視点からパーソナリティ障害を捉え直すことの重要性を広い読者にわかりやすく伝えようとしている。ＤＳＭの編集担当者の一人でもある著者なりに、ＤＳＭ作成の本来的な意図が歪曲されてしまっている精神科医療の現状に対する危惧があるのだろう。かと言って、そのような心理学的なアプローチに偏り過ぎることもなく、精神薬理学的な理解や脳科学の情報からも、起こっている現象を再考し、社会的な文脈に即して、総合的に治療をしていくという試みに成功しているように見える。このことは、著者の言う「致命的な欠陥」という視点を生きたものとすることに寄与している。また、全体を通して、著者は週二回の力動的精神療法を実践しており、しかもこの手厚い治療を支持的精神療法（supportive psychotherapy）と呼んでいる。このことは、保険診療で精神療法を受けることのできる機会が少なく、構造化された精神療法としては週に一回しか保険上は認められていない本邦とは、随分と治療を取り巻く状況が異なる（欧州では、さらに密度の濃い精神療法が保証されている国もあるが）。もっとも、本書はすべての治療法を網羅しているということではなく、治療法として特に記述がないものとしては、集団精神療法があげられる。家族療法については家族面接という形でエッセンスが盛り込まれているようだ。

第二に特筆すべきなのは、治療継続が困難な症例についても考察がなされていることだろう。例えば本書でとりあげられた、反社会性パーソナリティ障害や妄想性パーソナリティ障害、統合失調型パーソナリティ障害のケースについては、「もしも治療をすると仮定したら……」という但し書きと共に各パーソナリティ障害についての考察がなされている。各パーソナリティ障害のどのような点が治療困難であるのかということが、個々のケースを通読することによって伝わってくると思われる。一口にパーソナリティ障害と言っても、治療の可能性や重篤度という点では大きな開きがある。極端な反社会的行動が繰り返されるような事件性の高いケースでは、実際には精神医療モデルのみでは限界があるということを著者は示唆している。そうなると治療の場は主に司法の領域ということになるのだろう。治療の困難さに焦点づけがなされ、そのことを言葉で明確にしている文献は、司法精神医学領域以外では本邦ではほとんど目にすることはないので、本書の試みは貴重と言える。困難さを自覚できることで、臨床家のみならず、そのような患者と関係をもっている一般の読者にも、稀にあるような彼らがもたらしうる危険を回避できるかもしれない。そのことが著者の意図の一つでもある。それこそが、最も気づく必要のある「致命的な欠陥」ということになる。

第三の特徴としては、一般読者向けのここまで詳細なケース記録は近年なかなか類を見ないことである。しかも、治療開始までのヒストリーにまつわる報告が豊富でリアリティに富んでいる（もちろん、著者は個人情報保護について十分な配慮をしている）。通常の症例報告は、現病歴がある程度記載された後に治療過程により多くの記述がなされるという形がほとんどだと思われる。治療に関しての理解を深めるという点では十分に役には立つものの、ケースそのものの理解という点ではどこか手の届かない領域があるように感じていた。そんな中、本書のように治療過程のみならず治療の背景の多くが明らかにされることで、著者の言う「致命的な欠陥」をより見出しやすくなることと思われる。この点は、臨床家のみならず、パーソナリティ障害の患者さん、およびそういった患者さんを抱える家族・知人の方にとっても参考になるだろう。今後もこのような生きた症例を検討していくことができるかどうかは、精神医療の文化や治療技術が衰退してしまうかどうかにも関わってくる重要な問題と言えるだろう。

第四に、パーソナリティ障害ケースの実際について、体験的理解を伝えようとしていることである。パーソナリティ障害の領域に関する論文、著作、訳書は数多くあるが、最も多いとされる境界性パーソナリティ障害や自己愛性パーソナリティ障害にのみ焦点づけされた本、精神分析的精神療法や弁証法的認知行動療法など治療法そのものの解説に重点が置かれた本が中心だった。また、各タイプのパーソナリティ障害について、その特徴と治療法を多くの知見や理解とともに包括的に説明している教科書的なものの翻訳ですばらしいものはある。しかし、いくつかのパーソナリティ障害の特徴について、まずは症例全体を味わうような形で体験的理解を深めることを一人の著者がもくろんでいる著作は珍しいのではないかと思われる。そのように、十ほどの各パーソナリティ障害について、症例を中心に臨床的に考えるという試みは、パーソナリティに歪みが生じているという状況、それが対人間に甚大な問題をもたらしているという状況を立体的に描くこととなるだろう。例えば、あるパーソナリティ障害の患者さんに、別のパーソナリティ障害に見られる特徴が露わになったとしよう。その際に本書を通読していれば、一つの診断名で無理にまとめあげた理解をしようとするよりは、両者の特徴があるようなパーソナリティ障害の可能性を考えるという実際的な捉え方が可能になるかもしれない。そのような読み方は、本書を応用する段階ということになる。一人の人に関するパーソナリティの特徴は、数項目の診断基準に照らし合わせるだけで語れるような簡単な代物ではないからだ。実際のパーソナリティ障害患者さんの特徴は多面的である。それは、パーソナリティ障害の有無にかかわらず、人の特徴が診断基準だけでは計り知れないという現実の延長にあるということなのだろう。

◇

若手の精神科医にということで本書の訳を担当させていただくことになったのですが、これも岡野憲一郎先生ならびに心理療法研究会の諸先生方とのご縁がなければ，このような機会に恵まれることはありませんでした。そのような機会を下さった星和書店の石澤雄司社長，ならびに桜岡さおり様，畑中直子様には本当に感謝しております。また，翻訳の際には，各担当者様には不慣れな訳者に対して長期にわたって本当に丁寧にサポートしていただきました。それがなければ完成には至らなかっただろうと思っています。最初の段階の翻訳をしてくださった黒澤麻美先生におかれましては，かなり早い時点で作成してくださっていたにもかかわらず，私のところで進行が滞ってしまい，申し訳なく思っております。私なりに確認したつもりですが，誤訳など内容に不備などありましたらご指摘いただけますと幸いに存じます。本書が少しでもお役に立つことを願ってやみません。

田中克昌

二〇一一年春

DC, American Psychiatric Press, 1998, pp 63–87
Cloninger CR: Genetics of substance abuse, in The American Psychiatric Press Textbook of Substance Abuse Treatment, 2nd Edition. Edited by Galanter M, Kleber HD. Washington, DC, American Psychiatric Press, 1999, pp 59–73
Goodwin DW: Alcoholism and heredity: a review and hypothesis. Arch Gen Psychiatry 36:57–61, 1979
Kupfermann I, Kandel ER, Iversen S: Motivational and addictive states, in Principles of Neural Science, 4th Edition. Edited by Kandel ER, Schwartz JH, Jessell TM. New York, McGraw-Hill, 2000, pp 998–1013
Mack AH, Franklin JE, Servis ME: Substance use disorders, in The American Psychiatric Publishing Textbook of Clinical Psychiatry, 4th Edition. Edited by Hales RE, Yudofsky SC. Washington, DC, American Psychiatric Publishing, 2003, pp 309–377
Merikangas KR: Genetics of alcoholism: a review of human studies, in Genetics of Neuropsychiatric Diseases. Edited by Wetterberg I. New York, Macmillan, 1989, pp 269–280
Miller NS, Adams BS: Alcohol and drug disorders, in Textbook of Traumatic Brain Injury. Edited by Silver JM, McAllister TW, Yudofsky SC. Washington, DC, American Psychiatric Publishing, 2005, pp 509–529
Nestler EJ, Self DW: Neuropsychiatric aspects of ethanol and other chemical dependencies, in The American Psychiatric Publishing Textbook of Neuropsychiatry and Clinical Neurosciences, 4th Edition. Edited by Yudofsky SC, Hales RE. Washington, DC, American Psychiatric Publishing, 2002, pp 899–921
Prescott CA, Aggen SH, Kendler KS: Sex differences in the sources of genetic liability to alcohol abuse and dependence in a population-based sample of U.S. twins. Alcohol Clin Exp Res 23:1136–1144, 1999
Schaler JA: Addiction Is a Choice. Chicago, IL, Open Court, 2000
Shuckit MA: Alcohol-related disorders, in Kaplan & Sadock's Comprehensive Textbook of Psychiatry, 7th Edition. Edited by Sadock BJ, Sadock VA. Philadelphia, PA, Lippincott Williams & Wilkins, 2000, pp 953–971
World Health Organization: Mental and behavioral disorders, in International Statistical Classification of Diseases and Related Health Problems, 10th Revision. Geneva, World Health Organization, 1992, pp 371–387
Ziedonis D, Krejci J, Atdjian S: Integrated treatment of alcohol, tobacco, and other drug addictions, in Integrated Treatment of Psychiatric Disorders (Review of Psychiatry Series; Oldham JM, Riba MB, series eds.). Edited by Kay J. Washington, DC, American Psychiatric Publishing, 2001, pp 79–111

Phillips KA, Yen S, Gunderson JG: Personality disorders, in The American Psychiatric Publishing Textbook of Clinical Psychiatry, 4th Edition. Edited by Hales RE, Yudofsky SC. Washington, DC, American Psychiatric Publishing, 2003, pp 803–832

Stone MH: Schizoid and schizotypal personality disorders, in Treatments of Psychiatric Disorders, 3rd Edition. Edited by Gabbard GO. Washington, DC, American Psychiatric Publishing, 2001, pp 2237–2250

Torgersen S, Onstad S, Skre I, et al: "True" schizotypal personality disorder: a study of co-twins and relatives of schizophrenic probands. Am J Psychiatry 150:1661–1667, 1993

Trestman RL, Keefe RS, Mitropoulou V, et al: Cognitive function and biological correlates of cognitive performance in schizotypal personality disorder. Psychiatry Res 59:127–136, 1995

Voglmaier MM, Seidman LJ, Salisbury D, et al: Neuropsychological dysfunction in schizotypal personality disorder: a profile analysis. Biol Psychiatry 41:530–540, 1997

Voglmaier MM, Seidman LJ, Niznikiewicz MA, et al: Verbal and nonverbal neuropsychological test performance in subjects with schizotypal personality disorder. Am J Psychiatry 157:787–793, 2000

Waits C, Shors D: Unabomber: The Secret Life of Ted Kaczynski. Helena, MT, Farcountry Press, 1998

Zuckerman M: The psychobiological model for impulsive unsocialized sensation seeking: a comparative approach. Neuropsychobiology 34:125–129, 1996

第１２章　嗜癖性パーソナリティ障害

American Psychiatric Association: Diagnostic and Statistical Manual of Mental Disorders, 4th Edition, Text Revision. Washington, DC, American Psychiatric Association, 2000

Beirut LJ, Dinwiddie SH, Begleiter H, et al: Familial transmission of substance dependence: alcohol, marijuana, cocaine, and habitual smoking: a report from the Collaborative Study on the Genetics of Alcoholism. Arch Gen Psychiatry 55:982–988, 1998

Cadoret RJ, Cain CA, Grove WM: Development of alcoholism in adoptees raised apart from alcoholic biologic relatives. Arch Gen Psychiatry 37:561–563, 1980

Cloninger CR: Genetics and psychobiology of the seven factor model of personality, in Biology of Personality Disorders. Edited by Silk KR. Washington,

138:218–220, 1981
Yudofsky SC, Silver JM, Hales RE: Treatment of agitation and aggression, in The American Psychiatric Press Textbook of Psychopharmacology, 2nd Edition. Edited by Schatzberg, AF, Nemeroff CB. Washington, DC, American Psychiatric Press, 1998, pp 881–900
Zanarini MC, Gunderson JG, Marino MF, et al: DSM-III disorders in the families of borderline outpatients. J Personal Disord 2:292–302, 1988

第 11 章 統合失調型パーソナリティ障害

American Psychiatric Association: Diagnostic and Statistical Manual of Mental Disorders, 2nd Edition. Washington, DC, American Psychiatric Association, 1968
American Psychiatric Association: Diagnostic and Statistical Manual of Mental Disorders, 4th Edition, Text Revision. Washington, DC, American Psychiatric Association, 2000, pp 697–701
Battaglia M, Torgersen S: Schizotypal disorder: at the crossroads of genetics and nosology. Acta Psychiatr Scand 94:303–310, 1996
Beck A, Freeman A: Cognitive Therapy of Personality Disorders. New York, Guilford, 1990
Bender DS, Dolan RT, Skodol AE, et al: Treatment utilization by patients with personality disorders. Am J Psychiatry 158:295–302, 2001
Buchsbaum MS, Yang S, Hazlett E, et al: Ventricular volume and asymmetry in schizotypal personality disorder and schizophrenia assessed with magnetic resonance imaging. Schizophr Res 27:45–53, 1997
Cadenhead KS, Perry W, Shafer K, et al: Cognitive functions in schizotypal personality disorder. Schizophr Res 37:123–132, 1999
Cadenhead KS, Light GA, Geyer MA, et al: Sensory gating deficits assessed by the P50 event-related potential in subjects with schizotypal personality disorder. Am J Psychiatry 157:55–59, 2000
Checkley H: The Mask of Sanity, 4th Edition. St. Louis, MO, CV Mosby, 1964
Gabbard G: Cluster A personality disorders: paranoid, schizoid, and schizotypal, in Psychodynamic Psychiatry in Clinical Practice, 3rd Edition. Washington, DC, American Psychiatric Press, 2000, pp 385–410
Kalus O, Bernstein DP, Siever LJ: Schizoid personality disorder: a review of its current status. J Personal Disord 7:43–52, 1993
Kendler KS, McGuire M, Gruenberg AM, et al: The Roscommon family study, III: schizophrenia-related personality disorders in relatives. Arch Gen Psychiatry 50:781–788, 1993

the Limits of Treatability. New York, Basic Books, 2000
Mann JJ, Huang YY, Underwood MD, et al: A serotonin transporter gene promoter polymorphism (5-HTTLPR) and prefrontal cortical binding in major depression and suicide. Arch Gen Psychiatry 57:729–738, 2000
Mann JJ, Brent DA, Arango V: The neurobiology and genetics of suicide and attempted suicide: a focus on the serotonergic system. Neuropsychopharmacology 24:467–477, 2001
Miles DR, Carey G: Genetic and environmental architecture of human aggression. J Pers Soc Psychol 72:207–217, 1997
Oldham JM: Integrated treatment planning for borderline personality disorder, in Integrated Treatment of Psychiatric Disorders. Edited by Kay J. Washington DC, American Psychiatric Publishing, 2001, pp 51–112
Ovsiew F, Yudofsky SC: Aggression: a neuropsychiatric perspective, in Rage, Power, and Aggression. Edited by Glick RA, Roose SP. New Haven, CT, Yale University Press, 1993, pp 213–230
Paris J: Borderline Personality Disorder: A Multidimensional Approach. Washington, DC, American Psychiatric Press, 1994
Soloff PH: Pharmacological therapies in borderline personality disorder, in Borderline Personality Disorder: Etiology and Treatment. Edited by Paris J. Washington, DC, American Psychiatric Press, 1993, pp 319–348
Soloff PH: Algorithms for pharmacological treatment of personality dimensions: symptom-specific treatments for cognitive-perceptual, affective, and impulsive-behavioral dysregulation. Bull Menninger Clin 62:195–214, 1998
Stone MH: The Fate of Borderline Patients: Successful Outcome and Psychiatric Practice. New York, Guilford, 1990
Stone MH: Clinical guidelines for psychotherapy for patients with borderline personality disorder. Psychiatr Clin North Am 23:193–210, 2000
Swartz M, Blazer D, George L, et al: Estimating the prevalence of borderline personality disorder in the community. J Personal Disord 4:257–272, 1990
Tecott LH, Barondes SH: Genes and aggressiveness: behavioral genetics. Curr Biol 6:238–240, 1996
Torgersen S: Genetic and nosological aspects of schizotypal and borderline personality disorders: a twin study. Arch Gen Psychiatry 41:546–554, 1984
Traskman-Bendz L, Alling C, Oreland L, et al: Prediction of suicidal behavior from biologic tests. J Clin Psychopharmacol 12 (2 suppl):21S–26S, 1992
van Reekum R, Conway CA, Gansler D, et al: Neurobehavioral study of borderline personality disorder. J Psychiatry Neurosci 18:121–129, 1993
Yudofsky S, Williams D, Gorman J: Propranolol in the treatment of rage and violent behavior in patients with organic brain syndromes. Am J Psychiatry

matic brain injury: a chart-based descriptive and case-control study. Psychol Med 31:231–239, 2001
Schreber DP: Memoirs of My Nervous Illness. Translated and edited by Macalpine I, Hunter RA. Cambridge, MA, Harvard University Press, 1988
Wood JG, Joyce PR, Miller AL, et al: A polymorphism in the dopamine beta-hydroxylase gene is associated with "paranoid ideation" in patients with major depression. Biol Psychiatry 51:365–369, 2002

第10章 境界性パーソナリティ障害

American Psychiatric Association: Diagnostic and Statistical Manual of Mental Disorders, 4th Edition, Text Revision. Washington, DC, American Psychiatric Association, 2000, pp 706–711
American Psychiatric Association Practice Guidelines: Practice guideline for the treatment of patients with borderline personality disorder. Am J Psychiatry 158 (10 suppl):1–52, 2001
Burgess JW: Relationship of depression and cognitive impairment to self-injury in borderline personality disorder, major depression, and schizophrenia. Psychiatry Res 38:77–87, 1991
Clarkin JF, Sanderson C: The personality disorders, in Psychopathology in Adulthood. Edited by Hersen M, Bellack AS. Boston, MA, Allyn and Bacon, 1993, pp 252–274
Coccaro EF, Kavoussi RJ: Fluoxetine and impulsive aggressive behavior in personality-disordered subjects. Arch Gen Psychiatry 54:1081–1088, 1997
Fonagy P: Attachment and borderline personality disorder. J Am Psychoanal Assoc 48:1129–1146, 2000
Gardner D, Lucas PB, Cowdry RW: Soft sign neurological abnormalities in borderline personality disorder and normal control subjects. J Nerv Ment Dis 175:177–180, 1987
Gunderson JG, Links PS: Borderline personality disorder, in Treatments of Psychiatric Disorders, 3d Edition. Edited by Gabbard, GO. Washington, DC, American Psychiatric Publishing, 2001, pp 2273–2291
Kavoussi RJ, Coccaro EF: Divalproex sodium for impulsive aggressive behavior in patients with personality disorder. J Clin Psychiatry 59:676–680, 1998
Knowles JA: Genetics, in The American Psychiatric Publishing Textbook of Clinical Psychiatry, 4th Edition. Edited by Hales RE, Yudofsky SC. Washington, DC, American Psychiatric Publishing, 2003, pp 3–65
Koenigsberg HW, Kernberg OF, Stone MH, et al: Borderline Patients: Extending

pulsive disorder. J Child Adolesc Psychopharmacol 13 (suppl 1):S31–S38, 2003

Stein DJ, Hugo FJ: Neuropsychiatric aspects of anxiety disorders, in American Psychiatric Publishing Textbook of Neuropsychiatry and Clinical Neurosciences, 4th Edition. Edited by Yudofsky SC, Hales RE. Washington, DC, American Psychiatric Publishing, 2003, pp 1049–1068

Weissman MM, Bland RC, Canino GJ, et al: The cross national epidemiology of obsessive-compulsive disorder: the Cross National Collaborative Group. J Clin Psychiatry 55 (suppl):5–10, 1994

第９章　妄想性パーソナリティ障害

Akhtar S: Paranoid personality disorder: a synthesis of developmental, dynamic, and descriptive features. Am J Psychother 44:5–25, 1990

American Psychiatric Association: Diagnostic and Statistical Manual of Mental Disorders, 4th Edition, Text Revision. Washington, DC, American Psychiatric Association, 2000

Cooper AM: Paranoia: a part of every analysis, in Paranoia: New Psychoanalytic Perspectives. Edited by Oldham JM, Bone S. Madison, CT, International Universities Press, 1994, pp 133–149

Cubells JF, Kranzler HR, McCance-Katz E, et al: A haplotype at the DBH locus, associated with low plasma dopamine beta-hydroxylase activity, also associates with cocaine-induced paranoia. Mol Psychiatry 5:56–63, 2000

Freud S: Psychoanalytic notes on an autobiographical account of a case of paranoia (dementia paranoides) (1911), in The Standard Edition of the Complete Psychological Works of Sigmund Freud, Vol 12. Translated and edited by Strachey J. London, Hogarth Press, 1958, pp 3–82

Kendler KS, Gruenberg AM: Genetic relationship between paranoid personality disorder and the "schizophrenic spectrum" disorders. Am J Psychiatry 139:1185–1186, 1982

Munro A: Delusional Disorder: Paranoia and Related Illnesses. New York, Cambridge University Press, 1999

Oldham JM, Bone S (eds): Paranoia: New Psychoanalytic Perspectives. Madison, CT, International Universities Press, 1994

Oldham JM, Skodol AE: Do patients with paranoid personality disorder seek psychoanalysis? In Paranoia: New Psychoanalytic Perspectives. Edited by Oldham JM, Bone S. Madison, CT, International Universities Press, 1994, pp 151–164

Sachdev P, Smith JS, Cathcart S: Schizophrenia-like psychosis following trauby Klein DF, Rabkin J. New York, Raven, 1981, pp 117–136

Fitzgerald KD, MacMaster FP, Paulson LD, et al: Neurobiology of childhood obsessive-compulsive disorder. Child Adolesc Psychiatr Clin N Am 8:533–575, 1999

Foa EB, Kozak MJ, Goodman WK, et al: DSM-IV field trial: obsessive compulsive disorder. Am J Psychiatry 152:90–96, 1995

Freud S: Character and anal eroticism (1908), in The Standard Edition of the Complete Psychological Works of Sigmund Freud, Vol 9. Translated and edited by Strachey J. London, Hogarth Press, 1959, pp 169–175

Fyer AJ: Anxiety disorders, genetics, in Comprehensive Textbook of Psychiatry, 7th Edition. Edited by Sadock BJ, Sadock VA. Philadelphia, PA, Lippincott Williams & Wilkins, 1999, pp 1457–1464

Gabbard GO: Theories of personality and psychopathology: psychoanalysis, in Comprehensive Textbook of Psychiatry, 7th Edition. Edited by Sadock BJ, Sadock VA. Philadelphia, PA, Lippincott Williams & Wilkins, 1999, pp 563–607

Klein DF, Fink M: Psychiatric reaction patterns to imipramine. Am J Psychiatry 119:4324–4338, 1962

Marmer S: Theories of the mind and psychopathology, in American Psychiatric Publishing Textbook of Clinical Psychiatry, 4th Edition. Edited by Hales RE, Yudofsky SC. Washington, DC, American Psychiatric Publishing, 2003, pp 107–152

McCullough MD, Maltsberger JT: Obsessive-compulsive personality disorder, in Treatments of Psychiatric Disorders, 3rd Edition. Edited by Gabbard GO. Washington, DC, American Psychiatric Publishing, 2001, pp 2341–2351

Mundo E, Bareggi SR, Pirola R, et al: Long-term pharmacotherapy of obsessive-compulsive disorder: a double-blind controlled study. J Clin Psychopharmacol 17:4–10, 1997

Nestadt G, Samuels J, Riddle M, et al: A family study of obsessive-compulsive disorder. Arch Gen Psychiatry 57:358–363, 2000

Rauch SL, Baxter LR: Neuroimaging in obsessive-compulsive and related disorders, in Obsessive-Compulsive Disorders: Practical Management, 3rd Edition. Edited by Jenike MA, Baer L, Minichiello WE. St. Louis, CV Mosby, 1998, pp 289–316

Regier DA, Boyd JH, Burke JD Jr, et al: One-month prevalence of mental disorders in the United States, based on five Epidemiologic Catchment Area sites. Arch Gen Psychiatry 45:977–986, 1988

Russell A, Cortese B, Lorch E, et al: Localized functional neurochemical marker abnormalities in dorsolateral prefrontal cortex in pediatric obsessive-com-

99:430–439, 1990
Soderstrom H, Hultin L, Tullberg M, et al: Reduced frontotemporal perfusion in psychopathic personality. Psychiatry Res 114:81–94, 2002
van Goozen SH, Matthys W, Cohen-Kettenis PT, et al: Adrenal androgens and aggression in conduct disorder prepubertal boys and normal controls. Biol Psychiatry 43:156–158, 1998
van Goozen SH, Matthys W, Cohen-Kettenis PT, et al: Plasma monoamine metabolites and aggression: two studies of normal and oppositional defiant disorder children. Eur Neuropsychopharmacol 9:141–147, 1999
van Goozen SH, van den Ban E, Matthys W, et al: Increased adrenal androgen functioning in children with oppositional defiant disorder: a comparison with psychiatric and normal controls. J Am Acad Child Adolesc Psychiatry 39:1446–1451, 2000
Veit R, Flor H, Erb M, et al: Brain circuits involved in emotional learning in antisocial behavior and social phobia in humans. Neurosci Lett 328:233–236, 2002
Yeager CA, Lewis DO: Mortality in a group of formerly incarcerated juvenile delinquents. Am J Psychiatry 147:612–614, 1990
Yudofsky SC, Silver J, Yudofsky B: Organic personality explosive type, in Treatments of Psychiatric Disorders: A Task Force Report of the American Psychiatric Association. Washington, DC, American Psychiatric Association, 1989, pp 839–852
Yudofsky SC, Silver JM, Hales RE: Treatment of agitation and aggression, in Textbook of Psychopharmacology, 2nd Edition. Edited by Schatzberg AF, Nemeroff CB. Washington, DC, American Psychiatric Press, 1998, pp 881–900

第８章　強迫性パーソナリティ障害

American Psychiatric Association: Diagnostic and Statistical Manual of Mental Disorders, 4th Edition, Text Revision (DSM-IV-TR). Washington, DC, American Psychiatric Association, 2000
Andrews G, Stewart G, Allen R, et al: The genetics of six neurotic disorders: a twin study. J Affect Disord 19:23–29, 1990
Bejerot S, Ekselius L, von Konorring L: Comorbidity between obsessive-compulsive disorder (OCD) and personality disorders. Acta Psychiatr Scand 97:398–402, 1998
Carey G, Gottesman II: Twin and family studies of anxiety, phobic, and obsessive disorders, in Anxiety: New Research and Changing Concepts, edited

Raine A, Venables PH, Williams M: Autonomic orienting responses in 15-year-old male subjects and criminal behavior at age 24. Am J Psychiatry 147:933–937, 1990a
Raine A, Venables PH, Williams M: Relationships between central and autonomic measures of arousal at age 15 years and criminality at age 24 years. Arch Gen Psychiatry 47:1003–1007, 1990b
Raine A, Venables PH, Williams M: High autonomic arousal and electrodermal orienting at age 15 years as protective factors against criminal behavior at age 29 years. Am J Psychiatry 152:1595–1600, 1995
Raine A, Meloy JR, Bihrle S, et al: Reduced prefrontal and increased subcortical brain functioning assessed using positron emission tomography in predatory and affective murderers. Behav Sci Law 16:319–332, 1998
Raine A, Lencz T, Bihrle S, et al: Reduced prefrontal gray matter volume and reduced autonomic activity in antisocial personality disorder. Arch Gen Psychiatry 57:119–127, 2000
Reiss D, Hetherington EM, Plomin R, et al: Genetic questions for environmental studies: differential parenting and psychopathology in adolescence. Arch Gen Psychiatry 52:925–936, 1995
Rhee SH, Waldman ID: Genetic and environmental influences on antisocial behavior: a meta-analysis of twin and adoption studies. Psychol Bull 128:490–529, 2002
Robins LN: The epidemiology of antisocial personality disorder [1992], in Psychiatry. Edited by Michels RO, Cavenar JO, Brodie HKH, et al. Philadelphia, PA, JB Lippincott, 1987, pp 1–14
Robins LN: Conduct disorder. J Child Psychol Psychiatry 32:193–212, 1991
Robins LN, Price RK: Adult disorders predicted by childhood conduct problems: results from the NIMH Epidemiologic Catchment Area project. Psychiatry 54:116–132, 1991
Rutter M, Tizard J, Whitmore K: Education, Health and Behaviour. London, Longmans, 1970
Shaffer DR: Aggression, altruism and moral development, in Developmental Psychology: Childhood and Adolescence, 5th Edition. Pacific Grove, CA, Brooks/Cole, 1999, pp 509–556
Silver JM, Yudofsky SC: Aggressive behavior in patients with neuropsychiatric disorders: the scope of the problem. Psychiatr Ann 17:367–370, 1987
Smith OA, DeVito JL: Central neural integration for control of the autonomic responses associated with emotion. Annu Rev Neurosci 7:43–65, 1984
Smith SS, Newman JP: Alcohol and drug abuse-dependence disorders in psychopathic and nonpsychopathic criminal offenders. J Abnorm Psychol

You Think. New York, Doubleday, 1998
Hare RD: Diagnosis of antisocial personality disorder in two prison populations. Am J Psychiatry 140:887–890, 1983
Hare RD, Hart SD, Harpur TJ: Psychopathy and the DSM-IV criteria for antisocial personality disorder. J Abnorm Psychol 100:391–398, 1991
The Iceman Confesses: Secrets of a Mafia Hitman. Directed by Ginzberg A. HBO Home Video, 2001
Higley JD, King ST JR, Hasert MF, et al: Stability of interindividual differences in serotonin function and its relationship to severe aggression and competent social behavior in rhesus macaque females. Neuropsychopharmacology 14:67–76, 1996
Jacobson KC, Prescott CA, Kendler KS: Sex differences in the genetic and environmental influences on the development of antisocial behavior. Dev Psychopathol 14:395–416, 2002
Kashani JH, Beck NC, Hoeper EW, et al: Psychiatric disorders in a community sample of adolescents. Am J Psychiatry 144:584–589, 1987
Kessler RC, McGonagle KA, Zhao S, et al: Lifetime and 12-month prevalence of DSM-III-R psychiatric disorders in the United States: results from the National Comorbidity Survey. Arch Gen Psychiatry 51:8–19, 1994
Kiehl KA, Smit AM, Hare RD, et al: Limbic abnormalities in affective processing by criminal psychopaths as revealed by functional magnetic resonance imaging. Biol Psychiatry 50:677–684, 2001
Laakso MP, Vaurio O, Koivisto E, et al: Psychopathy and the posterior hippocampus. Behav Brain Res 118:187–193, 2001
Lewis DO, Pincus JH, Feldman M, et al: Psychiatric, neurological, and psychoeducational characteristics of 15 death row inmates in the United States. Am J Psychiatry 143:838–845, 1986
Lu RB, Lin WW, Lee JF, et al: Neither antisocial personality disorder nor antisocial alcoholism is associated with the MAO-A gene in Han Chinese males. Alcohol Clin Exp Res 27:889–893, 2003
Lyons MJ, True WR, Eisen SA et al: Differential heritability of adult and juvenile antisocial traits. Arch Gen Psychiatry 52:906–915, 1995
Meloy JR: Antisocial personality disorder, in Treatments of Psychiatric Disorders, 3rd Edition. edited by Gabbard GO. Washington, DC, American Psychiatric Publishing, 2001, pp 2251–2272
Moffitt TE: Adolescence-limited and life-course-persistent antisocial behavior: a developmental taxonomy. Psychol Rev 100:674–701, 1993
Ogloff J, Wong S: Electrodermal and cardiovascular evidence of a coping response in psychopaths. Crim Justice Behav 17:231–245, 1990

corte, 1993
Burns JM, Swerdlow RH: Right orbitofrontal tumor with pedophilia symptom and constructional apraxia sign. Arch Neurol 60:437–440, 2003
Cadoret RJ: Epidemiology of antisocial personality, in Unmasking the Psychopath: Antisocial Personality and Related Syndromes. Edited by Reid WH, Dorr D, Walker JI, et al. New York, WW Norton, 1986, pp 28–44
Cadoret RJ, O'Gorman T, Troughton E, et al: Alcoholism and antisocial personality: interrelationships, genetic and environmental factors. Arch Gen Psychiatry 42:161–167, 1985
Cadoret RJ, Yates WR, Troughton E, et al: Genetic-environmental interaction in the genesis of aggressivity and conduct disorders. Arch Gen Psychiatry 52:916–924, 1995
Caspi A, McClay J, Moffitt TE, et al: Role of genotype in the cycle of violence in maltreated children. Science 297:851–854, 2002
Caspi A, Sugden K, Moffitt TE, et al: Influence of life stress on depression: moderation by a polymorphism in the 5-HTT gene. Science 301:386–389, 2003
Constantino JN, Morris JA, Murphy DL: CSF 5-HIAA and family history of antisocial personality in newborns. Am J Psychiatry 154:1771–1773, 1997
Damasio AR: The somatic marker hypothesis and the possible functions of the prefrontal cortex. Philos Trans R Soc Lond 351:1413–1420, 1996
Eichelman B: Aggressive behavior: from laboratory to clinic. Quo vadit? Arch Gen Psychiatry 49:488–492, 1992
Farrow TFD, Zheng Y, Wilkinson ID, et al: Investigating the functional anatomy of empathy and forgiveness. Neuroreport 12:2433–2438, 2001
Fu Q, Heath AC, Bucholz KK, et al: Shared genetic risk of major depression, alcohol dependence, and marijuana dependence: contribution of antisocial personality disorder in men. Arch Gen Psychiatry 59:1125–1132, 2002
Gabbard GO: Cluster B personality disorders: antisocial, in Psychodynamic Psychiatry in Clinical Practice, 3rd Edition. Washington, DC, American Psychiatric Press, 2000, pp 491–516
Gabbard GO, Coyne L: Predictors of response of antisocial patients to hospital treatment. Hosp Community Psychiatry 38:1181–1185, 1987
Gacono C, Nieberding R, Owen A, et al: Treating juvenile and adult offenders with conduct disorder, antisocial, and psychopathic personalities, in Treating Adult and Juvenile Offenders with Special Needs. Edited by Ashford JB, Sales BD, Reid WH. Washington, DC, American Psychological Association, 2000, pp 99–120
Hamer DH: Genetics: rethinking behavior genetics. Science 298:71–72, 2002
Hamer DH, Copeland P: Living With Our Genes: Why They Matter More Than

New Haven, CT, Yale University Press, 1991
Watson PJ, Sawrie SM, Greene RL, et al: Narcissism and depression: MMPI-2 evidence for the continuum hypothesis in clinical samples. J Pers Assess 79:85–109, 2002

第６章　自己愛性パーソナリティ障害 パート２：治療を受けている自己愛

Bruch JH: Unlocking the Golden Cage: An Intimate Biography of Hilde Bruch, M.D. Carlsbad, CA, Gürze Books, 1996
Frattaroli E: Healing the Soul in the Age of the Brain: Becoming Conscious in an Unconscious World. New York, Viking, 2001
Fromm-Reichmann F: Principles of Intensive Psychotherapy. Chicago, IL, University of Chicago Press, 1950
Gabbard GO: Sexual Exploitation in Professional Relationships. Washington, DC, American Psychiatric Press, 1989
Gabbard GO: Psychoanalysis and psychoanalytic psychotherapy, in Comprehensive Textbook of Psychiatry, 7th Edition. Edited by Sadock BJ, Sadock VA. Philadelphia, PA, Lippincott Williams & Wilkins, 2000, pp 2056–2079
MacKinnon RA, Yudofsky SC: Principles of the Psychiatric Evaluation. Philadelphia, PA, JB Lippincott, 1991
Maddox B: Rosalind Franklin: The Dark Lady of DNA. New York, HarperCollins, 2002
Sulloway FJ: Freud, Biologist of the Mind: Beyond the Psychoanalytic Legend. New York, Basic Books, 1979

第７章　反社会性パーソナリティ障害

American Psychiatric Association: Diagnostic and Statistical Manual of Mental Disorders, 4th Edition, Text Revision. Washington, DC, American Psychiatric Association, 2000
Black DW: Antisocial personality disorder: the forgotten patients of psychiatry. Primary Psychiatry 8:30–81, 2001
Black DW, Baumgard CH, Bell SE: A 16- to 45-year follow-up of 71 men with antisocial personality disorder. Compr Psychiatry 36:130–140, 1995
Brennen PA, Mednick SA: Genetic perspectives on crime. Acta Psychiatr Scand Suppl 370:19–26, 1993
Bruno A: The Iceman: The True Story of a Cold Blooded Killer. New York, Dela-

Yager J, Gitlin MH: Clinical manifestations of psychiatric disorders, in Comprehensive Textbook of Psychiatry, 7th Edition. Edited by Sadock BJ, Sadock VA. Philadelphia, PA, Lippincott Williams & Wilkins, 2000, pp 789–823

第５章　自己愛性パーソナリティ障害 パート１：治療を受けていない自己愛

American Psychiatric Association: Diagnostic and Statistical Manual of Mental Disorders, 4th Edition, Text Revision. Washington, DC, American Psychiatric Association, 2000

Cooper AM: Further developments in the clinical diagnosis of narcissistic personality disorder, in Disorders of Narcissism: Diagnostic, Clinical, and Empirical Implications. Edited by Ronningstam EF. Washington, DC, American Psychiatric Press, 1998, pp 53–74

Cooper AM, Ronningstam EF: Narcissistic personality disorder, in American Psychiatric Press Review of Psychiatry, Vol 11. Edited by Tasman A, Riba MB. Washington, DC, American Psychiatric Press, 1992, pp 80–97

Ford CV: Lies! Lies! Lies!: The Psychology of Deceit. Washington, DC, American Psychiatric Press, 1996

Freud S: On narcissism: an introduction (1914), in The Standard Edition of the Complete Psychological Works of Sigmund Freud, Vol 14. Translated and edited by Strachey J. London, Hogarth Press, 1966, pp 73–102

Gabbard GO: Cluster B personality disorders: narcissistic, in Psychodynamic Psychiatry in Clinical Practice, 3rd Edition. Washington, DC, American Psychiatric Press, 2000, pp 463–489

Groopman LC, Cooper AM: Narcissistic personality disorder, in Treatments of Psychiatric Disorders, 3rd Edition. Edited by Gabbard GO. American Psychiatric Publishing, Washington, DC, 2001, pp 2309–2326

Kernberg O: Borderline Conditions and Pathological Narcissism. New York, Jason Aronson, 1975

Kohut H: The Analysis of the Self. New York, International Universities Press, 1971

Kohut H: The Restoration of the Self. New York, International Universities Press, 1977

Roose SP: Psychodynamic therapy and medication, in Integrated Treatment of Psychiatric Disorders. Edited by Kay J (Review of Psychiatry Series; Oldham JM and Riba MB, series eds). Washington, DC, American Psychiatric Publishing, 2001, pp 31–50

Sandler J, Person ES, Fonagy P: Freud's "On Narcissism: An Introduction."

第４章　ヒステリー性（演技性）パーソナリティ障害

American Psychiatric Association: Diagnostic and Statistical Manual: Mental Disorders. Washington, DC, American Psychiatric Association, 1952

American Psychiatric Association: Diagnostic and Statistical Manual of Mental Disorders, 2nd Edition. Washington, DC, American Psychiatric Association, 1968

American Psychiatric Association: Diagnostic and Statistical Manual of Mental Disorders, 3rd Edition. Washington, DC, American Psychiatric Association, 1980

American Psychiatric Association: Diagnostic and Statistical Manual of Mental Disorders, 4th Edition. Washington, DC, American Psychiatric Association, 1994

American Psychiatric Association: Diagnostic and Statistical Manual of Mental Disorders, 4th Edition, Text Revision. Washington DC, American Psychiatric Association, 2000

Barabasz A, Barabasz M, Jensen S, et al: Cortical event-related potentials show the structure of hypnotic suggestion is crucial. Int J Clin Exp Hypn 47:5–22, 1999

Blacker KH, Tupin JP: Hysteria and hysterical structures: developmental and social theories, in Hysterical Personality. Edited by Horowitz MJ. New York, Jason Aronson, 1977, pp 97–141

Gabbard GO: Cluster B personality disorders: hysterical and histrionic, in Psychodynamic Psychiatry in Clinical Practice, 3rd Edition. Washington, DC, American Psychiatric Press, 2000, pp 517–545

Maldonado JR, Spiegel D: Hypnosis, in American Psychiatric Publishing Textbook of Clinical Psychiatry, 4th Edition. Edited by Hales RE, Yudofsky SC. Arlington, VA, American Psychiatric Publishing, 2003, pp 1285–1331

Millon T: A theoretical derivation of pathological personalities, in Contemporary Directions in Psychopathology: Toward the DSM-IV. Edited by Millon T, Klerman G. New York, Guilford, 1986, pp 639–669

Nestadt G, Romanoski AJ, Chahal R, et al: An epidemiological study of histrionic personality disorder. Psychol Med 20:413–422, 1990

Spiegel H, Spiegel D: Trance and Treatment: Clinical Uses of Hypnosis. Washington, DC, American Psychiatric Press, 1987

Veith I: Hysteria: The History of a Disease. Chicago, IL, University of Chicago Press, 1970

Veith I: Four thousand years of hysteria, in Hysterical Personality. Edited by Horowitz MJ. New York, Jason Aronson, 1977, pp 9–93

文　献

第１章　致命的な欠陥とは何か？

American Psychiatric Association: Diagnostic and Statistical Manual of Mental Disorders, 4th Edition, Text Revision. Washington, DC, American Psychiatric Association, 2000

Cloninger CR, Svrakic DM: Personality disorders, in Kaplan & Sadock's Comprehensive Textbook of Psychiatry, 7th Edition. Edited by Sadock BJ, Sadock VA. Philadelphia, PA, Lippincott Williams & Wilkins, 2000, pp 1723–1764

Heath AC, Madden PA, Cloninger CR, et al: Genetic and environmental structure of personality, in Personality and Psychopathology. Edited by Cloninger CR. Washington, DC, American Psychiatric Press, 1999, pp 343–368

Iversen S, Kupfermann I, Kandel ER: Emotional states and feeling, in Principles of Neural Science, 4th Edition. Edited by Kandel ER, Schwartz JH, Jessell TM. New York, McGraw-Hill, 2000, pp 982–996

Merriam-Webster's Collegiate Dictionary, 11th Edition. Springfield, MA, Merriam-Webster, 2003

Phillips KA Yen S, Gunderson JG: Personality disorders, in American Psychiatric Publishing Textbook of Clinical Psychiatry, 4th Edition. Edited by Hales RE, Yudofsky SC. Washington, DC, American Psychiatric Publishing, 2003, pp 803–832

Silk KR: Biology of Personality Disorders. Washington, DC, American Psychiatric Press, 1998

第２章　この人は致命的な欠陥をもつのだろうか？

第３章　致命的な欠陥をもつ人に対処する九原則

Goldapple K, Segal Z, Garson C, et al: Modulation of cortical-limbic pathways in major depression: treatment-specific effects of cognitive behavior therapy. Arch Gen Psychiatry 61:34–41, 2004

著者

スチュアート・C・ユドフスキー (Stuart C. Yudofsky, M.D.)

Baylor 医学校精神医学・行動科学メニンガー部の the D.C. and Irene Ellwood 教授。また The Methodist Hospital の精神科の学科長を務める。主な研究分野と臨床は，精神薬理学と神経心理学である。Baylor 医学校卒業後，Albert Einstein 医学校でインターン，Columbia 大学医学校でレジデントを務めた。

訳者

田中 克昌（たなか　かつまさ）

1973 年，兵庫県生まれ。1999 年，神戸大学医学部卒業。神戸大学精神神経科，県立尼崎病院を経て，2010 年より内海慈仁会 有馬病院 副院長。
精神保健指定医，日本精神神経学会専門医・指導医
関心領域：精神分析的精神療法，精神病，解離性障害
共著：『女性心理療法家のための Q&A』（星和書店，2007），『専門医のための精神科臨床リュミエール 20　解離性障害』（中山書店，2009），『わかりやすい「解離性障害」入門』（星和書店，2010）
分担執筆：「こころのりんしょう à la carte（Vol.25 No.1）特集：ボーダーライン」（星和書店，2006），「こころのりんしょう à la carte（Vol.28 No.2）特集:解離性障害」（星和書店，2009）

黒澤 麻美（くろさわ　あさみ）

東京都生まれ。
1989 年，慶應義塾大学文学部卒業。1990 年より英国オックスフォード大学留学（～1993 年）。1991 年，慶應義塾大学大学院文学研究科修士課程修了。帰国後，複数の大学で英語講師として勤務。2005 年より北里大学一般教育部専任講師。
共訳書：『境界性人格障害＝BPD 実践ワークブック』（星和書店，2006），『認知行動療法を始める人のために』（星和書店，2007），『ACT（アクセプタンス＆コミットメント・セラピー）を実践する』（星和書店，2009）

パーソナリティ障害の素顔

2011年4月23日　初版第1刷発行

著　者　スチュアート・C・ユドフスキー
訳　者　田中克昌，黒澤麻美
発行者　石 澤 雄 司
発行所　株式会社 星 和 書 店
〒168-0074　東京都杉並区上高井戸1-2-5
電 話　03（3329）0031（営業部）／03（3329）0033（編集部）
FAX　03（5374）7186（営業部）／03（5374）7185（編集部）
http://www.seiwa-pb.co.jp

　ISBN978-4-7911-0767-4